临床大血管外科学

主编　金　星　吴学君

上海科学技术文献出版社
Shanghai Scientific and Technological Literature Press

图书在版编目（CIP）数据

临床大血管外科学 / 金星，吴学君主编 . -- 上海：上海科学技术文献出版社，2023

ISBN 978-7-5439-8724-1

Ⅰ . ①临… Ⅱ . ①金… ②吴… Ⅲ . ①心脏外科学②血管外科学 Ⅳ . ① R654

中国版本图书馆 CIP 数据核字（2022）第 256751 号

策划编辑：张　树
责任编辑：应丽春
封面设计：李　楠

临床大血管外科学
LINCHUANG DAXUEGUAN WAIKEXUE

主　　编：金　星　吴学君
出版发行：上海科学技术文献出版社
地　　址：上海市长乐路 746 号
邮政编码：200040
经　　销：全国新华书店
印　　刷：朗翔印刷（天津）有限公司
开　　本：787mm × 1092mm　1/16
印　　张：31.75
版　　次：2023 年 1 月第 1 版　2023 年 1 月第 1 次印刷
书　　号：ISBN 978-7-5439-8724-1
定　　价：389.00 元
http : //www. sstlp. com

《临床大血管外科学》

编委会名单

主　编

主　编：金　星　山东第一医科大学附属省立医院

吴学君　山东第一医科大学附属省立医院

副主编：种振岳　山东第一医科大学附属省立医院

张十一　山东第一医科大学附属省立医院

董典宁　山东第一医科大学附属省立医院

张精勇　山东第一医科大学附属省立医院

袁　海　山东第一医科大学附属省立医院

王　默　山东第一医科大学附属省立医院

编　委：（按姓氏笔画排序）

王延红　山东第一医科大学附属省立医院

王茂华　山东第一医科大学附属省立医院

王瑞华　上海交通大学医学院附属第九人民医院

孔祥骞　山东第一医科大学附属省立医院

刘　洋　山东大学齐鲁医院

齐加新　山东第一医科大学附属省立医院

孙　岩　山东第一医科大学附属省立医院

孙　境　中国医学科学院阜外医院

孙维策　潍坊市中医院

杜长江　泰安市中心医院

李　刚　山东第一医科大学附属省立医院

杨　乐　山东第一医科大学附属省立医院

何玉祥　山东第一医科大学附属省立医院
张　丽　山东第一医科大学附属省立医院
茅金宝　山东第一医科大学附属省立医院
周　华　山东第一医科大学附属省立医院
周正统　山东第一医科大学第一附属医院
徐　磊　山东第一医科大学附属省立医院
高培显　山东第一医科大学附属省立医院
韩宗霖　山东第一医科大学附属省立医院

第一主编简介

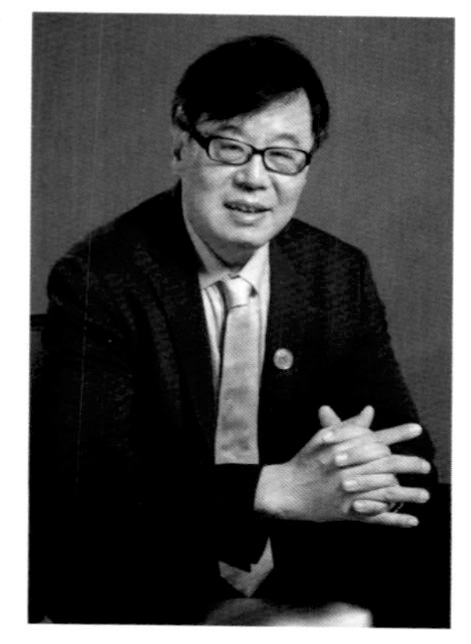

金星，医学博士，主任医师，教授，博士生导师。山东省政协常务委员，济南市政协常务委员，山东省民主建国会省立医院支部主任，山东省民主建国会教科文卫体专业委员会主任委员，国际血管联盟（IUA）中国分部血管外科分会副主席，国际血管联盟（IUA）中国分部血管外科分会血管创伤专家委员会主任委员，中国医师协会腔内血管学专业委员会血管创伤专家委员会主任委员，中国老年学学会老年医学委员会血管专家委员会副主任委员，山东省医学会普外科分会副主任委员，山东省保健委首席专家，《中华血管外科杂志》《中国血管与腔内血管外科杂志》等多种杂志的副主编、编委。

早年赴日本、欧美研修周围血管疾病。师从国医大师尚德俊教授，属于国际知名、国内著名、省内血管外科学科带头人。2001 年被山东省立医院以“学科带头人”引进，创立血管外科。至今发表学术论文 170 余篇，其中 SCI 收录 30 余篇，出版著作 9 部。先后承担国家级、省部级科研课题共计 21 项，获山东省科技进步二等奖 2 项，第二届山东省十佳医师。自 1997 年，培养血管外科博士、硕士研究生 60 余名。

从医近 40 年来，坚持以患者为本。以“仁心仁术、理性悟性；唯精唯诚、至爱至善”的理念，学贯中西，集古今中外大成。具有丰富的临床经验，擅长诊治各种常见和疑难性血管外科疾病，可系统全面地采用传统、微创、无创手术方式、腔内微创（介入）和中西医结合方法治疗各种常见和疑难性血管外科疾病。

第二主编简介

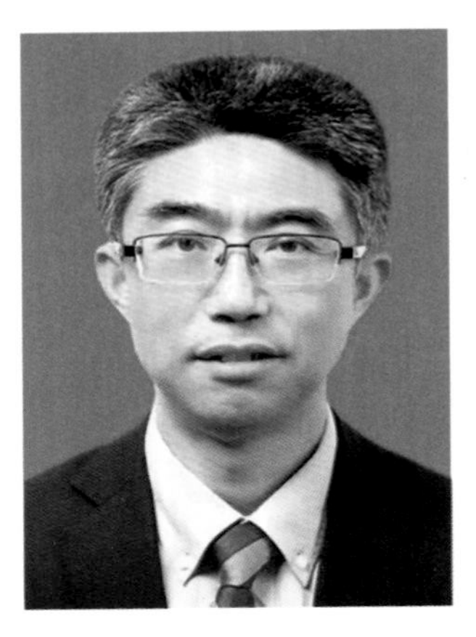

吴学君，主任医师，山东大学教授，山东第一医科大学教授，博士研究生导师，山东第一医科大学附属省立医院血管外科主任。兼任中国医师协会血管外科医师分会委员，中国医师协会血管外科医师分会血管创伤学组副组长，山东省医学会血管外科学分会候任主任委员，山东省医师协会血管外科医师分会主任委员，国际血管联盟（IUA）中国分部血管外科分会副主席，国际血管联盟（IUA）中国分部血管外科分会血管创伤专家委员会主任委员，中国医师协会腔内血管学分会糖尿病足专业委员会副主任委员，中国介入医师分会大血管专业委员会委员，中国医疗保健国际交流促进会血管外科分会血透通路学组常务委员，《中国血管外科杂志》常务编委，《中华血管外科杂志》编委，《山东大学学报（医学版）》编委，国家自然基金委员会函审专家。

对血管外科常见病及疑难病均有较深入的研究，尤其对主动脉疾病的开放手术及腔内治疗，对颈动脉、下肢缺血及内脏血管病变具有较丰富的经验。对静脉血栓及其后遗症的手术及药物治疗经验丰富，对静脉曲张坚持采取传统手术与微创治疗相结合，已实现良好的远期疗效。省内率先开展自体骨髓干细胞治疗下肢动脉缺血和肢体淋巴水肿，疗效良好。工作中以“精益求精，深入沟通，团结协作，开拓创新”为信条。每年指导省内外医院疑难疾病诊疗和会诊 100 余次。2014 年被评为“山东省立医院集团十佳青年医师”。2018 年在 2012—2017 年度科技工作中成绩突出，被授予“优秀科技工作者”；2021 年 3 月山东省医师协会省内“抗疫先进个人”；2021 年 3 月由中国社会科学院健康业发展研究中心与好大夫在线联合发起，获得“2020 年度中国好大夫”；2022 年获得山东省立医院“省医工匠”荣誉称号。

每年作为第一负责人举办全省范围学习班多次，包括济宁医学院附属医院、滨州医学院附属医院、潍坊医学院附属医院、淄博中心医院、聊城市人民医院、潍坊市人民医院等多家医院通过远程会诊中心积极参与讨论互动，提升了山东血管外科在全国的影响力。针对县域医院的血管外科医师的带教学习班，进行了多期，采用查房、授课手术带教方式，取得了良好效果。每年主持举办山东泰山大血管论坛及山东省医师协会血管外科医师分会年会。

培养血管外科博士研究生 3 名、硕士研究生 10 余名，协助培养血管外科博士、硕士研究生 20 余名。作为第一作者和通讯作者发表学术论文 50 余篇，其中 SCI 文章 20 余篇，中华系列杂志 20 篇。主持科研课题 5 项，国家自然科学基金面上项目 3 项。作为导师为山东大学和山东第一医科大学本科及研究生进行临床带教和临床血管外科学选修课进行授课。每年坚持针对研究生、进修生和规培医生的学术讲座 20 余次，每周三科室教学查房，加强住院医师培训。对年轻医师、进修医师、规培医师认真带教，注重科室后备人才力量的培养。

前言

在我国血管外科相对其他学科来讲，是一门新兴学科，学科包括除心脏血管及脑血管以外的全身血管外科疾病。近十年来，随着基础理论和临床诊疗技术，特别是腔内血管外科新技术的突破性发展，全学科得到了蓬勃发展和实质性的成就，学科的精细解剖学定位达到了毫米级，已经发展成为理论和实践成熟的临床重要科室。

临床大血管外科作为血管外科的子学科，是血管外科的最重要内容之一。主要内容包括除心脏血管及脑血管以外的主动脉、腔静脉及其一级分支和属支的相关原发性疾病（包括如狭窄闭塞、扩张等）。由于风险大，技术难度大，目前很多医院尚未系统开展临床大血管外科疾病的诊疗。临床工作中迫切需要理论和实践经验的规范化总结。编者历经十余年的探索归纳，初步总结确立了大血管外科的基本概念和诊疗方法，愿与同道们分享，使更多的患者受益。

临床大血管外科是指：除心脏、颅内血管以外的主动脉、腔静脉主干（直径 10mm 左右）及其一级分支血管的闭塞或扩张性病变，临床应用外科手术（含腔内手术）可以直接诊断和治愈或控制的大血管疾病。其临床特点为以下几点：①此类血管病变可以在数秒及数小时给患者造成严重后果及生命危害，属临床疑难重症；②除外冠脉血管、颅内血管；③主动脉和伴行腔静脉及其一级分支血管；④人体主要组织器官的动静脉血管；⑤一般直径 10mm（含椎动脉）；⑥可施以外科手术及腔内手术技术治疗的血管。

《临床大血管外科学》对相关疾病的发病基础、诊疗等进行了阐述，在国内尚无大血管外科学的专著。本书将会对中国大血管外科诊断治疗的规范化和合理化起到巨大的推动作用。

编者根据临床经验，结合大量国内外文献报道，撰写《临床大血管外科学》。本书共分为五篇，31 个章节，比较全面地总结了我国临床大血管外科领域的新成果和新进展。本书是我科及相关科室三十余名专家、博士历经十年精心编著。在编写过程中得到王玉琦、王深明、张柏根、时德、祖茂衡、吴树明（心外）、张小明、曲乐丰、邹英华等国内外著名专家、教授精心指导和点评。期待为进一步普及和推动临床大血管外科事业的发展有所贡献。编写过程中难免存在不足，敬请读者提出宝贵意见。

编　者

2022 年 7 月

目录

第一篇　总论

第二篇　主动脉瘤

第三篇 主动脉闭塞性疾病

第四篇　腔静脉疾病

第五篇　大血管创伤

第一篇 总论

第一章　大血管外科学的发展简史

第一节　国际大血管外科学的发展简史

尽管早在 19 世纪 John Hunter 和 Cooper 首先试图进行主动脉的手术操作，但确切地说大血管外科是从 20 世纪 40 年代开始兴起，之后，随着人造血管材料以及各种医用器材的发明而迅速发展起来，并随着时间的推移和医学科学及相关科学的不断发展，形成了独立开展治疗大血管疾病的外科学，主要涵盖了主动脉、腔静脉以及颈动脉、肾动脉等重要内脏器官血管疾病的外科治疗。

人们对于大血管疾病的认识和文献记载始于希腊的天才医学家 Galen（131 ~ 200 年），他在对动物进行解剖学研究时首次做出描述"当动脉发生扩张后，这种病变叫作动脉瘤"。在 16 世纪荷兰解剖学家 Vesalius 第一次描述了人体的腹主动脉瘤。1817 年，著名英国外科医生 Cooper 为 1 例髂动脉瘤患者进行手术时被迫结扎腹主动脉以阻止术中出血，这是有记载的首次关于腹主动脉的手术操作。1831 年，Velpeau 尝试用缝合针刺入腹主动脉瘤以诱导瘤腔内血栓形成。19 世纪末，Clot 试图通过加热经股动脉导入腹主动脉瘤的金属丝来诱发腹主动脉瘤内血栓，以达到治疗的目的。尽管上述两种方法均未获得成功，但是后者可能是今天腔内治疗大血管疾病的先驱。

在 20 世纪以前，因为出血、凝血、感染等原因，对血管疾病的外科手术治疗一直被视为禁区。进入 20 世纪后，随着无菌术、静脉输液、麻醉技术的发展和推广以及抗凝药物的研发，使得大血管疾病能够经开腹、开胸进行外科手术治疗。1902 年，Carrel 发明了血管三点吻合术，并因此获得了 1912 年诺贝尔医学奖，他还成功施行了首例自体大隐静脉移植手术，开创了血管重建手术的先河。1920 年，Matas 首次成功施行了假性动脉瘤腔内缝补术，随后报道了共计 620 例的治疗经验，由此被誉为血管外科之父。1933 年，Murray 发现了肝素的抗凝作用，为施行血管手术、保持血管通畅奠定了药物基础。1940 年，Bigger 在 *Annals of Surgery* 杂志上报道了腹主动脉瘤包裹术，该术式被认为是当时最为成功的术式，但是其以减小瘤腔为目的，并未完全治愈腹主动脉瘤。最鲜明的例子就是著名的物理学家爱因斯坦，他于1948年接受了腹主动脉瘤包裹术，但是随后于1955年死于腹主动脉瘤破裂。

在20世纪50年代以前，由于缺乏合适的血管代用品，血管外科的发展较为缓慢，人们对于血管疾病尤其是大血管疾病的外科治疗受到了极大的制约与限制。人造血管的诞生是血管外科发展的重要里程碑，极大地推动了大血管外科的发展，显著提高了对大血管疾病的外科治疗水平。1951年，Dubost首次成功使用同种异体血管替代腹主动脉假性动脉瘤，但是同种异体血管来源有限，而且因退行性改变导致术后闭塞发生率较高。1954年，Blakemore和Voorhees用尼龙布缝制成管状进行血管移植取得成功。1958年，Debakey和Cooley首次应用涤纶编织人造血管作为移植物进行腹主动脉瘤切除人造血管重建术获得了成功，这标志着腹主动脉瘤可以真正被手术治愈时代的开始。其后材料和技术上的不断改进促进了各种合成血管的研制，包括腈龙、维纶、绦纶、奥纶及聚四氟乙烯以及我国的真丝人造血管。随着基础研究的深入、临床应用的扩展和工艺水平的提高，以绦纶、膨体聚四氟乙烯为材料的合成血管，我国的真丝血管和Dardik脐静脉血管逐渐为血管外科医生所接受并被广泛使用，大血管疾病可以被彻底治愈，同时也标志着大血管外科走向成熟。同时，Kunlin和Oudot提出了一系列血管架桥手术原则，Linton所倡导的大隐静脉倒转移植以及Debakey提出的主动脉夹层临床分型和Debakey术式，至今仍是血管外科医生的金标准。随着生物物理学的进步，如人工心肺机的出现，为大血管外科手术的开展创造了更为便利的条件。而且，随着影像学的发展以及诊断手段大大提高，如彩色多普勒超声、CT三维成像、数字减影血管造影（digital subtraction angiography，DSA）、磁共振成像、血管内超声等仪器的发明和改进，也极大地促进了大血管疾病的诊断和治疗的进步。

在静脉外科方面，随着肝素、尿激酶等抗凝、溶栓药物的问世，对急性深静脉血栓形成以及肺栓塞的药物治疗有了全新的进展，下腔静脉滤器的出现更是为人们预防致死性肺栓塞提供了一种安全有效的手段，各种介入手术器械及新术式的出现为彻底治愈深静脉血栓形成和肺栓塞提供了新的途径。Kistner首先提出静脉瓣膜功能不全是导致下肢静脉反流的原因，对反流程度进行分级，并提出了瓣膜修复的新概念，极大地促进了静脉外科的发展。随之而来的下肢深静脉瓣膜成形术及耻骨上大隐静脉转流术相继被创用并沿用至今。布加氏综合征是一种下腔静脉狭窄或闭塞性疾病，我国著名学者汪忠镐院士从20世纪80年代开始从事布加氏综合征的手术和介入治疗的研究，目前国内对该病的治疗水平达到国际领先水平。

另外，血管介入治疗学作为血管外科的一个分支已获得了迅速发展。随着材料和技术上的不断改进，对于大血管疾病的开放手术治疗已近完美，但是巨大的手术创伤对患者的体质要求非常高，使许多年老体弱不能耐受手术的患者失去了治愈机会。这迫使各国的血管外科医生为寻求更为简捷可靠、创伤小的治疗方法而不断努力。1927 年，Moniz 首次成功施行了经颈动脉的颅内血管造影术。1929 年，Dos Santos 成功经腰部穿刺行主动脉造影术。1953 年，Seldinger 创用了经股动脉穿刺，经导丝插入导管进行动脉造影的方法，被视为血管外科介入治疗的经典技术一直传承至今。1962 年，Dotter 首先使用血管腔内扩张术对血管狭窄性疾病进行了治疗，并于 1964 年首先提出血管腔内治疗动脉瘤的概念。从 1976 年开始，阿根廷青年医生 Parodi 经过 14 年 60 多次的动物实验，用聚四氟乙烯人造血管材料固定在 Palmaz 支架上制成了第一代人造血管内支架，并于 1991 年成功完成了第一例腹主动脉瘤的腔内治疗，成为血管外科史上一个意义重大的里程碑，使人们对大血管疾病的治疗手段发生了革命性的进步，标志着大血管外科腔内治疗时代的来临。1996 年 Kato 等首次报道采用支架“象鼻”手术（stented elephant trunk procedure）治疗胸降主动脉夹层，随后 Sueda 等和 Mizuno 等将这一技术扩大应用于 A 型主动脉夹层。血管腔内治疗术以其操作简捷、微创而且安全可靠的优点，在其出现后短短不足 10 年的时间内在世界范围内得以广泛开展，为大血管外科的发展注入了新的活力，目前已经成为大血管疾病的主流治疗手段。同时，手术经验的积累和器械的不断进步使血管腔内治疗术治疗大血管疾病的手术适应证不断扩大，不仅极大地提高了大血管疾病的诊疗水平，并且成为当今和未来相当一段时间的研究热点和发展方向。

第二节　国内大血管外科学的发展简史

我国大血管外科的发展较晚，1944 年吴英凯首先开始了主动脉导管未闭手术成功，应视为大血管外科的开拓先锋，但从总体来看当时在我国还根本谈不到大血管外科学。我国的血管外科真正开始于 20 世纪 50 年代，经过 50 年来几代人的努力，我国各地区相继建立了血管外科专业，1993 年中华医学会外科学分会血管外科学组成立，标志着血管外科在我国外科学领域占有了一席之地。

1955 年，兰锡纯等对 1 例髂动脉瘤患者进行了外科手术治疗。1957 年，崔之义和冯友贤成功研制真丝人造血管并应用于对腹主动脉瘤的手术治疗，为我国血管外科事业做出了开创性贡献。随后，主动脉瘤手术在一些大学附属医院和医学中心迅速开展。1959 年，石美鑫采用同种异体保存的主动脉移植对主动脉弓部瘤进行切除后修复获得了成功，但是 1985 年范迪钧发表了同种异体动脉移植后的远期效果后，完全结束了此方法的应用，并逐渐为涤纶编织人造血管所代替。1960 年，李迎汉也报道进行人造血管主动脉瘤手术获得成功。1961 年，侯幼临在北京阜外医院也进行了人造血管移植。1964 年，顾凯时等报告了主动脉外科治疗效果。1965 年，孙衍庆在北京采用国产人造血管为一位 16 岁的女青年进行降主动脉替换治疗大动脉炎性动脉瘤和狭窄的手术获得成功，术后随访患者生存 20 余年。范边钧等报告北京阜外医院在 20 世纪 70 年代手术治疗胸主动脉瘤包括升主动脉瘤、弓部瘤和降主动脉瘤的近期优良率仅为 59.3%。复旦大学附属中山医院也是国内较早创建血管外科的医疗单位，1960 年以来实施了 650 例腹主动脉瘤切除人造血管移植术，围术期死亡率为 5.2%，5 年生存率为 74.4%，10 年生存率为 69.9%，总体疗效与欧美同行报道一致。

主动脉夹层动脉瘤的外科治疗在我国开展较晚，20 世纪 80 年代，我国胸内科著名专家翁心植做了一些关于夹层动脉瘤的调查并发表文章指出，截至 1981 年国内文献报道主动脉夹层动脉瘤不足 50 例，且多数为尸检诊断，在生前得到诊断的仅为个别病例，未见手术成功的报告。因此，如何提高对主动脉夹层动脉瘤的诊疗水平成为血管外科医生关注的焦点。1982 年，孙衍庆对两例诊断明确的主动脉夹层动脉瘤（DeBakey Ⅲ型）行降主动脉替换术获得了成功，至 2003 年报告共接受住院的胸主动脉夹层动脉瘤 427 例，均采取动脉瘤切除人造血管置换术，手术死亡率为 10.1%，手术并发症死亡率 9.8%。其做出总结因为Ⅰ、Ⅱ型夹层动脉瘤因非手术的死亡率过高，发病 24 小时内有 25% 的患者死亡，一周内死亡率为 50%，一个月内死亡率为 75%，一年内死亡率达到了 90%，故对于Ⅰ、Ⅱ型夹层动脉瘤全部采用急诊或紧急手术治疗。2002 年，孙立忠报告阜外医院在 1998 年 1 月至 2002 年 6 月收治的 DeBakey Ⅰ、Ⅱ型夹层动脉瘤 122 例，其中急性夹层动脉瘤 27 例，非急性占 95 例，均行手术治疗，急性组手术死亡率为 12.5%，非急性死亡率只有 1.05%，并发症发生率急性组为 62.5%，非急性组为 8.46%。孙衍庆等还对Ⅲ型主动脉夹层动脉瘤的治疗做出了总结分析，除血压无法控制或出现下肢或脏器缺血之外，均可采取度过急性期（两周）后采用主动脉成形术，与降主动脉替换术相比死亡率低，前者 11.11%，后者 24.3%。2005 年，孙立忠等提出主动脉夹层细化分型对指导临床选择手术时机、确定治疗方案和手术方式以及判断预后的价值有深远意义。

胸、腹主动脉腔内治疗属于微创介入治疗，自从阿根廷医生 Parodi 用人造血管内支架腔内治愈腹主动脉瘤以来，血管外科进入腔内治疗时代。腔内治疗创伤小、恢复快，显著降低围术期的死亡率和并发症发生率，近年来在国内迅速普及，在主要的血管外科中心，腔内手术已经占到日常手术量的 40% ~ 50%。目前腔内技术可用于治疗下肢动脉硬化闭塞症、颅外颈动脉狭窄、锁骨下动脉狭窄、肾动脉狭窄、肠系膜动脉狭窄、腹主动脉瘤、Debakey Ⅲ型主动脉夹层动脉瘤、降主动脉瘤、周围动脉瘤等动脉疾病。近年来破裂胸、腹主动脉瘤的腔内治疗、Debakey Ⅰ型主动脉夹层动脉瘤的腔内治疗、采用主动脉弓分支动脉转流结合腔内修复治疗近主动脉弓的主动脉夹层和降主动脉瘤、采用内脏动脉转流结合腔内修复治疗胸腹主动脉瘤等已见诸报道。国内从 1993—2000 年报告逐渐增多，从真性动脉瘤、假性动脉瘤到夹层动脉瘤，从腹主动脉到降主动脉，从主动脉弓至升主动脉，从介入治疗以及介入与外科结合应用均有报告。1997 年 3 月，长海医院景在平教授施行了我国首例腹主动脉瘤腔内隔绝术，随后国内多家医院广泛开展了该术式并迅速推广开来，目前已成为治疗腹主动脉瘤的主流手段之一。1998 年，汪忠镐院士首先以国产（自制）腔内移植物治愈了肾动脉平面以下的腹主动脉瘤，使用的是直型带膜人造血管，并于 1999 年初以来首先提出了主动脉夹层和夹层动脉瘤为应用支架型血管移植物的最佳指征，该观点目前已被血管外科医生广泛接受。在 2001 年 5 月上海第六届全国血管外科大会上举行了腔内隔绝术治疗腹主动脉瘤的专题研讨，这标志着我国腹主动脉瘤外科已达到了国际先进水平。2000 年汪忠镐院士报道了应用开窗型支架置入治疗腹主动脉瘤的 2 例患者，随后 2009 年刘昌伟、2011 年郭伟等相继报道开窗型支架在腹主动脉瘤腔内治疗中的运用。国内 1999 年曹贵松等报道了 7 例腹主动脉瘤患者采用分支型支架治疗，2006 年张小明报道了 39 例真性腹主动脉瘤应用一体式分支型支架治疗。山东省立医院血管外科自 2002 年开始开展腹主动脉瘤的开放手术及腔内治疗，至今已有 380 余例，涵盖了动脉瘤切除人造血管置换、一体式分支型支架、开窗型支架等，取得了良好的治疗效果和社会影响。

2002 年北京胸心血管外科学术会议总结报道介入治疗主动脉夹层的效果较为满意，手术成功率达 90% ~ 100%，无脊髓损伤等严重并发症，失败病例中出现动脉破裂的情况，总体上与国外相比有些许差异。国外统计手术成功率 86% ~ 100%，手术及围术期死亡率在 10% 左右，也有严重并发症的报告如脊髓损伤等。2001 年上海长海医院报道 91 例，2005 年上海中山医院和解放军总医院分别总结了 102 例和 179 例。符伟国等 2004 年开始通过直接覆盖左锁骨下动脉和辅助性动脉旁路两种方法，制造颈外近端锚定区开展这类胸降主动脉病变和主动脉弓病变的腔内治疗，扩大了胸主动脉腔内治疗的适应证，中期随访结果满意。2004 年初以来，以北京大学李潮医师为主开发了一种带有锁骨下动脉分支人造血管的腔内胸主动脉人造血管，用来治疗主动脉夹层病变靠近左锁骨下动脉的 DeBakey Ⅲ型主动脉夹层具有突出的优点。山东省立医院金星等自 2002 年开展主动脉夹层（Debakey Ⅲ型）的腔内治疗，至今已有 400 余例，运用包括开窗支架置入、“烟囱”技术在内的各种术式，介入手术成功率达 100%，手术及围术期死亡率在 2% 左右，术后无脊髓损伤等严重并发症的报道。主动脉疾病介入治疗的优点众所周知，其发展前途非常广阔，但也存在一定局限性，目前尚不能完全代替手术。因此应对主动脉腔内治疗进行进一步的深入研究和前瞻性研究，界定其手术适应证，同时改进覆膜支架并研究血流动力学变化，以防产生内漏、夹层逆撕等严重并发症，进行有计划的长期随访观察其远期效果，以使主动脉腔内治疗更加科学合理、安全可行。

静脉外科学发展的中心问题主要集中于布加氏综合征的诊疗，我国在布加氏综合征研究方面的进展已达到世界领先水平，并在大静脉重建方面做出了重要贡献，尤其是内皮细胞种植人造血管在静脉重建上的应用更有创新意义。汪忠镐院士自 20 世纪 80 年代初开始一直致力于布加氏综合征的研究，对这一威胁人类健康的顽症进行了全方位的探索，包括流行病学、病因、病理、临床分级及诊断和治疗，曾采用胸导管 - 颈内静脉重新吻合、经右房破膜、前径和后径肠腔转流、肠房和脾房转流、腔静脉或右肝静脉扩张、支架疗法、一期半介入法或腔静脉病变介入加二期肠腔转流法、肠系膜上静脉与颈静脉的胸骨后转流、肠系膜上静脉和腔静脉同时与右心房或颈静脉的胸骨后转流等方法治疗。1983 年，汪忠镐院士给一位罹患大量腹腔积液的布加氏综合征女性患者施行下腔静脉破膜术获得成功，术后达到了消除腹腔积液的效果，为以腔内方法治疗重症血管病酝酿了新思维。随后其于 1991 年在动物实验的基础上首先应用国产（自制）支架置放于下腔静脉治疗布加氏综合征，开创了我国腔内治疗布加氏综合征的先河。20 世纪 90 年代之后新的血管介入装置和方法的出现，介入法治疗布加氏综合征在国内得以快速发展和推广。李晓强等报告 114 例直视下布加氏综合征根治术，介绍单纯隔膜切除，下腔静脉病变段切开、心包片成形，下腔静脉病变段切除、人造血管原位移植和肝静脉流出道成形等 4 种术式，同时还报告了 139 例球囊扩张和支架置入的治疗经验。山东省立医院血管外科等自 2002 年开始开展布加氏综合征的腔内治疗，利用破膜技术、球囊扩张及支架置入等手段，至今已治愈 200 余例患者，介入手术成功率达 100%，手术及围术期死亡率在 1.5% 左右，术后无严重并发症的报道，已达到国内领先水平。

人造血管在大血管疾病的外科治疗中占有重要地位，如果没有适当的修补材料或人造血管替换大血管，大血管疾病的外科治疗就会受到极大的制约与限制。可以说没有人造血管，就没有今天的大血管外科学。经过多年的努力和尝试，目前主要以涤纶（Dacron）人工编织和聚四氟乙烯（Teflon，PTFE）人造血管为主流，前者使用前需进行预凝以防止移植后的渗血，PTFE 则无需预凝。我国对于人造血管的研制起步较晚，1957 年，顾恺时等研究制成编织尼龙无缝人造血管，经实验及临床试用后因植入后远期常会出现破裂和患者骤然死亡而停止使用。1960 年，纺织涤纶人造血管研究成功，随后于 1963 年应用于临床后效果良好，术后随访曾有长达 17 年的病例仍生存良好。孙衍庆等曾报道一例患者术后生存已超过 24 年。现在国内主要使用的是已预凝的机织涤纶人造血管或聚四氟乙烯（PTFE）人造血管，和国外一样有力地推动了我国大血管外科的发展。为了提高静脉移植物和小口径动脉移植物的远期通畅率，有关新生内膜人造血管材料表面改性、内皮细胞种植人造血管的研究以及最近的人造血管基因修饰的研究相继在国内得到开展并取得一定成果。汪忠镐院士于 20 世纪 80 年代开始血管组织工程样（生物化人造血管）的研究，以自体大网膜内皮细胞和骨髓细胞种植人造血管，证明可形成薄、光滑、几乎透明的内膜。随后人们用内皮细胞种植于不同的多种人造血管上，实验室数据显示均使血管的远期通畅率得到明显改善。汪忠镐院士还将具有分泌抗凝血功能的基因转染于已内衬于人造血管的内皮细胞中，实验证明具有很好的抗凝作用。当然现用的人造血管植入体内之后最终都会产生纤维化、钙化等问题，尚需进一步的深入研究。

第三节　展望

进入 21 世纪，大血管外科的基础研究将取得突破性进展，基因疗法将会应用于大血管疾病的预防和治疗，而且基因治疗也将在治疗中发挥重要作用。在抑制内膜增生方面，有效的药物和基因疗法将会出现，并将有助于保持和提高人造血管的远期通畅率。在人造血管的研究方面，随着新型高分子材料的开发，合成血管的生物相容性、抗血栓形成和机械特性获得进一步改善。尤其是人造血管表面生物化的研究将会有很大的发展，内皮细胞种植人造血管（特别是带抗凝基因的内皮细胞）将有效地阻止人造血管内膜增生以及血栓形成，使人造血管的远期通畅率得以显著提高。此外，对于血管疾病的治疗药物的研究促使许多新型抗凝、溶栓药物不断被开发，如低分子肝素的应用使术后抗凝时出血的风险减少，而 rtPA 的应用则使溶栓药物向基因水平大大推进了一步。

血管腔内治疗将是未来发展的重点和热点方向，新一代的介入治疗设备将会更加完善，以血管内支架和支架型人造血管为代表的微创疗法的应用空间将更加广阔，其生物和机械性能将进一步加强，支架植入装置和技术会更加先进，可以预见目前的许多开放手术将会被其所替代。而且，复合手术可以将介入治疗和手术有机地结合起来，不仅可以最大限度地减轻患者痛苦，而且将大大提高手术的成功率和治疗效果。腹腔镜和胸腔镜辅助下的血管手术技术的发展前景也相当广阔，机器人辅助下的血管外科手术操作也将在未来占有一席之地。

（金　星　刘　洋）

参考文献

[1] 王深明 . 重视腹部大血管疾病外科治疗的临床研究 [J]. 中国实用外科杂志，2009，29（11）：883-885.

[2] 汪忠镐 . 血管微创外科及其在大血管病变方面的应用 [J]. 中国微创外科杂志，2006，6（11）：817-819.

[3] 沈晨阳，张小明，李伟，等 . 肿物侵及大血管的外科治疗 [A]. 北京全国血管外科学术会议，2005.

[4] 裴永泉，李森，宋钦华 . 胰胆外科手术中误伤大血管的处理 [J]. 中华胰腺病杂志，2002，2（2）：124-125.

[5]Yao JS，Gregory RT，Rich NM.Interviews with pioneers of vascular surgery[J].J Vasc Surg，2012，56（3）：e52-e57.

[6]Jim J，Rubin BG，Landis GS，et al.Society for Vascular Surgery Vascular Registry evaluation of stent cell design on carotid artery stenting outcomes[J].J Vasc Surg，2011，54（1）：71-79.

[7]Hernandez D，Diaz F，Rufino M，et al.Subclavian vascular access stenosis in dialysis patients：Natural history and risk factors[J].J Am Soc Nephrol，1998，9（8）：1507-1510.

[8]Nienaber CA，Clough RE.Management of acute aortic dissection[J].Lancet，2015，385（9970）：800–811.

[9]Sidawy AN，Zwolak RM，White RA，et al.Risk–adjusted 30–day outcomes of carotid stenting and endarterectomy：Results from the SVS Vascular Registry[J].J Vasc Surg，2009，49（1）：71–79.

[10]Mussa FF，Horton JD，Moridzadeh R，et al.Acute aortic dissection and intramural hematoma：A systematic review[J].JAMA，2016，316（7）：754–763.

[11]Zettervall SL，Karthaus EG，Soden PA，et al.Clinical presentation，management，follow–up，and outcomes of isolated celiac and superior mesenteric artery dissections[J].J Vasc Surg，2017，65（1）：91–98.

[12]Calero A，Illig KA.Overview of aortic aneurysm management in the endovascular era[J].Semin Vasc Surg，2016，29（1–2）：3–17.

[13]Tallarita T，Gerbino M，Gurrieri C，et al.History of carotid surgery：From ancient greeks to the modern era[J].Perspect Vasc Surg Endovasc Ther，2013，25（3–4）：57–64.

第二章　大血管的发育

心血管系统是在胚胎发育中最早建立并发挥功能的系统，孕 3 周内，胚胎从卵黄囊获取营养，并通过弥散交换的方式从母体循环中获得氧气和营养；然而第 3 孕周结束时，弥散交换已不能满足快速发育的胚胎，受新形成的心脏的驱动，原始循环开始发挥作用，为胚胎的进一步发育提供支持，在胚胎孕育的第 3 ~第 8 周，胚胎血管逐渐发育成人类循环系统的大致模式。

第一节　胚胎血管的发生

人体胚胎第 15 天，卵黄囊壁的胚外中胚层首先出现许多血岛（blood island），它是由间充质细胞增殖而成的细胞团构成。继而，血岛周边的细胞分化为内皮细胞，内皮细胞围成内皮管，即原始血管。血岛中央的游离细胞分化为原始细胞（primitive blood），即造血干细胞。内皮管向外出芽延伸，与相邻的血岛形成的内皮管融合联通，逐步形成一个丛状的内皮管网。同时，在体蒂和绒毛膜的中胚层也同样形成内皮管网。

胚胎第 18 天，胚体各处的间充质内出现裂隙，裂隙周围的间充质细胞变扁，围成内皮管，它们也以出芽的方式与邻近的内皮管融合通连，逐渐形成胚体内的内皮管网。至第 3 周末胚外和胚内的内皮管网经过体蒂彼此沟通，逐渐演变成心血管系统并开始血液循环。同时在胚胎发育的第 3 周，胚胎已长大至仅靠单纯弥散不能提供足够的营养，血管系统开始为机体提供氧和营养，并排泄废物。

第二节　胚胎大血管发育

在孕第 4 周的开始，心血管系统由两条心管组成并与成对的背主动脉相连接，而背主动脉沿着胚胎的长轴延伸。每条背主动脉都有背侧节间支、外侧支和腹侧支。在第 7 颈椎平面，成对的背主动脉融合成胸主动脉和腹主动脉。然而在第 7 颈椎近端，背主动脉仍然存在。在成对背主动脉融合的同时，心管也融合形成心脏。动脉干和主动脉囊形成心脏的头端。被称为主动脉弓的 6 对起始动脉从主动脉囊发育而来，绕着正在发育的肠管外侧走行，并与成对的背主动脉相连。在第 6 ~ 第 8 孕周，6 对主动脉弓与成对的第 7 对背主动脉节段一起形成主动脉弓及其主要分支（图 2–1）。

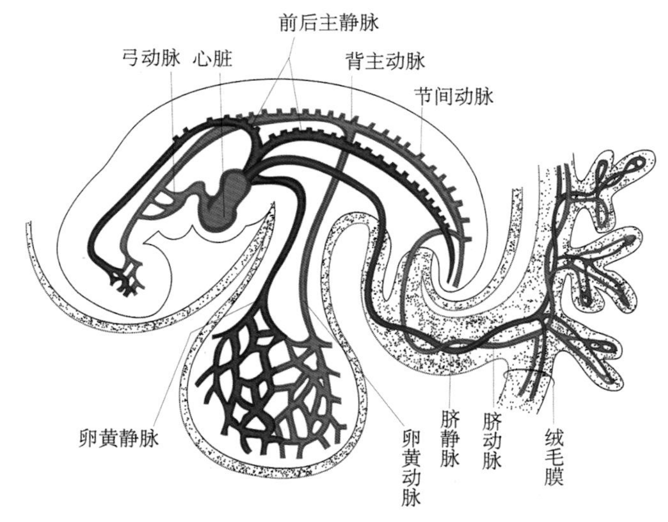

图 2–1　早期血管生成

总的来说，人体的血管系统是对称的，每一侧身体都是另一侧的镜像。只有主动脉弓是个例外，它在身体两侧并不对称。发出右侧颈动脉和锁骨下动脉的头臂干（无名动脉）并没有出现在左侧。而左侧颈动脉和锁骨下动脉则分别直接从主动脉弓发出。这种差异是由左右主动脉弓进化为成熟胸主动脉弓的行为所导致。通过延长、扩张、退化和消失的协同作用，主动脉弓、背主动脉、动脉干和主动脉囊最终变成充分发育的主动脉弓。描述这些改变的图形提示全部主动脉弓似乎是同时存在的，但事实并非如此。实际情况是有些动脉弓在发育而有些动脉弓在退化。

一、主动脉弓

1. 正常主动脉弓部发育　弓动脉先后共发生6对，均从动脉囊发出，分别穿过各对腮弓内，绕过前肠的外侧，通联于同侧的背主动脉。6对弓动脉并非同时存在，通常后一对出现时，前一对已经退化或发生演变在胚胎的第6～第8周，弓动脉逐渐演变成大动脉（图2-2）。

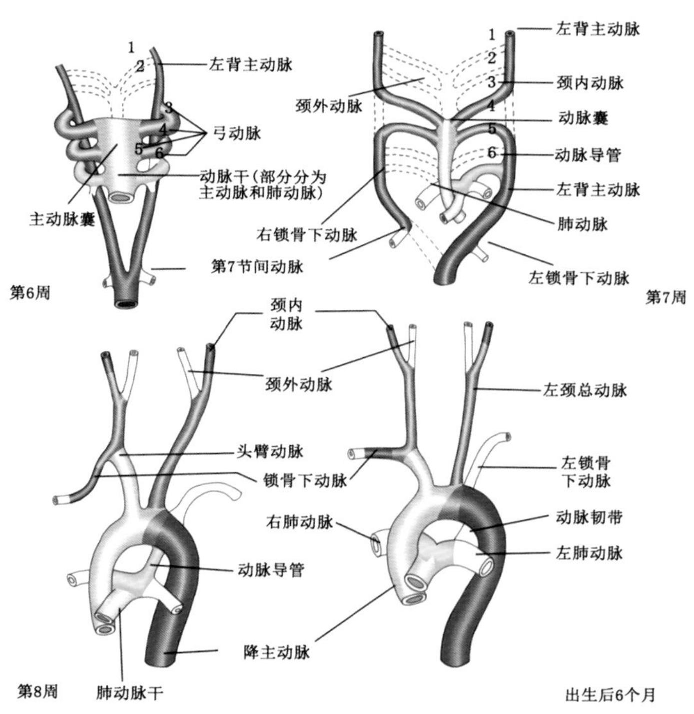

图2-2　主动脉弓部发育

第1对弓动脉：在第3对弓动脉形成时便退化消失。

第2对弓动脉：在第4对弓动脉形成和增大之后退化，但于第2对弓动脉相连的头侧背主动脉并不消失。

第3对弓动脉：左右第3对弓动脉各发出一条分支，即左右颈外动脉。以左右颈外动脉起点为界，第3对弓动脉分为近侧段和远侧段，近侧段发育成颈总动脉，远侧段及其相连的背主动脉共同发育成颈内动脉。

第4对弓动脉：左右发育两侧变化不同。左侧弓动脉和动脉囊的左半部共同形成主动脉弓，左侧背主动脉向背侧发出的第 7 节间动脉形成左锁骨下动脉，右侧弓动脉与其相连的背主动脉，以及右侧第 7 节间动脉形成右锁骨下动脉，动脉囊的右半形成头臂干（无名动脉）。两侧第 3、第 4 弓动脉之间的一段背主动脉消失。

第 5 对弓动脉：发育不全并很快消失。

第 6 对弓动脉：右侧弓动脉近侧段发育成右肺动脉近侧段，远侧段退化消失；左侧弓动脉近侧段发育成左肺动脉近侧段，远侧段发育成胎儿期的动脉导管，连于左肺动脉与主动脉之间。动脉导管使左肺动脉和主动脉相交通，从而防止血流在胎儿体内经不成熟的肺再流入主动脉。

2. 主动脉弓异常　鉴于主动脉弓及其分支发育中的复杂性，异常可能会发生。当原始主动脉弓某些应该消失的节段保留而其他应该保留的节段消失时，就会产生异常的血管系统。

在 22% 的人群中，左颈总动脉从头臂干发出，而不是从主动脉弓发出，这种动脉弓被称为“生主动脉弓”。在这种情况下，头臂干从近至远依次发出右锁骨下动脉、右颈总动脉和左颈总动脉，而左锁骨下动脉如常从主动脉弓发出。这种变异占所有弓部异常的 73%。另有报道许多其他变异，每种发生率不超过人群的 3%。有些变异包括极短的头臂干，立即分叉为右锁骨下动脉和右颈总动脉，而左颈总动脉从头臂干基底部的主动脉弓发出，左锁骨下动脉则如常从主动脉弓发出。已观察到左椎动脉是直接从位于左颈总动脉和左锁骨下动脉之间的主动脉弓发出的。另一个有趣的变异是左右头臂干的同时存在，两条动脉均在合适位置发出锁骨下动脉和颈总动脉。

（1）动脉导管未闭：是最常见的血管异常。如前所述，动脉导管由左第六主动脉弓远段发育而成。出生时，导管缩窄。此缩窄很可能是由动脉导管壁内氧敏感性平滑肌细胞对暴露于富含氧气的血液的反应所致。当婴儿一岁大时，导管通常闭锁为动脉韧带。如果动脉导管未缩窄而保持通畅，血液将从高压的胸主动脉分流进入低压的肺动脉系统，最终导致明显的肺动脉高压症。导管后，恰好位于动脉韧带远端；导管前型则恰好位于韧带近端。缩窄的病因机制尚未明了，但是有假说提出它的发生与引起动脉导管正常的、生理性闭锁的过程相似。有人认为动脉导管内氧敏感性肌肉组织混入了主动脉壁。这种平滑肌在暴露于高氧分压时会收缩，从而导致此平面的主动脉发生狭窄。最终，慢性变化逐渐发展以致形成永久性缩窄。缩窄平面以下机体的相对缺血刺激侧支循环形成。第 3 ~ 第 8 肋骨下缘可见由肋间动脉侧支循环血流增加所导致的切迹。

（2）双主动脉弓：位于右第 7 节间动脉以远的右背主动脉可因未能退化而形成双

主动脉弓。这一节段途经食管后方并汇入左主动脉弓，左主动脉弓在气管前方通过。结果，环绕食管和气管形成一血管环。压迫这些组织可能导致相应的临床症状。

（3）右主动脉弓：位于左第 7 节间动脉以远的左背主动脉退化合并右背主动脉持续存在（与正常顺序相反），形成右主动脉弓。动脉韧带从第六主动脉弓右侧远端发出而不是从左侧发出，但仍然与主动脉相连。如果动脉弓向食管左后方走行，将与动脉韧带形成一个血管环，也就是右主动脉弓联合异常的左锁骨下动脉或者食管后成分。如果右主动脉弓从食管和气管前方走行，血管环就不会形成，此时视之为右主动脉弓合并镜像分支。前一种异常开始可能是双主动脉弓，左背主动脉稍后消退。后一种异常是正常解剖的镜像，与会引起患病新生儿出现发绀的心脏先天畸形的高发生率相关。食管后右锁骨下动脉正常情况下，右第四主动脉弓和第 7 节间动脉由背主动脉的分支节段连接形成右锁骨下动脉。食管后右锁骨下动脉形成是由于右第四主动脉弓和与之相连的右背主动脉发生异常退化。位于右节间动脉以远的右背主动脉没有退化而持续存在，并与右第 7 节间动脉汇合形成右锁骨下动脉。随着主动脉弓从主动脉囊中扩大并向头端迁移，在此异常中右锁骨下动脉也发生迁移，最终开口于左锁骨下动脉远端。右锁骨下动脉从食管左后方的主动脉发出，供应右臂。大多数患者没有症状，但是大约 5% 的患者可能出现吞咽困难，称之为食管受压性吞咽困难。另一个与此异常相关的问题是异常的食管后的右锁骨下动脉开口，可形成动脉瘤，称之为 Kommerell 憩室。这些动脉瘤可引起压迫症状（吞咽困难、咳嗽、呼吸困难）、血栓栓塞或者破裂。

二、胸主动脉和腹主动脉

第 3 孕周时，胚胎发育成节段性结构，成对的背主动脉走行于整个胚胎长轴。在每个节段内，成对主动脉的每一分支都有背侧节间支、外侧节段性分支和腹侧节段性分支。

第 4 孕周期间，第 7 颈椎平面的成对背主动脉融合成为胸主动脉和腹主动脉。然而，节段性动脉持续存在，因此融合而成的主动脉的每一节段均有两支背侧节间支、两支腹侧节段性分支和两支外侧节段性分支。在发育过程中，这些分支退化、扩张或者融合。背侧节间支发育为颈部的椎动脉、胸部的肋间动脉和腹部的髂动脉。第 5 腰椎背侧节间动脉扩大形成髂总动脉。腹部节段性分支形成尿囊血管和卵黄囊血管。变成尿囊血管的成对腹部节段性分支发育为脐动脉。与卵黄囊相连接的另一对腹部节段性分支发育为卵黄囊动脉。随着胃肠道的发育，卵黄囊动脉成为其血供来源。随着时间的推移，这些动脉融合形成成人标准的腹腔干和肠系膜上、下动脉。第 5 腰椎平面的腹侧节段性动脉与背侧节间动脉相连并发育为髂内动脉。外侧节段性动脉为原始尿生殖嵴供血。

在第 7 孕周，后肾向头端迁移。尾端节段性动脉消失，而头端动脉最初存在但最后同样消失。最终，每一侧有一条节段性动脉得以保留并形成肾动脉。此过程涉及的原始血管很多，所以供血给肾的动脉存在相当多的变异并不奇怪。大多数个体（71%）的每个肾均由一条动脉供血，然而余下的个体存在肾门血管和至肾极的副动脉支的各种组合变异。马蹄肾由肾极尾端融合而成。这种融合阻止了肾向头端迁移，节段性动脉持续存在并且为融合肾供血。相似的，异位肾常常有多条节段性动脉而不是一条孤立的肾动脉。因此，如果临床医生发现一个患者有马蹄肾或者异位肾，应当怀疑患者很可能存在异常的动脉供血或其他外侧节段性分支形成肾上腺和性腺动脉。

三、静脉系统

静脉的发生和演变比较复杂，在发生开始时，静脉也是左右对称的。在前 4 个孕周内，成簇毛细血管网开始扩张形成明确的胚胎静脉。在第 4 孕周，有 3 对成对的静脉系统形成，即卵黄静脉（vitelline veine）、脐静脉（umbilical veine）、主静脉（cardinal vein），分别引流卵黄囊、胎盘和胚胎。卵黄静脉引流卵黄囊和胃肠道血流入肝，最终演变成小肠静脉引流系统，包括肠系膜上静脉、门静脉和肝静脉。卵黄静脉丛发出卵黄静脉，持续存在于肝内成为肝静脉窦（图 2-3）。

脐静脉通过胎盘输送氧合血到心脏。起初，脐带中脐静脉是成对的，随着胎儿的生长发育，右脐静脉退化，而左脐静脉持续存在与静脉导管汇合，后者经肝运送血液到下腔静脉。大部分的脐静脉血流直接经静脉导管入下腔静脉，而小部分进入肝窦与门静脉血混合。在第 12 孕周时，胚胎成熟，静脉导管与右肝静脉连接，氧合血便可不经过肝直接到达心脏。出生后静脉导管萎缩变成圆韧带，走行于肝镰状韧带与肝静脉韧带内，后者由肝圆韧带延伸至下腔静脉。

主静脉成对出现，分布在胚体头侧的称为前主静脉（anterior portal vein），分布在尾侧的称为后主静脉（posterior cardinal vein）。后主静脉发育晚于前主静脉，两者都是成对出现的，他们为胚胎内静脉系统的发育提供了框架。位于心脏头端的前主静脉与位于心脏尾端后主静脉相连接形成成对的总主静脉，引流血液到原始心脏静脉窦。成对的前主静脉最终演变成上腔静脉，而其主要分支作为静脉持续存在、退化或汇合，位于肝下方的后主静脉形成下腔静脉及其分支。成对的前主静脉头端部分演变成颈内静脉，并与由头面部静脉丛发育而来的颈外静脉相连接。锁骨下静脉由上肢肢芽静脉丛发育而来，注入前主静脉近端。在第 7 孕周时，左头臂静脉汇合支倾斜发育并与左、

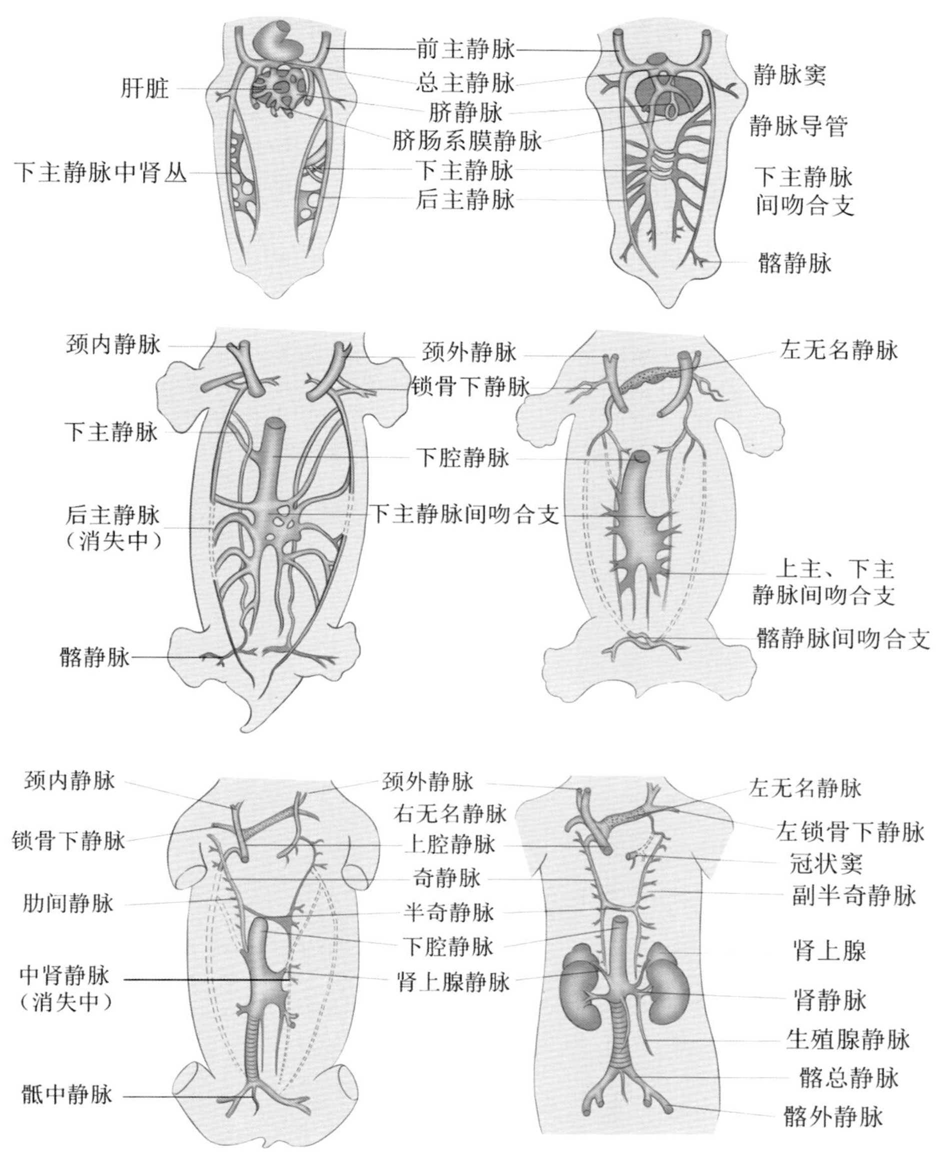

图 2–3　静脉系统的发育

右前主静脉相连接。与此同时，伴随着心脏旋转至其最终形态，发育中的左头臂静脉尾端的左前主静脉部分和肝与心脏之间的左后主静脉退化，以致所有从头颈部左侧的血液通过左头臂静脉和上腔静脉注入心脏。上腔静脉是右前主静脉和右总主静脉的膨大部分，由左、右头臂静脉连接发育而来，随后注入右心房。而左总主静脉演变成冠状窦。

下腔静脉和髂静脉由三套并行静脉发育而来，这三套并行静脉在第6～第10孕周的不同时间出现。虽然经过各种改变，但最终每一套静脉都有部分相汇合并形成下腔静脉。位于胎儿后方的后主静脉最先出现，但最后除了最远端的部分将来演变成髂静脉外，其余均退化。其次，位于后主静脉前内侧的下主静脉出现并与后主静脉汇合以引流中肾。一旦中肾退化，后肾或恒肾出现，左下主静脉完全退化，而右下主静脉发育成肾上的下腔静脉。位于主动脉后方的上主静脉最后才出现，在肾水平与下主静脉大面积汇合。这一大的汇合将上主静脉分成肾上和肾下部分，从而使左、右上主静脉的肾上部分与后主静脉近端的部分相连接，分别演变成奇静脉和半奇静脉系统。在汇合部位以下，上主静脉的左侧肾下部分消失，但右侧的肾下部分则演变成下腔静脉的肾下部分。在肾动脉水平，小静脉形成并最终在主动脉前方和后方合并形成大静脉。后方静脉退化，而前方静脉持续存在演变成左肾静脉。

1. 双上腔静脉　是由于左前主静脉末端部分未正常退化造成的。这种畸形的发生可伴或不伴头臂静脉的发育。若右前主静脉末端部分退化而左前主静脉末端部分保持开放，这与正常发育过程相反，即形成左位上腔静脉。在这种异常中，头臂静脉形成，但是连接右前主静脉至左前主静脉，后者形成左位上腔静脉。

2. 双下腔静脉及左位下腔静脉　双下腔静脉是由于左侧上主静脉未正常退化所致。若两侧上主静脉持续存在并在肾动脉水平相连接，将导致双下腔静脉。若左侧上主静脉持续存在而右侧上主静脉退化（与正常相反），则形成左位下腔静脉。在这种异常中，静脉在肾动脉水平交叉至右侧与正常解剖相对应的镜像位置，同样右肾上腺静脉和性腺静脉注入右肾静脉，而不同于正常情况下注入下腔静脉。相反，左肾上腺静脉和性腺静脉注入下腔静脉而不是左肾静脉。在植入下腔静脉滤器时应注意识别双下腔静脉和左位下腔静脉。

3. 肾静脉异常　左侧肾静脉异常是最常见的静脉异常。若后方左肾静脉持续存在而前方左肾静脉退化（与正常情况相反），将导致主动脉后左肾静脉。若前后左肾静脉均持续存在从而形成环绕主动脉的左肾静脉，前后两条静脉在进入下腔静脉前汇合，结果在主动脉周围形成一静脉环。在肾动脉水平切除主动脉时警惕主动脉后肾静脉的存在，避免损伤肾静脉。

（何玉祥　金　星）

参考文献

[1]Eklund L, Kangas J, Saharinen P.Angiopoietin–Tie signalling in the cardiovascular and lymphatic systems[J].Clin Sci (Lond), 2017, 131 (1): 87–103.

[2]Neeb Z, Lajiness JD, Bolanis E, et al.Cardiac outflow tract anomalies[J].Wiley Interdiscip Rev Dev Biol, 2013, 2 (4): 499–530.

[3]Hooper SB, Te PA, Lang J, et al.Cardiovascular transition at birth : A physiological sequence[J].Pediatr Res, 2015, 77 (5): 608–614.

[4]Anderson RH, Cook A, Brown NA, et al.Development of the outflow tracts with reference to aortopulmonary windows and aortoventricular tunnels[J].Cardiol Young, 2010, 20 (Suppl 3): 92–99.

[5]Sato Y.Dorsal aorta formation : Separate origins, lateral–to–medial migration, and remodeling[J].Dev Growth Differ, 2013, 55 (1): 113–129.

[6]Jaffredo T, Lempereur A, Richard C, et al.Dorso–ventral contributions in the formation of the embryonic aorta and the control of aortic hematopoiesis[J].Blood Cells Mol Dis, 2013, 51 (4): 232–238.

[7]Mulligan TS, Weinstein BM.Emerging from the PAC : Studying zebrafish lymphatic development[J].Microvasc Res, 2014, 96 : 23–30.

[8]Okamoto N, Akimoto N, Hidaka N, et al.Formal genesis of the outflow tracts of the heart revisited : Previous works in the light of recent observations[J].Congenit Anom (Kyoto), 2010, 50 (3): 141–158.

[9]Rudolph AM.Impaired cerebral development in fetuses with congenital cardiovascular malformations : Is it the result of inadequate glucose supply ? [J].Pediatr Res, 2016, 80 (2): 172–177.

[10]Sigurbjornsdottir S, Mathew R, Leptin M.Molecular mechanisms of de novo lumen formation[J].Nat Rev Mol Cell Biol, 2014, 15 (10): 665–676.

[11]Kazenwadel J, Harvey NL.Morphogenesis of the lymphatic vasculature : A focus on new progenitors and cellular mechanisms important for constructing lymphatic vessels[J].Dev Dyn, 2016, 245 (3): 209–219.

[12]Garcia–Guereta L, Garcia–Cerro E, Bret–Zurita M.Multidetector computed

tomography for congenital anomalies of the aortic arch : Vascular rings[J].Rev Esp Cardiol (Engl Ed), 2016, 69 (7) : 681–693.

[13]Murray IR, West CC, Hardye WR, et al.Natural history of mesenchymal stem cells, from vessel walls to culture vessels[J].Cell Mol Life Sci, 2014, 71 (8) : 1353–1374.

[14]Yokoyama U, Ichikawa Y, Minamisawa S, et al.Pathology and molecular mechanisms of coarctation of the aorta and its association with the ductus arteriosus[J].J Physiol Sci, 2017, 67 (2) : 259–270.

[15]Gittenberger–De GA, Winter EM, Bartelings MM, et al.The arterial and cardiac epicardium in development, disease and repair[J].Differentiation, 2012, 84 (1) : 41–53.

[16]Gournay V.The ductus arteriosus : Physiology, regulation, and functional and congenital anomalies[J].Arch Cardiovasc Dis, 2011, 104 (11) : 578–585.

[17]Ciau–Uitz A, Patient R.The embryonic origins and genetic programming of emerging haematopoietic stem cells[J].FEBS Lett, 2016, 590 (22) : 4002–4015.

第三章 大血管外科的解剖

第一节 动脉

动脉是由心室发出的血管，是将血液由心脏运送至全身各个器官的血管。其由右心室发出的肺动脉干及其分支输送静脉血；而由左心室发出的主动脉及各级分支则运送动脉血。动脉干的分支，其离开主干进入器官前的部分为器官外动脉，入器官后为器官内动脉。

体循环的动脉在机体内分布具有一定规律：①动脉配布与机体的构造、发育和功能等相适应。人体左、右对称，动脉分支亦有对称性；②人体各大局部都有 1 ~ 2 条动脉主干（如头颈、躯干和四肢）；③躯干部在结构上有体壁和内脏之分，动脉在分布上有对称性、分节性及分壁支与脏支；④动脉常同静脉、神经伴行，构成血管神经束，多位于身体的屈侧，与长骨平行；⑤动脉在行程中，多走行于身体的深部或安全隐蔽的部位，不易遭受损伤；⑥动脉一般以最短距离到达它所分布的器官，也有例外，如睾丸动脉，此可从胚胎发育中找到解释；⑦容积经常发生变化的器官（胃、肠等），其动脉多先形成弓状的血管吻合，由此再分支从器官的四周进入内部；而一些位置较固定的实质性器官如肝、肾等，动脉常从其凹侧穿入，血管出入处称为门；⑧动脉的管径并不完全取决于它所供血器官的大小，而是与该器官的功能密切相关，例如，肾动脉的管径就要比营养小肠和结肠的肠系膜上动脉要大，这与肾的泌尿功能有关。器官内动脉分布与该器官的构造有关，结构越相似，该器官动脉分布状况也越相近。在实质性器官中可有集中型、纵走型和放射型分布。在肝、肾、肺等分叶状结构的器官，动脉可自器官的“门”进入，分支呈放射型分布，故常作为器官分段或分叶的基础。肌内动脉一般沿肌纤维束走行，以横支相交通。管状或中空性的器官，其供应动脉多呈纵行型、放射状或横行型配布。

一、肺循环的动脉

肺动脉干（pulmonary trunk）位于心包之内，是一粗短的动脉干。起自右心室的动脉圆锥，在主动脉根部前方上升，向左后上方斜行，至主动脉弓下方，分为左、右肺动脉，左肺动脉（left pulmonary artery）比较短，横行于左主支气管前方，分成2支进入左肺上、下叶。右肺动脉（right pulmonary artery）粗而长，经升主动脉和上腔静脉后方向右横行，到右肺门处时分为3支进入右肺上、中、下叶。从右肺动脉口径与走向来看，似为肺动脉干的延续。在肺动脉干分为左、右肺动脉的分叉处偏左，至主动脉弓下缘之间有一纤维性的动脉韧带（arterial ligament），系胚胎期动脉导管的遗迹。动脉导管如果出生后6个月仍未闭锁，则称之为动脉导管未闭，是最常见的先天性心脏病之一。

二、体循环的动脉

主动脉（aorta）为体循环主干，起自左心室，分为四部。起始部为升主动脉（ascending aorta），从升主动脉发出左、右冠状动脉营养心脏。向右前上方斜行，至右侧第二胸肋关节高度移行为主动脉弓（aorta arch），弓形向左后方，至第4胸椎体下缘处向下移行为胸主动脉（thoracic aorta），向下行于脊柱左前方，至胸椎高度穿膈的主动脉裂孔，移行为腹主动脉（abdominal aorta）。于腹腔内继续沿脊柱左前方下行，达第4腰椎体下缘高度分为左、右髂总动脉（common iliac artery）。髂总动脉沿腰大肌内侧下行，左、右各一，平第4腰椎高度自主动脉腹部分出，沿腰大肌内侧向下行进，达骶髂关节的前方分为髂内动脉（internal iliac artery）和髂外动脉（external iliac artery）。

主动脉弓以下，在接近动脉韧带处有2～3个粟粒状小体，为主动脉小球（aortic glomera），是化学感受器。在主动脉弓壁外膜下分布有许多游离神经末梢，是压力感受器。从主动脉弓凹侧发出数支细小的支气管支和气管支。主动脉弓凸侧从左向右则发出3大分支：左锁骨下动脉（left subclavian artery）、左颈总动脉（left common carotid artery）和头臂干（brachiocephalic trunk），头臂干较为粗短，其向右上方斜行达右胸锁关节后方，分为右颈总动脉和右锁骨下动脉。

（一）颈总动脉

颈总动脉（common carotid artery）为头颈部的主要动脉干。右侧的颈总动脉起于头臂干，左侧起于主动脉弓，均经胸锁关节后，向下颌骨方向斜行向上行方，至甲状软骨上缘水平分为颈内动脉和颈外动脉。颈总动脉上段较为表浅，可摸到其搏动。颈总动脉末端和颈内动脉起始部膨大处为颈动脉窦（carotid sinus），颈动脉窦外膜较厚，其内富有游离神经末梢，为压力感受器。当血压增高时，伴有窦壁扩张，使之刺激压力感受器，从而反射性地引起心跳减慢、末梢血管扩张，使血压下降。颈动脉小球（carotid glomus）是一个扁椭圆形的小体，在颈动脉杈的后方借结缔组织相连，是化学感受器，其可感受血液中氧分压、二氧化碳分压和氢离子浓度变化。当血液中氧分压降低或二氧化碳增高时，其可反射性地促使呼吸加深加快，以调节氧气和二氧化碳含量。

当头面部大出血的时候，在胸锁乳突肌的前缘，平喉部环状软骨侧方，向后内将颈总动脉压向后内方第 6 颈椎的横突上进行急救止血。

1．颈外动脉　一般在第 4 颈椎水平自颈总动脉发出，始在颈内动脉前内侧，后经其前方转到外侧，向上穿腮腺达下颌颈处分成两个终支：上颌动脉和颞浅动脉。颈外动脉主要分支有：颞浅动脉、脑膜中动脉、上颌动脉、甲状腺上动脉、舌动脉、面动脉、枕动脉、耳后动脉和咽升动脉等。现主要针对面动脉、颞浅动脉、上颌动脉进行介绍，具体如下：

（1）面动脉（facial artery）：起始处约平下颌角，向前经下颌下腺深面，在咬肌前缘绕下颌骨下缘达面部，沿口角和鼻翼外侧，可蜿蜒上行内眦，改名内眦动脉。面动脉其分支分布于面部、下颌下腺和腭扁桃体等。面动脉在于咬肌前缘绕下颌骨下缘处较为表浅，活体时可触及动脉搏动。如面部出血，可压迫该处止血。

（2）颞浅动脉（superficial temporal artery）：为颈外动脉的一个终支，在颧弓根部位置相对表浅。其于外耳门前方上行，越颧弓根至颞部皮下，侧支分布于腮腺和额、颞、顶部软组织。在活体外耳门前上方颧弓根部可摸到颞浅动脉搏动，可在此处进行压迫止血。

（3）上颌动脉（maxillary artery）：为颈外动脉的深终末支，平下颌颈高度起始，并经其深面入颞下窝，在翼内肌、翼外肌之间向前内至翼腭窝。沿途分支至腭、牙及牙龈、鼻腔、咀嚼肌、外耳道、鼓室、硬脑膜等处。其中脑膜中动脉（middle meningeal artery）94% 起自上颌动脉，向前上方行走，通过棘孔入颅，分布于颅骨和硬脑膜。分为前、后两支，前支行经颅骨翼点内面，当颞部骨折时易受损伤，可引起硬膜外血肿。

2．颈内动脉（internal carotid artery）　自颈总动脉分出后，垂直上行至颅底，经颈动脉管进入颅腔海绵窦，紧贴窦的内侧壁上行，至后床处转向前至前床突处又向上后弯转并穿出硬脑膜，所以颈内动脉行程可分四段：颈部、枕部、海绵窦部和前床突部。

海绵窦部和前床突上部合称虹吸部，常呈“U”形或“V”形弯曲，为动脉硬化的好发部位。颈内动脉的主要分支有后交通动脉，与大脑后动脉吻合；脉络丛前动脉，供血到外侧膝状体、内囊后肢的后下部、大脑底的中三分之一及苍白球和侧脑室脉络丛；大脑前动脉，供血到顶枕沟以前的半球内侧面和额叶底面一部分，以及额叶、顶叶上外侧面的上部、尾状核、豆状核前部和内囊前肢；大脑中动脉是颈内动脉的直接延续，供血到大脑半球上外侧的部分和岛叶、尾状核、豆状核、内囊膝部和后肢的前上部。

（二）锁骨下动脉（subclavian artery）

左右锁骨下动脉的起始不同。左锁骨下动脉一般起自主动脉弓，只有 0.2% 与左颈总动脉合成头臂干起自主动脉弓。右侧锁骨下动脉绝大多数起自头臂干，仅 2% 起自主动脉弓。两侧锁骨下动脉均经胸锁关节的后方斜向外行至颈根部，并呈弓状经胸膜顶前方，穿过斜角肌间隙，至第一肋外缘续为腋动脉。如上肢出血时，可在锁骨中点上方的锁骨上窝处向后下压迫，将该动脉压向第一肋以进行止血。

锁骨下动脉的主要分支有：①椎动脉（vertebral artery）：为锁骨下动脉的第一分支，在前斜角肌内侧起始，起始后向上经第 6 颈椎横突孔向上行由枕骨大孔入颅腔，分支分布于脑和脊髓；②胸廓内动脉（internal thoracic artery）：80% 以上起自锁骨下动脉，在椎动脉起点的相对侧或从椎动脉开口外下方发出；少数起自甲状颈干或颈横动脉。向下入胸腔，沿第 1 ~ 第 6 肋软骨后面下降，分支分布于胸前壁、乳房、膈和心包等处，其较大的终支称腹壁上动脉，于第 6 肋软骨后面或第 6 肋间隙胸骨端，向下沿肋缘进入腹直肌鞘，在腹直肌鞘深面下行，分支为该肌和腹膜供血；③甲状颈干（thyrocervical trunk）：是 1 支短干，组成变化最多，在椎动脉外侧，前斜角肌的内侧缘附近起始，迅即分为甲状腺下动脉、颈升动脉、肩胛上动脉、颈横动脉等数支，分布于甲状腺、喉和气管、咽和食管以及肩部肌、脊髓及其被膜等处。此外，锁骨下动脉还发出肩胛背动脉至背部；肋颈干至颈深肌和第一、第二肋间隙后部。

1. 腋动脉（axillary artery） 自第一肋外缘续接锁骨下动脉，行于腋窝深部，至大圆肌下缘移行为肱动脉。其主要分支有：①胸肩峰动脉：为 1 支短干，在胸小肌上缘处起于腋动脉，穿出锁胸筋膜，分为数支布于胸大肌、胸小肌、三角肌和肩关节；②胸外侧动脉：分布于胸大肌、胸小肌、前锯肌和乳房；③肩胛下动脉：是腋动脉最大的分支，分为胸背动脉和旋肩胛动脉，前者至背阔肌和前锯肌；后者穿三边孔至冈下窝附近诸肌，并与肩胛上动脉、颈横动脉的分支吻合；④旋肱后动脉：伴腋神经穿四边孔，绕肱骨外科颈至三角肌和肩关节等处，并与旋肱前动脉、肩胛横动脉等分支吻合。腋动脉还发出旋肱前动脉至肩关节及邻近肌。

2. 肱动脉（brachial artery） 在大圆肌下缘续自腋动脉，向下行至桡骨颈处分为桡动脉和尺动脉。肱动脉与肱骨的伴行关系为上段在肱骨的内侧，下段位于肱骨的前面。肱动脉位置表浅，能触及搏动，当前臂和手部出血时，可在臂中部将该动脉压向肱骨以达到暂时止血的目的。肱动脉最主要分支是肱深动脉（deep brachial artery），起自肱动脉的后内侧壁，斜向后外方走行，伴桡神经沿桡神经沟下行，分支给肱骨和肱三头肌供血，其终支参与肘关节网的组成。肱动脉还发出肱骨滋养动脉、尺侧上副动脉、尺侧下副动脉和肌支，营养肱骨和臂部肌。

3. 桡动脉(radial artery) 是肱动脉两终支中较小者，先经肱桡肌与旋前圆肌之间，继而在肱桡肌腱与桡侧腕屈肌腱之间下行，至桡骨下端绕桡骨茎突至手背，分为掌深支和掌浅支。掌深支是桡动脉的延续，穿第 1 掌骨间隙到手掌，其末端与尺动脉掌深支吻合构成掌深弓。掌浅支转向手掌处，与尺动脉浅支吻合形成掌浅弓。桡动脉下段仅被皮肤和筋膜遮盖，是临床触摸脉搏的部位。桡动脉在行程中发分支参与肘关节网和营养前臂肌。

4. 尺动脉（ulnar artery） 较桡动脉粗大，在尺侧腕屈肌与指浅屈肌之间呈向下内行，经豌豆骨桡侧至手掌，至豌豆骨分为深、浅 2 支终支。掌浅支是尺动脉的延续，与桡动脉掌浅支吻合成掌浅弓。掌深支在豌豆骨远侧起自尺动脉，穿小鱼际至掌深部，与桡动脉末端吻合形成掌深弓。尺动脉在行程中除发分支至前臂尺侧诸肌和肘关节网外，主要分支有骨间总动脉：为 1 支短干，平桡骨粗隆高度分为骨间前动脉和骨间后动脉，分别沿前臂骨间膜前、后面下降，沿途分支至前臂肌和尺、桡骨。

（三）胸主动脉（thoracic aorta）

胸主动脉是胸部的动脉主干，自第 4 胸椎下缘左侧续主动脉弓，沿脊柱左侧向下行并逐渐移向其前方，在第 12 胸椎下缘穿膈肌主动脉裂孔，移行为腹主动脉。其分支有壁支和脏支两种。脏支较小，包括支气管支、食管支、纵隔支和心包支。壁支有肋间后动脉、膈上动脉和肋下动脉，分布于胸壁、腹壁上部、背部和脊髓等处，供应相应区域。

（四）腹主动脉（abdominal aorta）

腹主动脉是腹部的动脉主干，自膈的主动脉裂孔处续胸主动脉，沿脊柱前方下降至第 4 腰椎体下缘处分为左右髂总动脉。其分支亦有壁支和脏支之分，但脏支远较壁支粗大。

1. 壁支 主要有膈下动脉、腰动脉、骶中动脉等，分布于腹后壁、脊髓、膈下面和盆腔后壁等处，其中膈下动脉还发出细小的肾上腺上动脉至肾上腺。

2．脏支　分成对脏支和不成对脏支两种。成对脏支有肾上腺中动脉、肾动脉、性腺动脉即睾丸动脉（男性）或卵巢动脉（女性）；不成对脏支有腹腔动脉（又称腹腔干）、肠系膜上动脉和肠系膜下动动脉。

（1）肾上腺中动脉（middle suprarenal artery）：约平第 1 腰椎高度起自腹主动脉，分布到肾上腺。

（2）肾动脉（renal artery）：平第 1 ~ 第 2 腰椎椎间盘高度起于腹主动脉侧壁，一般右肾动脉起点较左肾动脉起点高，横行向外至肾门入肾。肾动脉在人肾门之前发出肾上腺下动脉至肾上腺。

（3）睾丸动脉（testicular artery）：细而长，在肾动脉起始处稍下方发自腹主动脉前壁，沿腰大肌前面斜向外下方走行，穿入腹股沟管，参与精索组成，分布至睾丸和附睾，故又称精索内动脉。在女性则为卵巢动脉（ovarian artery），经卵巢悬韧带下行入盆腔，分布于卵巢和输卵管壶腹部。

（4）腹腔干（coeliac trunk）：为一粗短的动脉干，平第 12 胸椎水平从腹主动脉左前壁发出者最多，约 66%，约 33% 从前壁正中发出，极少数从右前壁左侧发出。在主动脉裂孔稍下方起自腹主动脉前壁，迅即分为胃左动脉、肝总动脉和脾动脉。

1）胃左动脉（left gastric artery）：一般是腹腔干的第一分支。向左上方行至胃贲门附近，然后沿胃小弯在小网膜两层之间右行，并于胃右动脉吻合，沿途分支至食管腹段、贲门和胃小弯附近的胃壁。

2）肝总动脉（common hepatic artery）：是腹腔干 3 条分支之一，比胃左动脉粗大，比脾动脉细小。向右行至十二指肠上部的上缘进入肝十二指肠韧带，分为肝固有动脉和胃十二指肠动脉。①肝固有动脉（proper hepatic artery）：行于肝十二指肠韧带内，随后分出胃右动脉（right gastric artery），沿胃小弯向左行，与胃左动脉吻合，沿途分支至胃小弯附近的胃壁和十二指肠上部。在入肝门前分为左、右支，分别进入肝左、右叶。右支在入肝门之前发出胆囊动脉分布于胆囊；②胃十二指肠动脉（gastroduodenal artery）：经十二指肠上部，幽门下缘分为胃网膜右动脉和胰十二指肠上动脉。前者沿胃大弯向左行，分布于胃大弯右侧的胃壁和大网膜，其终末支与胃网膜左动脉吻合；后者有前、后两支分布到胰头和十二指肠。

3）脾动脉（splenic artery）：起自腹腔干，是腹腔干最大的分支。沿胰上缘蜿蜒左行至脾门，入脾前，分为数条脾支分布于脾。脾动脉在胰上缘走行中，发出多支较细小的胰支至胰体和胰尾；发出 1 ~ 2 支胃后动脉，在网膜囊后壁腹膜，经胃膈韧带至胃底。脾动脉在脾门附近，发出 3 ~ 5 支胃短动脉，经胃脾韧带至胃底；发出胃网膜左动脉沿胃大弯右行，发出胃支和网膜支营养胃和大网膜，其终末支与胃网膜右动脉相吻合。

（5）肠系膜上动脉（superior mesenteric artery）：在第 1 腰椎的中 1/3 平面起自腹主动脉的前壁，经胰头与胰体交界处后方下行，越过十二指肠水平部前面进入小肠系膜根，然后向右髂窝方向走行，其分支如下：

1）胰十二指肠下动脉：行于胰头与十二指肠之间，分为前、后支与胰十二指肠上动脉前、后支吻合，其分支营养胰和十二指肠。

2）空肠动脉（jejunal arteries）和回肠动脉（ileal arteries）：共 13 ～ 18 支，由肠系膜上动脉的左侧壁发出，行于小肠系膜内，反复分支并吻合形成多级动脉弓，由最后一级动脉弓发出直行小支进入肠壁，分布于空肠和回肠。

3）回结肠动脉（ileocolic artery）：为肠系膜上动脉干的右凹侧中部发出的最下一条分支，斜向右下至盲肠附近，其分数支营养回肠末端、阑尾、盲肠和升结肠。至阑尾的分支称阑尾动脉。

4）右结肠动脉（right colic artery）：在回结肠动脉上方发出，向右行，发出升、降支分别与中结肠动脉和回结肠动脉吻合，分支至升结肠。

5）中结肠动脉（middle colic artery）：在胰下缘附近起于肠系膜上动脉，也可起自腹腔干等，向前并稍偏右侧进入横结肠系膜，分为左、右支，分别与左、右结肠动脉吻合，分支营养横结肠。

（6）肠系膜下动脉（inferior mesentericartery）：约平第 3 腰椎高度起于腹主动脉前壁，在腹膜壁后面沿腹后壁向左下走行，分支分市于降结肠、乙状结肠和直肠上部

1）左结肠动脉（Left colic artery）一般为 1 支，横行向左，至降结肠附近分升、降支，分别与中结肠动脉和乙状结肠动脉吻合，分支分布于降结肠。

2）乙状结肠动脉（sigmoid arteries）：1 ～ 3 支，斜向左下方走行，进入乙状结肠系膜内分支营养乙状结肠。乙状结肠动脉与左结肠动脉和直肠上动脉均有吻合，但一般认为与直肠上动脉之间的吻合不够充分。

3）直肠上动脉（superior rectal artery）：又称痔上动脉，为肠系膜下动脉主干的直接延续，在乙状结肠系膜内下行，至第 3 骶椎处分为 2 支，沿直肠两侧分布于直肠上部，在直肠表面和壁内与直肠下动脉的分支吻合。

（五）髂总动脉（common iliac artery）

髂总动脉于第 4 腰椎中段至第 5 腰椎上段之间分为髂总动脉。由腹主动脉分出后，沿腰大肌内侧下行至骶髂关节处分为髂内动脉和髂外动脉。

1．髂内动脉（internal iliac artery） 起点变化较大，可与髂外动脉直接起自腹主动脉，亦可近腹股沟韧带处起自髂总动脉，因此，其与髂外动脉的夹角变化亦较大。是盆部的动脉主干，为一短干，沿盆腔侧壁下行，发出壁支和脏支。

（1）壁支

1）闭孔动脉（obturator artery）：沿骨盆侧壁行向前下，穿闭膜管至大腿内侧，分支至大腿内侧群肌和髋关节。

2）臀上动脉经梨状肌上孔穿出至臀部。

3）臀下动脉经梨状肌下孔穿出至臀部。

4）髂腰动脉分布于髂肌和腰大肌。

5）骶外侧动脉分布于盆腔后壁及骶管内结构。

（2）脏支

1）脐动脉（umbilical artery）：是胎儿时期的动脉干，出生后其远侧段闭锁形成脐内侧韧带，近端段管腔未闭，与髂内动脉起始段相连，发出 2 ～ 3 支膀胱上动脉，分布于膀胱中、上部。

2）子宫动脉（uterine artery）：沿盆腔侧壁下行，进入子宫阔韧带底部两层腹膜之间，在子宫颈的外侧约 2cm 处从输尿管前上方跨过并与之交叉，再沿子宫侧缘迂曲上升至子宫底。子宫动脉分支营养子宫、阴道、输卵管和卵巢，并与卵巢动脉吻合。

3）阴部内动脉（internal pudendalartery）：在臀下动脉前方下行，穿梨状肌下孔出盆腔，再经坐骨小孔至坐骨肛门窝，发出肛动脉、会阴动脉、阴茎（蒂）动脉等支，分布于肛门、会阴部和外生殖器。

2．髂外动脉（external iliac artery） 于第 4 腰椎至第 1 骶椎之间续接髂总动脉。髂外动脉沿腰大肌内侧缘下降，经腹股沟韧带中点深面至股前部，移行为股动脉。髂外动脉在腹股沟韧带稍上方发出腹壁下动脉，进入腹直肌鞘，分布到腹直肌并与腹壁上动脉吻合。此外，还发出旋髂深动脉，斜向外上行，分支营养髂嵴及邻近肌。

（1）股动脉（femoral artery）：是髂外动脉的直接延续，是下肢动脉的主干。在股三角内下行，穿过收肌管，出收肌腱裂孔至腘窝，移行为腘动脉。在腹股沟韧带稍下方，股动脉位置较为表浅，活体上可触及其搏动。当下肢出血时，可在该处将股动脉压向耻骨下支进行压迫止血。股动脉的主要分支为股深动脉。其在腹股沟韧带下方 2 ～ 5cm 处起于股动脉，经股动脉后方向后内下方，发出旋股内侧动脉至大腿内侧群肌；旋股外侧动脉至大腿前群肌；穿动脉（3 ～ 4 支）至大腿后群肌、内侧群肌和股骨。

（2）腘动脉（popliteal artery）：在腘窝深部下行，至腘肌下缘，分为胫前动脉和胫后动脉。腘动脉在腘窝内发出数支关节支和肌支至膝关节及邻近肌，并参与膝关节网的形成。

（3）胫后动脉（posterior tibial artery）：沿小腿后面深、浅层肌之间下行，经内踝后方转至足底，分为足底内、外侧动脉。腓动脉（peroneal artery）为胫后动脉的重要分支，其起于胫后动脉上部，沿腓骨内侧下行，至外踝后方终于外踝支，参与踝关节动脉网，分支营养邻近诸肌和胫腓骨。胫后动脉的分支营养小腿后群肌、外侧肌及足底肌。

（4）胫前动脉（anterior tibial artery）：由腘动脉发出后，穿小腿骨间膜至小腿前面，在小腿前群肌之间下行，至踝关节前方移行为足背动脉，胫前动脉沿途分支至小腿前群肌，并分支参与膝关节网。

第二节 静脉

静脉是导血回心的血管，起始于毛细血管，在向心汇集过程中，不断接受属支，止于心房。与伴行动脉相比，静脉管腔大、壁薄、弹性小、数量多，故总容积超过动脉，标本上的静脉管壁一般塌陷，含有瘀血。在结构和配布方面，静脉的特点如下：①静脉瓣（venous valve）：成对，半月形，游离缘朝向心。有静脉瓣，可保证血液向心流动和防止血液逆流。受重力影响较大的四肢静脉瓣膜多，而躯干较大的静脉少或无瓣膜；②体循环静脉有浅、深静脉之分，彼此互相交通。浅静脉位于皮下浅筋膜内，故又称皮下静脉。深静脉位于深筋膜深面，与动脉伴行，又称伴行静脉。浅静脉不与动脉伴行，最后注入深静脉，临床上常经浅静脉注射、输液、取血、输血和插入导管等。深静脉的名称和行程与伴行动脉相同，引流范围也与伴行动脉的分布范围基本一致；③吻合丰富，浅静脉相互吻合成网，如在手和足等部位；深静脉相互吻合成丛（如膀胱、子宫和直肠等），以保证血液回流通畅。浅静脉之间、浅－深静脉和深静脉之间，都存在丰富的交通支，这有利于侧支循环的建立；④结构较为特殊的静脉：板障静脉和硬脑膜窦板障静脉位于板障内，壁薄无瓣膜，借导血管连接头皮静脉和硬脑膜窦。硬脑膜窦位于颅内，无平滑肌、无瓣膜，故外伤时出血难止。

保证静脉回流的因素——心脏的吸力，胸腔负压、肌肉收缩、脏器运动、伴行动脉的搏动及静脉瓣的存在。体位改变也对静脉血回流产生影响。

全身的静脉分为肺循环的静脉和体循环的静脉。

一、肺循环的静脉

肺静脉（pulmonary vein）每侧两条，分别为右上、右下肺静脉和左上、左下肺静脉。肺静脉自肺门起始，向内穿过纤维心包，注入左心房后部。肺静脉把含氧量高的血液输送到左心房。右肺上静脉收集右肺上、中叶的血液，右肺下静脉收集右肺下叶的血液；左肺上、下静脉分别收集左肺上、下叶的血液。

二、体循环的静脉

体循环的静脉分为心静脉系、上腔静脉系和下腔静脉系。下腔静脉系中收集腹腔内不成对器官（肝除外）静脉血的血管组成肝门静脉系。

（一）上腔静脉系

上腔静脉系由上腔静脉及其属支组成，收集范围是头颈部、上肢和胸部（心和肺除外）等上半身的静脉血液。

1. 头颈部静脉　浅静脉有颈前静脉、颈外静脉、面静脉和颞浅静脉，深静脉有锁骨下静脉、颈内静脉和颅内静脉等。

（1）面静脉（facial vein）：位置较为表浅。起自内眦静脉（angular vein），与面动脉伴行，在其后方下行。在下颌角下方跨过颈内、外动脉的表面，下行至舌骨大角附近汇入颈内静脉。面静脉通过眼上静脉和眼下静脉与颅内的海绵窦交通，并通过面深静脉（deep facial vein）与翼静脉丛交通，继而与海绵窦交通。此静脉在口角平面以上通常无静脉瓣。因此，面部发生化脓性感染时，如果处理不当（如挤压等），可导致颅内感染。故将鼻根至两侧口角的三角区域称之为“危险三角”。

（2）下颌后静脉（retromandibular vein）：由颞浅静脉和上颌静脉于腮腺内汇合而成。上颌静脉起始于翼内肌和翼外肌之间的翼静脉丛（pterygoid venous plexus）。下颌后静脉下行至腮腺下端处分为前、后两支，前支汇入面静脉，后支与耳后静脉和枕静脉汇合成颈外静脉。下颌后静脉收集面侧区和颞区的静脉血液。

（3）颈外静脉（external jugular vein）：为颈部最大的浅静脉，由下颌后静脉的后支与耳后静脉和枕静脉在下颌角处汇合而成，沿胸锁乳突肌表面斜行下降，至该肌后缘，在锁骨中点上方注入锁骨下静脉或静脉角。其主要收集头皮和面部的静脉血。静脉末端有一对瓣膜，却不能防止血液逆流。正常人于站立或坐位时，颈外静脉常不显露。而当心脏疾病或上腔静脉阻塞引起颈外静脉回流不畅时，于体表可见静脉充盈轮廓，称之为颈静脉怒张。

（4）颈前静脉（anterior jugular vein）：起始于颏下方的浅静脉，沿颈前正中线两侧下行，汇入颈外静脉末端或锁骨下静脉。左、右颈前静脉在胸骨柄上方常吻合成颈静脉弓。

（5）颈内静脉（internal jugular vein）：在颈静脉孔处续于乙状窦，于颈动脉鞘内沿颈内动脉和颈总动脉的外侧下行，至胸锁关节后方与锁骨下静脉汇合成头臂静脉。颈内静脉收集脑部、面部和颈部的血液。

颈内静脉的颅内属支包括岩下窦和乙状窦，颅外属支有咽静脉、舌静脉、面静脉、甲状腺上静脉和甲状腺中静脉等。颈内静脉壁依附于颈动脉鞘，并通过颈动脉鞘与颈深筋膜和肩胛舌骨肌中间腱相连，所以管腔常处于开放状态，有利于血液回流。颈内静脉外伤时，因管腔不能闭锁和胸腔负压对血液的吸引，可导致空气栓塞。

（6）锁骨下静脉（subclavian vein）：是腋静脉的延续，自第一肋外侧缘向内行于腋动脉的前下方，至胸锁关节后方与颈内静脉汇合成头臂静脉。两静脉汇合点称静脉角（venous angle），是淋巴导管的汇入部位。锁骨下静脉的主要属支包括颈外静脉和腋静脉。临床上常经锁骨上或锁骨下入路做锁骨下静脉导管插入。

2. 上肢静脉

（1）上肢浅静脉：包括贵要静脉、头静脉、肘正中静脉及其属支。临床上常用肘部前面、前臂和手背静脉网的浅静脉输液、取血和注射药物。

1）头静脉（cephalic vein）：起始于手背静脉网的桡侧，沿前臂下部的桡侧、前臂上部和肘部的前面以及肱二头肌外侧沟上行，再经三角肌与胸大肌间沟行至锁骨下窝，穿深筋膜汇入腋静脉或锁骨下静脉。头静脉收集手和前臂桡侧浅层结构的静脉血。头静脉在肘窝处通过肘正中静脉与贵要静脉交通。

2）贵要静脉（basilic vein）：起始于手背静脉网的尺侧，沿前臂尺侧上行，于肘部转至前面，在肘窝处接受肘正中静脉，再经肱二头肌内侧沟行至臂中点水平，穿深筋膜汇入肱静脉，或伴肱静脉上行，汇入腋静脉。贵要静脉收集手和前臂尺侧浅层结构的静脉血液。

3）肘正中静脉（median cubital vein）：位于肘前，变异多，一般斜行连接头静脉和贵要静脉。并与深静脉以交通支相连，故位置较固定，为皮肤静脉穿刺常用部位。

4）前臂正中静脉（median vein of forearm）：起始于手掌静脉丛，于前臂前面上行，汇入肘正中静脉。前臂正中静脉有时分叉，分别汇入头静脉和贵要静脉，致使不存在肘正中静脉。前臂正中静脉收集手掌侧和前臂前部浅层结构的静脉血液。

（2）上肢深静脉：与同名动脉伴行，桡、尺及肱动脉一般有两条伴行静脉，最后汇入锁骨下静脉。由于上肢的静脉血主要由浅静脉引流，故深静脉较细。两条肱静脉在大圆肌下缘处汇合成腋静脉（axillary vein）。腋静脉位于腋动脉的前内侧，在第一肋外侧缘续为锁骨下静脉。腋静脉收集上肢浅静脉和深静脉的全部血液。

3．胸部静脉　主要有上腔静脉、头臂静脉、奇静脉及其属支。

（1）头臂静脉（brachiocephalic vein）：由颈内静脉和锁骨下静脉在胸锁关节后方汇合而成。左头臂静脉比右头臂静脉长，其向右下斜越左颈总动脉、左锁骨下动脉和头臂干的前面，至右侧第一胸肋结合处后方与右头臂静脉汇合成上腔静脉。头臂静脉还接受胸廓内静脉、椎静脉、肋间最上静脉和甲状腺下静脉等。

（2）上腔静脉（superior vena cava）：由左、右头臂静脉汇合而成。沿升主动脉右侧下行，至右侧第二胸肋关节后方穿纤维心包，平第三胸肋关节下缘汇入右心房。在穿纤维心包之前，有奇静脉汇入。

（3）奇静脉（azygos vein）：在右膈脚处起始于右腰升静脉，沿食管后方和胸主动脉右侧上行，至第4胸椎体高度向前勾绕右肺根上部，注入上腔静脉。奇静脉主要收集食管静脉、右侧肋间后静脉、支气管静脉和半奇静脉的血液。奇静脉上连上腔静脉，下借右腰升静脉连于下腔静脉，故是沟通上腔静脉系和下腔静脉系的重要通道之一。当上腔静脉或下腔静脉出现阻塞时，该通道可成为重要的侧副循环途径。

（4）半奇静脉（hemiazygos vein）：在左膈脚处起始于左腰升静脉，沿胸椎体左侧上行，约达第8胸椎体水平经胸主动脉和食管后方向右跨越脊柱，注入奇静脉。半奇静脉主要收集食管静脉、左侧下部肋间后静脉和副半奇静脉的血液。

（5）副半奇静脉（accessory hemiazygos vein）：沿胸椎体左侧下行，注入半奇静脉或向右跨过脊柱前面注入奇静脉。副半奇静脉主要收集左侧上部的肋间后静脉的血液。

（6）脊柱静脉：椎管内外有丰富的静脉丛，脊柱静脉丛向上经枕骨大孔与硬脑膜窦交通，向下与盆腔静脉丛交通。所以，脊柱静脉丛是沟通上、下腔静脉系和颅内、外静脉的重要通道。当胸、腹、盆腔等部位发生感染、肿瘤或寄生虫时，可经脊柱静脉从侵入颅内或其他远位器官。

（二）下腔静脉系

下腔静脉系由下腔静脉及其属支组成，收集下半身的静脉血液。

1．下肢静脉　较上肢静脉瓣膜多，浅静脉与深静脉之间的交通丰富。

（1）下肢浅静脉：包括大隐静脉和小隐静脉及其属支。

1）大隐静脉（great saphenous vein）：为全身最长的浅静脉。经内踝前方，沿小腿内侧面、膝关节内后方、大腿内侧面上行，至耻骨结节外下方 3 ~ 4cm 处穿阔筋膜的隐静脉裂孔，汇入股静脉。大隐静脉在汇入股静脉之前接受阴部外静脉、股内侧浅静脉、股外侧浅静脉、腹壁浅静脉和旋髂浅静脉等 5 条属支。大隐静脉收集大腿的内侧部和足、小腿，以及大腿前部浅层结构的静脉血液。大隐静脉在内踝前方的位置表浅而固定，是输液和注射的常用部位。大隐静脉和小隐静脉借穿静脉与深静脉交通。穿静脉的瓣膜朝向深静脉，可将浅静脉的血液引流至深静脉。当深静脉回流受阻时，穿静脉瓣膜关闭不全，深静脉血液可反流至浅静脉，导致下肢浅静脉的曲张。

2）小隐静脉（small saphenous vein）：起于足背静脉弓的外侧，经外踝后方，于小腿后面上行，至腘窝下角处穿深筋膜，再经腓肠肌两头之间上行，汇入腘静脉。小隐静脉主要收集足外侧部和小腿后部浅层结构的静脉血。

（2）下肢深静脉：与同名动脉伴行（足和小腿部的动脉有两条伴行静脉），胫前、胫后静脉在腘肌下缘汇合成腘静脉。腘静脉穿收肌管裂孔移行为股静脉（femoral vein）。股静脉伴股动脉上行，经腹股沟韧带后方续为髂外静脉。股静脉接受大隐静脉和与股动脉分支伴行的静脉。股静脉在腹股沟韧带的稍下方位于股动脉内侧，临床上常在此处做静脉穿刺插管。

2. 腹盆部静脉　主要有髂外静脉、髂内静脉、髂总静脉、下腔静脉和肝门静脉及其属支。

（1）髂外静脉（external iliac vein）：是股静脉的直接延续，其本干与属支均与同名动脉并行。左髂外静脉沿髂外动脉的内侧上行，右侧髂外静脉先沿髂外动脉的内侧，后沿动脉的后方上行，至骶髂关节前方与髂内静脉汇合成髂总静脉。髂外静脉接受腹壁下静脉和旋髂深静脉。

（2）髂内静脉（internal iliac vein）：沿髂内动脉后内侧上行，与髂外静脉汇合成髂总静脉。其本干与属支均与同名动脉并行。盆内脏器的静脉在器官壁内或表面形成丰富的静脉丛，男性有膀胱静脉丛和直肠静脉丛，女性除有这些静脉丛外，还有子宫静脉丛和阴道静脉丛。上述静脉丛在盆腔器官扩张或受压迫时有助于血液回流。

（3）髂总静脉（common iliac vein）：由髂内静脉和髂外静脉在骶髂关节的前方汇合而成。双侧髂总静脉伴髂总动脉上行至第 5 腰椎体右侧汇合成下腔静脉。右髂总静脉短而垂直，先行于动脉后方，后行于动脉外侧。左髂总静脉长而倾斜，先沿髂总动脉内侧，后沿左髂总动脉后方上行。髂总静脉接受髂腰静脉和骶外侧静脉，左髂总静脉还接受骶正中静脉。

（4）下腔静脉（inferior vena cava）：由左、右髂总静脉在第 4 或第 5 腰椎体右前方汇合而成沿腹主动脉右侧和脊柱右前方上行，经肝的腔静脉沟，穿膈的腔静脉裂孔进入胸腔，再穿纤维心包汇入右心房。下腔静脉的属支分壁支和脏支两种，多数与同名动脉行。

1）壁支：包括4对腰静脉和1对膈下静脉，各腰静脉之间的纵支连成腰升静脉。左、右腰升静脉向上分别续为半奇静脉和奇静脉，向下与髂总静脉和髂腰静脉交通。

2）脏支：包括睾丸（卵巢）静脉、肾静脉、右肾上腺静脉和肝静脉等。现主要针对肾静脉和肝静脉进行介绍：①肾静脉（renal vein）：在肾门处合为一干，经肾动脉前面向内行，注入下腔静脉。左肾静脉比右肾静脉要长，跨越腹主动脉的前面。左肾静脉接受左睾丸静脉和左肾上腺静脉；②肝静脉（hepatic vein）：由小叶下静脉汇合而成。肝右静脉、肝中静脉和肝左静脉在腔静脉沟处注入下腔静脉。

（5）肝门静脉系：由肝门静脉及其属支组成，收集腹盆部消化道（包括食管腹段，但齿状线以下肛管除外）、脾、胰和胆囊的静脉血。起始端和末端与毛细血管相连，无瓣膜。

1）肝门静脉（hepatic portal vein）：多由肠系膜上静脉和脾静脉在胰颈后面汇合而成，经胰颈和下腔静脉之间上行进入肝十二指肠韧带，在肝固有动脉和胆总管的后方上行至肝门，分为两支，分别进入肝左叶和肝右叶。肝门静脉在肝内反复分支，最终汇入肝血窦。肝血窦含有来自肝门静脉和肝固有动脉的血液，经肝静脉汇入下腔静脉。

2）肝门静脉的属支：有脾静脉、肠系膜上静脉、肠系膜下静脉、胃左静脉、胃右静脉、附脐静脉和胆囊静脉等，多与同名动脉伴行。脾静脉（splenic vein）起自脾门处，经脾动脉下方和胰后方右行，与肠系膜上静脉（superior mesenteric vein）汇合成肝门静脉。肠系膜下静脉（inferior mesenteric vein）注入脾静脉或肠系膜上静脉。胃右静脉（right gastric vein）接受幽门前静脉。幽门前静脉经幽门与十二指肠交界处前面上行，是手术中区别幽门和十二指肠上部的标志。胃左静脉（left gastric vein）在贲门处与奇静脉和半奇静脉的属支吻合。附脐静脉（paraumbilical vein）起自脐周静脉网，沿肝圆韧带上行至肝下面汇入肝门静脉。胆囊静脉（cystic vein）汇入肝门静脉主干或肝门静脉右支。

3）门静脉和上、下腔静脉系的属支：之间存在着丰富的吻合，由于门静脉系的静脉无瓣膜，因此，当门静脉循环发生障碍时，门静脉的血液可逆流，形成侧支循环，血液最后经上、下腔静脉返回心脏。肝门静脉系与上、下腔静脉系之间的交通途径：①通过直肠静脉丛形成肝门静脉系的直肠上静脉与下腔静脉系的直肠下静脉和肛静脉之间的交通；②通过食管腹段黏膜下的食管静脉丛形成肝门静脉系的胃左静脉与上腔静脉系的奇静脉和半奇静脉之间的交通；③通过椎内、外静脉丛形成腹后壁前面的肝门静脉系的小静脉与上、下腔静脉系的肋间后静脉和腰静脉之间的交通；④通过脐周静脉网形成肝门静脉系的附脐静脉与上腔静脉系的胸腹壁静脉和腹壁上静脉或与下腔静脉系的腹壁浅静脉和腹壁下静脉之间的交通。此外，肝门静脉系在胰、肝裸区、十二指肠、升结肠和降结肠等处的小静脉与上、下腔静脉系的膈下静脉、肋间后静脉、肾静脉和腰静脉等交通。

在正常的情况下，肝门静脉系与上、下腔静脉系之间的交通支细小，血流里少。肝硬化、肝肿瘤、肝门处淋巴结肿大或胰头肿瘤等可压迫肝门静脉，导致肝门静脉回流受阻，此时肝门静脉系的血液经上述交通途径形成侧支循环，通过上、下腔静脉系回流。由于血流量增多，交通支变得粗大和弯曲，出现静脉曲张，如直肠静脉丛、食管静脉丛和脐周静脉丛曲张。如果食管静脉丛和直肠静脉丛曲张破裂，则可引起呕血和便血。当肝门静脉系的侧支循环失代偿时，可导致收集静脉血范围的器官瘀血，出现脾大和腹腔积液等。

（何玉祥　吴学君）

参考文献

[1]Sánchez FSL.Atlas of Vascular Surgery and Endovascular Therapy.Anatomy and Technique.Chaikof EL，Cambria RP.Philadelphia：Editorial Saunders；2014[J].Angiología，2015，67（2）：161–162.

[2]Kaufman J.Atlas of vascular anatomy：An angiographic approach[J].Journal of Vascular Surgery，1997，26（3）：540.

[3]Rozen WM，Whitaker IS，Ashton MW，et al.Changes in vascular anatomy following reconstructive surgery：an in vivo angiographic demonstration of the delay phenomenon and venous recanalization[J].Springer International Publishing，2012，28（6）：363–365.

[4]Collins P，Standring S，Borley NR，et al.Gray’s Anatomy：The Anatomical Basis of Clinical Practice：150 Anniversary Edition[J].Journal of Surgical Research，2010，158（1）：28–29.

[5]Moore WS.Vascular and endovascular surgery：a comprehensive review[J].Saunders Elsevier，2013，783–787.

[6]Wind Garyg，Jamesvalentine R. 血管外科解剖图谱 [M]. 北京：人民军医出版社，2016.

[7] 汪忠镐 . 血管外科临床解剖学 [M]. 济南：山东科学技术出版社，2009.

[8] 孙明，魏静义，陈保俊，等 . 主动脉根部外科解剖及其与毗邻结构关系 [J]. 中华胸心血管外科杂志，2002，18（6）: 356–358.

第四章　大血管疾病的无创伤检查

第一节　大血管的超声诊断

一、概述

近年国内外已将超声多普勒技术广泛应用于血管疾病的检测，发挥了辅助诊断血管疾病的作用。彩色多普勒（CDFI）问世，二维图像的血流可彩色显示，从而获得异常血流的直观图像，不仅在诊断血管疾病方面显示出独特的优越性，而且可以用于探测大血管及周围血管的病变，检查血管内血流性质、方向和流量等，在临床方面有重要的意义。

大血管外科学近年来有飞跃的发展，其原因之一是诊断方法的明显改进。动脉造影或静脉造影虽是可靠的方法，但因费时、有创、有一定的危险性，故受到一定的限制。超声诊断是一种血管疾病最简便有效的非损伤性诊断方法，不仅对病变的诊断和定位，而且对血流动力学改变，都能提供可靠的信息。1959 年里村首先将多普勒效应原理用于超声血流图，描述非损伤性研究血管内血流的瞬间改变。此后 Strandnes 等推广经皮血流探测以研究血管问题，使这种技术成为医学领域简单有效的诊断工具。最近，B 型超声扫描仪的进展，更增添了一种血管疾病的诊断手段。

二、超声分类

1．多普勒超声　血管中血液在流动，血流中的红细胞对入射超声并非简单的界面反射，而呈反向散射效应，可用探头中的另一晶体接收。血流静止时反向散射效应的频率与入射频率相同，血液流动时反向散射效应的频率发生变化，此变化的频率－差频（或频移）与血液流速成正比，此差频由仪器进行放大和测定。多普勒经皮血流测定法可在多种血管疾病中应用。目前彩色多普勒（CDFI）在血管疾病中发挥了越来越重要的作用。存在问题：多普勒超声血液流速测定费用低，应用范围广，使用简便，但对深部大血管及静脉疾病的诊断需一定的经验和技巧。

2．B 型超声扫描　由测定不同界面的超声回波，以辉度调制式显示之，可将切面解剖图像记录于贮存示波器，所获图像称声像图、切面图或断层图。B 型超声的应用：①可用以观察主动脉的形态：以筛选主动脉瘤，鉴别主动脉瘤及弯曲的主动脉。对主动脉瘤横径及前后径测定很准确，甚至可超过 X 线摄片及动脉造影。因此可随访动脉瘤的病程进展，以决定何时适宜于手术。由于髂动脉位置深在，受肠内气体的影响使其显示受限，但对于中等或大的髂动脉瘤，可因肠移位而显示。若位于盆腔内则可利用膀胱作为透声窗使其显示，从而查出髂动脉瘤；②可测量门静脉、脾静脉直径以诊断门静脉高压症，或观察门腔静脉分流术前后门静脉的直径改变，来判断吻合是否通畅；③可用于确定动脉闭塞性疾病，B 型超声检查可鉴别实性闭塞与血栓等；④实时 B 型超声扫描仪可显示颈总动脉分叉处影像，同时结合彩色多普勒流速分析，可清晰显示颈总动脉分叉处的形态学及血流动力学，从而提高诊断准确性。存在问题：较大钙化灶产生的声影，可能影响动脉腔的观察，从而影响动脉狭窄程度的评价，这一方面依赖于检查医师的临床经验，另一方面依赖于超声仪设备及仪器调节。

3．血管腔内超声（IVUS）是将超声探头置于血管腔内诊断血管病变的新方法。对提高动脉粥样硬化导管介入治疗的成功率和精确评价动脉狭窄性病变有重要意义。将 IVUS 用于人体主动脉和腔静脉等大血管，开辟了超声诊断血管病变的新途径和新视野。IVUS 具有以下特点：① IVUS 操作简便，与常规的心导管检查相同，图像清晰，分析简便；② IVUS 能显示主动脉管壁的三层结构，此特点对于今后鉴别管壁的纤维化，动脉粥样化斑块，特别是血管内膜下斑块尤具价值；③ IVUS 能显示主动脉各分支的开口，尽管本研究用的导管顶部不能弯曲，不能进入分支内部，但是对位于血管分支开口处的病变仍具有诊断价值，如能配备顶部弯曲的导管即可进入分支；④ IVUS 能用于显示主动脉窦部及主动脉瓣的病变，较其他方法更直接；⑤ IVUS 能用于显示主动脉内径的变化率，这对于了解血管弹性和血流储备均有重要意义；⑥腔静脉的形态学特征与主动脉不同，无三层结构之分，管壁可随呼吸搏动，通过腔静脉的 IVUS 检查，可发现静脉附壁血栓；⑦由于超声导管的换能器频率较高，远场声能衰减较大，对距导管 2cm 以上的管壁结构显示欠佳。

三、临床应用

1．主动脉或腔静脉　超声诊断大血管病变文献报道很多，累及最多的动脉为主动脉弓分支的头臂支血管。二维超声显示狭窄或扩张性病变。彩色及频谱多普勒超声可提供不同程度狭窄或扩张血管内血流动力学信息。血管内超声清楚显示血管壁三层结构，对病变血管程度可做出定性和定量评估（图 4–1）。

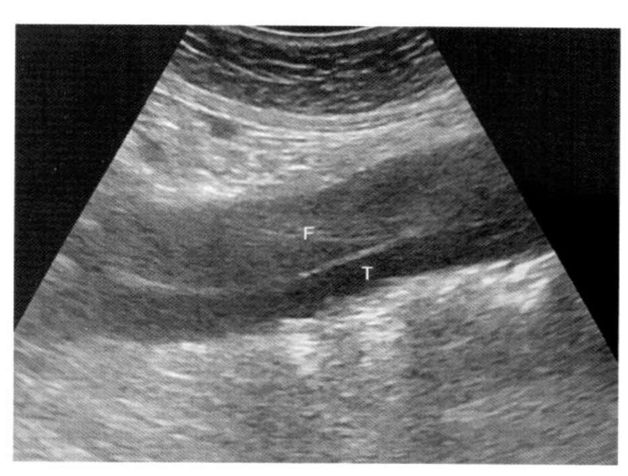

图 4–1　主动脉夹层超声可见真假腔之间的内膜

2. 内脏血管　肠系膜血管病无论血管栓塞、血栓形成、收缩狭窄等原因都可导致肠系膜血管闭塞或非闭塞性缺血，是一种病情严重且少见的急腹症。CT 增强扫描时，病变处肠壁不强化或强化明显减弱，肠系膜密度增高、模糊，而 X 线平片仅能提示部分间接征象，腹部血管造影可准确做出诊断，但是，由于受条件设备的限制，加之患者发病急、病情变化快，难以等待。超声尤其是彩色多普勒超声是该病可靠的首选检查方法。超声检查可依据肠壁局部改变、回声的异常及彩色多普勒所观察到的血流信号，直接为临床提示该病的诊断，并有可能判断缺血的血管部位及动脉性和静脉性血管栓塞的病因。超声检查还可提示有无腹腔积液及腹腔积液的量与性状。同样可应用于有无门静脉、肝静脉、腹腔干动脉及肾动静脉等血管疾病的筛查。

3. 肢体血管　四肢血管动脉狭窄、假性动脉瘤、真性动脉瘤及动静脉瘘，超声检查能显示上述表现。对于动脉狭窄，超声能显示病变位置远侧段动脉血流信号明显减弱，颜色变暗，为单一颜色的血流信号。超声直接检出率与动脉造影（DSA）结果比较无差异。超声在了解病变远侧段动脉血流状态时明显优于 DSA。近年来国内外大量文献报道，高分辨力超声在静脉疾病的诊断水平已达到相当准确的程度，已引起临床医生的广泛兴趣，如能快速准确地诊断出静脉血栓形成等。

4. 颈部血管——颈动脉闭塞性疾病　颅外血管病变是卒中的重要原因，全部脑卒中的 20% ~ 30% 是颈内动脉颅外段狭窄性病变进行性发展所致。CDFI 对颈动脉血流做定量分析，可在不同流速部位取样。可获得脉冲多普勒（PD）、连续多普勒（CD）血流频谱及伴随的声频信号。既可显示动脉粥样硬化斑块的性质，进而指导颈动脉狭窄的治疗，又可以与颈动脉体瘤、颈动脉真性动脉瘤或假性动脉瘤进行鉴别。

四、总结与展望

编者认为，尽管X线血管造影定位可靠，但因其有创伤性，操作较复杂，并有禁忌证，因此快速、安全、可靠、无创伤的彩色多普勒血流显像在动静脉血栓的诊断和鉴别诊断中是首选的检查方法。一般来说诊断血管疾病的最好标准就是血管造影，但是血管造影不仅费用昂贵而且具有创伤性，患者一般不容易接受，而用彩色多普勒超声技术检测，不仅没有创伤性，而且可以动态检测血管内血流的动力学以及解剖结构，而且操作简便，价格合理，因此彩色多普勒超声技术目前被很多人列入研究的范畴，希望将其优点进一步发挥。随着医学影像学的不断发展，超声技术在血管方面的应用价值会越来越大，掌握该技术将大大提高血管疾病诊断的准确率，同时结合血管造影、数字减影或其他方法检查可明显提高血管病变的诊断水平。

第二节　大血管疾病的CT诊断

一、概述

随着多层螺旋CT的普及，鉴于其扫描速度快，并且具有良好的时间、空间及密度分辨力，使其在心血管疾病诊断方面的价值日益受到重视。CT血管造影（CT angiography）采用螺旋容积扫描获得的横断面原始图像可以任意角度、多方位及容积重建，获得靶血管结构的解剖图像。同时，操作简单、方便、安全、微创，目前已被证实为诊断心血管疾病的主要检查手段。尤其是64层螺旋CT及后64层螺旋CT扫描仪，克服了以往螺旋CT球管、探测器等的缺陷，不仅能以较薄的层厚覆盖较大的容积，而且时间、空间及密度分辨力有了很大的提高，在提高图像质量、提高诊断准确率的前提下，显著降低了患者接受的辐射剂量。

目前，随着多层螺旋CT（Multi-slice CT，MSCT）软硬件技术的迅速发展，使得从头到脚的“一站式”扫描成为可能，即一次扫描可获得主动脉全程及其分支（包括弓上三大分支及颅底willis环、双侧髂血管及下肢动脉）的血管图像，使得CT成像在该类疾病的诊断中发挥着越来越重要的作用，通过运用64排螺旋CT心电门控技术及呼吸门控技术可以在很大程度上克服大血管的搏动伪影及呼吸伪影，清晰显示血管壁、管腔以及病变波及的范围等情况，有效地解决了普通增强扫描技术存在的问题。通过基于 64 排螺旋 CT 心电门控技术及呼吸门控技术获得的数据，再进行后续图像后处理工作，特别是高级血管分析（advanced vessel analysis，AVA）软件，可以清晰显示微小病变，如微小斑块、微小动脉瘤及局限性夹层等，并且可以多平面多方位地认清斑块的形态、性质及大小，特别在显示动脉粥样硬化斑块、小动脉瘤、小夹层及不典型夹层方面具有非常重要的临床意义。

血管造影或 DSA 一直以来都是诊断血管病变的金标准，但是其为有创检查，只能显示血管腔内的情况，其临床价值受到一定的限制。磁共振成像及磁共振血管成像为血管病变的诊断提供了另外一种微创性检查方法，但其分辨率较低，扫描时间长，受线圈影响，对大范围病变需分段扫描，且对钙化、血栓、微小病变和血管分支受累情况的显示受到限制。近几年，多层螺旋 CT 尤其是 64 层螺旋 CT 及后 64 层螺旋 CT 的广泛运用，为临床提供了一种可信赖的微创性高分辨力检查手段。

二、临床应用

1. 主动脉粥样硬化　多为主动脉疾患的病变基础，主要 CT 征象包括：主动脉管壁增厚，钙化，内壁不规则，部分可见管腔内壁龛影—溃疡形成。同时还可以获得心脏各瓣膜、冠状动脉、心肌、心腔、心包及非血管病变情况，对病变的综合诊断有很大价值。

2. 主动脉夹层　指各种病因致主动脉内膜破裂，血液进入内膜下中膜内，导致中膜－内膜间撕裂剥离形成双腔。根据内膜的破口位置及病变范围，可以分为三型（Debakey 分型），Ⅰ型：破口位于升主动脉，病变累及主动脉全程；Ⅱ型：破口位于升主动脉，病变仅累及升主动脉；Ⅲ型：破口位于左锁骨下动脉以远，病变累及降主动脉以远。另外有学者将主动脉溃疡及无明显破口的主动脉壁间血肿称为“不典型夹层”，其中一部分可演化为典型主动脉夹层。主动脉夹层主要 CT 征象包括：主动脉腔内可见撕裂内膜片及“双腔征”，内膜钙化内移，以及合并的胸腔积液等情况。除此，CT 还可以清晰显示破口位置（图 4-2，图 4-3）、破口与重要血管分支的关系、夹层起止范围、假腔内有无血栓形成及重要分支血管受累情况，以上均是判断病变程度的重要依据。对主动脉夹层的显示，以往横断面图像是最基本、最准确的显示方法，但随着 CT 设备的进展，目前的多层螺旋 CT 已完全达到图像的各向同性，多平面重建（multiplanar reconstruction，MPR）及曲面重建（curved plannar reconstruction，CPR）能较好显示主动脉夹层内膜片和病变范围、真假腔情况，容积再现（volume render，VR）能显示病变全貌、范围、夹层内膜片与分支血管关系，最大密度投影法（maximum

intensity projection，MIP）可显示管壁钙化及非钙化斑块等，CT 仿真内镜（CT virtual endoscopy，CTVE）可显示血管腔内情况。例如，对于Ⅲ型主动脉夹层，通过多角度重建在一张图上显示破口、主动脉弓及弓上三大分支，可以准确评估破口与左锁骨下动脉、左颈总动脉的距离及位置关系，为手术方案的制订提供可靠的依据。

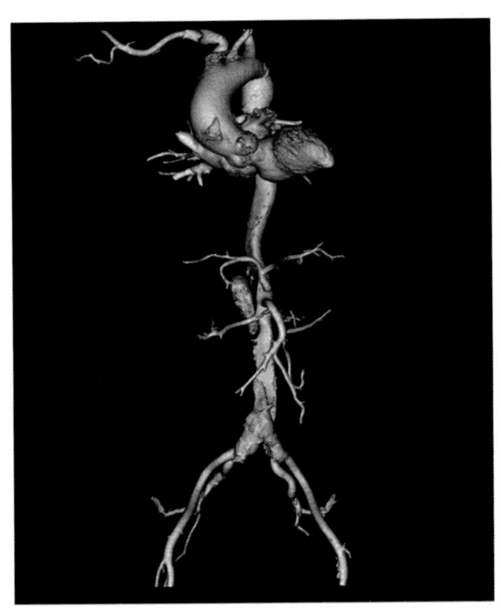

图 4-2　主动脉夹层 CTA 重建影像

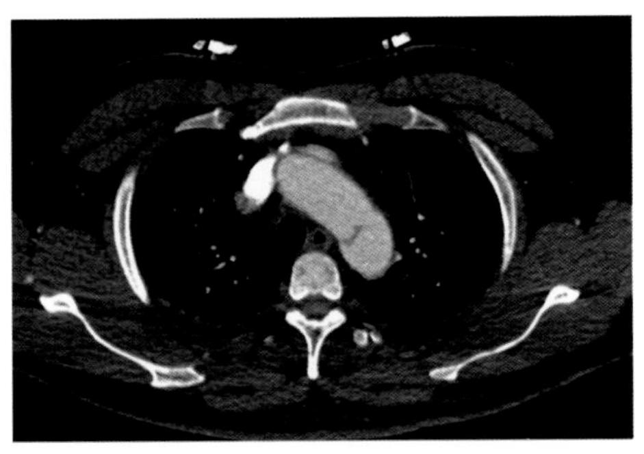

图 4-3　主动脉夹层近端破口位置

胸部大血管急症起病急、危害严重，早期明确诊断对降低死亡率、选择合理的治疗方案有重要意义。多层螺旋 CT 由于其更快的扫描速度、更薄的扫描层面为临床大血管急诊病例的诊断提供了快速准确的检查手段。

3. 主动脉瘤　主动脉局部病理性扩张，超过正常主动脉管径 50% 以上的称为主动脉瘤，按病因分为粥样硬化性、感染性、创伤性、先天性、梅毒性和特发性等，主要由于动脉中层弹力纤维的损害形成局部薄弱区造成的，按病理解剖分为真性动脉瘤和假性动脉瘤两种。真性动脉瘤瘤壁三层结构完好，是主动脉壁的延续，主要 CT 征象包括：局部主动脉管径增宽，大于正常 50% 或直径大于 4.0cm，瘤体形态可有囊状及梭状等几种（图 4-4），管壁不规则增厚，钙化及出现附壁血栓，其他表现包括部分分支受累及情况、瘤体对周围组织压迫情况等。

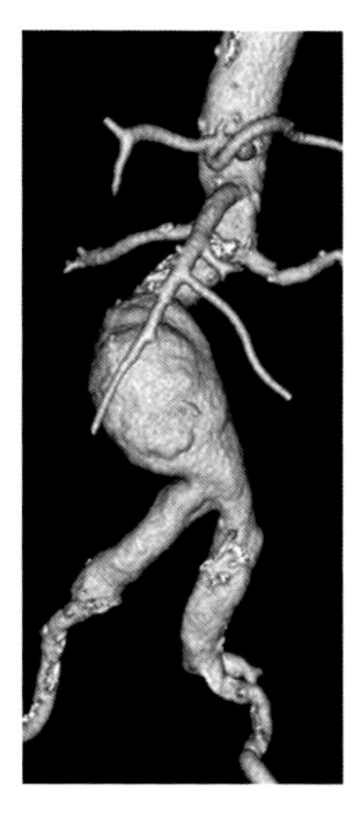

图 4-4　CTA 可清晰显示梭状腹主动脉瘤

4. 假性动脉瘤　指各种原因造成的主动脉壁损伤，破裂，血液外溢，与周围组织粘连，形成血肿。一般破口较小，瘤壁为机化血栓。CT 能显示瘤体大小、部位、附壁血栓量、钙化、破口大小、重要分支累及情况，以及周围器官受压迫情况等。

5. 先天性大血管疾病(主动脉缩窄)　先天性心脏病及大血管疾病，如主动脉缩窄，包括主动脉弓缩窄、主动脉峡部缩窄，前者少见，后者多位于左锁骨下动脉和第一肋间动脉之间缩窄。该类型多见，又可以分为导管前型和导管后型，多合并先天性心脏疾病，较为复杂。

6. 大血管疾病术后监测　除对大血管病变的诊断、术前治疗计划的制订方面的价值外，对大血管病变术后随访观察方面亦有重要临床价值。大血管病变腔内修复术后患者由于带有支架，部分患者不宜行 MRA，而 DSA 检查具有一定的创伤性，所以多层螺旋 CT 血管造影术成为术后随访的主要手段，不仅可以观察支架的位置、形态，还可以观察有无合并支架内漏等情况（图 4-5）。

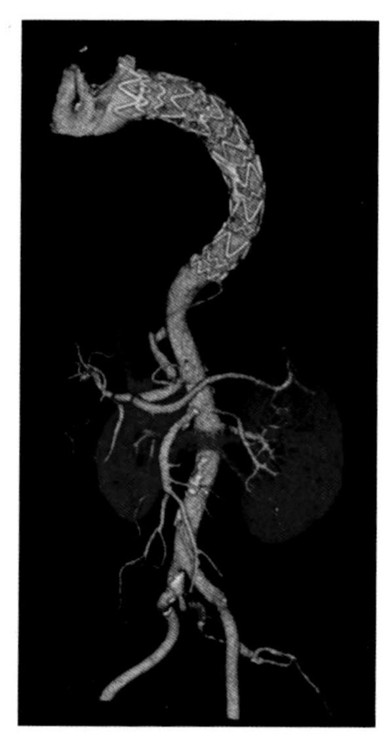

图 4–5　CTA 显示主动脉夹层腔内治疗后所见：支架的位置、形态良好，未见内漏

7. 腔静脉及主要属支　CT 应用对比增强技术同样可用于诊断腔静脉及主要属支位置异常及其病理改变，如双下腔静脉、下腔静脉转位、腔静脉瘤及上下腔静脉的肿瘤浸润、左髂静脉受压综合征、布加氏综合征等。

8. 肺栓塞　和主动脉夹层动脉瘤临床表现均有胸部剧痛，既往临床上经常发生误诊、漏诊，国外报道肺栓塞生前确诊率不足 10% ~ 30%，而死亡率高达 20% ~ 30%。1992 年 Remy–Jardin 等首次报告了 42 例肺栓塞的螺旋 CTA 与肺动脉造影的对照研究，结果表明：螺旋 CTA 对中心型肺动脉栓塞具有较高的敏感性和特异性，分别为 90% 和 96%。1998 年底多层螺旋 CT 开始应用于临床，由于其为容积数据采集，扫描速度更快，扫描层厚薄，减少了急诊患者扫描时不合作所致的呼吸和运动伪影，使得其更适用于急症患者，而且丰富和强大的图像后处理软件使得图像质量极大提高（图 4–6），为临床提供更多的诊断信息。对于临床疑诊肺栓塞的患者，运用从足侧向头侧方向的扫描方法，减少了上腔静脉内造影剂产生的伪影，提高了右上肺动脉及分支栓子的显示率。

9. 其他　CT 检查除可用于急性、慢性夹层的诊断、内外科治疗后随访、观察病变的进展和并发症等外，还可作为可疑患者的一种筛选检查手段。对于胸痛患者，CT 可明显诊断病因，对于心脏和大血管病变与纵隔及肺内肿块等非心血管性疾病的鉴别诊断很有帮助。

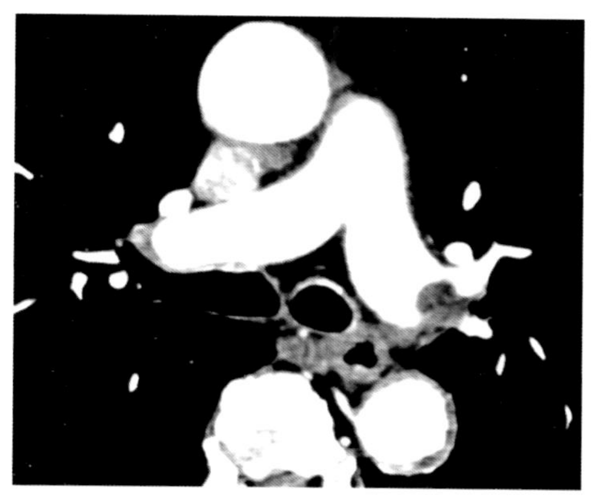

图 4-6 CTA 显示左肺动脉栓塞（左肺动脉主干内可见大块充盈缺损影）

三、总结与展望

CT 作为非侵入性诊断方法，几乎适用于非含碘对比剂应用禁忌证的所有患者，可显示大血管解剖，观察心腔、大血管内部结构以及与周围脏器的关系。传统 MSCT 增强扫描进行大血管 CTA 扫描，速度提高更快，扫描时间很短，基本能诊断大血管疾病，但由于心脏大血管的搏动，对升主动脉根部及主动脉瓣、冠状动脉受累情况显示受限，基于心电门控技术和呼吸门控技术的扫描模式能很大程度上克服传统 MSCT 增强扫描方法进行大血管 CTA 扫描的不足，克服了心血管的搏动伪影，提高了图像的空间分辨率，对微小病变（如微小斑块、小动脉瘤及局限性夹层等）的显示力更强，还可以明确显示夹层包括夹层的范围、破口或侧漏的位置、内膜病变等，主动脉瘤及有无合并其他先天性疾病等，并且可以多平面多方位地认清斑块的形态、性质及大小，在诊断大血管疾病方面发挥着重要的临床作用。但 CT 设备庞大，价格昂贵，基层医院现有设备扫描时间长，空间分辨力差，且对含碘对比剂禁忌证患者尚不适宜行 CTA 检查等，使得 CTA 成像技术有待于今后进一步改进提高。

总之，多层螺旋 CTA 是大血管病变安全、迅速、准确、无创伤的诊断方法，尤其适用于急诊病变的检查，传统的轴位层面图像结合恰当的影像后处理技术对病变诊断、指导临床制订治疗方案、估计手术风险及术后疗效观察有重要价值。

第三节　大血管疾病的 MRI 诊断

磁共振（magnetic resonance，MRI）技术飞速进展，在心脏大血管病的诊断和鉴别诊断上发挥着越来越重要的作用。目前，一次 MRI 检查可提供心脏解剖、病理、心脏功能、大血管、心肌灌注、心肌活性、心脏瓣膜及室壁运动、心肌代谢和冠状动脉等多种信息，MRI 检查正向一步到位（one stop shop）的方向发展。近年来，大血管 MRI 得到了飞速发展。

一、磁共振设备

1．3.0T MRI 设备　3.0T MRI 属超高磁场设备，比常规高场设备具有更好的图像信噪比和更好的性能参数，如梯度场强可达 40mT/m，切换率可达 150mT/ms，从而可使 TE 更短，每次 TR 可获得更多的层面，更不易受运动的影响。其 B 值可大于 10 000s/mm^2。其优越性体现在神经系统功能成像（fMRI）、心肌灌注与冠状动脉 MRI、多体素 MRI 频谱（MRS）分析与常规 MRI 融合成像，同时也可广泛应用于胸腹部、脊柱、四肢关节、全身血管成像。

2．双梯度（twin speed）MRI 设备　采用了一套高梯度场强、高切换率系统和一套相对低的梯度场强和切换率系统如 51mT/m（20 + 31mT/m）。前者专用于心脏、神经和一些小视野（FOV）的高分辨率精细扫描，速度快，成像分辨率高，有利于完成 fMRI、弥散成像、MRS 等高级成像技术检查；而后者则主要应用于腹部、脊柱等大范围的全身疾病诊断。

3．中场超导开放型或更短磁体 MRI 设备　便于儿科和不合作患者的检查，同时可开展 MRI 介入诊断、治疗和 MRI 监测下的颅内手术完成。

4．线圈　专用线圈的发展如肢体血管成像，功能性成像，经食管、心脏和大血管成像。

5．成像功能与技术　心电（EKG）加导航门控的心脏 MRI（心肌灌注）、自动心脏形态功能及动态显示软件包（冠脉血流储备和应力性灌注成像）、冠状动脉成像、张力性成像（体素各向同性—各向异性转换）、SENSE 技术、MRS（MRSI、MRCI）、血管内腔镜技术。

二、磁共振原理及技术

磁共振血管新鲜血液成像（fresh blood imaging，FBI）序列，是以三维快速自旋回波序列（fast advanced spin echo，FASE）为基础，合并使用半傅里叶转换、短回波链间隔以及心电门控和反转回波（inversion recovery，IR）技术而形成的一项新的MRA技术，是利用血管内流动的水成分，在其流动最慢时采集信号而成像的方法，类似于胰胆管水成像，故也称为磁共振血管水成像。

1. FBI的原理　FBI是一种使用改良的FSE序列，即FASE序列为基础，合并使用三维半傅里叶转换等技术而形成的一项新的磁共振血管成像技术，其主要特征为：①不使用造影剂即可进行血管成像；②可选择性地获得动脉或静脉图像；③血管分支显示较好，且无阶梯状伪影。FBI的原理是基于磁共振快速自旋回波序列，T_2加权水呈高信号的特点，获得血管中流动的水的信号。以往未能实现磁共振血管水成像的原因是由于无法获得流动速度较快的水信号。实现FBI，关键是在技术上能够迅速地采集到被激励的血流的水信号。在具体实施成像的过程中，必须实现以下技术环节，才能使血管中流动的新鲜血液成像，而不显示流空的无信号影，这些技术环节及作用为：

（1）采用短的回波链间隔（echo train space，ETS）：回波间隔短，就能在血液被激励后，迅速不断地完成对流动血液中水信号的采集，而不至于血液流出靶区而采集不到信号。ETS越短，就越能减少血流的模糊。

（2）相位编码方向要设置得同靶血管一致，这样由T_2所激发出的血管信号可重叠多次，就能达到信号强度增强的目的。

（3）使用心电门控技术：FBI是在靶血管心动周期中血流速度最慢的时间采集，必须先行预扫描，测得此时间。在一个心动周期下获得R波发出后不同延迟时间（以毫秒计）的矩阵较小的二维图像，以靶血管二维图像显示最清晰的延迟时间为三维扫描的延迟时间，在三维图像扫描时就以此延迟时间为R波开始后的开始采集时间。这样就能够选择性地使靶血管显影，而不显示邻近的非靶血管结构。

（4）用IR脉冲抑制周围器官的信号，可提高血管与周边器官的对比度。

2. FBI的优势与限度　FBI是基于水成像的原理，因此越大的血管显示越清晰，而且FBI序列MRA不需使用造影剂。具体分析，FBI可显示主动脉主干及其走行，显示动脉的轮廓清晰，尚可显示动脉腔内血栓与流动的血液呈不同的信号，另外，FBI在血栓诊断方面有较好的应用前景。目前，磁共振FBI血管成像尚处于探讨阶段，有关文献较少，FBI在大血管成像取得了初步成功，是有可能在大血管疾病临床诊断中应用的磁共振血管成像技术。

3．3D 动态增强 MRA　以前对大血管病变的评估主要依赖数字减影血管造影术（DSA）和超声检查。由于血管成像容积大、饱和效应以及呼吸运动和搏动性血流的存在等，限制了 MRA 在大血管的应用。随着磁共振血管造影（MR angiography，MRA）技术，特别是三维增强磁共振血管造影（3D Dynamic Contrast-enhanced MR Angiography，3D CEMRA）的开拓和临床应用，越来越多的大血管病变采用此技术。3D CEMRA 技术因其无创伤性近年来已经开始得到广泛的应用。

（1）3D CEMRA 原理：由于常规磁共振血管成像主要采用 SE 序列辅以 cinc MRI 均为二维成像，受限于所选择的平面，对主动弓及其分支复杂的空间关系的观察均不如三维成像，同时亦受血流流速不规则影响，出现涡流或湍流，或受呼吸、心搏和被检查者体位影响 MRA 的准确度困难，使其临床应用在一定程度上受到限制，故通常仅于正常头、颈部血管成像，或者动脉病变的筛选检查。而 3D CEMRA 恰好弥补了上述缺点。其成像原理主要利用血管内注入 Gd-DTPA 来缩短血液的 T_1 值，使血管与周围组织形成明显对比，其显影效果与血液中的对比浓度有关，基本不受血流速度和方向的影响，消除了与流动有关的伪影。据报道周围门控（PPU）结合快速梯度回波技术可以获得同采用 ECG 门控相类似的较好的大血管成像效果。

（2）3D CEMRA 的临床应用价值：3D CEMRA 具有较高的空间分辨率，对比度好，无对比剂不良反应，同时可能明确血管与周围组织的关系，该方法采集的是三维数据，能进行任意方向图像重建，无观察死角。虽然 3D CEMRA 的空间分辨率受扫描块厚度的限制，对细小血管的病变，3D CEMRA 显示仍不及 DSA，但作为一种无创性评价大血管疾病的方法，随着技术条件的成熟 3D CEMRA 有可能在一定程度上替代 DSA。

（3）3D CEMRA 成像：是在静脉团注 Gd-DTPA 后，采用快速梯度回波技术 3D 采集感兴趣区域动态血流信号改变，其关键是造影剂的应用，快速扫描技术，图像的分析和后处理，以及临床应用的价值。

1）造影剂的应用：一般采用的造影剂为国产的 Gd-DTPA，顺磁性，可溶于水，无毒。静脉团注后，通过缩短血液中 T_1 弛豫时间增强血流的信号强度。图像的对比是基于动脉血、静脉血及其周围组织的 T_1 弛豫时间。而 Gd-DTPA 导致的血液的 T_1 弛豫时间的缩短是随着造影剂在血液中的浓度的改变而改变，有研究表明，0.2mmol/kg 的 Gd-DTPA 能够较为充分地显示胸部、腹部大血管和主要的分支及其亚分支。

2）快速成像技术：本组患者均采用快速梯度回波成像技术完成 MRA。为获得优化的血流成像对比，在 FFE（fast field echo，FFE）序列中加上了梯形连续的 RF（radio frequency）破坏脉冲以消除每一回波后残留的磁化影响，进一步增强了 T_1 的对比。同时，在无需增加扫描时间的情况下，压制了背景组织的对比。此外，在预扫描期间，有选择性地采用反转恢复以减弱静脉和肌肉组织的信号。回波时间（TE）小于 3ms 可以减少组织 – 气界面的敏感伪影和 T_2 缩短的效应。所以，改善了成像的质量，而且可以进行肺灌注成像。较短 TR 的应用可以大大地减少 3D CEMRA 的成像时间，而所得到的低信噪比的图像可以通过快速的静脉团注造影剂得到补偿。

3）图像的分析和后处理：通过复习原始图像，对 3D MRA 图像进行多平面重建（multiplanar reconstruction，MPR）和最大密度投影法（maximum intensity projection，MIP），可进行任意平面亚容积 MIP 重建，在显示动脉主要分支的同时显示亚分支及其属支，便于观察重叠的 MIP 重建像，以克服由于薄层 MIP 造成的血管截断伪影。有作者认为基于冠状位原始图像的横轴位重建可能特别地用于证明血管的形态，并显示在单一图像上不能显示的较长距离血管的全貌。

三、临床应用

DSA 目前仍是诊断血管性病变的金标准，但它是一种侵入性的有创伤的检查方法，患者常需住院治疗，检查较费时，费用较高，且有一定的并发症。所用含碘造影剂有潜在致过敏及肾损害作用。3D CEMRA 作为一种新的血管检查方法，操作简单，扫描时间短，无创伤，无放射性，更适宜高龄、病重患者、碘过敏以及需重复检查的患者，其最具独特的特点是一次屏气快速扫描可获得 14 ~ 24 层甚至更多的连续层面，减少了因呼吸引起的呼吸运动伪影。此外，3D 冠状位成像不但视野大，而且分辨率高，有利于准确地显示所要观察血管的全貌。基于上述特点，该技术完全适用于胸部、腹部大血管的临床检查。有文献报道 3D CEMRA 敏感性和特异性分别为 82.9% 和 98.6%，在肾动脉的检查中有 88% 的敏感性，98% 的特异性，96% 的准确率，阳性预测值达 92%，阴性预测值 97%，并认为与 DSA 相比，是明确患者肾动脉狭窄的一项精确的技术。对于腹主动脉，腔静脉的 3D CEMRA 成像，由于能动态地、全面地显示动、静脉及门脉系统，显示出常规血管造影术无法替代的优势，尤其是对血管壁及其周围组织异常的观察。当然，采用手推造影剂法实现 3D CEMRA 也有其局限性，主要由于推注压力速度不均匀，会影响成像的质量和动态观察的时相，特别是观察首次通过感兴趣区域血管内的造影剂，无法准确地判断血流通过的速度和容积，因此，对于颈动脉和肺动脉的观察有一定的缺陷。另外虽然 MRA 可以清晰显示迂曲扩张的动脉及腹主动脉走行的全貌，但对动脉壁的钙化、血管腔内血栓的形成则不能显示。当钙化灶或血栓较大，可见血管变细或血管边缘凹凸不平，如果血栓完全阻塞管腔，则可导致该支血管及远端分支缺失。血管壁钙化和血管腔内的血栓形成的诊断，需结合 CT 和 MR 平扫以及原始图像。

总之，3D CEMRA 图像直观，质量高，能准确地显示胸部、腹部的大血管（包括腹主动脉、髂总动脉、腹腔干、脾动脉、肠系膜上动脉、腔静脉、门静脉及其分支）等及其管壁和周围组织的病变，可以评价主动脉夹层成像，评价包括评价病变的远端范围、夹层内膜片的显示、破口和再破口的位置以及分支受累的情况等；也可以提供主动脉瘤病变范围、附壁血栓形成的信息，对临床诊断和治疗计划的制定有很大的帮助。随着 MRI 技术的改进和发展完善，新的梯度系统和强有力的软件技术的引入，在充分完成的血管病理解剖成像的基础上实现血管的功能诊断，极有可能替代常规 DSA 检查。

MRI 成像技术的宏观发展趋势可归纳为 3 个方面：①实时成像，在硬、软件功能改进的基础上，进一步提高成像速度；②进一步发展功能成像；③显微结构成像，向细胞学、分子水平的成像方面发展。MRI 成像速度已从几年前每一层数分钟发展到亚秒（＜1 秒）。总之，随着 MRI 设备不断更新换代，使影像学诊断水平进一步提高并产生飞跃，促进了现代医学影像学向更高层次发展，影像学可提供的形态学信息也从普通二维影像转变为层面显示，并进一步发展为不同程度的三维成像。除已经普及的冠状、矢状与横断的重建技术外，借助计算机技术的快速发展，一批高级后处理重建技术也已经完善，一批专门的显示技术成为较普遍的功能，从而为大血管提供的诊断信息越来越直观，越来越完整。不言而喻，可使患者的医疗保障质量越来越高。

（王茂华　金　星）

参考文献

[1]Doppler sonographic imaging of the vascular system.Report of the Ultrasonography Task Force.Council on Scientific Affairs，American Medical Association[J].JAMA，1991，265（18）：2382-2387.

[2]Anand SS, Wells PS, Hunt D, et al.Does this patient have deep vein thrombosis？ [J].JAMA，1998，279（14）：1094-1099.

[3]Astrand H，Sandgren T，Ahlgren AR，et al.Noninvasive ultrasound measurements

of aortic intima–media thickness : implications for in vivo study of aortic wall stress[J].J Vasc Surg，2003，37（6）：1270–1276.

[4]Barringer M，Poole GJ，Shircliffe AC，et al.The diagnosis of aortoiliac disease.A noninvasive femoral cuff technique[J].Ann Surg，1983，197（2）：204–209.

[5]Bernstein EF，Rhodes GA，Stuart SH，et al.Toe pulse reappearance time in prediction of aortofemoral bypass success[J].Ann Surg，1981，193（2）：201–205.

[6]Busuttil RW，Baker JD，Davidson RK，et al.Carotid artery stenosis – hemodynamic significance and clinical course[J].JAMA，1981，245（14）：1438–1441.

[7]Harkonen R.Noninvasive examination of the peripheral circulation[J].Duodecim，1984，100（21）：1413–1422.

[8]Mcdermott MM，Criqui MH，Liu K，et al.Lower ankle/brachial index，as calculated by averaging the dorsalis pedis and posterior tibial arterial pressures，and association with leg functioning in peripheral arterial disease[J].J Vasc Surg，2000，32（6）：1164–1171.

[9]Mozes G，Kinnick RR，Gloviczki P，et al.Noninvasive measurement of aortic aneurysm sac tension with vibrometry[J].J Vasc Surg，2005，42（5）：963–971.

[10]Yakhou L，Constant I，Merle JC，et al.Noninvasive investigation of autonomic activity after carotid stenting or carotid endarterectomy[J].J Vasc Surg，2006，44（3）：472–479.

[11] 陈奕鹏，宋国亮，刘立群，等 . 颈动脉粥样硬化斑块的影像学比较与缺血性脑卒中的相关性研究 [J]. 中外医疗，2012，31（28）：167–168.

[12] 葛志明，张运 . 无创伤性测定心腔和大血管内压力的方法学研究 [J]. 医学研究杂志，1999，28（10）：6–7.

第五章　大血管腔内技术的应用

第一节　腔内治疗基本技术

一、穿刺技术

血管腔内治疗的动脉入路可以分为经皮动脉穿刺和直视下动脉切开，究竟采用哪种方式，应该结合具体实际情况。一般认为，如果采用直径在 10F（3F = 1mm）以下的动脉鞘，可以采用压迫止血或应用血管闭合器械止血；如果动脉鞘大于 10F，则需要采用动脉切开置管的方法更加安全。在进行任何部位造影或腔内治疗前，都应该认真设计动脉入路。因为一个好的入路可以更好地接近病变部位，使造影更加全面清楚，使后续腔内操作更加便利，直接决定着整个手术方案的成败。一般来说，股动脉穿刺入路最安全、简便，可以用来治疗绝大部分的血管病变，而且便于术后压迫止血。在一些少见的情况下，也可以采用肱动脉、腘动脉甚或腋动脉的穿刺入路。下面我们介绍一下各种动脉穿刺入路方法及注意事项。

1. 股动脉入路　可以分为逆行穿刺和顺行穿刺，进针方向同血流方向相反的称为逆行穿刺，反之为顺行穿刺。

（1）逆行穿刺：患者平卧于机床上，常规消毒铺无菌单完毕，术者站在患者右侧，术者右手托盘内放有穿刺全套器械（盛有 1% 利多卡因注射器、11 号尖刀片、蚊式血管钳、穿刺针、导丝及动脉鞘）。术者用右手触知股总动脉搏动，股总动脉的体表解剖定位是髂前上棘和耻骨结节连线的腹股沟韧带下方以远处直至股浅、股深动脉分叉处，正常长度在 4 ~ 8cm。在腹股沟区拟穿刺区域浸润麻醉，左手示指和中指固定股总动脉，右手持尖刀片刺破皮肤 2mm 小口，用蚊式血管钳扩张穿刺点皮肤，用穿刺针从穿刺点刺向股总动脉方向，针应与水平线呈 45° 角（图 5–1）。当针尖到达股动脉表面时，右手会感觉到传导过来的动脉搏动。这时针尖刺破股动脉前壁，可见动脉血喷出。左手放开股动脉，用拇指和中指固定穿刺针，示指盖住针尾，防止喷血，右手将导丝通过穿刺针缓缓送入股动脉，在送导丝时动作一定要轻柔，感觉导丝尖端无阻力，确认导丝在真腔后更换动脉鞘，用肝素盐水冲洗动脉鞘管，穿刺操作结束。

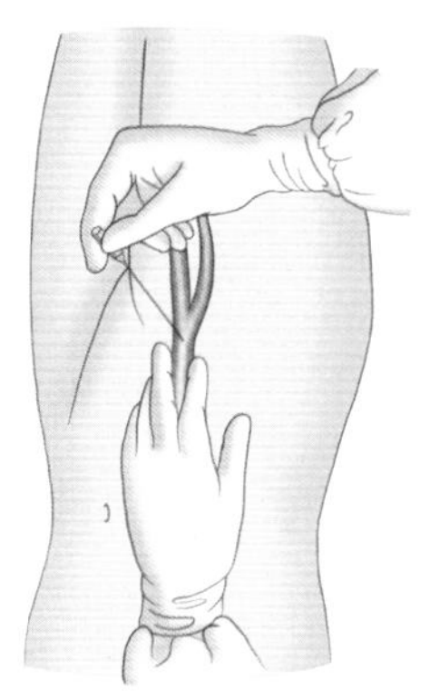

图 5-1　股动脉逆行穿刺技术

（2）顺行穿刺：患者头足反向平卧于机床上，术者站在患者左侧，术者右首放置托盘及全套穿刺器械（盛有 1% 利多卡因注射器、11 号尖刀片、蚊式血管钳、穿刺针、导丝及动脉鞘）。术者左手示指和中指固定股总动脉，右手持尖刀片刺破皮肤 2mm 小口，用蚊式血管钳扩张穿刺点皮肤，用穿刺针从穿刺点刺向股总动脉方向。对于体态肥胖、腹部膨隆的患者，为了方便穿刺操作，有时需要助手将患者肚皮拉平，以暴露腹股沟区域。其余操作基本同逆行穿刺，穿刺后在透视下证明导丝在股浅动脉内后再交换动脉鞘。

（3）股动脉穿刺技巧及注意事项：穿刺点应位于股总动脉，如过高或过低，都会由于远离腹股沟韧带，导致压迫止血困难，严重者会引起腹膜后大出血或股动脉假性动脉瘤形成。进针后导入导丝时如感觉前方有阻力，切不可粗暴用力，否则容易形成夹层甚至导致动脉斑块破裂引发大出血。如有必要，可以在路径（Roadmap）指引下将导丝送入动脉真腔，确保导丝在真腔内后更换动脉鞘。顺行穿刺时，为避免导丝进入股深动脉，进针后可以在路径（Roadmap）指引下将导丝送入股浅动脉，然后更换动脉鞘。

2. 肱动脉入路　在进行锁骨下动脉闭塞病变治疗或进行胸主动脉腔内修复术时，经常需要穿刺肱动脉。通常选择左侧肱动脉穿刺，穿刺前摆好体位，左臂外展置于横板上。穿刺部位通常选择前肘横纹的近心端动脉搏动明显处，需要应用 21G 微穿刺针和专用的桡动脉鞘，该动脉鞘尖端呈渐细状，对血管壁创伤小。术者左手示指和中指将肱动脉固定于两指之间，右手持微穿刺针斜行穿刺，针身与水平呈 45° 角。当看到回血时，左手固定穿刺针，右手将 0.018 英寸微导丝缓缓导入。由于穿刺针很细，回血往往无搏动性。退出穿刺针，更换动脉鞘，肝素盐水冲洗，穿刺完毕。

肱动脉穿刺技巧及注意事项：

（1）由于右侧颈总动脉和锁骨下动脉共干，因此肱动脉穿刺一般选用左侧入路，尽量减少对颈总动脉的影响。如果患者身材瘦小，肱动脉较细，或者需要应用 8F 以上的动脉鞘或输送装置时，建议切开行肱动脉动脉置管，以防血管断裂和减少术后出血。

（2）肱动脉穿刺治疗结束后，压迫止血要一定确实，局部加压包扎，防止皮下血肿形成。由于前臂肌肉间隙小，一旦发生出血，极易导致骨筋膜室挤压综合征发生，引起正中神经受压和功能受损。

3. 腋动脉入路　腋动脉不是常规入路，仅在各种原因导致不能行其他入路时才选用。左、右侧腋动脉均可穿刺，一般选左侧腋动脉。穿刺时患者仰卧，穿刺侧上肢外展、高举，手枕于头下。穿刺点一般在胸大肌三角沟的下后方。局部麻醉后，针尖对准腋尖部腋动脉搏动最明显处穿刺。由于该处动脉位置较深，压迫止血比较困难，应注意防止出现血肿和假性动脉瘤。做腋动脉穿刺时，针尖可能会损伤臂丛神经及其分支，因此要十分小心。

4. 腘动脉入路　只有在很少情况下需要用到，比如没有合适的股动脉穿刺部位，或治疗长段股浅动脉闭塞应用近端入路无法完成时。患者先取俯卧位，首先需要进行腘动脉定位，由于此时股动脉往往合并病变，因此腘动脉很难触及。一般有两种方法协助定位，一为超声引导，另一方法是事先左侧股动脉穿刺置管，然后在路径引导下穿刺腘动脉。穿刺完毕后，按常规导入导丝及动脉鞘。

总之，到目前为止，在所有动脉入路中，股动脉逆行穿刺仍然是最常用、最安全的穿刺方法，适用于治疗绝大部分的动脉病变。股动脉顺行穿刺主要用于治疗同侧腹股沟以远病变尤其是膝下动脉病变。当由于各种原因无法进行股动脉穿刺时，可以选择其他动脉穿刺。

二、选择性血管插管技术

1. 适应证　各种病变的动脉造影、动脉内化疗灌注和动脉栓塞术均可采用本技术。

2. 禁忌证

（1）欲选择插入动脉径小于所用导管直径或已闭塞。

（2）当手边器材难以完成选择性插管时切忌硬性操作。

3．器材　一般选择性动脉插管的导管及导丝均可用于本技术，采用直径较细的导管，如 4F 和 5F，选用头端较软的导管，以便在导丝先行进入后能随之进入靶血管。超滑导丝几乎是超选择性插管必备的器材，最好选择前端具有弯头者，利于进入迂曲的血管。前端柔软的超硬导丝在导管难以跟进时有特殊价值。同轴导管系统虽然价值较昂贵，但对于超选择性插管困难者和脑血管插管有重要价值。

4．操作步骤

（1）入路：总的来讲可分为上入路和下入路（Seldinger 技术），正确选择入路可提高选择性插管成功率。①下入路：经股动脉穿刺插管，可完成大部分患者的选择性插管，当髂动脉十分迂曲时，导管经过几个弯曲与血管壁摩擦力增大，操作往往困难，可采用长导管鞘（10 ～ 20cm），鞘壁有钢丝加强者为佳；②上入路：可经肱动脉、腋动脉或锁骨下动脉穿刺插管。主要用于下入路常规选择插管困难者，动脉先向下行，再折返向上和有多个此类弯曲者经下入路插管往往十分困难，导管进入第一个弯度时再向前插送极易弹出。经上入路进入此类血管则变得十分容易，原因是原先的多弯曲经上入路变为单弯曲，导管能顶靠在下行的血管壁向上推进，甚至腹腔动脉闭锁由肠系膜上动脉至胰十二指肠下动脉提供侧支者亦能超选成功。

（2）利用导管的形态插入相应的动脉：目前所用导管已塑型，可适用于不同的动脉插管，一般 Cobra 导管的适用范围最广；Yashiro 螺旋导管适于迂曲的肝动脉插管；Simmons 导管适于腹腔干过长者。尚可采用术中导管塑型的方法。

（3）导管跟进技术：为最常用的超选技术，当导管进入一级血管分支后不能继续前进时，可先将超滑导丝插入靶动脉，由助手拉直导丝，术者推进导管沿导丝进入。关键是导丝较深地插入靶动脉，形成一定的支撑力，必要时可用超硬导丝支持，送导管时导丝切勿跟进，撤导丝时应缓慢回抽，过快会将导管带回弹出。当导丝可进入靶动脉而导管由于其硬度和固有的角度不能跟进时，将其撤出保留导丝于靶动脉，换用较柔软的导管。

（4）导管成袢技术：在常规方法不易超选择和手头可选择的导管型号较少时，是一种有用的技术。主要用于动脉主支过于向上或水平开口和向上走行较长并向上折返者。常用 Cobra 和猎人头型导管。方法为：先将导管选择性插入肾动脉，肠系膜上动脉或对侧髂动脉，当管端进入超过 5cm 以上时，继续旋转并推送导管，使之成袢状并由原插入的动脉退回腹主动脉内。

（5）同轴导管技术：利用同轴导管系统进行，主要用于脑动脉超选择性插管或肝动脉亚段栓塞及各系统的超选择性插管。将外导管插至靶动脉口，内导管插入导丝一并送入，到位后抽出导丝注入造影剂观察局部血管分布走行即可。必要时可用弯头超滑细导丝引导入靶动脉，推送微导丝到位，DSA 的路径图（Roadmap）功能对超选择插管十分有帮助。

5．注意事项

（1）勿硬性操作和选用安全性高的器材可预防动脉内膜损伤。

（2）动脉痉挛时痉挛的动脉呈细线状，造影剂及导丝难以通过患者常感局部疼痛，甚至虚脱。可立即采用2%利多卡因5ml或罂粟碱30mg局部动脉内注射，多可解除痉挛。

三、经导管血管内药物灌注术

1．适应证

（1）外周动脉及大动脉血栓形成，静脉血栓形成，血栓栓塞均适于采用动脉内溶栓治疗。

（2）肠系膜上动脉缺血、脉管炎、插管过程中的血管痉挛或狭窄导致缺血性病变均适用于动脉内血管扩张药物的灌注治疗。

（3）肠道出血适于血管收缩剂动脉内灌注治疗。

2．禁忌证　一般情况差，严重心肺肾功能不全；严重全身感染；凝血功能障碍；抗凝溶栓禁忌等。

3．器材　特殊溶栓导管为一端部多侧孔导管。灌注溶栓药物时，药液由侧孔均匀喷出，利于插入血栓内溶解长段血栓。

4．操作步骤　先行穿刺，然后导丝引导下将导管送至预定位置。

5．注意事项　所用药物的毒副反应，如溶栓药物可导致出血，血管扩张可导致低血压，血管收缩剂可造成平滑肌痉挛、心脏负荷加大、血压升高等。一般药物反应可随停止用药而消失，严重者应立即停药并对症处理。

四、经皮腔内血管成形术

1．适应证　原则上影响器官功能的血管狭窄（闭塞）均为适应证。

2．禁忌证　严重出血倾向；缺血器官功能已丧失；大动脉炎症活动期；导丝和导管未能插过血管狭窄（闭塞）段。

3．器材

（1）常规血管造影器材。

（2）特殊器材：导管鞘；超长，超滑和超硬导丝，可备直径 0.014 ~ 0.035in 几种导丝；双腔球囊扩张导管，一般长度应超过狭窄段长度 0.5 ~ 1.0cm，直径应大于 X 线显示的正常血管段直径 1mm，常用的球囊导管为 5F。其他器材如激光血管成形或旋切血管成形等用的专用器材。

4．操作步骤

（1）先行血管造影了解血管狭窄的程度及长度。

（2）用导丝试通过狭窄段，成功后将导管跟进。通过困难时可换用超滑或较细的导丝和导管。腔静脉闭塞者可试用导丝硬头或房间隔穿刺针穿过，此操作应在双向调线透视下进行，以免假道形成或损伤心包。

（3）导管通过狭窄段后，先注入造影剂显示狭窄后血管情况，然后注入肝素 6250U。插入超长导丝撤出造影导管。

（4）球囊导管沿导丝送入狭窄段。困难时可采用超硬导丝协助，或可先采用小球囊导管对狭窄段进行预扩张，再送入大球囊导管。

（5）确定球囊准确位于狭窄段后即可开始扩张术。用 5ml 注射器抽取稀释为 1/3 的造影剂，注入球囊使其轻度膨胀。透视下可见狭窄段对球囊的压迹。如压迹正好位于球囊的有效扩张段可继续加压注射，直至压迹消失。一般每次扩张持续 15 ~ 30 秒，可重复 2 ~ 3 次。

（6）撤出球囊导管时应用 20ml 注射器将其抽瘪，以利于通过导管鞘。再插入导管行造影观察。

（7）对于中心静脉狭窄者可在术前后行血管内测压，以藉以比较。对于肢体动脉狭窄者可在术前后分别测患肢血压。

（8）术后处理：术后严密观察患者生命体征及穿刺部位情况，以防出血等并发症的发生。对病变血管的随访观察可采用超声多普勒检查。继续抗凝治疗采用口服药物，如阿司匹林、双嘧达莫、双香豆素等，维持 3 ~ 6 个月。

5．注意事项

（1）除普通并发症外，由于术中应用较大量肝素，穿刺部位血肿发生率较高。应进行有效的局部加压预防其发生。

（2）腔静脉闭塞者试用导丝硬头穿刺针穿过，应在双向调线透视下进行，以免假道形成或损伤心包。

（3）扩张后血管急性闭塞多为血栓形成所致，应立即插管行溶栓治疗。勿硬性操作，选用器材选择应恰当。

五、血管内支架、支架型人造血管置入术

1．适应证

（1）各种原因引起的血管狭窄和闭塞。

（2）各种原因引起的动静脉瘘、动脉瘤、动脉夹层或破裂出血等。

（3）建立血液分流通道，如经颈静脉途径肝内门体分流术（transjugular intrahepatic portosystemic stent shunt，TIPSS）。

2．禁忌证

（1）心肺功能差，不能耐受者。

（2）不适于行血管造影者。

（3）导丝不能通过狭窄部位者。

（4）通过经皮腔内血管成形术能达到预定的疗效者不必行支架置入。

（5）大动脉炎等血管炎活动期。

（6）动脉瘤或动脉夹层等形态不适合行腔内治疗者。

3．器材　支架的选择应根据病变两端血管的直径，病变长度而定。一般动脉系统内和 TIPSS 中选用网状支架为宜，大静脉可选用“Z”型支架。支架型血管是将血管内支架和外科旁路移植术相结合的产物，它是把血管移植物外衬或内附于血管支架上，用来治疗血管疾病。目前，支架型血管已经广泛用于动脉瘤、动脉夹层或破裂、动静脉瘘等疾病的治疗。还有人将支架型血管用于长段的下肢动脉闭塞，但其远期通畅率有待进一步观察。与裸支架相比，由于有血管移植物的存在，其输送器直径更粗，一般需要 8F 以上的导鞘。当输送器直径超过 10F 时，往往需要行入路动脉切开。

4．操作步骤

（1）插管及狭窄段扩张见经皮腔内血管成形术。

（2）准确定位：反复复习术前 CT 等影像学资料及造影时所摄照片，确认狭窄两端的解剖或夹层破口或动脉瘤或动静脉瘘口的位置。并估算由于插入超硬导丝后可能产生的血管移位的影响。

（3）支架释放装置到位后抽出导丝，并注入造影剂显示支架远端的情况，并明确支架是否到位。

5．注意事项

（1）术前仔细认真研读 CT 等影像资料，并进行测量。

（2）支架选择应恰当（勿小于血管直径）可防止支架逸走，同时应严格按照支架

说明书的放大率选择支架，避免支架过大。

第二节　常用的介入器材和应用技术

大血管介入诊疗的常用器材周围血管疾病介入治疗的常用器材应包括：血管鞘、导丝、导管、球囊扩张导管、血管内支架和内支架移植物、滤器，以及各种穿刺器械等几大类。

一、血管鞘

血管鞘内部装有可防止漏血的单向活瓣，穿刺动脉成功后经导丝将血管鞘送入血管，拔出鞘芯，即在皮肤表面和血管腔之间建立了一条安全的过渡通道，保证在进行随后的造影和腔内操作时避免无谓的血液丢失，而且减少了导管和导丝交换时对血管壁损伤。血管鞘适用于几乎所用造影及腔内治疗操作。血管鞘的大小取决于腔内治疗的方案和相应通过器械的直径。一般来说，血管鞘直径从 4 ~ 10F 不等（3F = 1mm），在进行主动脉腔内修复术时，由于支架移植物直径粗大，常需要应用 20F 甚至更粗的血管鞘。通常情况下，血管鞘长度大都在 10cm 左右。有时，血管鞘长度可以达到 60cm，甚至 90cm，这就是所谓的长鞘。长鞘的作用是可以将弯曲的髂股动脉拉直，还可以减少反复交换导管等器械时对血管壁的损伤，便于球囊导管和支架的传输，使腔内操作更加安全快捷。长鞘适合应用于颈动脉、锁骨下动脉及对侧下肢动脉的腔内治疗操作。

二、导丝

导丝为进入人体血管的“先行者”。其作用在于：①导入作用；②支撑作用；③开通作用；④交换作用。目前所用导丝其表面一般均覆有亲水膜，以保证其在血管腔内的润滑穿行。常分为普通（软）导丝、加硬导丝和专用微导丝。其中，普通（软）导丝为一般造影和治疗所用，直径多为 0.035in（0.89mm），有一定的硬度和扭控力，长度可有 150cm、180cm 及长为 260cm 的交换导丝。其前端可设计为不同长度（2 ~ 10cm）的软头，以减少对血管内壁的损伤。加硬导丝为需要极强支撑力的情况［如经皮血管腔内球囊扩张成形术（percutaneous transluminal angioplasty，PTA）治疗，置入支架和内支架移植物］而设计，导丝的直径有 0.035in（0.89mm）和 0.038in（0.97mm）两种，其长度有 90cm、180cm 和 260cm。头端为软头设计（长 3 ~ 7cm），可呈弯型和直头型。微导丝主要用于肾动脉、头颈动脉成形术时，为超弹性记忆金属材料所制作，支撑力较强，头端带有铂金软头，容易穿越血管的狭窄段而不损伤血管内壁。其直径多为 0.018in（0.46mm），长度可达 300cm。

应用导丝技巧：

1. 在操作过程中，随时用肝素盐水擦洗、湿润导丝，可以减少摩擦力，提高导丝的通过性，尤其是对于表面附有亲水涂层的导丝。亲水性导丝在通过穿刺针时，外涂层很容易划伤，因此在穿刺时尽量使用导鞘佩带的导丝。

2. 导丝在前进时一定要在透视下进行，注意观察导丝尖端的形状，尤其在处理动脉硬化狭窄的血管时。导丝前方有阻力时切不可强行通过，防止损伤血管壁形成夹层或动脉破裂。

3. 在导丝通过严重硬化狭窄病变时，为防止导丝尖端引起夹层，可以将导丝尖端形成一个回弯（elbow），待通过狭窄病变恢复原状。

4. 导丝一旦到达目标位置，一定保证导丝位置不动，直到所有检查和治疗完成。交换导管时助手扶住导丝，如果导丝在体外过长，为防止导丝尾部易位被污染，可以用无菌单压住导丝。一旦导丝污染，需要重新更换。

三、导管

用于大血管疾病介入诊断和治疗的导管种较多，可分为诊断用造影导管和治疗用导管。诊断用造影导管又可分为选择性造影导管和非选择性造影导管，其中，常用的非选择性造影导管有：多侧孔猪尾造影管和多侧孔直头造影导管。其最高流量可达 20 ~ 25ml/s。选择性造影导管又按用于不同部位的要求有着不同的形状，如常用于主动脉弓上几支动脉的导管有 Headhunter Ⅰ、Ⅱ、Ⅲ型等三种导管和 Simmon Ⅰ、Ⅱ、Ⅲ型等三种导管；用于肾动、静脉的 RDC 型导管及 Simmon Ⅰ、Ⅱ、Ⅲ型导管；用于髂动、静脉的 Cobra Ⅰ、Ⅱ、Ⅲ型导管和 SHK 型导管。选择性造影导管多数不带侧孔，其最高流量可达 7 ~ 8ml/s。不同外血管部位治疗所用导管的选择与前述的选择性造影导管基本相同，另外还有一种治疗所用的溶栓导管，为多侧孔设计，灌注段长度可达 70cm，可直接深入到血栓之中进行局部灌注治疗。另有一种可用于辅助诊断和治疗的导引导管（guiding catheter），为同轴内芯设计，其壁薄而腔大，便于其他器械在其腔内的通过，外径可达到 7 ~ 9F。其支撑力也较强，头端可视，便于定位。因其头端可设计成不同形状而用于不同的血管部位，如头颈动脉、肾动脉、髂动脉以及多用途型。

应用导管技巧：

1. 导管在前进和后撤时必须在导丝指引下进行，以防止导管尖端损伤血管壁。

2. 导管在前进和后撤时一定要控制住导丝，防止导丝移动。助手应不断用盐水擦洗导丝，减少其阻力。每次用导管前要用肝素盐水冲洗管腔，撤回的导管也要将内外积血冲洗干净。

3. 在将导管连接至高压注射器造影前，应该用普通注射器手推少量造影剂以确认导管头端位置，确保在血管腔内。如果导管尖端顶住血管壁，在高压造影时可能会导致血管壁损伤。

4. 造影时尽量将导管靠近目标血管，一方面可以减少其他血管的干扰，使目标血管显影更加清楚；另一方面，也可以减少造影剂的应用。

5. 在腔内治疗过程中，需要保持导丝通过病变血管，直到确认治疗结束，期间需要反复造影，明确球囊和支架的位置，此时，指引导管可以发挥重要作用。

6. 在处理肾动脉等成角大的分支病变时，由于跨病变导丝长度短，无法为随后的球囊和支架等腔内器材提供足够的内支撑力，此时指引导管可以提供很好的外支撑力。

7. 与长鞘不同，指引导管头端没有渐细的扩张器，因此前进时需要在 X 线引导下小心进行，防止对血管壁的损伤；另外，指引导管也没有止血阀，因此尾端需要加装“Y”型头，从而减少出血，便于造影。

8. 应用 Simmons 等“∩”型头端的导管时，由于主动脉直径小，有时头端难以塑型。此时可以利用髂动脉或锁骨下动脉等分支，把导管尖端挂住分支，然后前进导管主体，从而完成头端折叠塑型。但是这种塑型方法有可能会造成斑块脱落，远端栓塞风险，最安全的塑型方法还是把导管前进到升主动脉，此处主动脉直径宽，一般可以成功塑型。

四、球囊

球囊用于血管的腔内血管成形治疗。均为双腔导管设计，按球囊直径的大小，可分为超小球囊（直径 2 ~ 5mm）、普通球囊（直径 5 ~ 10mm）和超大球囊（直径 ≥ 12mm）几类。目前由于多采用超薄球囊设计，因此，直径 5 ~ 8mm 球囊多可通过 5F 导管鞘，直径 9 ~ 10mm 球囊可通过 6F 导管鞘。在实践应用中，球囊直径大小的选择多由治疗部位（正常）血管直径的大小和目的性所决定。PTA 治疗多遵循由小到大进行扩张的原则来进行，以提高其治疗的安全性，特别是用于较大管径的血管（主动脉、腔静脉和髂动静脉）。如在特殊的高度狭窄部位（如颈动脉和肾动脉）需行预扩张时，也应选择直径 3 ~ 4mm 的球囊导管来进行扩张；支架置入后需要进行后扩张时，再选择与其正常管径相似大小的球囊导管。如进行单纯的 PTA 治疗时，主动脉腔内血管成形治疗的球囊大小范围为 10 ~ 16mm，颈动脉为 8 ~ 10mm，锁骨下动脉 8 ~ 10mm，肾动脉 5 ~ 7mm。髂动脉 8 ~ 12mm。上下腔静脉 16 ~ 24mm，髂静脉 10 ~ 12mm，肝静脉 10 ~ 12mm。球囊长度的选择，如病变段较短（长度≤ 4cm），则最好选择长度为 4 ~ 6cm 的球囊一次性扩张完成。如病段较长，则按实际条件选择球囊分段进行扩张。相邻部位扩张时，需要有一定的范围来重叠，以提高 PTA 效果。

应用球囊导管的技巧及注意事项：

1. 在完全覆盖病变的前提下尽量选用短球囊，球囊刻度两端“肩部（shoulder）”应尽量短，以减少对正常血管的损伤。

2. 在对动脉分叉处病变扩张时，为避免影响其他分支动脉，可以在两分支动脉内同时应用球囊扩张，这称为“对吻”球囊（kissing baloon）技术。

3. 球囊扩张时应逐渐增加压力，扩张时间一般为 30 秒到 3 分钟，以减少对血管壁的损伤。各型号球囊的最大爆破压不同，应注意不要超过限定压力，避免球囊破裂。

4. 对长病变段血管扩张时，尽量选用长球囊一次扩张，避免用短球囊反复扩张，以减少远端栓塞的可能性和血流阻断时间。但是在处理髂外动脉等迂曲血管病变时，可以选用短球囊扩张，防止长球囊拉伸血管导致的血管壁损伤。

五、血管内支架、支架型血管

主要根据治疗的病变部位、管径大小和病变的长度来选择血管内支架。在重要的血管分支或属支部位应用血管内支架时，应尽量选用网眼较大者，如髂内外动静脉分叉处，锁骨下动脉近椎动脉分支部位和肝静脉汇入下腔静脉部位等。血管支架的直径应比置入部位的正常管径大 10% 或 1mm 左右。这样可使支架以其良好的径向扩张力来有效地保持管腔的通畅。支架的长度应以跨越病变两端各 1cm 为宜，如病变段较长，需多枚支架置入时，相邻的 2 枚支架应重叠 0.5 ~ 1cm。从支架种类来看，可分为自膨式支架、球囊扩张式支架和温度记忆式合金支架。制作支架的金属材质有不锈钢、钽金属和镍钛合金等。支架型血管（stent graft）是将血管内支架和外科旁路移植术相结合的产物，它是把血管移植物外衬或内附于血管支架上，用来治疗血管疾病。目前，支架型血管已经广泛用于动脉瘤、动脉夹层或破裂、动静脉瘘等疾病的治疗。

在国内市场上常见的进口支架有：①美国 Bard 公司的产品：如 Luminexx 血管支架、Conformexx 颈动脉支架和用于动静脉瘘及动脉瘤的 Fluency 血管覆膜支架；②美国 Cordis 公司产品：如 Smart 自膨胀支架、Palmaz 球扩支架以及 Smart Control 自膨式支架等；③德国 OptiMed 公司产品：如 Sinus 超柔顺支架、Sinus 主动脉支架（直径 18 ~ 28mm）、Sinus-Carotid 颈动脉支架和 Sinus-TIPSS 40 支架等；④美国 COOK 公司产品：如 Z 型不锈钢自张式支架（主要用于腔静脉系统）、支架 Zilver 支架（主要用于肾动脉、颈动脉）和用于胸、腹主动脉瘤或主动脉夹层治疗的覆聚酯纤维膜的 Zenith 支架移植物系统；⑤美国 Boston 公司产品：如常用于髂、股动脉和 TIPS 治疗的不锈钢自张式 Wallstent 支架和用于外周动静脉瘘和动脉瘤修补的 Wallgraft；⑥美国 EV3 公司产品：如 Prolege 自膨式镍钛合金支架（颈动脉、锁骨下动脉和髂动脉），用于肾动脉的 Para-Mount 球扩式支架。

在应用支架时，需要注意以下一些常用参数：支架直径（mm）与长度（cm）；释放系统推送杆长度（cm）；可以通过的导鞘或指引导管内径（F）；允许通过的导丝（英寸）。选择支架的直径和长度的测量方法和应用球囊的方法基本相同，但选择支架时一般应该比使用的球囊长 1 ~ 2cm，以保证球囊扩张时被破坏的血管内皮层能够得到完全覆盖。大部分支架可以通过 6 ~ 10F 的导鞘，还要根据病变血管离穿刺点距离选择适合的推送杆。应用支架的注意事项：①应用球扩式支架时，在通过迂曲狭窄的病变血管时，支架容易发生脱落，这点和自膨式支架不同，因为自膨式支架一般有外鞘保护。预防方法是，应用长鞘或指引导管作为外保护，同时可以减少支架传输过程中的阻力；②应用自膨式支架时，一般比目标血管直径稍大 1 ~ 2mm，如果测量值过小，会导致支架贴壁不好，即使用球囊后扩张也无法完全贴壁，除非在内部再放置一个直径更大的支架作为支撑，这点和球扩式支架不同；③支架型血管与裸支架相比，由于有血管移植物的存在，其输送器直径更粗，一般需要 8F 以上的导鞘。当输送器直径超过 10F 时，往往需要行入路动脉切开。

六、静脉滤器

静脉滤器为预防腔静脉系统栓子继续脱落引起肺动脉栓塞而设计的一种金属装置。有多种构型的滤器可选择，滤器的选择应根据腔静脉的形态、管径大小、血栓发生部位和血栓发生的病程以及患者的年龄等因素综合而定。以下腔静脉为例，一般多置放在最下肾静脉开口以下，如肾静脉水平或其下 3 ~ 4cm 下腔静脉内存在血栓，滤器可考虑置放在肾静脉水平之上。如在上腔静脉，滤器应置放在头臂静脉汇合于上腔静脉至上腔静脉汇入右心房入口之间的这一小段范围之内。滤器一般经一侧股静脉置入，如双髂、股静脉均有血栓或闭塞存在时，可选择一侧颈内静脉或肘前静脉入路。如血栓形成时间短（1 ~ 2 周），估计溶栓效果良好且患者年龄较轻者，应选用临时性滤器。如下肢深静脉血栓范围广泛，血栓形成时间较长，不易在短期内溶掉血栓以及患者年龄较大的情况下，可考虑置入永久性滤器。另外，在选择滤器时，一定要参考血管造影后测量的腔静脉管径的大小。目前常用的滤器多适于腔静脉管径≤ 28mm 的情况下，对于直径超 28mm 的腔静脉，目前国内可供选择的滤器有美国 Cordis 公司产品，Trap Ease 永久性滤器和 Opt Ease 临时性滤器，均由镍钛合金制成，呈六菱形对称结构，用于腔静脉的最大直径为 30mm。输送外鞘是目前永久性腔静脉滤器中外径最细者（6F）。可经颈、肱和股静脉释放，其中 Opt Ease 滤器下端（股静脉）有回收钩，可在置入的 2 周之内经股静脉路径回收。适于 MRI 检查。

七、穿刺针

血管穿刺是完成介入血管造影和介入血管治疗的首要步骤，也是 Seldinger 技术的必要保证。穿刺针一般包括普通穿刺针和特殊用穿刺针。普通穿刺针又分为单壁穿刺针和套管穿刺针。一般针长 7.0cm，针径为 18 ~ 19G，可插入 0.015 ~ 0.038in 导丝。单壁穿刺针即由单部件的不锈钢制成，针尖呈斜面，主要用于血管前壁的穿刺。套管穿刺针由外套管和针芯组成，目前常用的针芯多为空心针，针尖锐利，露出外套管之外。外套管为塑料制成，穿刺针刺入血管管腔内，拔除针芯，外套管留置在管腔内，再顺着外套管管腔送入导丝。常用于外周动静脉常见部位的穿刺。另有一种微穿刺套管针，主要用于较小动脉如肱动脉和桡动脉的穿针径为 21G，针腔内可通过 0.018in 导丝。特殊用穿刺针主要有房间隔穿刺针（如 Brockenbrough 穿刺针）和 TIPSS 专用穿刺针套装，同为带套管穿刺装置。其中，Brockenbrough 穿刺针针长约 70cm，前端有一 4cm 长的弯曲，针尾部有一与前端针尖方向相一致的方向指示板。针杆为 18G，针尖缩为 21G。主要用于 Budd-Chiari 综合征的下腔静脉和肝静脉闭塞段的开通。TIPSS 专用穿刺针套装由长穿刺针、外套管、金属导向穿刺针和套管以及 10F 长鞘等部件所构成。有德国式和美国式两种设计。金属导向穿刺针前端分 30° 和 60° 两种角度弯曲，可在术中便于调整角度完成穿刺。主要用于 TIPSS 术中门静脉的穿刺和 Budd-Chiari 综合征的下腔静脉闭塞段的开通。

八、血管抓捕器

血管抓捕器用于捕捉腔静脉滤器及遗留于血管内的异物，如断裂的导管、导丝、球囊或是易位的弹簧圈、支架等；有时，抓捕器也可以用于协助导丝进入目标血管。血管抓捕器的原理是头部有一个可以调节大小的套圈，通过套圈的松紧来捕获各种异物。使用时可以根据异物尺寸的不同，选择具备不同型号套圈的抓捕器来进行操作。

九、经皮血管缝合装置

血管缝合装置主要用于血管的腔内治结束后，在动脉导鞘撤出时对动脉穿刺点进行封堵止血。一般认为，穿刺动脉导鞘小于 6F 时可以通过压迫止血，而导鞘在 6F 以上的则需要应用血管缝合装置，尤其是当腔内治疗过程中应用了大量抗凝药物时也需要考虑应用血管缝合装置。目前临床应用比较广泛的经皮血管缝合装置有：利用胶原塞压迫动脉外壁达到止血的 AngioSealTM（St.Jude）；还有通过缝合动脉穿刺点进行止血的 PercloseTM（Abbott）等，可以应用于绝大多数 6 ~ 8F 的动脉穿刺点封闭。

第三节　大血管疾病的造影和临床诊断

大血管造影是一种介入检测方法，将显影剂注入血管里，因为 X 线无法穿透显影剂,血管造影正是利用这一特性,通过显影剂在X线下所显示的影像来诊断血管病变的。数字减影血管造影（digital subtraction angiography，DSA）是近几年发展起来的一项新的影像诊断技术。它具有操作简便、不良反应少、实时显像、图像清晰等优点。

一、大血管疾病的造影

大血管造影是一种辅助检查技术，在当代技术发达时期，血管造影技术普遍用于临床各种疾病的诊断与治疗当中，有助于医生及时发现病情，控制病情进展，有效地提高了患者的生存率。血管造影是一种介入检测方法，显影剂被注入血管里，因为 X 线无法穿透显影剂，血管造影可以准确地反映血管病变的部位和程度。但是血管造影也是一种有创检查，而且有很多过敏反应：①速发型过敏性反应：包括瘙痒、荨麻疹、血管性水肿、支气管痉挛、低血压和晕厥，最常见的是荨麻疹。大部分这类反应是自限性的，并对肾上腺素能和抗组胺药物的反应迅速，但发生致命的可能性不容忽视；②迟发型过敏反应：表现为造影剂注射后 1 ~ 3 天出现的过敏反应，主要表现为皮肤瘙痒和荨麻疹。

血管造影正是利用这一特性，通过显影剂在 X 线下的所显示影像来诊断血管病变的。

1. 具体操作　为了使检查在最佳的卫生条件下完成,医护人员必须位于检查床旁，在检查床上铺上消毒单。腹股沟局部麻醉后将细针插入动脉中。通过细针将导丝插入血管中。导丝的作用是曝光下引导合成导管到达需要的位置。通过使用导管注射含碘的造影剂，可以显示不同器官的血管。取出导管后，使用绷带、敷料包扎压迫穿刺部位进行止血。

数字减影血管造影（digital substraction angiography，DSA）是指利用计算机处理数字化的影像信息，以消除骨骼和软组织影像，使血管清晰显示的技术。Nuldelman 于 1977 年获得了第一张 DSA 图像。近年来，平板 DSA 的发展越来越快，已经广泛应用于临床，取代了老一代的非减影的血管造影方法，在图像质量和医患安全性上也不断进行改善，出现了以西门子 Artis zee 系列数字平板 DSA 为代表的新一代诊断设备，为临床心血管诊疗提供了数字化新技术。

DSA 的成像方式分为静脉注射数字减影血管造影（IVDSA）及动脉注射数字减影血管造影（IADSA）。前者指经静脉途径置入导管或套管针注射对比剂行 DSA 检查，可分为非选择性 IVDSA 即导管置入外周静脉或上腔静脉内显示动脉影像，以及选择性 IVDSA 即导管头置于受检静脉或心腔内注射对比剂显影。后者也可分为非选择性动脉造影及选择性动脉造影。非选择性 IADSA 是指经动脉途径穿刺插管后，将导管头端置于靶动脉的主动脉近端注射对比剂做顺行显影；而选择性 IADSA 是指将导管头端进一步深入到靶动脉的主干或主干的分支内进行造影。

2. 重要作用　随着介入放射学的发展，血管造影已经成为临床的一种重要的诊断方法，尤其在介入治疗中起着不可替代的作用。血管造影不仅在大血管疾病的诊断过程中发挥重要作用，在头颈部及中枢神经系统疾病、心脏疾病及肿瘤和外周血管疾病的诊断和治疗中都发挥着重要作用。

3. 适应证　血管造影适用于以下几方面。

（1）原发性血管性疾患（如血管闭塞性疾患、动脉瘤、动静脉畸形、动静脉瘘等）。

（2）手术前对有关血管的解剖位置的确定与判断（例如血管再造术、局部肿瘤摘除术、脏器移植术）等。

（3）与外科手术有关的疾病，尤其是血管性合并症的诊断和治疗。

（4）经皮式血管介入性诊断与治疗技术的施行（例如血管修复、隔绝术、栓塞术、注入术等）。

（5）为重要血管疾患施行先进的介入性检查与治疗（经皮腔内成形术及其支架的放置）等。

4．禁忌证

（1）绝对禁忌证　有多脏器功能异常且处于临床不稳定状态者。

（2）相对禁忌证

1）近期患有心肌梗死、严重性心律失常、严重性血清电解质紊乱等。

2）以前曾有过较为明显而严重的造影剂过敏史。

3）有中等度以上的肾功能不全。

4）有血液凝血功能异常或由于某种原因造成的凝血功能障碍。

5）有充血性心功能不全或呼吸系严重性疾患导致在造影时不能安静平卧者。

6）由于最近有过 X 线、钡餐等造影检查史（腹内潴留钡剂，不能清楚判明腹腔脏器血管造影情况者）。

7）妊娠期：放射线对胎儿有致畸作用。

5．准备

（1）常用造影剂

1）双（乙酰胺）-3 碘苯甲酸钠（hypaque）。

2）双（乙酰胺）-3 碘苯甲酸钠和甲基葡糖胺盐的混合液。

3）泛影钠和泛影葡酸胺。

（2）认真审查并校对病历与患者检查的全部临床资料，同时于术前让患者将“说明与同意书”填写清楚，不要遗漏。

（3）应做下列检查、化验：尿素氮（BUN）、血肌酐（Cr）、凝血酶原时原时间（即血浆凝血凝血酶原时凝血酶原时间，PT）、部分凝血活酶时间（APTT）、血小板等。

（4）血管造影施行前 8 小时以内的水分摄取受限，内服药可照常（上午做造影早餐禁食；下午施行则中餐禁食）。

（5）患者于造影前 15 ~ 20 分钟前口服或肌内注射地西泮 10mg，高龄及小儿酌减。

（6）进入造影室前必须排尿。

（7）送入造影室时应同时携带病历及各种检查资料、身份证，应有亲属在室外陪候。

6．方法

（1）动脉造影种类及方法

1）逆行股动脉导管法、Seldinger 法：①准备穿刺部位（剃毛等）、消毒、铺洞巾；②在腹股沟韧带处触摸股动脉搏动。股静脉因位置较深，在皮肤表面不能看见，此静脉在腹股沟韧带下 2 ~ 3cm，股动脉内侧 0.5 ~ 1.0cm 处。用经皮穿刺针与皮肤呈 45° 角刺入皮肤，拔出塞盖后的活动套管鞘，见有血液涌出示已在动脉血管内；③插入导引钢丝达预定造影之部位，拔出导引钢丝后，插入导管达造影部位（即病变部位），注入造影剂后（一般每次 20ml 左右）立即连续摄影。

2）逆行股动脉穿刺法：用 Seldinger 针沿股动脉走向，基本方法同上。当感触到股动脉搏动时（通过 Seldinger 针微有搏动），继续往里推入血管内。然后拔出内套针，见有血液从外套针内涌出。造影剂剂量与方法同前。

3）顺行性股动脉穿刺：与股动脉穿刺部位不同，依患病部位不同而选用不同动脉的不同部位，先进行消毒、切开皮肤、分离动脉、将针穿刺于血管内。余法同前。

4）左腋窝动脉穿刺法：或用左腋动脉，或用锁骨下动脉到达病患部位后进行造影，或取出血栓等。造影方法同前。

5）头颅动脉造影：患者仰卧，头过伸，铺消毒洞巾，于胸锁关节上 4 ~ 5cm 处（胸锁乳突肌内侧缘），颈动脉搏动明显处进针刺入血管内。施术者感觉到针进入动脉后见有针头随动脉而搏动，此时拔出针芯立即见有血液涌出，然后换成钝头针芯插入针芯，并随即将穿刺针往前推动 1.5 ~ 2.0cm。重新端正头位嘱患者屏气勿动，并立即用装好造影剂的注射器从穿刺内快速推入 8 ~ 10ml 造影剂（儿童酌减），速度每秒 5ml，当造影剂注入 1/2 时摄片。

6）内脏动脉造影：主要指腹腔动脉和肠系膜上动脉造影。造影方法同前述动脉造影法。即用 Seldinger 法插管法，在第 12 胸椎体处将导管旋转使尖端指向腹前方，然后缓缓地向下移动，导管顶端如挂钉样套住，此时若有抵抗感示导管已进入了肠系膜上动脉。用 5ml 造影剂通过导管快速注入，若血管充盈呈“八”字形（左侧脾动脉较粗，右侧为肝动脉）时，则表示导管已进入腹腔动脉；当血管充盈呈多支扇形分散状时，表明导管在肠系膜上动脉内。

（2）注意事项：静脉穿刺成功后流出的血液多呈黑色血液、速度较慢；而动脉内血液流出则呈鲜红色，速度较急、涌出。当手术结束后，静脉穿刺时，一般压迫 10 ~ 15 分钟；若用动脉穿刺法时结束后应压迫 20 ~ 30 分钟。

7．术后管理

（1）动脉穿刺后的压迫方法

1）患者合作很重要。

2）导管拔去后约有 20ml 血液逆行进入血管内。Pigtail 导管拔去前应先插入导引丝。

3）压迫血管时（拔出导管后）应戴手套。同时应垫海绵或纱布，不应发现有血迹。

4）压迫方法：用中指压迫穿刺部位，示指压迫穿刺部位的上部，无名指压迫其下部，即三指并拢压迫法。

5）压迫血管时的压力大小掌握，以该处搏动不消失，末梢搏动确实能触到。

6）压迫血管时应注意，确实有效地压迫 15 分钟，接着慢慢地减轻压力，再压迫 5 分钟，然后停止。不要一下子停止，防止出血。

7）一旦发现有再出血，应反复压迫 20 分钟。

8）压迫结束时全部末梢搏动应触及，并与术前搏动相比较。

（2）下肢呈伸展状态应在床上安静 8 小时，头的位置稍抬高。检查穿刺部位有无出血：前 4 小时应每 15 分钟检查一次，后 4 小时应每 30 分钟检查一次，以后每 4 小时查看一次，有无出血，有无血肿。

（3）最初 4 小时每 30 分钟 1 次，后 4 小时每 1 小时 1 次测血压和脉搏。

（4）5% 葡萄糖注射液＋生理盐水各 500ml 以每小时 250ml 速度静脉滴入，此后以 150ml/h 速度再补入各 500ml，静脉滴注时注意患者心、肺、肾功能。

（5）术后应嘱多喝水，排尿量应≥ 600ml。若排尿有困难，应插导尿管。

（6）第 2 天可恢复术前饮食。

（7）肝素使用：应在术后 6 ~ 12 小时再给予。

（8）穿刺部位血肿或有出血（止血困难时）

1）腹股沟部有血肿或洗不掉的血痕硬结状物，应观察其增大或减小的变化，酌情处理。

2）穿刺部位有止血困难的出血时，应注意脉搏的减弱或消失、四肢的神经系统症状，当疑及有腹膜后血肿时，应予外科诊疗。

8．合并症的预防

（1）发生率：与患者的年龄及造影操作的熟练程度有关。

（2）血栓症

1）通常由于导管，即各种因素，例如导管太粗（与动脉内腔相比）、导管材料差、导管表面血渍的长度（患者的 50% 在血管造影后导管表面上黏附有意义的血栓）等。

2）血栓的发生与血管内膜损伤的程度、血管痉挛及患者血液凝固的程度状态有关。

（3）出血

1）在穿刺部位压迫动脉最重要；在大腿上部应正确地把握穿刺部位；一般在穿刺部位的上端及下端压迫时间短，或压迫手法没掌握好。

2）通常是在皮肤穿刺部位的上方压迫［即一指压迫于皮肤刺入部之上端，另外二指置于穿刺部位的下端（方）；压迫强度应以不完全阻断血流而又能触及末梢血管搏动为最理想］。

3）穿刺针的刺入角度若与皮肤相平行，则易于刺伤股动脉后壁即位于腹股沟韧带的上方，此时血管后血肿极易形成。

4）假性动脉瘤：应避开表浅股动脉被刺破（最常见的是穿刺位置太低），此时应拔出导管后，按操作要求仔细进行穿刺后加压（较正常人加压稍难）。

5）栓塞症：为预防末梢栓塞后遗症。①血栓一经确定，应立即考虑血栓取出术；②若疑有血栓发生的临床症状，且症状有进行性加重，则应选择血栓溶解术。

9．注意事项

（1）以下几点主治医师应注意

1）肝素使用中的患者：APTT 应保持在正常值范围（与正常值对照之比为 1.2 ~ 1.5）此时若行动脉穿刺应于穿刺前 4 小时中止肝素滴入。同时，在导管拔出后局部血管压迫 6 ~ 12 小时后再继续使用肝素。

2）双香豆素类抗凝固剂使用的患者：若有可能应在动脉穿刺前数日即应中止此类药物，若 PT 延长的患者应予新鲜冻干血浆（FFP），或维生素 K 25 ~ 50mg 于穿刺前 4 小时肌内注射（使 PT ≤ 15 秒）。

3）使用抗血小板制剂患者：行股动脉或腋窝动脉穿刺者应使血小板数≥ 75 000/mm^3。

4）胰岛素依赖性糖尿病患者：早晨胰岛素量应减半，检查当日量与平素使用量相同，食物经口进入，下午胰岛素量的确定应在检查完毕返回病房后，依血糖（或尿糖）检查结果来重新制订；当术中发生致命性过敏反应时，必须用鱼精蛋白中和之；对糖尿病患者，不管有无肾脏疾患，只要有引起急性肾小管坏死的危险时，至少应补足液体。

5）利多卡因过敏者（局部麻醉），主要注意下列各点：①局部浸润利多卡因过敏试验阴性者，可于动脉穿刺时用局部浸润法，或用下法：②盐酸普鲁卡因皮试阴性者，可用局部麻醉法，或：③混入生理盐水内浸润麻醉。

（2）给药时的注意点

1）重症冠状动脉疾患或者脑血管疾患者，若血压偏低，应避免给予减少心输出量的药物。

2）防止痉挛发作：避免使用痉挛阈值下降的药物（例如哌啶 meperidine 等）。

3）肝细胞损害：避免用例如巴比妥类制剂，防止肝细胞损害。

4）嗜铬细胞瘤：血压不稳定者应服用 α 受体阻滞剂等。

5）多发性骨髓瘤与糖尿病性肾性肾病：为防止急性肾小管坏死，必须补足液体。

6）镰刀状红细胞性贫血和真性红细胞增多症：由于血管造影可导致血栓合并症，应慎重。

二、大血管疾病的临床诊断

大血管疾病是一类很凶险的疾病，发病急，进展快，病死率高。这里所说的大血管主要是指人体的主动脉—最主要的动脉及伴行静脉。从外形上看，这些血管的口径大，管径粗；从功能上讲，这些血管的功能作用也很大，是人体所有组织器官的血液供应和回流的基础。一直以来 DSA 无疑是评价诊断大血管疾病的金标准，其在大血管疾病的临床诊断过程中发挥着重要作用。

1. 主动脉破裂　急性大血管病变是常见的危重性疾病，常见的有主动脉破裂等。常规血管造影术可以清楚显示血管病变，一直被认为是诊断大血管病变的金标准，该检查的优点为胸主动脉造影完毕，还可继续检查腹主动脉等可疑处，费时不多，能快速准确地进行诊断，可二期（对有的患者可同期）行腔内治疗；缺点为其为有创性检查，对急性患者检查危险性较高。

2. 主动脉夹层　DSA 检查可见：双腔主动脉、真腔显影、管壁增厚，内膜片线状负影，内膜破口显影（图 5-2），主动脉或主动脉窦瘤样扩张及胸腹主动脉分支受累的情况。但对Ⅰ型升主动脉夹层的游离内膜片、主动脉瘤及夹层假腔的附壁血栓显示不佳。对于Ⅰ型者，DSA 基本上可取代普通法主动脉造影，但对血栓的显示不如 CT（图 5-3）。主动脉夹层患者的病情不稳定及增强器较小，影响了 DSA 的检查效果，故结合笔者临床经验及相应文献报道，目前 CTA 仍是本病的首选明确诊断手段。

3. 大动脉炎　由于动脉病变，难以进行 DSA，故多取 IVDSA 法。IVDSA 可清楚地显示胸、腹主动脉、髂动脉及其主要分支，动脉的狭窄、阻塞和扩张，对头臂动脉如主动脉弓综合征的诊断效果尤佳。肺动球扁变时在实质期可见缺损。但 IVDSA 对肾动脉三级以远的分支显示不佳，肠气和移动所致的伪影也影响图像质量。

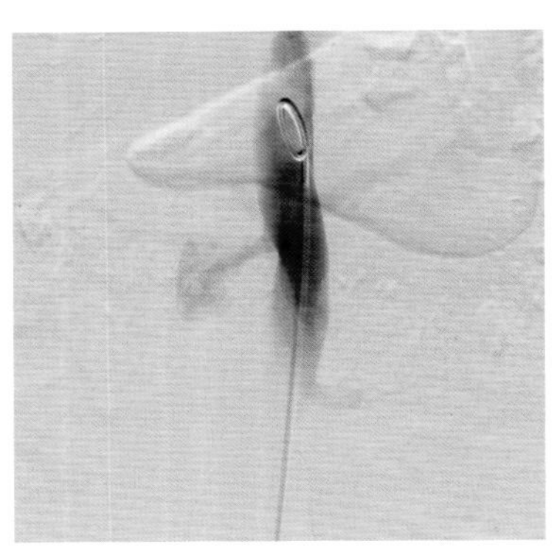

图 5-2　DSA 检查可清晰显示主动脉夹层内膜破口显影

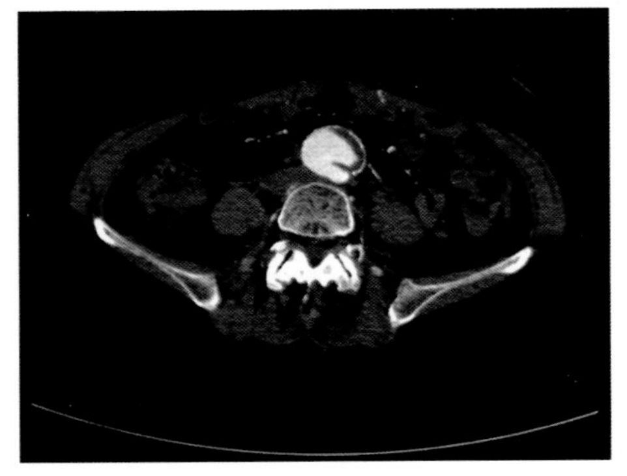

图 5-3　CT 可清晰显示血栓（优于主动脉造影）

4．主动脉末端闭塞综合征　即 Leriche 综合征，IVDSA 可显示闭塞部位及术后下肢血流的恢复。对于该病，CT 即可诊断，无需行直接法动脉造影。

5．髂动脉或锁骨下动脉 PTA 术后　DSA 可显示髂动脉通畅程度（图 5-4）及 PTA 的并发症如假性动脉瘤等，有报道称总的准确性达 88%。

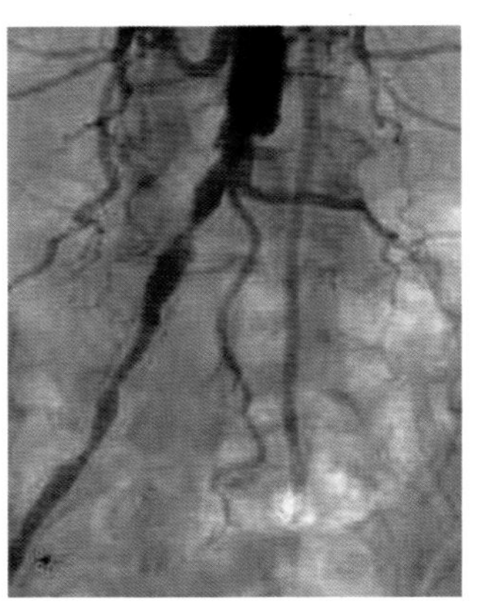

图 5-4　DSA 可清晰显示髂动脉狭窄

6．腔静脉　在肘前静脉或股静脉注药的 IVDSA 可很好地显示腔静脉。DSA 对下腔静的管腔及邻近血管的节段性发育不全、栓塞、梗阻及邻近肿瘤对下腔静脉的压迫和浸润情况可进行清楚显示。

7．内脏动脉及颈动脉　胃肠道的营养动脉主要是腹腔动脉、肠系膜上动脉和肠系膜下动脉 3 支。因此，大多数单独的肠系膜上动脉慢性闭塞是无症状的。然而，当有第 2 支血管也有供血不足时，则相对缺血的肠管不能满足摄食所需的血供增加要求。这是肠绞痛典型的“进食痛”的原因。选择性内脏动脉造影：①腹腔动脉造影正位片：

导管通过股动脉穿刺插至腹腔动脉起源处的上方，在给予小的试验剂量证实导管位置适当后，注入 50% 泛影葡酸钠 30 ~ 40ml，然后连续快速多次摄片，可以显示腹腔动脉和肠系膜上动脉中的 1 支或 2 支有无狭窄或闭塞；②肠系膜上动脉造影下位片：腹腔动脉造影后，将导管插至肠系膜上动脉起点的上方再做造影摄片，如显示明显扩张和伸长的肠系膜下动脉并通过侧支循环充盈肠系膜上动脉，表明有肠系膜上动脉性闭塞；③动脉造影摄片侧位：对于内侧弓形韧带综合征，侧位动脉造影摄片可显示腹腔动脉的上缘受压和该动脉向尾侧移位，而肠系膜上、下动脉通常显示正常。颈动脉造影存在脑梗死的风险，一般不作为常规检查，在进行颈动脉 PTA 时，一般才先行造影（图 5-5），并同期行脑血管造影评估颅内血管情况。

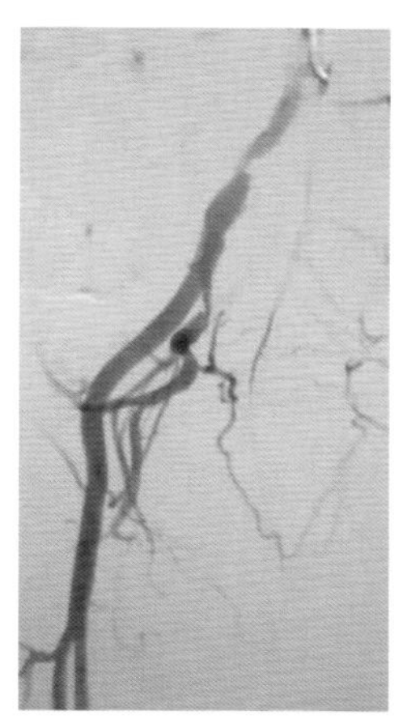

图 5-5　DSA 可清晰显示颈动脉狭窄

8．大血管 DSA 检查的特点

（1）由于大血管的搏动及呼吸运动的影响，摄像必须以高帧频进行（一般为 30 帧 /s），必要时辅以心电及呼吸门控。

（2）由于 DSA 设备的密度分辨力高，以及大血管容量大，对空间分辨的要求相对减少，因此可多次注射较低浓度的造影剂进行造影，大多数检查也可以静脉法 DSA 的方式进行。

（3）DSA 利用计算机技术可进行参数成像。

三、大血管造影在临床诊断要点

1．摄取造影前的“定位片”是保证造影片质量的关键　在电视监视下，当造影导管头放置到预定部位后，先摄取正或正侧位造影区平片，立即观察，称之为定位片。

该片主要用于调整摄片条件及摄影体位，观察导管头是否与透视时一致。再则，还可留作与造影片对比观察。

2. 选择合适的造影导管是保证造影成功的重要因素　不同病变、不同直径的血管要选择不同的导管，这样才能保证造影的有效顺利进行。

3. 造影剂浓度及用量的选择也是必要条件　造影剂的浓度，一般说来是高浓度较好，但对有些特殊患者，造影剂在用量上就受到限制，需正、侧位分次注射时，用量更不易掌握。用量太少，又影响造影部位的浓度和显示。

4. 正确掌握摄片时机　这对某些畸形通道和病变关键部位的显示，甚为重要。操作者对造影目的要求应心中有数，才能恰当地编出造影程序，以利保证造影成功。

5. 造影剂注射速度是否合适　可直接影响显影部位的密度。如行压力较高的主动脉造影与缓冲段较长的腹主动脉造影，均采用较快的速度（18 ~ 22ml/s）注射造影剂，否则显影可能浅淡。

6. DSA 的移动性伪影是影响 DSA 图像质量最重要的因素　在检查时应嘱清醒患者屏气，如躁动患者做 DSA 检查，易致失败。必要时可在全身麻醉下进行。为使图像清晰度得以提高，为了控制不自主吞咽运动，让患者在检查前吞咽 2% 利多卡因以麻醉咽部黏膜。若为腹部检查，则于造影前 10 分钟肌内注射盐酸 654-2，并做腹部加压，以减少肠气及肠蠕动，也能取得较好的效果。

一直以来 DSA 无疑是诊断大血管疾病的金标准，其可能的并发症主要为插管造成的血管痉挛及动脉硬化斑块脱落。而 CTA 与常规血管造影相比各有优缺点：CTA 不需要经动脉插管，对无明显症状的患者以及高龄患者更易接受。颈动脉 CTA 作为一种无创性检查方法对颈动脉血管斑块及血管狭窄性病变诊断有重要价值，对于大血管的病变，CTA 可作为首选方法之一，超声和 DSA 检查可以有效互补。DSA 能准确显示真假腔，病变累及范围及其对大血管分支的影响，但技术难度大、费用高，有促使血管破裂的风险而不常用或仅限于造影同时一期治疗的病例。

（王茂华　吴学君）

点评专家：吴树明，男，主任医师，教授，博士生导师，现任山东大学齐鲁医院心血管外科主任。兼任中国医师协会心血管外科分会常务委员，中华医学会胸心血管外科分会委员，山东省医学会理事，山东省医学会胸心血管外科专业委员会主任委员、先心病学组组长，山东省器官移植学会委员等。1974 年毕业于山东医学院医学系留校任外科学助教；1978 年考取著名胸心外科专家苏应衡教授的研究生，1981 年毕业并获得硕士学位；1986 年去澳大利亚悉尼 St.Vinccent′s 医院心胸外科进修 1 年半，师从著名华人心胸外科专家张任谦教授，接受了规范的心胸外科专业训练；1994 年去美国迈阿密 Jackson Memorial 医院和伊利诺伊州立大学进行为期 2 年半的进修和学术研究。

点评意见：本章节针对大血管疾病腔内技术的应用，详尽地介绍了血管腔内治疗的基本技术、介入适应证的选择、血管腔内技术、如何避免腔内手术的并发症、常用的血管介入器材的使用、大血管疾病的造影和临床诊断等。详细阐述了不同部位动脉或静脉内诊疗的技巧及注意要点，球囊及支架的应用原则，对于不同的血管病变所做的治疗策略、治疗期间的药物应用等。所描述的技术对国内从事腔内诊疗临床医生有非常好的临床参考价值，可以极大地避免腔内治疗中，尤其是危重患者并发症的发生。编写内容简洁明了，通俗易懂，紧密结合临床，有实用性，便于查阅，令人读来爽心悦目。相信对于每一位从事腔内诊疗的外科医师来说，都是开卷有益的。

参考文献

[1]Fattori R，Montgomery D，Lovato L，et al.Survival after endovascular therapy in patients with type B aortic dissection：a report from the International Registry of Acute Aortic Dissection（IRAD）[J].JACC Cardiovasc Interv，2013，6（8）：876-882.

[2]Fu WG，Shi Y，Wang YQ，et al.Endovascular therapy for stanford type B aortic dissection in 102 cases[J].Asian J Surg，2005，28（4）：271-276.

[3]Garcia LA.Endovascular Therapy for Femoropopliteal Disease：Drug-Eluting Stents Are Not the Default Therapy[J].Circulation，2016，133（3）：330-336.

[4]Kritpracha B，Premprabha D，Sungsiri J，et al.Endovascular therapy for infected aortic aneurysms[J].J Vasc Surg，2011，54（5）：1259-1265.

[5]Mortimer AM，Bradley M，Renowden SA.Endovascular therapy for acute basilar artery occlusion：a review of the literature[J].J Neurointerv Surg，2012，4（4）：266-273.

[6]Oberhuber A，Winkle P，Schelzig H，et al.Technical and clinical success after endovascular therapy for chronic type B aortic dissections[J].J Vasc Surg，2011，54（5）：1303-1309.

[7]Sun CH，Bhatt DL，Nogueira RG，et al.Endovascular therapy for stroke：getting to the“heart”of the matter[J].Circulation，2014，129（10）：1152-1160.

[8]（美）彼得 A 施奈德 . 血管腔内技术：腔内血管外科的导丝及导管技术（第 2 版）[M]. 李震，吴继东，张玮，等译 . 北京 ：清华大学出版社，2012.

[9] 舒畅，郭媛媛 . 腔内血管外科时代，主动脉疾病的治疗进展 [J]. 中国普通外科杂志，2016，25（12）：1675–1678.

[10] 舒畅，王暾 . 血管外科疾病腔内治疗现状与展望 [J]. 中国实用外科杂志，2017，37（12）：1331–1334.

[11]（美）Mark K.Eskandari，Mark D. Morasch，William H. Pearce，et al. 腔内技术：血管外科发展趋势 [M]. 管军，魏涛 . 译 . 北京 ：人民卫生出版社，2012.

[12] 泽勒诺克 . 血管和腔内血管外科学精要 [M]. 郭伟，符伟国 . 译 . 天津 ：天津科技翻译出版公司，2010.

第六章　大血管外科基本操作及移植物

第一节　大血管外科的基本操作和血管吻合

一、基本原则

血管手术不仅要求有良好的外科基本功，而且必须严格掌握血管手术的基本原则，这是手术成功的关键之一。

1. 熟练掌握血管的解剖、血管行经部位、毗邻关系及其主要分支。熟知血管的性质、病理状态和选择手术的最佳途径。

2. 操作应准确、轻柔、细致。在遇到意外出血时，切忌盲目钳夹，尤其禁用非血管阻断钳钳夹血管或用有齿镊子夹持血管内膜，否则，将导致血管壁或内膜损伤而致手术失败。

3. 阻断中、大动脉前，在其远侧动脉腔内酌情注入肝素，以预防远侧血管内血栓形成。或阻断血管前全身肝素化（1.5 ~ 3.0mg/kg），必要时，吻合完成后以鱼精蛋白拮抗。

4. 阻断血流时可选用适宜的阻断带（乳胶、硅胶管或布带）、无损伤血管钳或血管夹。上钳的松紧度应适宜，既阻断血流又不使钳夹血管滑脱，不宜钳夹过紧，预防损伤血管内膜，甚至内膜断裂、脱落造成血管阻塞、栓塞或易于形成血栓招致手术失败。

5. 阻断的血管切开或切断后立即用生理盐水或肝素溶液（肝素 50mg 加入 300ml 生理盐水内）冲净血管腔内的血液和血块。术中防止血管干燥，经常用肝素盐水或生理盐水湿润。

6. 剥除缝（吻）合处的血管外膜，避免将其带入缝（吻）合口内，但如血管有炎症或硬化时，外膜剥离太多易影响吻合口的牢固度，致使缝（吻）合处撕裂，为此，在血管吻合时应避免有张力，必要时加垫片，如自体腹白线、鞘膜、血管壁、人工材料等。

7. 血管缝（吻）合时应使内膜对内膜或行外翻缝合，使缝（吻）合口内面光滑，预防血栓形成；防止血管扭曲，确保血流通畅。

8. 做旁路血管移植时，吻合口应类似正常动脉分支，呈 30° 的锐角为宜，减少因血流动力学的变异而致血栓形成的机会。吻合口应光滑，避免狭窄。旁路移植血管的口径最好较患者原有血管口径增大 40% ~ 60%。

二、血管外科手术的基本操作

1. 血管游离　血管的游离是血管外科的基本操作之一，也是诸血管手术的重要步骤，有时甚至是手术成败的关键。欲达到血管完好地充分游离，除熟练掌握血管与其周围组织的解剖关系外，必须使血管的手术野充分显露。血管外有鞘膜包裹，鞘膜与血管之间一般较疏松，容易分离。用两把血管钳或镊子提起血管鞘膜，并在其间切开。鞘膜切开后用血管钳或直角钳在鞘膜与血管之间沿血管长轴轻轻分离，用剪刀剪开或用小刀切开，直至所需之长度。然后提起切开鞘膜的边缘，用刀柄或血管钳轻柔地向血管后方剥离，两侧会师后通过一条血管牵引带。有些大血管（如主动脉），刀柄剥离难以通过血管后面会师，可在两侧鞘膜剥离后，用直角钳在动脉后轻轻扩张分离与对侧会师，绕一阻断带。阻断带以细橡皮管或 8F 导尿管为佳，也可用塑料管或布带代替。可用拇、示指在动脉两侧轻轻分离，超过动脉的 1/2 后，两手指边分离边捏主动脉，至两手指会师，通过一直角钳，绕一阻断带，此法比用器械游离安全。轻轻提起牵引带，使血管离开血管床，用剪刀剪开血管后方之鞘膜，若一条牵引带不便操作时，可置两条牵引带（图 6–1）。

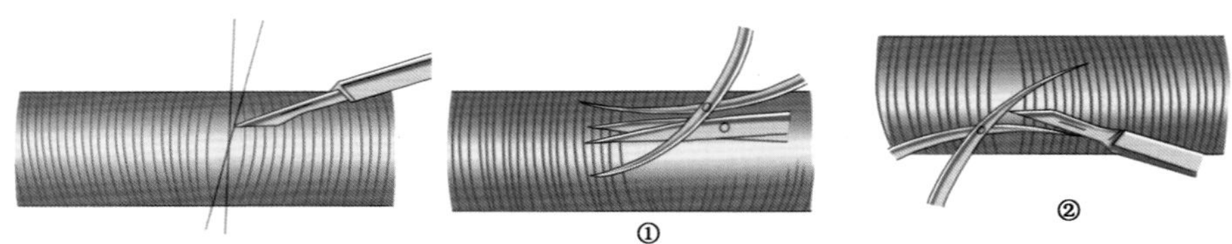

图 6–1　切开血管鞘膜

注意事项：在切静脉鞘膜尤其小静脉的鞘膜时需小心，以防夹起静脉壁而被切破。尽量避免用剪刀剪开鞘膜，因剪破血管的机会将比切开大得多。在游离动脉硬化的动脉时，应防止用力夹持血管；在牵引时也防拉力过大，否则粥样硬化的动脉内膜可能发生破裂，斑块脱落造成远端动脉栓塞。在游离血管过程中，遇到血管的分支需结扎时，应先结扎两线后在两线结之间剪断，尤其细小分支的结扎，切勿钳夹切断后再结扎，否则，可能造成小血管自血管壁上撕脱引起出血，遇此情况暂时阻断血管，用无创伤血管缝针缝合之，若保留其分支，可用粗丝线环绕或用血管夹阻断。

2. 血管阻断 血管的阻断既要保证阻断血流，又要尽量减少血管壁尤其内膜的损伤。血管充分游离后，根据手术需要和血管口径的大小，阻断血管可用阻断带、血管钳、血管夹、Fogarty 导管血管腔内阻断。大口径血管如腔静脉、主动脉可部分钳夹阻断。部分阻断不必用抗凝剂，完全阻断则根据阻断的部位和时间的长短应用局部和全身肝素化。

阻断带阻断血管时阻断带需绕血管一周。阻断带再套入一 5cm 左右长短的橡皮管内，拉紧阻断带，紧靠橡皮管处钳夹阻断带即将血管阻断。阻断静脉或非粥样硬化的动脉用阻断带、血管钳或血管夹均可，术者可自由选择，而对严重粥样硬化动脉的阻断，有的学者反对用阻断带，因为其容易损伤内膜，导致粥样斑块脱落栓塞远端动脉（图 6–2）。

血管钳阻断时动脉内膜破裂或破碎的可能性较阻断带为少，阻断的部位原则上应放在扪及动脉大致无硬化或硬化较轻的部位，但在手术中所显露的动脉经常是有病变的。为此，术者可选择适当的部位阻断。但上钳不应过紧，以既阻断血流，又不使血管滑脱为宜。

近年来 Fogarty 导管血管腔内阻断术的应用越来越广泛，对血管难以解剖、阻断钳放置困难，尤其适应于动脉壁钙化或粥样斑块易脱落者，比用血管钳、阻断带阻断较为安全、简单、有效，应用范围广泛，包括主动脉、肾动脉、腹腔动脉、肠系膜动脉、髂动脉、股动脉、颈动脉、肱动脉等。导管可经肱动脉、股动脉穿刺置入。大的血管如主动脉、腔静脉、门静脉等可用心耳钳（Satinsky）部分阻断。用阻断钳完全阻断血管，尤其动脉硬化的血管时，应水平式钳夹，不宜垂直钳夹，以防血管内膜损伤，或夹闭不严而漏血。

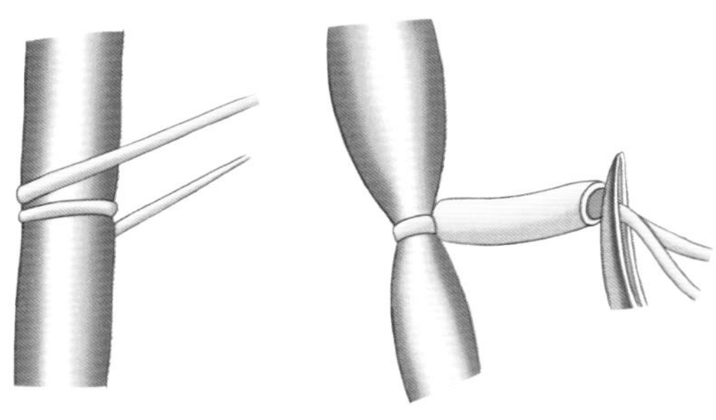

图 6–2 阻断带绕过血管与血管阻断

3. 血管切开　血管的切开是临床上经常应用的技术，诸如各种取栓术、分流术、血管旁路架桥术等均需行血管切开，操作中必须掌握好切口的深度，切勿切伤对侧血管壁，最好用尖刀切开一小口，然后用剪刀扩大切口。至于做纵行切开还是横行切开，应取决于要切开血管的部位和目的。纵行切开和横行切开各有其优缺点。纵行切开便于延长切口，手术野开阔，但纵行缝合后易招致血管狭窄，可用自体静脉或人造血管补片移植修补，以扩大血管口径。而横行切开则与其相反，多适于5mm以下的血管切开（图6–3）。

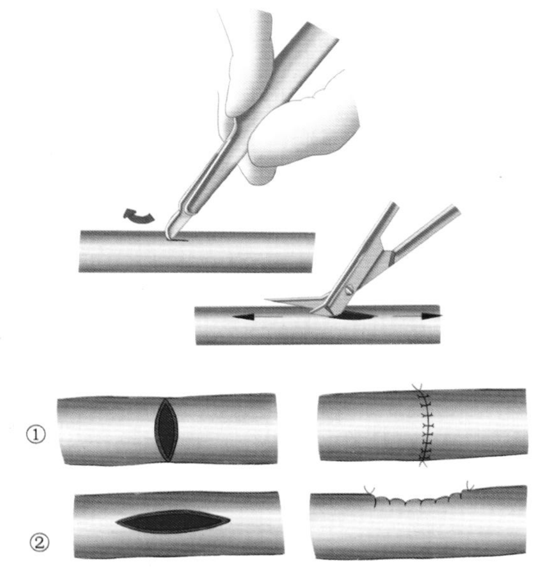

图6–3　血管切开与血管的切开与缝合

4. 血管吻合

（1）血管吻合方法：有三种，即端–端吻合、端–侧吻合和侧–侧吻合术。

1）血管端–端吻合术：端–端吻合术是血管移植、断肢再植术中最常应用的血管吻合技术，根据血管的种类、血管直径的大小选择或制作相应口径的血管进行吻合，其优点符合血液液体动力学的生理特点，效果较为理想。具体操作有以下几种方法：

A. 两定点吻合法：首先在两血管断端的两侧各做一单纯贯穿或褥式外翻缝合，打结后缝线的短头做牵引，用带针的长线连续贯穿缝合血管的前壁，当缝合至另一端时，与该处缝线的短头线打结，剪去缝合过来的带针线，短头仍留做牵引用。两牵引线单方向位置交换，并将吻合口两侧血管阻断夹（钳）翻180°，则将未缝合的血管后壁翻至前面，用另一侧定点带针的长线同样连续贯穿缝合后壁至对侧与其短头线打结完成吻合，剪去缝线，使血管回复原位。如系动脉缝合，先松开远端血管阻断夹（钳），如为静脉吻合，则先松开近端血管阻断夹（钳），再松开另一侧阻断夹（钳），恢复血流。遇有很重的吻合口出血时，则重新阻断血流，间断增补缝合，否则，去除血管阻断夹（钳）恢复血流，同时吻合口敷以温盐水纱布或干纱布数分钟，即不会再有漏渗血（图 6–4）。

如血管断端不宜游离过长或结扎分支过多，且血管又较粗（如腹主动脉、下腔静脉）不便翻转时，则在缝合两侧牵引线后，缝针由血管腔外进入腔内，并在腔内做连续贯穿外翻缝合后壁，至对侧后针由血管腔内进入，由腔外拔出并与该侧牵引线打结，然后再缝合前壁。也可以将牵引线缝在前后壁之中间位置，牵拉牵引线，血管只转动 45° ~ 90° 就可完成血管前、后壁的端 – 端吻合。

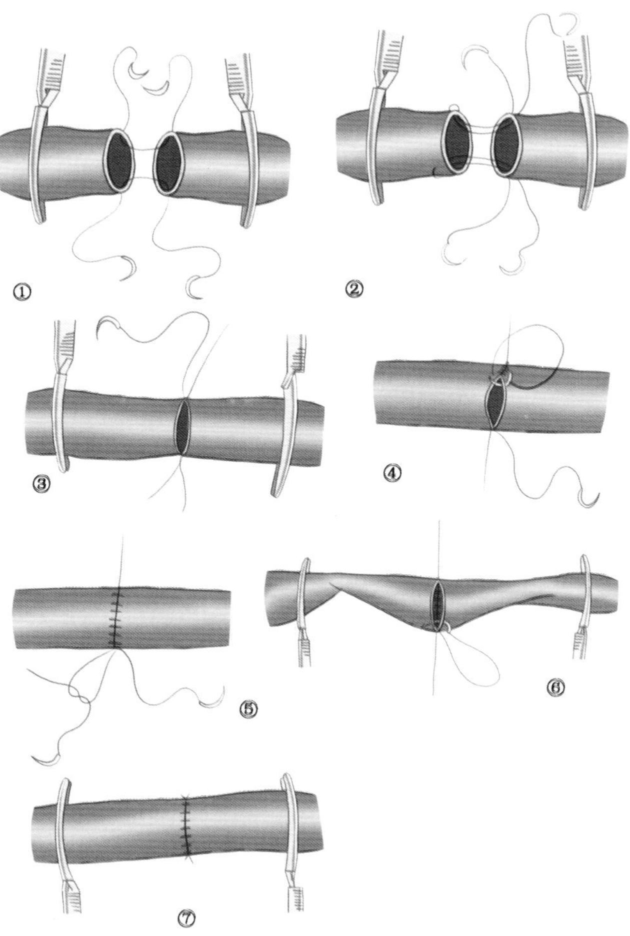

图 6–4　两定点吻合法

B．三定点吻合法：在吻合较小的血管尤其静脉时，牵拉两定点牵引线常会出现吻合血管的四个壁靠在一起，不便缝合，有时缝上对侧血管壁，此时，可用三定点吻合法，即血管周围壁分为三等分，每处缝一牵引线，牵拉三根牵引线时血管壁则成等边三角线，缝合时牵引两根缝线进行其间的缝合可避免缝上对侧血管壁。若做连续贯穿缝合时，每缝至牵引线处就同该处牵引线（短头）打结，而其带针长线继续缝合，直至完成吻合,如此可预防或减轻连续缝合所引起的“荷包口效应”的吻合口狭窄（图6–5）。

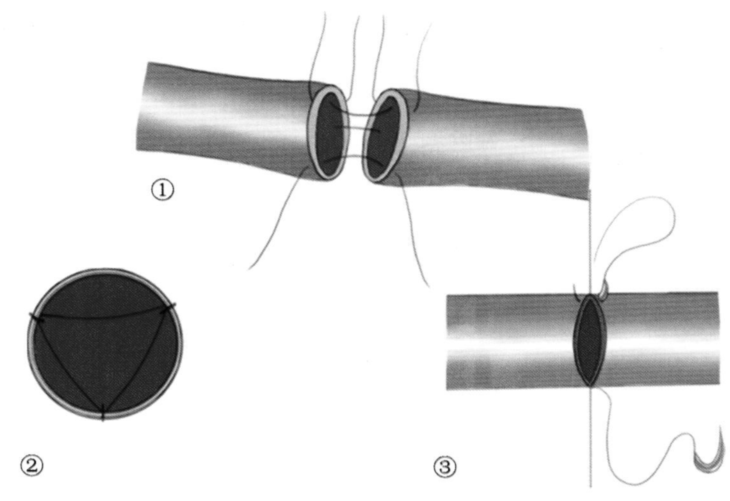

图 6–5　三定点吻合法

C．二头带针的单一缝线吻合术：由后壁先做外翻褥式缝合，打结后，两缝线分别由一侧向对侧行连续缝合，至前壁会师并打结。此法适于大、中血管的吻合，如主动脉、腔静脉、髂股动、静脉等。

D．扩大吻合口径的吻合方法：在临床工作中，常遇到两血管口径不对称或小血管（直径 3 ～ 5mm）吻合口径小，可采用以下方法扩大吻合口径：①将小口径血管纵行剪开，或剪成斜面；②两血管口径较小时，将两血管均剪成斜面或两血管均纵行剪开；③血管发生痉挛后可用血管钳轻轻扩张，然后进行吻合；④两端口径悬殊较大时，将小口径血管剪成斜面，两血管口径仍不对称，采用大血管口径皱折（即小口径血管针距小，大口径血管针距略大）吻合，以适应小口径血管，其缺点是皱折吻合的血管内面不规则，欠光滑。血流动力学的改变较大，应尽量少用；⑤改为端 – 侧吻合，其缺点是“受体”血管有盲端形成，血流发生旋涡，应尽量避免做此吻合（图 6–6）。

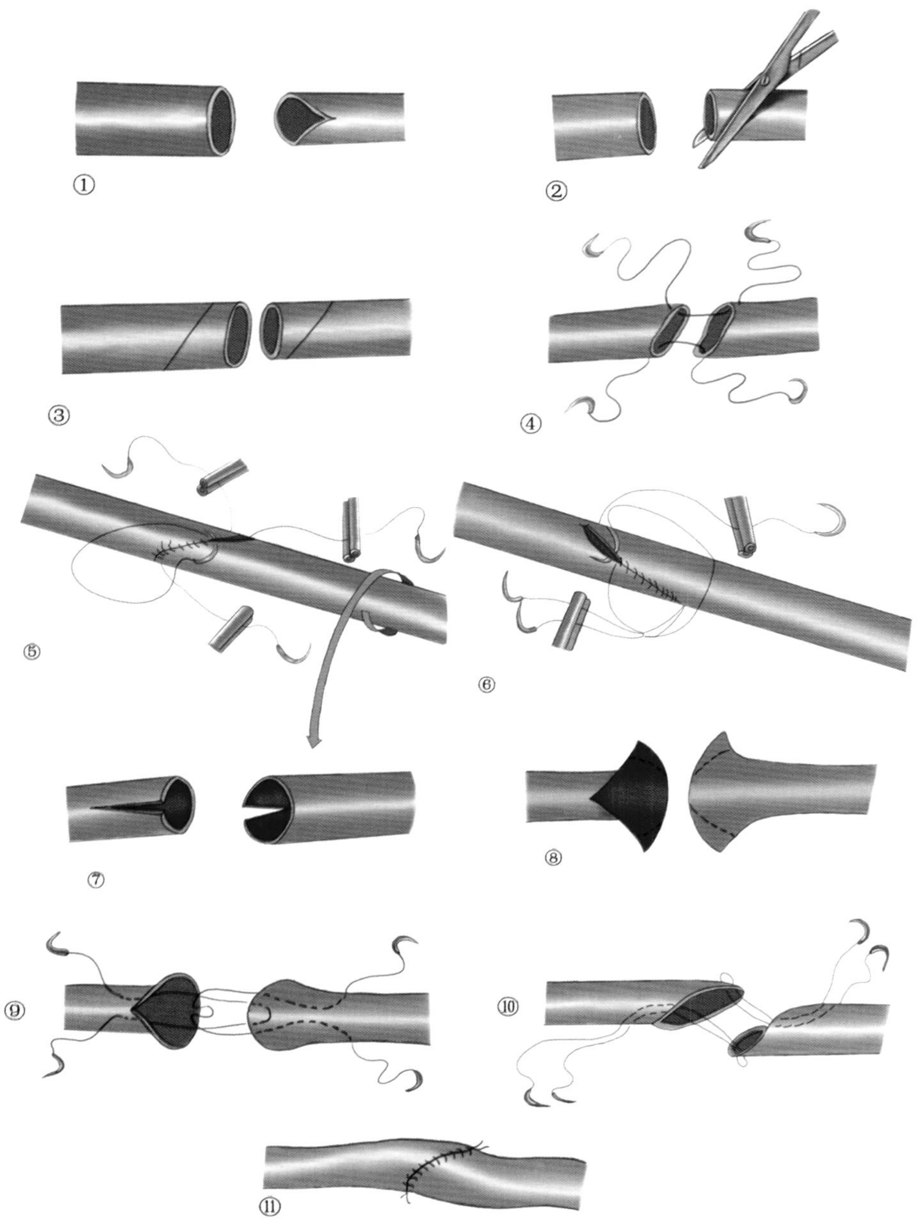

图 6–6　扩大吻合口径的方法

2）端 – 侧吻合术（图 6–7）：是动脉架桥转流、门体静脉分流等最常用的手术，其吻合的基本技术与端 – 端吻合术相似。值得注意的是"受体"血管不宜做横切开，而做纵行切开或纵行椭圆形"开窗"，即全层切除部分血管壁组织。移植血管通常剪成略成"S"形斜面，使两端不致成尖角，并使其口径为移植血管直径的 1.5 ～ 2 倍，以防吻合后形成钝角，有利于保持血流通畅。一般认为，两血管吻合后动脉成 30° ~ 45° 的锐角；大静脉在 60° 角以内为宜。此角度接近人体正常血管分支的角度。此外，尚需保持“受体”血管与移植血管吻合口径的一致，防止吻合口处皱折。吻合时首先在“受体”血管切开的两端和移植血管的两角做两定点单纯贯穿或褥式缝合，打结后短线作为牵引线，带针长线向对侧做连续贯穿缝合，由“受体”血管侧进针，自移植血管侧拔出，这样可使移植血管的端面贴在侧孔上。反之，易使移植血管的端面突入吻合口腔内，造成吻合口狭窄或血栓形成。

若血管不宜翻转缝合时，后壁缝合需在腔内进行，即将两定点缝线打结后，一侧带针长线由血管腔外穿入后壁腔内，做连续贯穿或连续褥式外翻缝合后壁，至另一端缝针穿出后壁与该处牵引线短头打结后剪去。该处之带针长线连续外翻缝合吻合口之前壁，至对侧同样与该处之牵引线打结，完成吻合，剪去缝线和牵引线，放松阻断钳恢复血流，松钳方法同端 – 端吻合术。

用自体静脉做移植的端 – 侧吻合术，可将静脉之吻合口端适当纵行剪开，以扩大吻合口。用人造血管端 – 侧吻合时，除将其剪成斜面外，也可剪取分叉人造血管的一个支。

操作中血管的阻断如前所述，大血管可部分钳夹阻断，也可在吻合口上下完全阻断。

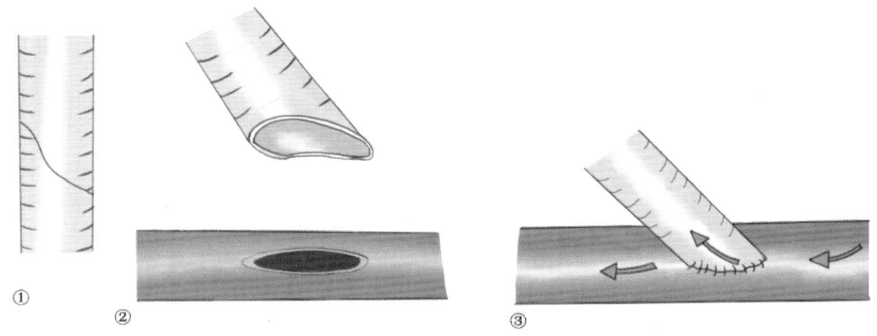

图 6–7　端 – 侧吻合

3）侧 – 侧吻合术（图 6–8）：临床应用较少，主要是门腔和肠腔血管侧 – 侧分流术等。具体操作方法是：用两把 Satinsky 血管钳或三翼钳平行夹住两血管部分血管壁，然后在钳夹两血管的两端各缝合一条固定牵引线，在两线之间分别纵行切开两血管壁或椭圆形切除部分血管壁。吻合时应先缝合后壁，用固定线带针的长线由一侧血管壁外进入血管腔内，做连续贯穿或连续褥式缝合后壁，至对侧与固定线之短线打结后剪去，该侧带针的长线同法缝合前壁，完成缝合。也可以用一根两头带针的缝线，由一侧缝合，先缝合后壁，再缝前壁，至两缝线会师后打结。根据我们的经验，连续褥式缝合难以保持使每一针都达到外翻，且缝合较慢，为此，近十余年采用连续贯穿缝合，内膜也达到外翻吻合口长期通畅率与褥式缝合并无区别。

松钳时先松门静脉或肠系膜静脉阻断钳，若无出血，再松腔静脉阻断钳；若有出血时重新阻断门静脉或肠系膜静脉，加针缝合。

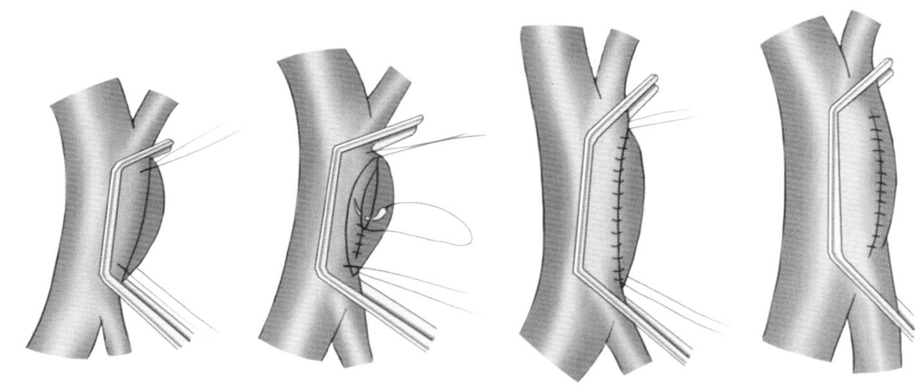

图 6-8　血管侧 - 侧吻合

（2）血管吻合中的注意事项

1）清除血管外膜组织，防止缝合时将外膜带入血管腔内导致血栓形成。

2）缝合时必须垂直进针，确保全层缝合，决不可遗漏内膜。

3）操作应轻柔，避免直接钳夹血管及其切端，缝合时禁忌夹持内膜，可夹持外膜或进针时用解剖镊抵着管壁，以资作对抗力。

4）进针距血管切缘要一致，针距应均衡。

5）人造血管应从腔内进针，以防将纤维丝带入血管腔。

6）保持吻合的两血管无张力、无扭曲、无旋转，否则会影响血流通畅，甚至术后早期血栓形成，而致手术失败。

7）吻合过程中助手应轻轻拉紧缝线，使缝线均匀地作用于吻合上，过紧易损伤内膜，甚至撕破血管，过松吻合口容易漏血。

8）不断用肝素生理盐水冲洗血管腔及吻合口，防止内膜干燥，预防渗血凝集在吻合口内。

目前常用的缝线及优缺点（表 6-1）：

表 6–1　常用的缝线及优缺点

常用缝线	优点	缺点
丝线	组织反应小，打结后不易滑脱	易诱发血栓，保持张力持久性差，在污染切口中感染率高
尼龙线	具有抗菌性，表面光滑、血管损伤小	质地硬，打结易滑脱
涤纶（Dacron）线	强度大，植入后不易变性	打结易滑脱
普罗纶（Prolene）线	强度大，组织反应小，保持张力持久性好	因针尾粗、缝线细，缝合 GORE–Tex 人造血管后针孔易漏血
GORE–Tex 线	质地柔软、有弹性，缝合 GORE–Tex 人造血管后针孔不易漏血	

第二节　动脉内膜剥脱术

动脉内膜剥脱术是指通过开放手术切除增厚的动脉内膜从而达到解除动脉狭窄或闭塞的目的，具有彻底切除病变、远期通畅率高的优点。常见的内膜病变包括粥样硬化斑块和伴有机化血栓的增厚内膜（如肺动脉栓塞后内膜）。

动脉粥样硬化常累及大中等动脉，受累动脉病变从内膜开始，出现内膜下脂质沉积，单核 – 巨噬细胞聚集，平滑肌细胞迁移并增殖，纤维组织增生及钙质沉着，病变发展逐渐累及动脉中层引起退变和钙化。动脉粥样硬化一旦发展到足以阻塞动脉管腔，则该动脉所供应的组织或器官将缺血或坏死，如出现动脉粥样斑块表面破溃和血栓形成，栓子脱落可造成远端的动脉栓塞。

现有的研究证实动脉在层流切应力较高区域对抗动脉粥样硬化形成的能力较强，而在湍流或低切应力的区域（如颈动脉和股动脉分叉处、锁骨下动脉和肾动脉起始处）则更容易发生动脉粥样硬化。

动脉内膜剥脱术包括了病变切除、内膜修复和动脉重建等方面，不仅要切除病变，同时要避免恢复血流后内膜剥离、残留病变栓塞、血管狭窄、吻合口出血等并发症。在操作过程中需要注意以下几点：

1. 佩戴双目手术放大镜和头灯，保持术野清晰，以利于手术的精细操作。

2．由于手术时动脉粥样硬化常已累及动脉中层，所以要从动脉的中层和外膜之间剥除病变。

3．剥除病变要彻底，可用盐水冲洗管腔观察，对于残留的松散的动脉中层应完全剥除。

4．通过动脉外触摸和管腔内观察，仔细确认内膜斑块剥除的终点，必要时延长动脉管壁的纵行切口以确保切除严重增厚的内膜。

5．动脉远端内膜的剥离最好通过侧向牵拉将斑块从动脉中横行拉除，应避免拔断斑块，因为这样很可能导致斑块残留，在理想的情况下应存在逐渐变薄的斑块移行部。如非绝对必要，应避免在内膜剥脱的远端终点通过缝合方式固定内膜斑片，这类操作有诸多问题，在颈动脉内膜剥脱术中远端内膜的缝合固定与围术期脑卒中发生率升高有关。

6．剥脱术后应用补片成形术进行血管重建可有效降低术后再狭窄的发生率，可选用自体静脉、聚四氟乙烯（PTFE）和涤纶等材料的补片进行连续缝合。

7．补片的修剪前要准确评估长度，修剪时两端要保持平整的长方形或椭圆形，以免造成吻合困难，吻合后漏血和狭窄。

8．在结束吻合前须将动脉内的空气、斑块碎屑和血栓冲出管腔外，此时一定要避免残留或误流入远端重要供血动脉。尤其是在颈动脉内膜剥脱术中，在完成吻合前依次短暂松开颈内动脉、颈总动脉和颈外动脉的阻断钳，将管腔内可能残留的空气、斑块碎屑和血栓冲出管腔外，并以肝素盐水充盈吻合处管腔；完成吻合后，短暂开放颈内动脉使血液充盈后阻断颈内动脉，然后开放颈总动脉和颈外动脉，最后开放颈内动脉，这样可以使管腔内可能残留的空气、斑块碎屑和血栓冲入颈外动脉，避免冲入颈内动脉。

第三节　大血管疾病常用的移植物

人体的血管常常由于损伤、管腔内血栓形成、动脉粥样硬化、动脉瘤样变和血管畸形而导致动脉闭塞、扩张和破裂，血管移植物可通过替代或旁路的方式来恢复血流通路。随着人口老龄化、膳食结构的改变，血管移植物的需求量不断增加。血管移植物自诞生到目前已有 200 年的历史，特别是近 20 年来其对于大血管外科的发展发挥了重要的推动作用，血管移植物的种类也随着技术创新和完善而不断变化。目前血管移植物主要包括生物血管移植物、人造血管移植物、血管腔内支架。

一、生物血管移植物

生物血管是指从患者自体、他人或者动物身上取得的血管，分为自体血管、异体血管和异种血管。异体血管和异种血管由于血管移植后的免疫排斥并且移植后容易产生血栓和动脉瘤，目前已基本不应用于临床。自体血管应是最理想的血管移植物，包括自体动脉和静脉。自体动脉虽有不少优点，能够切除而不影响身体的动脉不多，胸廓内动脉、桡动脉和胃网膜动脉可用于冠状动脉搭桥术，髂内动脉可用的长度只有4 ~ 5cm，多被用于与其口径接近的肾动脉及其他内脏动脉的动脉瘤，以及动脉粥样硬化或纤维肌性发育不良所引起的局限性的肾动脉狭窄。

常用作血管移植的自体静脉包括大隐静脉、小隐静脉、头静脉等。自体大隐静脉主要用于替代颈动脉、锁骨下动脉、内脏动脉等中小动脉。大隐静脉起于踝关节，于卵圆窝处汇入股静脉，它长约 60cm。75% 的大隐静脉是一根主干，20% 是两根较细的平行的血管，5% 无明显主干。但并不是所有的大隐静脉都可用作移植血管。如果过细（直径小于 3cm）、分支过多、曲张、硬化、血栓堵塞，都不能用。自体大隐静脉移植至动脉系统后早期，多处于内皮细胞脱落，暴露其下的基底膜，后者被纤维蛋白、血小板及白细胞黏附、覆盖。中层多处水肿，有局灶性出血及平滑肌细胞坏死，外膜破碎断裂。以后内皮细胞再生，6 周内将内膜基本完全覆盖（图 6–9）。同时期内中层平滑肌细胞减少而胶原组织增加，出现纤维改变，外膜与周围的结缔组织融合成一体。这些早期急性的改变是由制备和移植时的创伤和缺血所引起。

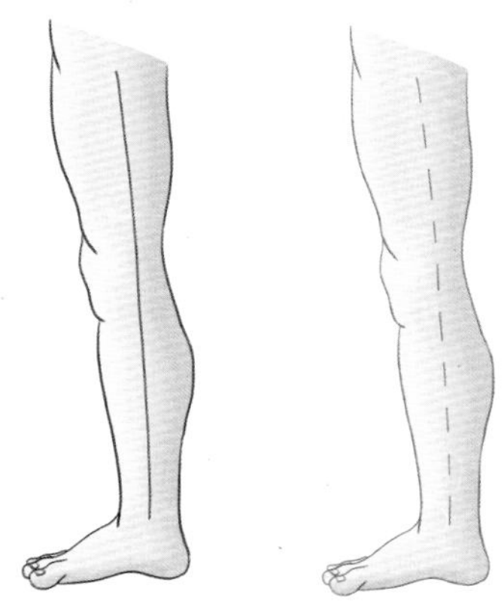

图 6–9 单一长切口切取大隐静脉与多个切口切取大隐静脉

二、人造血管移植物

目前常用的人造血管都是高分子或合成材料制成的多孔血管，即涤纶、丝绸、膨体聚四氟乙烯（ePTFE）血管。涤纶和丝绸血管都是织造的。丝绸是机织的，涤纶则分为有机织和针织的两种。

人造血管其纤维间都有空隙。膨体聚四氟乙烯血管是非织造的，它是在热处理下将聚四氟乙烯糊胶拉延后冷却制成，具有多孔海绵状结构。纤维间有空隙，血管壁的空隙占管壁总容积的 85%。

不同人造血管的孔隙大小不同。针织涤纶比机织涤纶大，机织涤纶比机织丝绸大，ePTFE 孔隙虽小，数目多，所以总量较大。

多孔人造血管移植后血液中的纤维蛋白沉积附着在血管内壁，堵塞壁内的孔隙。来自移植血管周围组织的成纤维细胞在血管外形成一层新的外膜，并从血管壁孔隙中钻入，使附着在内壁的纤维蛋白机化。在人体，一般内皮细胞只能长到距离吻合口 1 ～ 2cm 处，最多 4cm。大的血管因血液流速快，血小板不易聚集在光滑的新内膜上，因而不致形成血栓。血管的新内膜厚度不等，似乎与移植的孔隙度和壁的厚度有关。孔隙大则成纤维细胞及滋养血管容易长入，新内膜机化早，故新内膜较薄孔隙小，成纤维细胞和毛细血管不易长入，新内膜缺血。织造的血管容易塌陷，若邻近关节则关节活动时容易扭折，防止塌陷及扭折的办法是将织造血管加工形成波纹管样的皱褶。ePTFE 比较不易塌陷扭折，无需皱褶。但血管有皱褶后内径减小，在皱褶凹陷处纤维蛋白特别厚，不利于内膜的机化。有些品牌的 ePTFE 血管则采用管壁外加用螺旋形支撑环或管壁内支撑环的方法来增强支撑力，以避免人造血管在跨越关节时发生折陷。

人造血管可以制成不同口径、不同长度以及分叉形的，所以用途很广。可以用来替代大血管，如胸、腹主动脉及腹主动脉分叉，也可用来做需要较长血管的外分流术（如腋股动脉分流）。用人造血管替代大中血管（如主髂动脉），不论涤纶、绸或丝 ePTFE 血管，效果均较好。涤纶人造血管的 5 年通畅率可高于 95%。ePTFE 人造血管也有类似的通畅率，并且具有一定的抗感染特性。

三、血管腔内支架

血管腔内支架是指在管腔球囊扩张成形的基础上，在病变段置入内支架以达到支撑狭窄闭塞段血管，减少血管弹性回缩及再塑形，保持管腔血流通畅的目的，部分内支架还具有预防再狭窄的作用。根据血管内支架的特点，可分为自膨式支架、球囊扩张支架、热形状记忆金属支架和带膜血管支架四类。自膨式支架包括 Z 形支架、Wallstent 支架、Maass 双螺旋支架等。球囊扩张支架包括 Palmaz 支架、钽丝支架、不锈钢丝支架等。热形状记忆金属支架是镍钛合金在一定条件下使用特定工艺加工成一定的形状，较高温度时可维持这一形状，并且具有一定的刚性，在相对较低的温度（如 4℃）时则变为非常柔软的伸展结构，当上升至一定温度时，它又能恢复其原始形状。带膜血管支架主要用于治疗血管狭窄闭塞性疾病，但近年来带膜血管支架已广泛应用于治疗胸腹主动脉瘤、假性动脉瘤、主动脉夹层及动静脉瘘等血管疾病，并取得了良好的疗效，其与传统的开放手术相比，具有创伤小、并发症少的优点。

目前用于治疗主动脉夹层的腔内移植物主要由直管型不锈钢或记忆合金支架与人造血管共同组成。所选移植物需满足两个要求：一是需要有足够的周向支撑力以保证移植物与主动脉之间紧密贴合，这主要靠选择移植物直径大于瘤颈直径 10% 来实现；二是为使移植物释放后能适应主动脉弓的弯曲度而不至于损伤主动脉内膜，移植物必须维持良好的轴向柔顺性。这主要靠节段支架设计加置于主动脉弓大弯侧的纵向固定钢丝来实现。现有直管型腔内移植物虽然采用了各种方法试图完全满足以上要求，但仍有一定的移植物相关内漏发生率和继发 A 型夹层的报道。

Parodi 等最早采用经股动脉的动脉瘤腔内修复技术（endovascular aneurysm repair，EVAR）治疗腹主动脉瘤（AAA），尝试应用于不适宜进行开放手术的高危患者。随后的十年间，介入器材和相关手术技术得到迅猛发展和改进并不断成熟。由于 EVAR 避免了腹部长切口，因此大大减少了手术创伤；可以用区域阻滞麻醉或局部麻醉，尤其适用于合并严重心肺功能不全及其他高危因素的患者。由于 EVAR 的微创性，其适应证在一些国家和医学中心迅速扩大，甚至已经开始替代传统开放手术应用于低危险因素的 AAA 患者。目前 EVAR 应用的支架移植物都是把人造血管缝合固定于金属支架内部而制成，以防止人造血管发生扭曲和异位，保持稳定性。为适应主动脉分叉结构和增加支架血管的稳定性，目前的大多数支架移植物产品都采用模式化设计，主体和一侧髂支通过一侧股动脉置入，另一侧髂支通过对侧股动脉置入，定位对接。腹主动脉瘤的腔内隔绝术按照使用移植物的结构可分为以下三型：直管型、分叉型、腹主－单支髂动脉型。该术式实施的一个重要前提是肾动脉下方有足够长度的正常主动脉，可以作为支架的近段锚定区，以防止支架移植物向远端异位，并防止术后内漏的发生。

四、生物混合型人造血管

由于一般合成材料如涤纶、ePTFE 等人造血管的生物相容性尚未达到理想状态，为进一步提高其生物相容性，可以在这些高分子材料表面接上一层生物材料，构成生物混合型人造血管。一般所使用的生物涂层材料包括以下几种：①白蛋白：由于白蛋白不参与血液凝结及血小板黏附，因此人造血管的表面涂接白蛋白后可提高其的抗凝性能；②纤维连接蛋白：可促进各种细胞和成纤维细胞的黏附，进而促进内膜形成，达到抑制凝血的目的；③胶原蛋白：能促进内膜形成，防止凝血发生。由于其水渗透性和水吸收性都很高，还能提高人造血管的顺应性；④明胶：有促进细胞的黏附和生长的功能，在植入后能诱导内膜形成，防止凝血。

（袁 海 金 星）

点评专家：时德，上海市人，外科教授，博士生导师和博士后导师。毕业于上海医学院医疗系本科，1983—1985年美国纽约大学医学院医学中心外科访问学者，1990年开始享受国务院特殊津贴，1998—2009年任中华医学会重庆分会外科专业委员会主任委员，2002—2006年任中华医学会外科学分会委员，现任重庆医科大学外科教授、国务院学科评审委员会委员，国家药品食品监督局新药评审委员，太极药业集团股份有限公司独立董事，中华医学会外科学分会疝和腹壁外科学组顾问，中华医学会外科学分会血管外科学组顾问。担任《中华医学杂志》《中华普通外科杂志》《中华创伤外科杂志》《中华临床营养杂志》《中华疝与腹壁外科杂志（电子版）》《中国血管外科杂志（电子版）》《中国普通外科杂志》《中国普外基础和临床杂志》《美中创伤外科杂志》《中华临床医学杂志》《外科理论与实践杂志》等18种杂志副主编、常务编委、编委。近5年来，获国家自然科学基金2项。在国内外发表论文50余篇。参编、译著作11部。已培养毕业硕士研究生17名，博士研究生19名，博士后2名。

点评意见：近年来，大血管外科涌现出许多新理论和先进的诊疗技术及崭新的治疗方法，而本章所述大血管外科基本操作和常用移植物是大血管外科的基石，有了稳固牢靠的基石，才能推动大血管外科的友好发展。本章对大血管外科的基本技能和常用移植物做了全面而系统的阐述，浅显易懂，步步深入，具有很强的实用性，对中青年医师进入大血管外科专业打下牢固的基础极有帮助。

参考文献

[1]Ahmad W，Mylonas S，Majd P，et al.A current systematic evaluation and meta-analysis of chimney graft technology in aortic arch diseases[J].J Vasc Surg，2017，66（5）：1602-1610.

[2]Alkhouli M，Morad M，Narins CR，et al.Inferior Vena Cava Thrombosis[J].JACC Cardiovasc Interv，2016，9（7）：629-643.

[3]De Vries MR，Simons KH，Jukema JW，et al.Vein graft failure：from pathophysiology to clinical outcomes[J].Nat Rev Cardiol，2016，13（8）：451-470.

[4]Fellmer PT，Matia I，Jonas S.Arterial allografts in vascular surgery--best choice in cases of aortic graft infection？[J].Zentralbl Chir，2013，138（5）：530-535.

[5]Muetterties CE，Menon R，Wheatley GR.A systematic review of primary endovascular repair of the ascending aorta[J].J Vasc Surg，2018，67（1）：332-342.

[6]Raju S.Treatment of iliac-caval outflow obstruction[J].Semin Vasc Surg，2015，28（1）：47-53.

[7]Rowland SP，Dharmarajah B，Moore HM，et al.Inferior vena cava filters for prevention of venous thromboembolism in obese patients undergoing bariatric surgery：a systematic review[J].Ann Surg，2015，261（1）：35-45.

[8]Sorrentino S，Giustino G，Mehran R，et al.Everolimus-Eluting Bioresorbable Scaffolds Versus Everolimus-Eluting Metallic Stents[J].J Am Coll Cardiol，2017，69（25）：3055-3066.

[9]Van Rijn MJ，Ten RS，Hendriks JM，et al.Visceral aneurysms：Old paradigms，new insights？[J].Best Pract Res Clin Gastroenterol，2017，31（1）：97-104.

[10]Wu A，Helo N，Moon E，et al.Strategies for prevention of iatrogenic inferior vena cava filter entrapment and dislodgement during central venous catheter placement[J].J Vasc Surg，2014，59（1）：255-259.

[11] 龚立，刘锦纷 . 组织工程血管种子细胞研究进展 [J]. 中华胸心血管外科杂志，2005，21（3）：186-187.

[12] 王嫣，周兰 . 具有生物学活性血管移植物的研究进展 [J]. 实用医院临床杂志，2006，3（4）：85-86.

[13] 叶建荣，冯友贤 . 自体大隐静脉移植在血管外科的应用 [J]. 国际骨科学杂志，1985，（1）：5–8.

[14] 赵君 . 血管内移植物的研究历史 [J]. 中国医学影像技术，2001，26（12）：637.

第七章　围术期管理策略

第一节　大血管疾病的药物治疗

一、镇痛、镇静

主动脉夹层、动脉瘤先兆破裂等均可引起剧烈的疼痛，并且疼痛本身可以加重高血压和心动过速，对控制主动脉夹层和动脉瘤极为不利，因此须及时注射吗啡或哌替啶止痛，也可选择心血管不良反应较少的镇静药，如地西泮、氟哌啶醇等。降低血压是缓解疼痛的有效方法，血压下降后，疼痛减轻或消失是夹层分离停止扩展的临床指征之一。

二、控制血压

1．降压治疗的意义及目标值　主动脉扩张急性期治疗的关键是有效地降压并避免血压波动，可明显提高患者的生存率。药物治疗的原则是降低左室射血速度和降低收缩压。治疗目标值是将收缩压降至 100 ~ 120mmHg、心率 60 ~ 80 次 / 分，血压应降至能保持重要脏器（心、脑、肾）灌注的最低水平，避免出现少尿、心肌缺血及精神症状等重要脏器灌注不良的症状。

2．急性期常用药物　急性期应用的主要降压药物有硝酸甘油、硝普钠、地尔硫䓬缓释胶囊等。选择降压药物的原则要求扩张阻力血管和抑制心脏收缩的药物配伍使用。β－受体阻滞剂是目前临床最常用、最为有效的控制主动脉夹层患者血压的药物，该类药物可减弱左室收缩力、降低心率，减轻血流对动脉壁的冲击，必要时使用其他的降压药如 α 受体阻滞剂、血管紧张素转换酶抑制剂、利尿剂等药物。

三、抗血小板药物

抗血小板药物是通过抑制血小板活化从而阻止血小板参与血栓形成，不同的药物可以从多个步骤干扰血小板的激活，抑制血小板聚集的过程，包括附着、释放和（或）聚集。以下是几种常用的抗血小板药物：

1. 阿司匹林 可以改善慢性下肢动脉供血不足的自然病史。并能降低相关心血管事件的发生率。一项随机化临床试验结果显示，单独应用阿司匹林，或阿司匹林与双嘧达莫合用能够延缓动脉闭塞病变的发展进程（经连续性血管造影证实），阿司匹林的有益作用与其防止或延缓粥样斑块表面血小板血栓形成有关。临床研究证明，阿司匹林和双嘧达莫联合应用可减少周围动脉搭桥术后人造血管或大隐静脉桥的血栓性闭塞。因为血管损伤局部血小板的聚集是引起血栓性闭塞的首要原因，因此抗血小板治疗应该及早开始。在所有临床治疗试验中，阿司匹林剂量在 50 ~ 300mg/d 所取得的疗效至少与其他任何更大剂量的阿司匹林相似，而较高剂量的阿司匹林常易于导致胃肠出血等并发症。

2. 氯吡格雷 是一种噻吩吡啶类药物，其化学结构与噻氯匹定相似，通过直接拮抗诱导血小板聚集的腺苷二磷酸（ADP）而发挥其抗血小板作用。与阿司匹林比较，氯吡格雷能有效地降低缺血性脑卒中、心肌梗死等血管疾病死亡的危险。

3. 西洛他唑 通过抑制血小板及血管平滑肌内磷酸二酯酶活性，从而增加血小板及平滑肌内 cAMP 浓度，发挥抗血小板作用及促进血管扩张的作用，已被广泛用于治疗下肢缺血性动脉疾病。

四、抗凝药物

1. 维生素 K 拮抗剂 华法林目前广泛应用于静脉血栓的治疗和预防，以及心房颤动患者的抗凝治疗。华法林已不再作为支架术后的一线用药，其已被阿司匹林和氯吡格雷联合应用所代替，但可用于某些高危的冠脉成形术后的患者。

2. 肝素 其发挥作用是通过与抗凝血酶Ⅲ（AT- Ⅲ）结合，从而加速 AT- Ⅲ对凝血酶的中和作用，使凝血酶不能将纤维蛋白原转变成纤维蛋白单体。肝素还能抑制凝血酶、凝血因子Ⅱ a、Ⅸ a、Ⅹ a、Ⅺ a、Ⅻ a，并且还有抗血小板聚集的作用。肝素是需要迅速达到抗凝作用的首选药物，可用于外科预防血栓形成以及妊娠者的抗凝治疗。肝素的另一重要临床应用是在心脏、手术和肾脏透析时维持血液体外循环畅通。

3. 低分子肝素 分子量约为普通肝素的 1/3，是硫酸氨基葡聚糖的异质混合物，主要通过抗凝血因子Ⅹ a 而发挥作用。与普通肝素比较，低分子肝素更容易预测抗凝的剂量 - 效应关系，皮下生物利用度改善，有较长的生物半衰期，清除率与剂量无关，较少发生血小板减少症以及降低了实验室的监测要求。

五、溶栓药物

溶栓药物是通过激活纤溶酶促进纤维蛋白的溶解，其按照研究发展的顺序可分为三代产品。

1. 第一代溶栓药物　以链激酶（SK）和尿激酶（UK）为代表，其作用机制是直接或间接激活纤维蛋白溶解酶原，使之转变为具有溶栓活性的纤维蛋白溶解酶，达到溶栓目的。此类药物溶栓能力强，但缺乏特异性，在溶解纤维蛋白时可将血中的纤维蛋白原降解，而导致出血等严重不良反应。

2. 第二代溶栓药物　以组织型纤溶酶原激活剂（t–PA）人重组 t–PA（rt–PA，阿替普酶）为代表，其他的包括尿激酶原、重组葡激酶及其衍生物等。此类药物与血中纤维蛋白原亲和力较低，能够特异性地与血栓的纤维蛋白结合，因此不增加全身纤溶亢进，出血不良反应较小。

3. 第三代溶栓药物　是对 t–PA 进行蛋白质工程技术改造而获得。如瑞替普酶（r–PA）、兰替普酶（n–PA）和替奈普酶（TNK–t–PA）等。此类药物具有溶栓迅速、血浆中半衰期长、特异性强、出血不良反应小的优点。

六、扩张血管药物

前列腺素 E_1（PGE_1）具有明显抑制动脉粥样硬化的作用。这种作用可能是 PGE_1 能通过增加 cAMP，降低血小板聚集，消退血管壁免疫复合物，抑制平滑肌增生，降低血浆脂蛋白含量来实现的。PGE_1 还通过增加 cAMP 产生明显的抑制血小板聚集；显著的扩张周围血管，降低血管阻力改善缺血肢体的循环状态，同时还具有抑制 B 细胞产生抗体、增强细胞免疫功能和清除循环免疫复合物的作用，因此在治疗抗链球菌溶血素 O（ASO）中是一种很重要的药物。PGE_1 临床适应证包括：

1. 心肌缺血性疾病　如冠心病、心肌梗死、心力衰竭和心肌病、肺动脉高压等。

2. 肢体缺血性疾病　如闭塞性动脉粥样硬化症、肢体供血不足、糖尿病性动脉硬化闭塞症、大动脉炎、血栓闭塞性脉管炎、动脉栓塞。

3. 炎变性血管病　如过敏性血管炎、坏死性血管炎等。

4. 结缔组织病　如进行性组织硬化症、红斑狼疮等。

5. 血管功能性疾病　如雷诺病与红斑性肢痛症。

此外，还可应用于血管重建术后，以及肾功能不全等疾病。

七、降血脂药物

动脉硬化闭塞症者，经调整膳食和改善生活方式血清脂质水平仍明显异常者，应考虑使用调脂药物。药物治疗期间仍应坚持调整膳食及改善生活方式，控制动脉粥样硬化的其他危险因素。

常用调脂药物：调脂药物的种类较多，就其化学结构及主要调脂功能将目前常用的调脂药物主要分为四大类：

1. 3-羟基-3甲基戊二酰辅酶A（HMG-CoA）还原酶抑制剂（简称他汀类） 适用于高胆固醇血症、以血清TC升高为主的混合型高脂血症，以及动脉粥样硬化性疾病的一级预防和二级预防。

2. 苯氧芳酸衍生物（贝特类） 适用于高三酰甘油血症和以TG增高为主的混合型高脂血症，或糖尿病患者合并有血清TG水平显著升高。

3. 胆酸螯合剂 是临床应用已久的一类调脂药，包括考来烯胺和考来替泊，长期临床观察表明本类药可明显降低血清LDL-C水平。由于本药不良反应较多，常见有胃肠道反应，如恶心、腹胀、脂肪痢、便秘、高氯酸血症等，因此目前其临床应用逐渐减少。

4. 烟酸类 包括普通烟酸制剂和阿昔莫司，适用于除纯合子家族性高胆固醇血症和Ⅰ型高脂蛋白血症外的任何一种高脂血症。

第二节　术前评估和准备

大血管疾病的患者常合并多系统器官的疾病，包括高血压、冠心病、糖尿病、脑血管、肾和周围动脉疾病，患者术中和术后发生并发症的概率高。全面的术前评估和准备对于降低大血管疾病患者的围术期风险尤为重要。

一、术前评估

1. 一般评估 对于每一位行大血管手术或腔内治疗的患者均须术前评估，包括既往病史、体格检查、化验检查、心电图、胸片和心脏超声等检查。通过以上项目的检查对于患者的一般情况、日常活动量、水电解质、凝血功能，有无心、肺、肾脏、内分泌等器官系统疾病和以往的用药情况进行初步的了解，并为进一步的检查评估提供指导（表 7–1）。

表 7–1　血管外科择期手术的术前检查目录

对所有的患者
□ 病史
□ 体格检查
□ 踝肱指数
□ 全血细胞计数
□ 血电解质
□ 血尿素氮 / 肌酐
□ 血糖
□ PT/INR
□ 心电图
□ 胸片
□ 诱发性肺活量测定
□ 知情同意
对于存在风险的患者
□ 多巴酚丁胺负荷超声心动图
□ 围术期使用 β 受体阻滞剂
□ 肺功能检查
□ 动静脉瘘或移植物保护
□ 围术期透析
□ 类固醇应激剂量评估
□ 围术期抗凝计划
□ 营养评估与计划
□ $tcPO_2$（经皮氧分压）和对截肢患者功能恢复的多科会诊
□ 血糖难以控制时请内分泌科会诊
□ 手术室备有所需的血制品
□ 阴茎 – 肱指数
□ 戒烟治疗
□ 预防戒烟后反应的计划

2．心功能评估和准备　需要进行进一步心脏评估和治疗的患者限于那些有活动性心脏病患者，例如严重或不稳定心绞痛、近期发生过心肌梗死、晚期心力衰竭、严重心律失常和重度心瓣膜病。患者日常的运动量是作为心脏评估的一个重要的参考指标，例如：对于一个久坐，虽然没有心血管疾病史，但有增加围术期风险的临床危险因素的患者，同样须进一步的心功能评估。

（1）围术期心脏逐步评估法（基于美国心脏病学会和美国心脏病协会 2007 年《非心脏手术患者围手术期心血管评估指南》，2007 ACC/AHA guidelines）

第一步：非心脏手术是否紧急？

如果是紧急手术，立即送入手术室，进行围术期监护及术后风险分层并处理危险因素（Ⅰ类推荐 C 级证据）。择期手术的术后危险分层常在患者恢复健康后进行，以避免失血、机体失调和其他术后并发症可能混淆非侵入性检查的结果。如果为非紧急手术则进入下一步。

第二步：患者有无活动性心脏病？

患者如果没有活动性心脏病，则进入下一步。如果有不稳定心绞痛、失代偿心力衰竭、严重心律失常或瓣膜疾病常导致取消或推迟手术，直到心脏疾病得到确诊和合适的治疗（Ⅰ类推荐 B 级证据）。许多存在活动性心脏病的患者需行冠脉造影评估进一步的治疗方案。对于计划手术的患者进行最大限度的药物治疗是恰当的。

第三步：是否进行低风险手术？

如果是低风险手术，进入下一步。研究报道即使是高危患者，其发生的与低风险手术相关的致残率和致死率总数不到 1%。低风险类手术包括：内镜治疗、皮肤治疗、白内障手术、乳腺手术、无需卧床的手术等。研究报道大多数非心脏急诊手术当日死亡率实际低于术后 30 天死亡率，表明进行非心脏急诊手术增加的风险可以忽略或加以保护（Ⅰ类推荐 B 级证据）。

第四步：患者功能状态如何，有无症状？

功能状态可以用代谢当量（metabolism equivalents，METs）来判断。例如一名 40 岁、体重 70 公斤的男性在休息状态下基础性氧耗量是 3.5ml/（kg · min），即为 1MET。功能状态分级包括：优秀（＞ 10METs）、良好（7 ～ 10METs）、中等（4 ～ 7METs）、差（＜ 4METs）。如果患者的 METs ≥ 4，且无症状，可按计划手术（Ⅰ类推荐 B 级证据）。在大多数的日常生活中无法达到 4METs 的患者，围术期和长期的心脏并发症发病率增高。

如果患者的功能状态差或不明确，抑或有症状，可根据是否存在临床的危险因素来决定是否需要进一步评估。如果无临床危险因素,可按计划手术(Ⅰ类推荐B级证据)。如果患者有1～2个临床危险因素，或者有3个以上的临床危险因素，而同时需要进行中等危险度手术（围术期死亡率1%～5%），使用β受体阻断药控制心率后按计划手术是合理的（Ⅱa类推荐B级证据），或考虑非侵入性检查（Ⅱb类推荐B级证据）。

（2）Goldman心脏风险指数（Goldman’s index of cardiac risk） 是由Goldman等人于1977年提出的，用于评估40岁以上患者的围术期心脏并发症发生风险，后经Detsky等进行了修正，根据心脏风险指数评分，随着风险分级的增加，患者心脏并发症发生率升高（表7-2）。

表7-2 修正后的Goldman-Detsky心脏风险指数

风险因素	风险值
6个月内发生过心肌梗死	10
6个月前发生过心肌梗死	5
加拿大心血管协会心绞痛分级	
Ⅲ级	10
Ⅳ级	20
6个月内发生过不稳定型心绞痛	10
肺水肿	
1周内	10
曾经	5
可疑的重度主动脉瓣狭窄	20
窦性或房性期前收缩外的其他心律	5
5次以上室性期前收缩	5
身体状况差	5
年龄＞70岁	5
急诊手术	10
风险分级	心脏疾病发病率/死亡率（%）
Ⅰ级（0～5分）	1.3
Ⅱ级（6～12分）	4.7
Ⅲ级（13～25分）	15.3
Ⅳ级（＞25分）	56

3．肺功能评估和准备　肺功能不全、肺部感染是术后常见的并发症和死亡原因之一。患者高龄、既往吸烟史、呼吸系统慢性疾病、主动脉夹层破裂胸腔积血、胸腹部切口、术中血压的波动、失血、手术时间过长等均是诱发大血管外科手术后肺部并发症的高危因素。除详细的病史询问外，体格检查时应注意是否有呼吸音减低、哮鸣音、湿啰音和延长的呼气相。所有的患者均须行胸片检查。动脉血气分析和肺功能测定有助于进一步全面评估肺功能。

当动脉血气分析的动脉血氧分压（PaO_2）< 70mmHg，动脉血二氧化碳分压（$PaCO_2$）> 45mmHg 时，术后出现呼吸系统并发症的危险明显增加。关于肺功能测定的参数和评估详见表 7–3。

表 7–3　肺呼吸功能评定标准

肺呼吸功能评定	MVV%	RV/TLC（%）	（%FEV_1）
正常	> 75	< 35	> 70
轻度损害	60 ~ 74	36 ~ 50	55 ~ 69
中度损害	45 ~ 59	51 ~ 65	40 ~ 54
重度损害	30 ~ 44	66 ~ 80	25 ~ 39
极重度损害	< 29	> 81	< 24

MVV：最大通气量，RV：残气量，TLC：肺总量，FEV_1：1 秒用力呼气量。

综合评价标准：（1）重度：三项中至少有两项达重度损害。（2）中度：①三项中至少有两项中度损害；②三项中轻、中、重度损害各一项。（3）轻度：损害均不足中度者。

4．肝肾功能评估和准备　轻度肝、肾功能损害，一般不影响手术耐受力，损害较重者，将直接关系到手术的成功与预后。

高脂血症的患者常长期口服降血脂药物，可伴有不同程度的肝功能损害。布加氏综合征的患者常有肝硬化、腹腔积液、低蛋白血症等临床表现。大血管疾病的患者常合并有糖尿病、高血压和动脉硬化等疾病，加上术中、术后血压波动造成肾脏灌注不良，造影剂对肾功能的损伤均可造成患者肾功能不全。术前必须全面评估肾功能，包括尿常规、血尿素氮、肌酐、核素肾扫描，以及有无电解质紊乱、贫血和凝血障碍等情况。如患者正在进行透析治疗应详细检查透析导管或人工造瘘的通畅度，有无局部感染。

5．神经系统评估　脑缺血和卒中主要与颅外颈动脉病变有关，如颈动脉狭窄、闭塞、颈动脉斑块脱落和颈动脉瘤等。单侧大脑半球症状性短暂脑缺血发作，目前认为主要为颈动脉硬化斑块表面栓子脱落所致。其发病迅速，一般症状持续 2 ~ 5 分，主要包括下列一种或数种临床表现：①运动障碍：对侧偏瘫或单侧肢体轻瘫，面部、上臂和手软弱无力，运动失灵，下肢较少受累。主侧半球受累则引起运动性失语；②感觉障碍：单侧肢体感觉异常，常见一侧下面部和肢体沉重感，感觉减退或丧失。主侧半球受累则引起不同程度的感觉性失语；③视觉障碍：常见为单眼一过性黑矇，部分视野缺损或偶有同向偏盲。完全性脑卒中主要为脑血管发生栓塞、血栓形成或颈动脉闭塞所致的血流锐减，而侧支循环代偿不良所致。以上神经系统疾病可根据病史、听诊、触诊、多普勒超声、B 超、CTA、MRA 及动脉造影做出诊断。

二、术前准备

1. 心理准备　多数患者入院后存在不同的心理障碍，如焦虑、畏惧及消极的心理，这些将影响患者神经内分泌系统的正常生理功能，降低机体免疫能力及对手术的耐受力。向患者耐心介绍相关的疾病知识、术前评估目的和手术计划，使患者熟悉并接受目前的疾病状态，增强对医务人员的信任感及战胜疾病的信心，从而能够积极地配合治疗，是获得良好诊疗效果的起点。

2. 适应术后变化的准备　例如指导患者练习床上大小便，练习正确的咳嗽和咳痰方法，术前 2 周停止吸烟等。

3. 胃肠道准备　腹部手术的患者应在手术前 3 天开始流质饮食，术前 1 天灌肠两次。其他手术的患者从手术前 12 小时开始禁食，从术前 4 小时开始禁水，以防因麻醉或手术过程中呕吐引起误吸、窒息或吸入性肺炎。

4. 备血和补液　纠正术前水、电解质代谢和酸碱平衡失调及贫血状态，术前做好血型鉴定及交叉配血试验，备好一定量的血液制品，有条件的患者可预采自体血。

5. 创口感染的预防　植入人造血管的感染发生率为 1% ~ 16%，因此需要特别重视无菌操作，并且有预防性使用抗生素的必要。腹股沟区手术最容易发生深部创口感染，植入人造血管感染可并发因吻合口裂开而造成的假性动脉瘤，也可因并发化脓性血栓形成而威胁患者的生命。

6. 针对合并疾病的术前准备

（1）营养不良：其患者由于蛋白质缺乏，耐受失血和休克等的能力降低，易引起组织水肿，影响愈合，并且容易发生严重的感染，应在手术前予以纠正，争取达到正氮平衡状态。

（2）高血压：在治疗高血压之前，必须对循环系统内环境稳定做一全面估价。首先治疗导致继发性高血压的原发病。对无原发病的高血压，可采用药物来治疗。对原发性高血压者可请内科医生协助治疗以完善术前准备。手术前控制高血压切忌操之过急，应采取比较缓和的方法，逐步降压。控制高血压药物的选择应该是以避免细胞外间隙缩减和电解质紊乱为准则。术前 24 ～ 48 小时，应停止使用利尿剂。

（3）心脏病：如前所述，术前准确的心脏评估和有效的治疗是降低手术心脏并发症的关键。手术前准备的注意事项：

1）长期使用低盐饮食和利尿药物、水和电解质失调的患者，手术前需纠正。

2）贫血患者携氧能力差，手术前可少量多次输血矫正。

3）有心律失常者，根据不同原因区别对待，对偶发室性期前收缩，一般无需特别处理。

4）急性心肌梗死患者，6 个月内不施行择期手术。心力衰竭患者，最好在心力衰竭控制 3 ～ 4 周后再施行手术。

（4）呼吸功能障碍：停止吸烟 2 周，鼓励患者深呼吸和咳嗽。对于慢性阻塞性疾病合并肺部感染的患者术前雾化吸入并给予抗生素治疗，必须得到控制方可择期手术。支气管哮喘的患者给予解除支气管痉挛，必要时给予糖皮质类激素治疗。

（5）肾功能不全：术前肾功能损害程度评估可根据 24 小时内生肌酐廓清率和血尿素氮测定值判断。分为轻、中、重度，轻、中度肾功能损害，经过内科处理，都能较好地耐受手术；重度肾功能损害者，如在有效的透析治疗下，仍可以耐受手术。预计腔内治疗需要应用大剂量造影剂时，术前应给予水化治疗以预防造影剂肾病。

（6）肝脏疾病：常见的是肝炎和肝硬化。肝轻度损害，不影响手术耐受力；肝功能损害较严重或濒于失代偿者，手术耐受力显著削弱，必须经过长时间严格准备，方可施行择期手术；肝功能有严重损害，表现有明显营养不良、腹腔积液、黄疸及凝血功能障碍者，一般不宜施行任何手术。急性肝炎患者，除急症手术外，多不宜施行手术。

（7）肾上腺皮质功能减退：除慢性肾上腺皮质功能减退患者外，凡是正在应用或在 6 ～ 12 个月曾用激素治疗超过 1 ～ 2 周者，可在手术前、当日、术后给予氢化可的松，直至手术应激过去后，便可停用。

（8）糖尿病：患者手术耐受力差，手术前应适当控制血糖，纠正体液和酸碱平衡失调，改善营养状态。凡进行有感染可能的手术，术前都应使用抗菌药物。施行大手术前，要将患者血糖稳定于正常或轻度升高状态（5.6 ～ 11.2mmol/L）、尿糖 + ～ ++。如果患者应用降糖药物或长效胰岛素，均改为短效胰岛素。

（9）其他：包括术前胃管、导尿管的留置，手术特殊器械和装置的准备等。

第三节　大血管疾病术后的监护和并发症处理

大血管疾病术后监测和并发症处理的目的是针对麻醉的残余作用及手术创伤造成的影响，采取综合的监护和治疗措施，及早发现和防止可能发生的并发症，促使患者尽快地恢复正常的生理功能。

一、循环系统

患者术前合并高血压、冠心病，主动脉夹层累及主动脉根部引起心包积液、冠脉供血不足和主动脉瓣反流，术中大血管的阻断和开放，术中失血，术后出血，术后代谢性酸中毒等均是引发术后循环系统并发症的重要因素。

血流动力学监测的常用指标包括血压、心电监测、中心静脉压、肺毛细血管楔压、PaO_2、$PaCO_2$、尿量、心肌酶谱、乳酸、血常规等。通过以上的指标对比患者术前的血压、心电图等指标可以及早发现心肌缺血、心律失常、心功能不全、有效循环容量不足等循环系统的并发症并尽早地干预。

对于术中失血和渗液较多，对循环和容量影响较大，造成高乳酸血症，周围血管对于儿茶酚胺敏感性下降，血压降低，在补充液体和血液制品的基础上部分患者需要较多的血管活性药维持血压。

患者术后交感神经兴奋、手术切口疼痛、麻醉苏醒期或肾素－血管紧张素活性增加均可引起患者的高血压，严重的高血压可导致心肌缺血、心功能不全甚至是休克。术后针对高血压可采取镇静、止痛、降压利尿等治疗。在降压过程中要注意避免血压频繁的大幅度波动，术后血压最好控制在术前收缩压的 ±15% 水平。

对于心肌缺血、心律失常、心功能不全的情况应采取改善心肌缺血、减低心脏负荷、纠正心律失常。如患者术前已长期存在慢性顽固性心律失常，此时不要苛求完全纠正心律失常，治疗以控制心室率和去除诱发心律失常加重的因素为目的。

二、呼吸系统

患者术后系统的监测包括：观察患者的意识和肌力的恢复情况、自主呼吸的频率和深度、双肺的呼吸音、气道吸引痰液的性状、血氧饱和度（SpO_2）、动脉血气分析、呼吸机参数、肺部X线片等。通过以上的监测全面评估术后肺功能，决定是否拔除气管插管和及早发现肺部并发症。

对于胸腹部切口疼痛的患者，应充分止痛，以利于患者的自主排痰。为促进痰液和分泌物的排除可给予沐舒坦静脉注射、沐舒坦或爱全乐（异丙托溴铵气雾剂）雾化治疗。

患者术后带气管插管返ICU后，应及时吸痰。分泌物较多时增加吸痰次数。结合体位引流，保证肺部分泌物能够得到充分的引流。如情况允许，尽可能拔除胃管，因研究证实保留胃管可增加肺部感染的概率。合理应用抗生素以预防或治疗肺部感染。对于需要长期应用呼吸机的患者，应充分镇静，保护好胃肠道（内屏障），从根源上杜绝致病菌的来源。

三、中枢神经系统

患者术中血压的波动、供血动脉的硬化狭窄和斑块破溃、夹层累及大分支动脉、术中深低温停循环、人造血管置换或腔内修复术对供血动脉的影响等因素均可引起患者的脑部和脊髓缺氧性损伤，造成中枢神经系统障碍。

中枢神经系统监测术中可根据诱发电位，判断脊髓和大脑的功能受损情况。术后在麻醉药物的自然代谢后，根据患者的意识和四肢肌力恢复情况来进行判断，并仔细检查有无神经系统病理体征，必要时行CT和MRI检查并请相关科室会诊以进一步明确诊断。治疗包括镇静、脱水、利尿、神经保护、糖皮质激素和氧疗。对于预计脊髓缺血或术中深低温停循环的患者，应留置脊髓减压管，可以监测和降低脑压，维持脑压10 ~ 15mmHg，注意引流速度切忌过快，以防止发生脑疝。

四、肾功能

大血管疾病术后发生急性肾功能不全的概率约为15%，需要进行透析治疗的概率为1% ~ 4%。术后应注意观察每小时尿量，颜色，有无沉淀，尿常规中尿比重、蛋白和肌红蛋白的变化，血尿素氮和肌酐的变化，全面评估肾脏功能。

术后对于急性肾功能不全的治疗原则为维持循环和内环境稳定，减少对肾脏损害，保证肾脏血供和氧供，“等待”肾脏恢复，防止感染。床旁血液滤过可以快速清除患者血液中的水、电解质、各种炎性介质和代谢产物，从而维持机体内环境稳定，减轻肾脏损害和使肾脏充分休息并得以恢复。同时床旁血滤对于循环的稳定性明显优于血液透析，其低血压的发生率仅为5%，而血液透析期间低血压的发生率达25% ~ 50%。

连续性静脉－静脉血液滤过（CVVH）：迅速清除血液中水、电解质和各种炎性介质、代谢产物。循环影响小，人为控制容易方便。

预防：减少一切导致肾脏损害的药物和因素，防止低血压。

造影并发症及其处理：对于高龄、术前合并肾脏疾病、术中应用造影剂剂量过大和低血压的患者，需要注意造影剂肾病发生的风险。造影剂肾病患者术后血清肌酐通常在 24 小时内升高，96 小时达峰值，一般 7 ～ 10 天恢复到基础值。60% 以上的患者早期可出现少尿。根据临床上应用造影剂史，在 24 ～ 48 小时出现少尿、无尿、皮疹、心悸、出冷汗、血压下降，严重者出现过敏性休克，尿检异常，肾功能急骤变化尤其小管功能明显异常者，即可确诊。大多数的患者肾功能可自然恢复，10% 的患者需要透析治疗，不可逆肾衰竭需要长期维持透析的患者少见。预防和治疗措施包括：水化治疗，碱化尿液，选用非离子性、低渗性造影剂，血液透析，应用维生素 C、钙通道阻滞剂和血管扩张剂等药物治疗。

五、消化系统

术前夹层影响腹腔脏器供血，腹主动脉破裂或术后出血引起腹膜后血肿均可引起胃肠道功能障碍。

术后消化系统监测包括腹胀、腹痛、排气、腹肌紧张度、肠鸣音、腹围、引流液量和性状、消化道出血、肝脏和胰腺酶谱等指标。必要时行 X 线和 CT 检查。

治疗包括胃肠减压、抑酸、解除脏器供血不足、静脉营养、灌肠。对于麻痹性肠梗阻可应用促进胃肠道动力药物和足三里注射。如有可能尽早应用肠内营养，由少量流质饮食开始逐渐加量和恢复正常饮食。对于同时应用抗生素的患者，可给予双歧杆菌三联活菌胶囊、地衣芽孢杆菌活菌胶囊等活菌，以防止肠道菌群失调。

六、术后出血

患者如果出现持续的难以纠正的循环血容量不足，血红蛋白迅速下降，如引流液不多，应高度注意是否有大量的液体存于胸腔或腹膜后，及时行 B 超或 X 线片确诊。出血可能由于结扎线脱落、血管缝合处渗漏、硬化的动脉取栓后破裂等。有些手术后广泛渗血，可能因手术前曾用过抗凝药物。以上出血原因判断准确后，可根据情况采取观察、药物治疗、输血、手术探查等手段来解决。在排除上述可能后，必须考虑其他原因引起的凝血机制紊乱，如大量输用库血后出现的血小板减少、肝脏疾病、维生素 K 缺乏和弥散性血管内凝血症（DIC）。对手术后发生原因不明的出血，应测定凝血功能。查明原因后积极采取治疗措施。

七、急性动脉血栓形成和栓塞

动脉壁损伤、动脉斑块脱落或动脉持久痉挛，均可形成动脉血栓或栓塞，造成肢体远端缺血，甚至坏死。症状轻者，可用尿激酶溶栓治疗。如肢体严重缺血应尽早手术取栓并修复损伤的动脉。

八、假性动脉瘤

假性动脉瘤常由于器械粗糙和操作不当造成动脉壁损伤，表现为穿刺部位有局限性搏动性肿块，应及早外科手术，切除假性动脉瘤并缝合动脉壁。

九、移植血管感染

移植血管后发生感染的最常见原因是手术时污染所致，如移植部位接近皮肤，更易发生感染。另一常见的感染原因是已有感染的淋巴结或淋巴管，如下肢远端有感染或坏死存在时，更是如此。菌血症也可导致移植血管的感染。

患者通常在手术后 3 ~ 5 天，局部有疼痛。有的病例可形成感染性血栓，顺血流或逆血流扩散，皮肤上出现感染性瘀斑。感染灶如位于血管缝接处可造成吻合口破裂引起大失血，或在局部形成感染性吻合口动脉瘤。吻合口动脉瘤如位于腹腔，可溃破穿入邻近的肠腔或下腔静脉，并发消化道大出血或动静脉瘘。

治疗首先应用广谱抗生素，同时进行局部分泌物细菌培养以选择敏感抗生素。如果感染未涉及血管吻合处，应局部做充分引流，必要时应扩创，切除化脓坏死的组织。如感染累及移植材料，需部分或全部切除移植血管以根治感染。在一些特定的情况下可尝试保留移植血管，例如一般感染累及的自体静脉旁路血管或补片。但是如果是侵袭性细菌（如假单胞菌或致病力强的革兰阴性菌）引起的感染，由于其具有自溶的特性，能够破坏移植血管，引起出血，遇到这种情况时即使是自体血管也应行切除，并异位行血管重建。

第四节　大血管外科护理常规

一、动脉疾病护理常规

1. 舒适的环境　给患者提供一个安静整洁、温湿度适宜、空气清新、阳光充足、生活方便的环境，更能促使患者身心的健康，有利于快速地恢复。保持病室温湿度适宜，注意肢体保暖，避免接触冷水，寒冷季节外出时，避免肢端暴露在外。

2. 合理的饮食　应给予清淡、高蛋白、低脂肪及维生素丰富的食物，以提高机体新陈代谢的能力，促进创面愈合。清淡饮食，进食低脂且富含纤维素的饮食，保持大便通畅，以免便秘时腹压增高影响下肢供血，避免心脑血管意外发生。

3. 健康的习惯　鼓励患者戒烟，保持情绪的稳定，良好的睡眠，因烟中含有尼古丁及情绪波动均可使交感神经兴奋，引起血管收缩，加重肢体缺血症状。

4. 患肢的护理　主要原则是改善下肢血液循环和注意肢体保暖，勿使肢体暴露于寒冷环境中，避免接触冷水。保暖可促进血管扩张，但应避免用热水袋、热垫或热水给患肢直接加温，因热疗使组织需氧量增加，将加重肢体病变程度。告知患者避免长时间维持同一姿势（站或坐）不变，以免影响血液循环。应避免跷二郎腿或者交叉腿，防止动静脉受压，阻碍血流。保持足部清洁干燥，使皮肤干燥滋润，穿棉袜及透气好的鞋子，每天用温水洗脚，用毛巾擦干，不可用力摩擦、揉搓皮肤，皮肤瘙痒时，可涂抹止痒药膏，但应避免用手抓痒，以免造成开放性伤口和继发感染。如有皮肤溃疡或坏死，保持溃疡部位的清洁、避免受压及刺激，并遵医嘱应用抗感染药物。

5. 患肢血运的观察　根据患者的主诉并结合患肢肢端皮肤的颜色温度和足背动脉搏动的情况来判断病情变化，如果出现肢体苍白、冰凉、肿胀明显、疼痛加剧应警惕有肢体坏死的可能，应立即通知医生给适当的处理。

6. 疼痛的护理　认真、准确地评估患者疼痛的时间、部位，早期轻症患者可取合适体位，患者睡觉或休息时取头高脚低位，使血液容易灌注至下肢从而减轻疼痛，对疼痛剧烈的中晚期患者，常使用麻醉性镇痛药物，但应避免成瘾，对疼痛难以解除者，给予止痛泵静脉泵入。

7. 抗凝溶栓治疗的护理　常规给予抗凝溶栓及祛聚治疗，应遵循医嘱按时用药，严密监测各项凝血指标，注意观察刀口处有无渗血及皮下血肿，拔针时注意观察穿刺点渗血情况，有无牙龈出血及血尿等表现，发现异常及时通知医生处理。

8．健康教育　血管移植手术患肢应膝下垫小枕，避免关节处伸直，避免剧烈活动扭曲血管。动脉扩张性疾病防止瘤体破裂：应嘱患者卧床休息，减少活动范围，减少引起腹内压增高的因素，预防感冒，防止咳嗽，保持大便通畅，避免用力过猛、屏气等；控制血压增高是预防动脉瘤破裂的关键，疑为动脉瘤破裂，应及时报告医生，采取措施。根据病情指导患者适量的活动，以促进侧支循环的建立，但不宜过度疲劳，以患肢不感劳累为度。

二、静脉疾病护理常规

1．舒适的环境　保持病室温湿度适宜，病室安静、整洁，减少不良刺激。

2．合理的饮食　指导患者清淡、高蛋白、低脂肪及高纤维素的饮食，忌食辛甘肥厚之品，以免增加血液黏稠度。

3．防止外伤　保护患肢免受损伤，避免瘙抓和用力擦洗患肢，以免曲张静脉或溃疡破裂出血。

4．合理的体位　所有肢体静脉性疾病均需抬高患肢，使肢体远端高于心脏水平20 ~ 30cm，以促进静脉回流。避免同一姿势站立过久，必须站立时，应不断地伸屈患肢，以借助肌肉泵的作用促进静脉回流。

5．观察肢体血运　根据患者的主诉并结合患肢肢端皮肤的颜色温度来判断病情变化，如果出现肢体肿胀明显，皮色潮红皮温高，疼痛剧烈，应警惕是下肢深静脉血栓形成或伴有漂浮血栓，造成栓子脱落从而并发肺栓塞的危险，应立即指导患者绝对卧床，并通知医生给相应的处理措施。

6．抗凝溶栓治疗的护理　常规给予抗凝溶栓及祛聚治疗，应遵循医嘱按时用药，严密监测各项凝血指标，注意观察刀口处有无渗血及皮下血肿，拔针时注意观察穿刺点渗血情况，有无牙龈出血及血尿等表现，发现异常及时通知医生处理。

7．肿消散外敷的护理　将芒硝、冰片等药物按照一定比例研成粉末，制成外敷药袋（肿消散），包裹于患肢上，用药期间注意加强皮肤护理，药袋浸湿后及时更换，防止药物沉积，避免发生皮肤湿疹和皮肤压伤，肿消散要连续使用，不能间断，以保证治疗效果。并定期测量肢体周径的变化，观察肢体消肿的情况。此方法属于中药外用，为编者专利。

8．恢复期下地活动时指导患者正确使用弹力绷带和穿医用弹力袜。

三、大血管外科具体疾病护理

1．腹主动脉瘤（主动脉夹层）围术期护理

（1）术前护理

1）防止瘤体破裂：对较大的动脉瘤或疼痛严重的患者，要警惕随时破裂的可能，应嘱患者卧床休息，保证良好的睡眠；减少引起腹内压增高的因素，预防感冒，防止咳嗽、打喷嚏，避免用力过猛、屏气等。计 24 小时出入量，给予清淡易消化的半流质或流质饮食，避免进食过饱，必要时给予通便药保持大便通畅。控制血压增高是预防动脉瘤破裂及夹层稳定性的关键，对原有高血压病史者应严密检测并控制血压，对于夹层患者高度重视胸背部疼痛的主诉，一旦患者感到疼痛加剧、范围扩大，面色苍白，出冷汗，脉搏加快，血压下降等症状，疑为破裂，应及时报告医生，采取急救措施。

2）双下肢血运观察：腹主动脉瘤常伴有附壁血栓形成，造成管腔狭窄，有时血栓脱落，出现急慢性下肢缺血症状，因此应注意观察下肢有无疼痛、皮肤苍白、皮温下降、感觉减退、运动障碍和末梢动脉搏动减弱或消失等缺血症状。

3）对症处理：由于主动脉夹层血肿不断伸延常导致剧烈疼痛，焦虑者夜间可适量应用镇静剂；胸痛明显者在严格监测生命体征的条件下适量应用镇痛药物，如度冷丁（哌替啶）50 ~ 100mg 肌内注射，或吗啡 5 ~ 10mg 静脉注射或静脉滴注，当疼痛缓解，示夹层血肿停止伸延，如疼痛反复出现，应警惕夹层血肿扩展。

4）控制血压：主动脉夹层主要病因是高血压，主动脉夹层发生后早期血压正常或升高，由于夹层血肿压迫造成一侧血压降低或上肢血压高于下肢形成四肢血压不对称，所以应严密观察四肢血压变化并详细记录，在测压时应左、右、上、下肢血压同时测量，为医生提供诊断及鉴别诊断依据之一。如夹层血肿破裂出血或血容量不足致血压低下，应及时输液补充血容量或输血，保持收缩压维持在 100 ~ 110mmHg，以保证心、脑、肾等重要器官灌注基本正常。

5）心理护理：患者术前对手术能否成功治愈，手术后并发症及家庭经济条件等出现担忧心理，护理人员应关心体贴患者，加强心理护理，详细介绍手术过程，着重强调手术的正面效果，讲解成功案例，避免精神紧张致血压升高，解除或减轻患者各种消极的心理负担，积极配合手术。

6）做好患者的术前准备，对有营养不良的患者，术前应补充维生素、高蛋白、高热量及低脂饮食，必要时输血浆，以改善其营养状况，提高对手术的耐受力；对有心力衰竭、糖尿病患者应调整饮食，并给予药物治疗，待心功能改善，血糖控制在8 ~ 10mmol/L以下方可手术；对于吸烟的患者，应劝患者戒烟，并教会患者正确有效的卧位咳嗽、咳痰方法；帮助患者掌握肌肉收缩运动的训练方法，预防术后肺部感染及静脉血栓形成。

7）完善术前各项检查，全面评估各脏器的功能，积极处理其他合并症。

8）术前准备：①术前一日常规药物过敏试验、备皮、备血，测体重；②术晨禁食水、留置导尿管，心功能不全者，术前避免使用阿托品，只用镇静药。高血压患者术晨遵医嘱服用一次降压药；③行人造血管置换术者，备好适宜腹带，术晨插胃管，清洁灌肠，做好肠道准备。

（2）术中护理要点

1）同一般手术护理要点。

2）根据患者病情建立静脉通道。必须建立两路静脉通道，以保证术中输血或抢救使用。

3）需要术中自体输血者，严格执行自体输血操作规程。

4）根据患者情况准备好显微器械及人工血管。手术前仔细检查血管阻断钳性能是否完好，以防止术中脱落造成大出血。

5）搬运患者或安放手术体位时，动作应轻柔、稳妥，避免患者躯干过度扭曲；嘱患者勿做增加腹压的动作，以免造成腹主动脉瘤破裂。

（3）手术配合

1）手术体位：仰卧位，腰下垫软垫。

2）麻醉方式：气管插管全身麻醉。

3）手术切口：腹正中或旁正中切口。

4）物品准备：见表7-4。

表7-4　腹主动脉瘤切除＋人工血管置换手术物品准备

类别	物品名称
敷料	大敷包2个，普通腹被、手术衣、中单2个，开刀巾，盆、碗、弯盘1套
器械	胃肠开腹包，灯把，盆，后颅凹牵开器，血管显微器械
一次性用物	手套，吸引器管，吸引器头2个，纱布30块，棉球5个，纱垫4块，50×40粘贴巾，9×25敷贴，引流敷贴1个，无菌保护袋；普外套针，10#、11#、22#刀片，电刀，电刀清洁片；4-0丝线1板，3-0、2-0、10-0丝线各3板；20ml注射器，50ml注射器，腹腔引流管2根，10#尿管，引流袋2个

续表

类别	物品名称
特殊用物	手套皮筋 6 ～ 8 根，鞋带 5 根，3–0、4–0（大针）、5–0、6–0、7–0（黑针）滑线各两根，7–0、8–0 无创伤线各两根备用，速即纱，吸收性明胶海绵，皮套蚊钳，肝素 2 支，直套管针 备无创伤钳、肾蒂钳、肝拉钩
体位用物	仰卧位用物，约束带 1 根，托手板 1 个
备注	500ml 生理盐水＋肝素 2ml 台上用，8ml 生理盐水＋肝素 2ml 台下用

（4）手术步骤及配合：见表 7–5。

表 7–5　腹主动脉瘤切除＋人工血管置换手术步骤及配合

手术步骤	手术配合
常规消毒、铺巾	递卵圆钳夹持碘伏纱布消毒皮肤，铺无菌巾，贴粘帖巾、铺普通腹被
沿腹正中线切开皮肤及皮下组织	递 22# 刀片切开，干纱布 2 块拭血，小弯钳止血或电刀止血
依次切开腹直肌前鞘、腹外斜肌腱膜、切断腹直肌，切开腹直肌后鞘及腹膜	递中弯钳提起，电刀切一小口，组织剪扩大，10–0 丝线结扎或缝扎
洗手，探查	递生理盐水洗手，探查腹腔
暴露腹主动脉瘤	递湿纱布垫和长镊覆盖大网膜和横结肠推上右上方，乙状结肠牵向左下方，湿纱布垫覆盖，S 拉钩牵拉。游离瘤体近侧主动脉，再游离两侧髂总动脉，备 2–0 丝线缝合出血点
阻断腹主动脉瘤	递 90° 主动脉阻断钳，在瘤体上端阻断用小的直阻断钳阻断双侧髂动脉
切开瘤体	递无创伤镊，22# 刀片切开瘤体，取出瘤体内的钙化，用 7×17 圆针 4–0 丝线缝合腹主动脉内出血点
缝合人工血管	选择合适的人工血管，用 3–0 滑线与腹主动脉吻合；用 5–0 滑线吻合髂分支及同侧髂动脉
开放阻断	干纱布填塞止血，观察吻合口有无漏血，若有漏血加补缝合
冲洗腹腔	递生理盐水冲洗，止血，必要时置入止血材料、防粘连材料
放置引流管	递皮钳夹酒精棉球、腹腔引流管、11# 刀片，三角针 10–0 丝线固定
缝合腹膜	递皮钳 2 把钳夹腹膜，9×24 圆针 10–0 丝线间断缝合
缝合筋膜	递甲状腺拉钩拉开，递有齿镊，9×24 圆针 10–0 丝线间断缝合
冲洗刀口，缝合皮下	递生理盐水冲洗，递有齿镊，9×24 圆针 3–0 线间断缝合
缝合皮肤	递酒精消毒皮肤，递有齿镊，11×24 三角针 2–0 丝线缝合
覆盖切口	递酒精棉球消毒皮肤，酒精纱布，覆盖敷贴及引流敷贴；连接引流袋

（5）术后护理

1）术后严密观察：术后安置 ICU 病房，严密监测血压、心率、尿量、疼痛等变化，继续控制血压在 90 ~ 110/60 ~ 70mmHg，心率 60 ~ 70 次 / 分。观察腔内隔绝术（EVGE）是否成功及动脉瘤术后早期破裂征象。密切观察切口处渗血情况，保持敷料干燥。人造血管置换术后，保持各引流管通畅，严密观察引流液的颜色、性质及量等。

2）预防肢体活动障碍：术后患者穿刺侧肢体平伸制动 24 小时，床上行踝关节屈伸功能锻炼，应注意做好皮肤护理，给予轴式翻身，全身皮肤按摩，并协助加强肢体活动锻炼。

3）下肢血运的观察：注意双下肢皮温、皮色、感觉及动脉搏动情况，观察是否有血栓形成及支架内堵塞现象发生，正常皮肤呈淡红色，有光泽，富有弹性；皮肤温度与通过皮肤的血流量成正比；双下肢足背动脉和胫后动脉搏动对称有力。鼓励患者早期下床活动可减少血栓发生率。

4）预防肝肾衰竭：术后应复查血常规、肝功能、血生化及凝血五项，同时监测尿量。维护血流动力学稳定，保持足够的血压灌注，避免使用对肝肾有毒性的药物，必要时加用肝肾功能保护的药物。①术后留置尿管，在严密监测中心静脉压（CVP）下，持续动态观察尿量、尿比重、pH，使尿量不少于 50ml/h；②补足液体量，术后患者的血红蛋白应保持在 90g/L 以上，贫血者应适当输血；③维持稳定血压，保持稳定的肾动脉灌注压。

5）抗凝药物的使用：为预防血栓形成，术中及术后应使用抗凝剂及祛聚剂，定期检测凝血指标，注意有无出血倾向，观察有无牙龈出血、皮肤出血点、穿刺部位出血及尿液颜色的改变，有无嗜睡及烦躁不安等，发现异常及时通知医生，以调整使用药物的剂量及间隔时间。

6）并发症的护理：①内漏及破裂的护理：术后内漏是目前腔内隔绝术后存在的主要问题，其原因主要来自复合体近端与腹主动脉瘤颈、主动脉壁之间的裂隙，复合体远端与主动脉壁间的反流，人造血管的微破损以及腰动脉和肠系膜下动脉的反流等。部分内漏可发生血栓栓塞而自行封闭，继而腹主动脉瘤缩小，部分内漏如不治疗可逐渐增大直至破裂，对于可能诱发动脉瘤破裂者，应及时行传统的开腹手术治疗。护理中应密切观察血压和腹痛情况，及时发现病情变化，及时处理；②支架及吻合口处有无血栓形成，术后常规给予抗凝治疗，注意观察下肢皮温、皮色、感觉及动脉搏动情况，发现异常及时通知医生给予相应处理；③移植感染：注意体温的变化，体温异常及时通知医生给予相应处理。

（6）出院指导：①保持情绪稳定，坚持服药，控制血压在100～110/70～80mmHg；②自我检查有无搏动性肿块，观察有无胸、腹、背部疼痛；③观察双下肢皮色、皮温、感觉及运动，发现异常及时就诊；④每半年复查CT一次。

2. 颈动脉狭窄围术期护理

（1）术前护理

1）首先了解患者既往病史，评估患者生活自理程度，采取相应措施防止患者因短暂性脑缺血（TIA）发作而摔伤，观察患者血压波动情况，详细了解患者心、肝、肾等主要脏器功能及凝血功能，结合颈动脉超声及MRA或CTA检查了解颈动脉病变情况。

2）心理护理：保持良好的心理状态是保证手术成功的关键。由于颈动脉狭窄支架成形术是一种预防性治疗方法，患者及家属对此缺乏了解，表现出不同程度的紧张和焦虑，担心治疗效果不佳而产生心理压力。护理人员应针对患者的心理状况进行耐心地讲解，并充分解释手术的意义及效果，使之充分地理解和配合，并在良好的状态下接受手术。

3）患者准备：控制血压和血糖平稳，完善术前各项检查；术前一天双侧腹股沟区备皮，做碘过敏试验；禁食、禁水6小时。

（2）术后护理

1）一般护理：术后绝对卧床休息，避免头颈部剧烈活动及患侧颈部按压，以免影响脑血液循环，翻身幅度要小，动作要轻柔。严格遵医嘱给予补液、利尿、抗感染治疗。指导患者多饮水，早排尿，以利造影剂的排泄。

2）留置鞘管的护理：术后带鞘回病房，观察鞘管固定是否良好，穿刺部位有无渗血，防止鞘管移位、脱出、折断，保持局部清洁干燥，避免污染。待术中所用肝素在体内代谢完毕，患者病情稳定，可于术后2小时拔鞘，拔鞘后局部按压20分钟，弹力绷带加压包扎24小时，沙袋压迫6小时。

3）严密观察患者意识、瞳孔及生命体征变化，持续心电监护，维持血压平稳，防止血管痉挛。

4）抗凝治疗护理：术后并发症中最危险的是急性颈动脉闭塞，其原因主要是斑块下出血或斑块破裂后继发性血栓形成。为了有效预防支架内血栓形成及管腔再狭窄，术后常规抗凝治疗，在使用抗凝药物期间，应严密监测出凝血功能，尽量避免各种创伤性操作，集中采血，减少穿刺次数，穿刺后延长局部按压时间，预防皮下出血。密切观察皮肤黏膜有无淤斑、有无牙龈出血及大小便的颜色。监测血常规及凝血四项，将凝血酶原时间控制在正常值的 1.5 ～ 2.5 倍。

5）穿刺侧肢体的护理：术后平卧，穿刺点加压包扎，砂袋压迫 6 小时，穿刺侧下肢平伸制动 24 小时，防止髋关节屈曲，指导患者咳嗽时用手按压伤口处，以免增加穿刺口压力。严密观察穿刺部位有无出血或皮下血肿，观察穿刺侧下肢皮肤颜色、温度及足背动脉搏动情况，若出现足背动脉搏动减弱、皮温低或穿刺点出血应立即通知医生及时处理。

6）并发症的观察及护理：①血管痉挛：由于术中导管导丝长时间在血管内停留，刺激血管引起痉挛，产生缺血性病理生理改变。用药期间要观察患者有无心慌、面色潮红、血压过低等现象，并根据血压变化随时调节泵入速度；②高灌注综合征：支架置入后使病变血管开通，血流量急剧增加导致血液过度灌注而出现不良反应，严重者可出现再灌注性脑出血。应严密观察意识、瞳孔变化及肢体活动情况，遵医嘱应用脱水剂，如出现剧烈头痛、头胀、恶心、呕吐、癫痫、意识障碍，应立即通知医生处理；③低血压和心动过缓：由于手术中支架释放刺激了颈动脉压力感受器，可反射性引起血压下降；④脑梗死：术中球囊扩张、支架置入导致斑块碎片脱落而造成远端血管的栓塞。

（3）出院指导：出院后 3 ～ 4 周限制重体力活动，避免剧烈活动。保持情绪稳定，避免过度紧张、兴奋及情绪波动过大等。养成良好的生活习惯，戒烟戒酒，科学饮食，劳逸结合。向患者讲明抗凝治疗的重要性，并指导患者遵医嘱按时按剂量服药，不可自行减量、停药，教会患者自我观察有无出血倾向，及时就医。

3．颈动脉体瘤围术期护理

（1）术前护理

1）了解患者发现肿块的时间、部位、开始时的大小及生长速度，局部有无疼痛，有无吞咽困难、声音嘶哑，伸舌时舌尖有无向患侧移位。观察患者有无昏厥、耳鸣、视力模糊等脑供血不足等症状。

2）完善术前各项检查：如心电图、CT、MRI、DSA、眼底检查、脑电图、脑血流图等。术前 Matas 试验：由于颈动脉体瘤血供非常丰富，手术中常需阻断颈总动脉，Matas 试验有助于患者颅内建立侧支循环，提高手术的耐受性和安全性。具体方法是：用手指紧压患侧颈总动脉，使颈总动脉供血停止，每日压迫 1 ～ 2 次，使阻断时间从几分钟逐步延长至半小时左右。Matas 试验时需注意手指不要压迫颈动脉窦，以免发生颈动脉窦异常反射，出现血压下降、心跳缓慢，而发生昏迷，严重的甚至导致心搏骤停。

3）术前行颈动脉体瘤供血动脉栓塞，栓塞一般选择在手术前一天进行，对于体积较大的颈动脉体瘤可明显缩小肿瘤体积，使肿瘤剥离时出血减少，减少手术中失血量，从而降低脑神经损伤的机会。

4）术前1天遵医嘱给予抗生素、备血，常规药物的敏感试验；手术野皮肤准备，备皮范围包括患侧颈部及同侧上区头发。取自体大隐静脉者包括会阴及对侧膝关节以上大腿皮肤。

（2）术后护理

1）按颈丛或全身麻醉术后常规护理。

2）卧位：血管移植后去枕平卧，头部勿过度旋转至患侧，以免颈部移植血管扭曲，并有利于增加脑部血供。

3）给予吸氧，并保持呼吸道通畅。

4）严密观察患者神志、血压、脉搏及肢体的活动情况。由于术中颈动脉阻断时间过长，术后吻合口及移植血管内血栓形成，都可导致脑组织缺血，出现神志、血压、脉搏异常和肢体活动障碍，若有异常及时通知医师。

5）若体温超过39℃，给予头部置冰袋降温，降低脑代谢。

6）术后颈动脉切口置负压瓶，并保持负压引流通畅，严密观察并准确记录引流液的颜色、性质及量。

（3）出院指导

1）注意术侧颈部，如发现搏动性肿块时应及时来院就诊。

2）禁烟、酒。

3）行血管移植术的患者应定期行多普勒超声检查，早期发现移植血管是否发生狭窄。

4．肾动脉狭窄围术期护理

（1）介入治疗前护理

1）一般护理：①注意血压变化：由于患者血压较高，每日需测量血压。应在安静、情绪稳定、同一侧上肢、同一血压计测量并记录，便于术后对照观察。指导患者规律服用降压药，尽量卧床休息，保持病室安静，避免过多活动，避免情绪激动，减少家属探视，保持排便通畅；②密切注意心率、呼吸、意识等变化，警惕肾动脉狭窄诱发的高血压脑病及心脏紊乱综合征；③注意不同类型病变的药物治疗区分：双侧肾动脉狭窄或孤立肾动脉狭窄禁忌应用血管紧张素转换酶抑制剂（ACEI）或血管紧张素受体拮抗剂（ARB）（ARB）类药物；④注意神经系统变化，有抽搐、视力减退等症状。给予积极药物、透析等治疗，术前控制改善患者症状。合并外周血管狭窄病变，上下肢多部位测压，以明确病情变化，并根据血压来调节静脉用降压药用量。

2）心理护理：由于患者均有不同程度高血压伴随症状及疾病不同，需根据不同情况制定相应的护理计划。因此，耐心细致的心理护理十分必要。①心理支持，安慰和鼓励患者说出内心感受，给以正确疏导；②介绍疾病、治疗、护理和预后，使患者了解疾病，树立信心；③告知患者保持平稳心态对疾病治疗的重要性，取得患者积极配合。

3）完善术前各项检查，了解机体的功能状态：①心血管功能检测：常规检测血压、血脂及心电图检查，必要时可行心脏核素扫描及心脏冠状动脉造影检查；②肝肾功能检查：轻度肝、肾功能损害，一般不影响手术耐受力，损害较重者，将直接关系到手术的成功与预后，因大多数血管手术后需要抗凝治疗，伴肝肾功能异常者易出现威胁患者生命的大出血或肾衰竭，故术前必须了解和改善肝肾功能，包括尿常规、血尿素氮、肌酐、同位素肾图、肾盂造影及肝脏功能检查，对选择手术方式、指导用药及判断患者的预后具有重要意义；③凝血功能测定：多数血管外科患者术后需进行抗凝治疗，因此，充分测定凝血功能，有助于确定用药方案。具体项目包括：出凝血时间、纤维蛋白原定量、血浆部分凝血酶原测定等指标；④其他检查：包括血型、血常规、尿、大便常规以及血糖、尿糖测定等。

4）手术前准备：①皮肤准备；②药物过敏试验，术前应做抗生素过敏试验，以备术中、术后使用；③术前 6 小时禁食禁饮；④全身麻醉患者，术前留置导尿。

（2）介入治疗后护理

1）一般护理：穿刺侧患肢制动 12 小时，24 小时后再下床活动，嘱患者咳嗽、排尿时按压穿刺部位。术后患者因患肢制动，患者常感酸痛不适，协助患者应用轴线翻身法变换体位，保持髋关节伸直，小腿可弯曲，定时腿部肌肉按摩或应用抗静脉血栓压力泵预防深静脉血栓形成。术后麻醉清醒后 6 小时可正常进食。术后常规留置尿管 24 小时，记录尿量，保持大便通畅。

2）生命体征监测：心电监护持续观察体温、心率、心律、呼吸、血压的变化，上下肢多部位测压，以明确病情变化，准确记录，并与术前压对比评估手术效果。

3）监测尿量及肾功能变化：因患者术中应用造影剂及斑块脱落栓塞肾动脉分支可加重肾功能损害，监测尿量及肾功能变化意义重大。①促进造影剂排泄术后应鼓励患者多饮水（2500ml/d），必要时补液，应用利尿剂，以加速术中造影剂的排泄，减少术后造影剂肾病风险。对于有肾衰竭不适大量补液患者，术后及时透析治疗排泄体内滞留造影剂；②观察患者尿量、肾功能变化，有无腰痛、血尿等症状，警惕肾梗死及术后继发血栓形成；③穿刺点的观察与护理：麻醉清醒后，嘱患者术肢伸直 12 小时，鞘管拔出后加压包扎 6 小时，密切观察四肢末梢循环、足背动脉及双侧桡动脉搏动情况，并与术前比较。由于手术中、术后抗血小板、抗凝治疗，严密观察皮肤渗血情况，有无血肿或淤斑。

4）并发症观察与护理：①穿刺部位血肿、出血：术中肝素的应用易造成穿刺部位血肿、出血。术后即刻局部压迫不少于 30 分钟，用弹力绷带加压包扎，回病房后用 1kg 砂袋压迫 8 小时。嘱患者卧床休息，穿刺侧肢体平伸制动 24 小时。每 0.5 ～ 1 小时观察穿刺部位有无出血、渗血 1 次，同时观察术侧足背动脉搏动情况，皮肤温度及颜色；②感染：手术操作是造成术后易感的因素。护士应严格执行无菌技术操作。保持室内清洁，定时通风。注意保暖，限制探视，做好口腔护理及皮肤护理。严密观察体温变化，每日测量体温 4 次，同时监测血常规，如有异常，遵医嘱给予抗生素治疗，防止感染发生；③动脉血栓形成、再狭窄：为防止动脉血栓形成，术后 48 小时内应用肝素，密切观察患者有无牙龈出血、鼻出血、血尿及注射部位皮下淤血等出血倾向，定时监测出凝血时间。如发现患者血压升高、尿量减少，可能提示有动脉血栓、再狭窄的发生，采用彩色多普勒超声显示肾脏血流变化及肾实质显影，可确诊此并发症。

（3）出院指导：保持良好心态，避免情绪激动；劳逸结合，避免重体力劳动；控制血压，正规降压药物治疗；低盐、低脂饮食，食盐摄入 $< 5g/d$，并增加钾、钙摄入，监测电解质变化；戒烟、控酒，控制体重，适当锻炼。定期复查随访。

5．下肢动脉硬化闭塞症围术期护理

（1）术前护理

1）心理护理：趾端的疼痛使患者产生痛苦，应关心体贴患者，做好心理护理，向患者讲解疾病的相关知识，了解疼痛产生的原因，消除患者的心理压力，使其配合治疗与护理。

2）饮食护理：指导患者进高蛋白、高维生素的低脂饮食，对糖尿病患者给予糖尿病饮食，并注意监测血糖、尿糖变化。

3）劝诫患者戒烟：因烟草中的尼古丁引起血管痉挛，加重组织缺血。

4）病情观察：观察趾端末梢血运情况，包括皮肤颜色、皮肤温度及足背动脉搏动情况。关注肢端末梢有无破溃、坏死情况。

5）足部护理：患者多存在肢体末梢的血运障碍、缺血性营养障碍，如皮肤干燥、脱屑、趾甲畸形、变脆等，进一步发展可造成溃疡和坏疽。其护理包括：①每日用温水洗脚，用毛巾擦干，不可用力摩擦、揉搓皮肤；②保持皮肤干燥、滋润，穿棉袜及透气性能良好的松软鞋子，保持鞋袜干爽、洁净。足部可涂凡士林油保持滋润；③保护足部免受损伤，注意修剪趾甲，注意足部的保暖；④保持适当的体育锻炼，以促进侧支循环形成，改善血运。

6）疼痛的护理：①疼痛发作时，嘱患者患肢下垂，增加血供，减轻疼痛，避免肢体剧烈活动；②可分散患者的注意力；③注意患肢保暖；④夜间持续疼痛时，通知值班医生，采用疼痛三阶梯用药法则，给予患者止痛；⑤止痛效果仍不理想时，可采用止疼泵不间断给药，减轻患者的痛苦。

7）完善术前各项检查：详细了解患者心、肺、肾功能情况并采取相应措施进行对症治疗。

8）完善各项术前准备：通知患者术前6小时禁食，4小时禁饮。术前一日清洁皮肤、备皮，备皮时应小心仔细，避免损伤皮肤。做碘过敏试验及青霉素等抗生素过敏试验。术前半小时留置尿管，建立静脉通道。

（2）术中护理要点

1）同一般手术护理要点。

2）根据患者病情建立静脉通道。

3）手术中随时备好血管阻断、结扎的器械和用品。

4）按医嘱精确配置肝素生理盐水浓度，掌握术中使用量。

（3）手术配合

1）手术体位：仰卧位。

2）麻醉方式：腰硬联合或气管插管全身麻醉。

3）手术切口：腹股沟切口＋腿部切口。

4）物品准备：见表7–6。

表7–6　股腘动脉旁路手术物品准备

类别	物品名称
敷料	大敷包，普通腹被，手术衣，中单2个，开刀巾，盆、碗、弯盘1套
器械	大隐静脉包，灯把，后颅凹牵开器2个，血管显微器械，隧道器
一次性用物	手套，吸引器管，细吸引器头，纱布20块，棉球5个，纱垫2块，普通绷带1个，45×30粘贴巾，9×25敷贴，引流敷贴2个，无菌保护袋；甲状腺套针，10#、11#、15#刀片，电刀，电刀清洁片；4–0、3–0、2–0丝线各1板；10ml注射器，50ml注射器，引流管2根，10#尿管，引流袋2个

续表

类别	物品名称
特殊用物	手套皮筋 6 ~ 8 根，鞋带 2 根，5–0、6–0、7–0 滑线（黑针）各 2 根，7–0 无创伤线 5 ~ 10 根备用，速即纱，吸收性明胶海绵，皮套蚊钳，肝素 2 支，直套管针，无菌记号笔
体位用物	仰卧位用物，约束带 1 根，托手板 1 个，托脚架
备注	500ml 生理盐水＋肝素 2ml 台上用，8ml 生理盐水＋肝素 2ml 台下用

（4）手术步骤及配合：见表 7–7。

表 7–7　股腘动脉旁路手术步骤及配合

常规消毒、铺巾	递卵圆钳夹持碘伏纱布消毒皮肤，铺无菌巾，铺中单、腹被，贴粘帖巾
腹股沟部做纵形切口切开皮肤、皮下组织及深筋膜，显露大隐静脉末端，结扎切断大隐静脉各分支，主干保存完整	递蚊式钳分离各个血管，用 3–0 线或 4–0 线结扎
解剖大腿内侧、膝内侧及小腿内侧大隐静脉结扎各分支，切断远端	递蚊式钳分离各个血管，用 3–0 线或 4–0 线结扎
将大隐静脉向内侧牵开，打开股鞘显露股血管，充分显露股总动脉切口暴露股总、深、浅动脉	递后颅凹牵开器，皮筋游离血管，用阻断钳两把夹住血管，用剪刀剪断，用 3–0 线结扎两道
在膝内侧腘动脉、胫腓动脉显露在膝下内侧做第 2 个切口，显露远侧的腘动脉	递蚊式钳分离各个血管，用 3–0 线或 4–0 线结扎
在膝结扎内侧股骨内髁的后上方另做切口，切开皮肤及皮下组织深筋膜，找到腘动脉及腘静脉的下端，显露腘动脉的远端	递尖头钳，无创伤镊游离血管，用 3–0 或 4–0 结扎
直接在下肢大隐静脉表面做切口，找出大隐静脉所有的侧支结扎，切取大隐静脉并冲洗检查	递蚊式钳结扎用 3–0 线，肝素水冲大隐静脉，若有漏洞，递无创伤线缝扎，血管两端血管夹夹住，无菌记号笔标记大隐静脉正反面
在股动脉和膝下腘动脉之间用取下的大隐静脉吻合，先近段后远端	递隧道器，在股动脉与腘动脉之间打隧道，递大隐静脉入隧道分别做端侧降落伞式吻合，先做近端吻合，递 6–0 的黑针滑线
缝合皮下	递有齿镊，8 × 20 圆针 3–0 线间断缝合
缝合皮肤	递酒精消毒皮肤，递皮镊，8 × 20 三角针 4–0 丝线缝合
覆盖切口	递酒精棉球消毒皮肤，酒精纱布，覆盖敷贴

（5）术后护理

1）密切观察患者的生命体征变化。持续心电监护，特别是合并心肺功能不全者，并根据监测指标及时给予相应处理。持续氧气吸入，增加组织氧供。

2）术后患者采取平卧位，避免屈跨、屈膝及膝下垫枕，以免人造血管折曲。

3）指导患者正确饮食，进食低脂且富含纤维素的饮食，保持大便通畅，避免便秘时腹压增加影响下肢静脉回流。

4）严密观察患肢的血液循环状态，包括皮温、皮色、股、腘、胫后及足背动脉搏动情况，以便及早发现有无血栓形成。

5）防止血栓形成：术后给予抗凝、溶栓、祛聚治疗，应加强凝血机制检测，严格掌握药物用量，严密观察抗凝药物疗效及不良反应，注意有无出血倾向。观察患者有无牙龈、鼻黏膜出血情况。如有异常，及时通知医生处理。

6）加强皮肤护理，预防压疮的发生：尤其注意患者外踝情况，加强基础护理，预防刀口及泌尿系感染。留置尿管者，按其护理常规进行护理。

7）加强肢体功能锻炼，鼓励患者做足背屈运动，以借助肌肉的收缩挤压，促进血液回流，防止下肢深静脉血栓形成。

8）对于行介入治疗的患者：①嘱患者多饮水，促进造影剂的排泄，保护肾脏；②穿刺侧肢体制动 24 小时，轴性翻身，加强皮肤的护理；③注意观察穿刺点有无渗血，如有异常，及时通知医生。

9）糖尿病足者，积极治疗原发病，严密控制血糖。

10）疼痛的护理：术后仍存在疼痛的患者，耐心向患者讲解，术后血运恢复是一个渐进的过程，切莫灰心。遵医嘱应用血管扩张剂等药物，逐渐改善血运。

（6）出院指导

1）忌烟酒。

2）注意患肢保暖，并保持干燥，避免寒冷潮湿刺激。但不能用过热的水浸泡患肢，以免增加局部氧的消耗。

3）饮食宜清淡，多吃含有丰富纤维素的食物，限制刺激性食物，减少引起血管痉挛的因素。

4）经常进行适当的体育锻炼和体力劳动，促进侧支循环的建立。及时发现和治疗糖尿病，预防糖尿病足的产生。

6. 肠系膜动静脉血栓围术期护理

（1）术前护理

1）心理护理：解除或减轻患者的各种消极心理因素，增强战胜疾病的信心，以良好的心态主动配合医护人员做好各种术前准备工作。

2）呕吐物及大便的观察：观察呕吐物及大便的量、颜色，呕吐物为咖啡样或血便是肠管坏死开始的表现。

3）注意腹部体征的变化：对于腹痛入院的患者必须严密观察腹痛的部位、性质、程度等，有无腹痛腹胀加剧，肛门排便排气情况或血便等。有无休克早期的表现等。如有发热、腹部压痛、反跳痛，往往提示有部分肠坏死可能，立即做好术前准备行急诊手术。

4）饮食护理：通知患者禁饮食，做好口腔护理。

5）术前准备：向患者及家属说明术前检查的目的及注意事项，协助完成各项辅助检查。指导患者了解手术及麻醉相关知识，术前、术中、术后可能出现的情况及配合方法。做好术前常规准备，如呼吸道准备、胃肠道准备、体位训练等。告知患者戒烟的重要性和必要性。建立静脉通道，做好患者肠道清洁准备，留置胃管及导尿管。

（2）术后护理

1）生命体征的观察：严密观察病情变化，每小时评估一次，连续 3 次病情平稳后 4 小时评估 1 次，次日病情平稳后每天评估 1 次。

2）心肺功能监测：严密监测患者的血压、脉搏及呼吸功能情况。根据手术方式，指导患者进行呼吸训练，教会患者有效咳嗽。

3）患肢血运观察：包括皮温、皮色及足背动脉搏动情况。

4）密切观察病情：严密观察患者的神志、生命体征、各种引流量、中心静脉压、尿量、血糖等，合理安排输液顺序，准确记录 24 小时出入量。同时注意尿液颜色，为补液速度提供依据，警惕低血容量休克和肾衰竭。观察术口敷料是否干燥；患者肠功能恢复情况，有无血便等。肠功能恢复前，按医嘱给予完全胃肠外营养，待肠功能恢复后，逐渐给予肠内加肠外营养，逐渐过渡到完全由口进食，少量多餐，观察进食量和排泄情况，警惕短肠综合征。

5）引流管的护理：术后均留置胃管、腹腔引流管、尿管等。各引流管做好明显标记，标明管道的名称、深度，妥善固定，防止脱出。定时挤压，保持引流通畅。保护引流管周围皮肤清洁干燥。观察并记录引流液的量、性质及颜色，注意有无活动性出血或肠内容物引出，警惕应激性溃疡出血、腹腔内出血或肠瘘的发生。翻身时避免过度牵扯，移动或患者下床活动时，引流袋抬高避免超过引流口位置，每日更换 1 次，严格无菌操作防止逆行感染。如果肠坏死不继续发展，引流量逐日减少。

6）抗凝、扩血管药物的应用：密切观察意识、瞳孔、血压的变化，警惕颅内出血发生；注意切口有无渗血及皮下、口腔黏膜、球结膜有无出血；术后严格遵医嘱给予抗凝治疗，进行各种注射后，按压穿刺点 5 ～ 10 分钟，防止局部出血；指导患者适当床上活动，防止身体各部位与硬物碰撞；严密监测各项凝血指标。同时应注意腹腔引流情况，若血性引流量大则可暂停抗凝治疗，待引流量少时再予抗凝治疗。

7）疼痛护理：根据患者疼痛情况，按照评分标准进行评分。根据评分的不同采取不同的措施。

8）观察刀口渗血情况：密切观察患者腹部刀口情况，如有异常，及时通知医生。

9）术后并发症的护理：①吻合口瘘及高位肠瘘：是术后较为常见且严重的并发症。常发生于术后 5 ～ 10 天，其原因主要为肠管缺血水肿或引流不畅。术前胃管置入的深度要长些，为 55 ～ 60cm，以使胃管头端置于各吻合口附近，通过充分引流减少胃肠内液体对吻合口的压迫。术后肠蠕动未恢复之前禁止将胃管向外拔出或拔出后又重新插入；保持各引流管通畅；②手术后再栓塞：主要特征为腹痛一度消失后又再度出现或出现腹肌紧张等腹膜炎的体征。术后应严密监测体温、脉搏、呼吸、血压、脉搏氧饱和度，记录每小时尿量，密切观察腹痛变化及腹部体征；每天查血常规、肝肾功能、电解质、凝血酶原时间；监测 D- 二聚体含量是判断血栓是否形成或术后抗凝效果的一个指标；③感染：术后保持刀口敷料清洁干燥，做好空气、物品的消毒，防止交叉感染。

10）营养支持：术后观察腹部症状和体征，特别是进行消化道重建手术的患者，若出现肠瘘，可经瘘口在其远端肠袢内置管，进行胃肠内营养，维持水、电解质平衡并纠正酸中毒。注意补充优质蛋白、高维生素，避免生硬刺激性食物。

7. 布加氏综合征围术期护理

（1）术前护理

1）加强支持疗法：因患者有食管静脉曲张和消化道出血，应避免食用粗糙、坚硬食物，给予低脂、高热量、高维生素的半流质饮食，对肝功能不良者给低蛋白饮食；有腹腔积液者应进低盐饮食；严格禁酒，以免加重肝脏损害。身体极度衰弱的患者可以适当输新鲜血，行静脉营养，必要时可配合使用胃肠外营养，注射干扰素或转移因子，提高机体抵抗力。

2）保肝治疗：对于肝功能异常的患者，应注意保肝治疗。可静脉输白蛋白，减轻肝脏负担，给予维生素 C 及维生素 B_1 等药物改善肝功能。常规术前静脉或肌内注射维生素 K，以改善凝血机制。在使用其他药物时，应尽量选择对肝脏毒副反应小的药物。

3）腹腔积液及下肢水肿的治疗和观察：①利尿剂的应用：对轻度腹腔积液患者，可给予口服利尿剂，为防止离子紊乱，应将排钾和保钾利尿剂同时服用，腹腔积液较重患者可肌内注射或静脉推注呋塞米，在使用利尿剂期间，应严密观察尿量、腹围，并注意监测电解质情况，必要时应通过口服或静脉补充电解质，尤其是钾，以免发生电解质紊乱；②腹腔积液回收：为减轻患者经济负担，可反复多次回输腹腔积液，以补充蛋白。回输液中应加入抗生素、利尿剂及类固醇激素等，以防止感染及过敏反应。每次回输量不应大于 3000ml，以免加重心脏负担。在放腹腔积液及回输腹腔积液过程中，应严格无菌操作，并注意观察患者有无反应，发现异常及时处理；③抬高患者下肢，以利静脉回流，减轻下肢水肿。

4）心理护理：患者术前对手术能否成功治愈，手术后并发症及家庭经济条件等出现担忧心理，护理人员应关心体贴患者，加强心理护理，详细介绍手术的目的、方法、注意事项和成功病例，消除紧张和恐惧心理，积极配合治疗和护理。

5）术前准备：①拟行转流手术的患者，术前 3 天进行常规肠道准备，进全流无渣饮食，口服缓泻剂及抗生素，每晚灌肠一次；②术前指导训练床上大小便；训练患者深呼吸及正确有效的卧位咳嗽、咳痰方法，必要时给予化痰药；③拟行介入治疗的患者，术前抽血应避免使用肘部静脉和股静脉，以免因皮下淤血影响手术时穿刺；④术前一日做碘过敏试验，术日备皮等。

（2）术后护理

1）体位：术后平卧位，血压平稳后可行低半卧位，床头抬高 15° 以避免扭曲压迫人造血管。介入治疗后穿刺侧肢体平伸制动，腹股沟穿刺部位沙袋加压 6 ~ 8 小时，上肢穿刺部位加压包扎 24 小时。

2）严密监测生命体征变化，术后 24 ~ 48 小时持续心电监护监测患者的血压、脉搏和呼吸情况，特别注意呼吸深度、频率、口唇及肢端有无发绀。

3）保持呼吸道通畅：鼓励患者咳嗽，协助患者叩背、咳痰，必要时给予化痰药。

4）各种引流管的护理：①胸腔闭式引流：定时观察引流瓶水柱波动情况，水柱波动应在 2 ~ 5cm。一旦发生堵塞，应从靠近切口处由近向远挤压引流管，禁忌用盐水冲洗，以免造成感染。注意观察引流液的颜色、性质及量，如每小时＞ 200ml 应报告医生，给予相应处理。更换引流瓶时，应夹紧引流管，防止气胸。术后 48 小时拔除胸腔引流管，拔管前应摄片观察心肺情况；②腹腔引流管：注意保持通畅，记录引流液的颜色、性质及量，如果术后 24 小时引流液颜色为鲜红色并逐渐加深，每小时量 > 200ml，说明可能有活动性出血，应及时通知医生给予相应处理；③胃肠减压：负压保持在 8.0 ~ 10.7kPa（60 ~ 80mmHg），不宜过高，以防曲张静脉出血，注意引流液的颜色、性质及量，观察有无消化道出血。待病情稳定，肠蠕动恢复，术后 2 ~ 3 天可拔胃管，拔管前应口服 20 ~ 30ml 液状石蜡，防止损伤胃黏膜而引起消化道出血；④心包腔引流：术后应妥善固定，以免脱落并保持其通畅，避免心包填塞。

5）继续用保肝药物、极化液及抗生素，尽量少用镇静止痛剂，必要时可用地西泮或异丙嗪，注意观察患者有无烦躁、视物不清、谵语、意识恍惚等肝性脑病前兆症状。

6）注意水、电解质的平衡与维持，限制输液量及速度，严格限制钠盐，严密监测肾功能：术后 48 小时内监测每小时尿量，保持 24 小时尿量在 1000ml 左右，防止术后肝肾综合征的发生。

7）抗凝药物的应用：为防止血栓形成，术后给予抗凝及祛聚治疗，持续 1 周，治疗期间，应注意监测凝血指标，防止出血并发症的发生。以后改用口服阿司匹林，持续 3 ~ 6 个月，病情稳定后，应鼓励患者早期床上活动，以促进周身血液循环，防止血栓形成。

8）血管腔内治疗者，严密观察穿刺部位有无出血和渗血及穿刺侧肢体远端血运情况，抗血小板和抗凝治疗 3 ~ 6 个月，且应定期随访。

（3）出院指导

1）适当休息，加强营养。

2）遵医嘱服用抗凝药物，并定期复查肝功能和凝血功能。

3）定期复查门脉高压的消失情况，检查有无人造血管血栓形成，发现问题及时处理。

（袁　海　齐加新　张　丽　茅金宝　王延红）

参考文献

[1]Freundlich RE，Ehrenfeld JM.Perioperative Information Systems：Opportunities to Improve Delivery of Care and Clinical Outcomes in Cardiac and Vascular Surgery[J].J Cardiothorac Vasc Anesth，2018，32（3）：1458-1463.

[2]Hauguel A，Maurel B，Bague N，et al.Management of ambulatory（day case）endovascular procedures for peripheral arterial disease[J].J Cardiovasc Surg（Torino），2017，58（2）：293–304.

[3]Lijftogt N，Luijnenburg T，Vahl AC，et al.Systematic review of mortality risk prediction models in the era of endovascular abdominal aortic aneurysm surgery[J].Br J Surg，2017，104（8）：964–976.

[4]Vinogradov RA，Lashevich KA，Pykhteev VS.Comparing the risks for the development of perioperative complications in carotid endarterectomy and carotid angioplasty[J].Angiol Sosud Khir，2017，23（3）：133–139.

[5]Smilowitz NR，Berger JS.Perioperative Management to Reduce Cardiovascular Events[J].Circulation，2016，133（11）：1125–1130.

[6] 刘芳源，尹梅 . 血管外科治疗中的人文关怀 [J]. 中国医学伦理学，2016，29（6）：993–995.

[7]Taher F，Assadian O，Hirsch K，et al.Aortofemoral vascular graft infections and their prevention[J].Chirurg，2015，86（3）：293–302.

[8] 李虹 . 血管外科糖尿病足介入治疗围手术期护理 [J]. 糖尿病新世界，2015，35（7）：170.

[9]Elisha S，Nagelhout J，Heiner J，et al.Anesthesia case management for endovascular aortic aneurysm repair[J].AANA J，2014，82（2）：145–152.

[10]Hogendoorn W，Lavida A，Hunink MG，et al.Open repair，endovascular repair，and conservative management of true splenic artery aneurysms[J].J Vasc Surg，2014，60（6）：1667–1676.

[11] 魏妙华，周云芳，吴明东，等 . 血管外科围手术期预防用抗菌药的干预效果评价 [J]. 药物流行病学杂志，2014，23（1）：45–47.

[12] 孙明会 . 血管外科围手术期病人的手术前护理 [J]. 世界最新医学信息文摘：电子版，2013（32）：187–188.

[13] 张宝仁，汪曾炜，刘维永 . 心血管外科手术学（手术学全集第二版）（精）[M]. 北京：人民军医出版社，2005.

第八章　血管外科杂交手术室的管理和应用

第一节　概述

杂交手术室（hybrid operating room，Hybrid-OR）又称复合手术室、联合手术室，是指将介入手术设备和临床信息系统整合于外科手术室中，使外科医生在手术室内既可以进行常规外科手术，还能够有效利用各种临床信息，高效地进行介入治疗，从而极大地提高手术成功率和工作效率。同时，获取并保存好手术过程中的临床信息，对于远程医疗、医学教学和医疗纠纷责任划定等，都具有重要意义。

杂交手术室的发展来源于临床医生对杂交手术的需要，是利用先进的数字血管造影设备将现有手术影像设备进行整合，以外科医生为主导的手术操作空间，强调临床功能的便捷性。杂交手术室是现代医学技术与工程技术结合的产物，是现代化医院的一个重要标志，它体现了现代化医院的设施水平、医疗水平和管理水平。现代化的杂交手术室应该是洁净化、数字化和人性化三者构成的有机统一体。杂交手术室将腔内介入和开放手术合二为一，取长补短，这种“内外兼修”的医疗模式让外科医生充分体会到血管腔外与血管腔内技术充分结合的魅力，实现了外科技术微创化、内科技术外科化的崭新治疗手段。

在血管外科领域，杂交手术有悠久的历史：20世纪60年代出现的“血管切开取栓”就是典型的杂交手术，它同时运用了血管外科技术和血管腔内技术。杂交手术时代正式到来归因于近20年来血管成像技术和血管腔内设备的迅猛发展。以主动脉夹层的“腔内修复术”便是现代血管外科杂交手术的经典代表，它将外科技术与腔内技术完美地结合起来，从而将外科巨创手术转换成微创手术。在血管外科领域，外科技术的有效性与血管腔内技术的微创性相结合，使杂交技术最大限度地保障了手术的安全与效果，它不但拓宽了治疗指征，解决了单纯方法不能解决的问题，而且降低了复杂病变的治疗创伤，方便了患者，避免了多次麻醉与转运；同时有效降低了治疗费用，充分体现了设备的社会价值和经济价值；另外，通过杂交方式也可以实现多种疾病治疗形式上的创新。因此，杂交技术作为外科技术微创化进程中的特定历史阶段，必将在很长一段时期内存在并不断发展。

杂交手术室既需要满足常规手术室对手术床、洁净度、辅助设备等方面的要求，又要满足血管造影系统、多种信息系统等设备的安装和使用条件。在设计、改造、建设时应充分考虑到所需设备的运动轨迹，留好余量，避免相撞发生事故，并做好放射防护工作；应用全方向移动的手术床，并配备操作系统和电子控制手柄；杂交手术室还需要额外配备信息系统［如医院信息系统（HIS）、放射信息系统（RIS）、医学影像存贮与传输系统（PACS）］工作站、显示器吊塔（配备视频显示设备，如显示器、专业竖屏，用以显示各种医疗信息、高压注射器、铅衣或铅屏风等设备，以便辅助手术的顺利进行；配备的移动式 DSA 设备能够在满足杂交手术要求的前提下，避免对现有手术室的承重、空间、射线防护和层流方面进行大规模改造，是快速构建杂交手术室、高效开展杂交手术、迅速满足临床需要的极佳选择；杂交手术室布局及洁净度处理要求严格，按数字化、智能化的要求把设备整合至数字化手术室当中，通过中控触摸屏来统一控制手术室无影灯、手术床和其他设备。与传统的 DSA 室相比，一个完整的杂交手术室对于无菌操作的要求更高，洁净度应达到百级。

杂交手术室需要特殊的医疗团队。在所需的常规外科医生和麻醉医生的基础上，血管腔内杂交手术还加入了血管腔内技术人员，他们相互协调、配合，以保证血管杂交手术室的顺利实施。国内外血管外科医生在成长过程中大多受过传统外科和血管腔内技术的良好训练，凭借对疾病的深刻认识和对不同专业技术的良好把握，血管外科医生有能力将血管腔内、腔外技术结合起来，这也是近年来血管外科得到突飞猛进发展的重要原因之一。

第二节　杂交型手术室的管理

杂交手术室把一个现代化的导管室与一个现代化的血管外科手术室整合起来，兼具两者的优势。杂交型手术室的规范化管理是保证杂交手术成功的关键。因此在投入使用前，必须就手术室与导管室各种职责、物品和设备管理、使用流程等方面进行详细的规定。

一、定位与职责

明确各自职责。由于杂交型手术室位于导管室内，其卫生及日常管理均由导管室负责，消毒隔离及感控方面由手术室提供技术支持。手术室与导管室协商制定“杂交型手术室管理规定”，就设备维护、耗材基数及效期管理、杂交手术时各自派出的人员数量及工作职责均做出明确界定，分工协作。

二、物品管理

在导管柜内设有专用的外科物品柜，放入金属器械盒包装，有效期可达半年的手术器械以及各类心血管手术常用缝线、耗材等，由手术室加锁保管。但导管室护士长处留有备用钥匙以备急救。同时设立基数卡，对柜内的物品数量及有效期进行登记，一式两份，分别存放于柜内及手术室责任护士处。定期检查基数及置换近效期物品。一般耗材如注射器、输液器等和普通药品均由导管室负责提供，特殊的高值耗材原则上谁使用，谁计费，谁补充。

三、设备维护

杂交型手术室的设备众多，分属不同部门。对电刀、除颤器等一般设备直接通过设备科划归导管室负责，至于麻醉机等特殊设备则仍由麻醉师定期检查维护。室内所有仪器设备定位放置，并在标签上注明“杂交手术室专用”及所属部门。

四、日常工作

由患者所属科室提前 1 天分别通知导管室及手术室，预约杂交型手术室使用时间。手术室人员提前检查术间环境及备品情况。术中手术室配备洗手护士、巡回护士及护理员各 1 名，导管室配备技师及护士各 1 名。患者由手术室护理员负责接至导管室转床区，由手术室巡回护士与导管室护士共同核对患者身份、术式、手术部位无误后接入术间。术后由外科医生、麻醉、巡回护士及护理员负责送患者。术间卫生由手术室护理员及导管室护理员按各自作业范围进行终末处理。

第三节　杂交手术室的应用

杂交手术的临床优势集中在对复杂主动脉疾病的治疗中，包括累及主动脉弓上分支血管的主动脉瘤和累及腹腔内脏动脉的胸腹主动脉瘤。对于主动脉弓部的动脉瘤，传统外科治疗显然需要在体外循环的条件下才能完成，因此具有极大的创伤性。应用杂交技术，能让手术变得更加安全。杂交手术不需要主动脉的完全阻断，分支血管的阻断时间也非常短。主动脉弓部疾病的杂交手术无论是采用颈－胸杂交（即先进行颈动脉和锁骨下动脉的旁路术，然后进行主动脉的腔内修复术），还是采用胸－胸杂交（即通过胸部正中切口进行升主动脉与头臂动脉的旁路手术，然后进行主动脉的腔内修复术），都大大减少了手术创伤，即使胸－胸杂交进行了开胸手术，但由于没有主动脉完全阻断，没有停循环和大量的出血，因此较传统外科技术仍有更大的安全性优势。对于胸腹主动脉瘤，由于范围广泛，累及内脏动脉，因此传统的外科技术常常需要广泛的胸腹联合切口，长时间的主动脉阻断，并造成大量出血。但杂交手术就可以先进行内脏动脉的旁路术，然后进行主动脉瘤的腔内修复术，尽管切开了腹部，但不做胸部切口，瘤体不切开，没有主动脉完全阻断，每个内脏动脉缺血时间不超过 10 分钟，因此与传统的外科技术相比创伤明显降低，出血明显减少，安全性明显提高。尤其对于状况差的患者来说，不失为良好的选择。杂交手术的优势还体现在对广泛动脉狭窄和闭塞性疾病的治疗中。60% 以上的下肢动脉病变通常是多阶段的，同时闭塞血管内的成分也存在很大差异：一些是增生的内膜；一些却是闭塞后的继发血栓；一些部位两者兼而有之。对于传统外科来讲，降低手术创伤是关键，而对于腔内技术，提高复杂病变的远期效果是关键。可选择使用杂交手术，对腹部动脉和富含血栓的动脉进行切开取栓，球囊扩张，支架置入；对下肢长片段硬化性闭塞的病变进行旁路手术，从而很好地降低手术创伤，提高手术效果。不仅如此，杂交技术还可以广泛应用在其他部位的动脉疾病、静脉疾病甚至肿瘤的治疗之中。无论是主动脉弓部主动脉瘤、内脏动脉附近主动脉瘤、广泛动脉闭塞性病变，还是复杂静脉疾病的杂交手术，保证手术的顺利首先都需要良好的麻醉，其次需要良好的无菌和外科条件，再次需要腔内技术设备的支持。而这些正是杂交手术所具备的。

作为当前微创外科的重要发展方向，杂交技术是现代影像学技术、材料科学、血管腔内技术和传统外科技术相融合的结晶，也是对现有治疗方式的重要补充和完善。随着外科治疗技术的微创化和医学影像技术的发展，心血管疾病诊疗发生了较大的变化，治疗方法从以往单一的外科手术向微创血管腔内治疗，进而向融合了腔内和外科技术优势的杂交手术转变。杂交手术实现了多种技术的有效联合，充分实现了优势互补，使一些非常复杂的手术得到简化，降低了手术损伤，扩大了手术治疗的范围。在杂交手术中，外科医师是主角，他们对于病理解剖的熟识和处理意外情况的应急能力得到了很好的体现，即使介入治疗过程中出些意外，也可以立即进行体外循环手术予以补救。杂交技术是在最大限度减少创伤和并发症的同时，实现疗效最大化的一种全新治疗模式，同时被视为评估手术治疗水平的重要标志，可以以此为契机，全面促进医院临床、教育和科研工作发展。因此，如何利用现有资源，以先进的 DSA 设备为依托，快速有效地建立杂交手术室来满足快速增长的杂交手术需求，已成为医院发展和科室建设的努力方向。

（吴学君　周正统）

参考文献

[1]Attigah N，Demirel S，Hakimi M，et al.Hybrid operating rooms versus conventional operating rooms：Economic comparisons in vascular surgery using the example of endovascular aneurysm repair[J].Chirurg，2017，88（7）：587-594.

[2]Hertault A，Sobocinski J，Spear R，et al.What should we expect from the hybrid room？[J].J Cardiovasc Surg（Torino），2017，58（2）：264-269.

[3] 李岩，常谦，于存涛，等 . 杂交全主动脉弓修复术治疗急性 A 型主动脉夹层弓部受累的围术期和中期随访结果 [J]. 临床外科杂志，2015，23（9）：674-676.

[4] 马闯，郭清旭，赵国栋，等 .OEC9900 杂交手术室在血管外科应用体会 [J]. 医疗装备，2013，26（2）：27-30.

[5]Steinbauer M，Katsargyris A，Greindl M，et al.Hybrid operation theatre in vascular surgery.Options and perspectives[J].Chirurg，2013，84（12）：1030-1035.

[6]Richter PH，Gebhard F.The interdisciplinary hybrid operation theatre.Current experience and future[J].Chirurg，2013，84（12）：1036-1040.

[7]Verhoeven E，Katsargyris A，Topel I，et al.Hybrid operating rooms：only for

advanced endovascular procedures？ [J].Zentralbl Chir，2013，138（5）：516–520.

[8] 胡盛寿 . 心外科手术跨入杂交时代 [C].// 第 14 届中国南方国际心血管病学术会议论文集，2012：11–14.

[9]Wollert HG. 如何建立一个杂交手术室 [J]. 中国心血管病研究，2010，08（8）：636.

第二篇 主动脉瘤

第九章　升主动脉瘤和主动脉弓部动脉瘤

第一节　升主动脉和主动脉弓部动脉瘤的外科治疗

一、概述

胸部主动脉瘤包括主动脉根部、升主动脉、主动脉弓、降主动脉及其波及膈下的胸腹主动脉瘤。是由于各种原因造成的主动脉局部或多处向外不可逆性扩张或膨出，动脉管径扩张或膨出超过其正常管径的1.5倍以上即为动脉瘤。升主动脉瘤是指主动脉开口至右无名动脉开口近端的动脉瘤（包括主动脉根部瘤）。

胸主动脉瘤的发生率目前还无准确的统计。美国一项研究中报道的人群中发生率为5.9/10万人/年，平均年龄为59 ~ 69岁，男女比例为（2 ~ 4）：1。欧洲近10年的研究报告发现，发病率随着年龄的增长而增加，40 ~ 70岁年龄段比较多见，1998年报道的发生率为10.4/10万人/年。瑞典有一篇报道在尸检研究中发现，男性患病率为489/10万人口，女性为437/10万人。因此，胸主动脉瘤并非少见，国内尚缺乏这方面统计。

二、病因与预后

1．病因

（1）动脉中层囊性坏死或退行性变：是胸主动脉瘤最常见的病因之一，具体原因不明。与多种因素相关，遗传性、感染、吸烟、滥用毒品、高血压和年龄的增长都可导致动脉壁中层退行性变和坏死。典型者多见于青、中年男性,其好发部位为升主动脉。由于主动脉瓣环的扩大可产生严重的主动脉瓣关闭不全，向远侧可扩展至主动脉弓及降主动脉。组织学表现主要为平滑肌细胞的坏死及消失，弹力纤维稀少、断裂并出现充满黏液的囊性间隙，致使动脉壁薄弱，形成特殊类型的梭状动脉瘤。

（2）遗传性疾病：以马方综合征为代表和多见。马方综合征是常染色显性遗传性结缔组织病，是第十五号染色体上原纤维蛋白基因缺陷，导致弹性纤维在早年易出现退行性变和坏死，75% ~ 85% 的马方综合征患者伴有升主动脉扩张或主动脉根部瘤。Ehlers–Danlos 综合征、Ⅳ型常伴有自发性主动脉破裂、家族性动脉瘤病，以升主动脉瘤和主动脉夹层形成多见，病因不明，但有研究发现该类患者主动脉壁的代谢紊乱导致动脉壁降解加速，引起动脉瘤。

（3）动脉硬化：所导致的主动脉瘤是胸主动脉瘤常见病因之一。动脉壁内膜脂质沉积，粥样斑块形成，可堵塞营养血管，引起动脉中层弹力纤维断裂、坏死，动脉壁薄弱，形成动脉瘤，常见于 50 ~ 80 岁患者，男性多于女性。常并发冠心病和周围血管阻塞性疾病，主动脉弓与降主动脉瘤较升主动脉瘤多见，也可出现广泛的胸主动脉瘤样扩张。

（4）主动脉夹层：由于解剖学、病理或血流动力学的原因，主动脉内膜撕裂，血液进入主动脉中层发生撕裂和分离，在主动脉壁中层出现血肿或血流，形成真腔与假腔。

（5）创伤：随着高速交通工具的迅速发展，车祸、空难随之增多，近年并有增加趋势，大多形成假性动脉瘤和主动脉夹层。由于加速或减速的剪切力和胸主动脉的解剖特点，破裂或撕裂多发生在无名动脉起点下方 2cm 左右的升主动脉、主动脉瓣环上方 3 ~ 5cm 处和左锁骨下动脉起点的降主动脉即降主动脉峡部。弓部与腹主动脉较少见。

（6）细菌或真菌感染：细菌可从主动脉邻近组织直接侵犯主动脉壁，但多数系随血运进入的细菌。此种细菌开始多在有损伤的主动脉部位侵入。在败血症时，细菌也可通过动脉营养血管而进入主动脉壁形成动脉瘤。真菌性主动脉瘤多继发，偶可见原发性真菌性动脉瘤。梅毒性主动脉瘤已少见，它是梅毒性主动脉炎的后期并发症，一般是在感染梅毒（下疳）后的 10 ~ 20 年出现。梅毒性主动脉瘤发生在升主动脉占 50%，在主动脉弓部的占 30% ~ 40%，降主动脉的占 15%，腹主动脉占 5%，近年梅毒感染患者有增加趋势，临床上应警惕。

（7）先天性胸主动脉瘤：较少见，包括主动脉窦瘤及胸主动脉峡部动脉瘤。先天性胸主动脉瘤的患者常并发先天性主动脉瓣狭窄、动脉导管未闭及先天性主动脉缩窄。

2. 自然病程和预后　主动脉瘤自然预后不良，已确诊胸主动脉瘤未经治疗的患者，平均破裂时间仅 2 年，生存时间少于 3 年。2002 年美国统计，因主动脉瘤疾病每年住院 67 000 人，死亡 16 000 人。死亡的主要原因是胸主动脉瘤破裂或主动脉夹层，根据 Laplace 定律，管壁承受的压力与血压和管腔的半径成正比。研究发现，动脉瘤的大小与破裂和血压密切相关，动脉瘤直径 6.0 ~ 6.9cm 的患者，其破裂发生率比直径 4.0 ~ 4.3cm 的患者增加 4.3 倍。有研究表明，胸主动脉瘤平均增长 2.6mm/ 年，胸主动脉瘤直径越大，增长越快。胸主动脉直径小于 40mm、40 ~ 49mm、50 ~ 59mm 和大于 60mm，增长率分别为 2mm/ 年、2.3mm/ 年、3.6mm/ 年和 5.6mm/ 年，可见大于 50mm 增长明显加快。按部位考虑，主动脉弓扩张最快（5.6mm/ 年），升主动脉和降主动脉次之（4.2mm/ 年），腹主动脉较慢（2.8mm/ 年）。升主动脉瘤破裂或形成主动脉夹层的平均直径约 5.9cm。未经治疗胸主动脉瘤破裂率为 42% ~ 70%，升主动脉增长大于 10mm/ 年，有破裂或形成主动脉夹层的危险，应及时手术治疗。

另外，病因不同，自然病程也有差异。马方综合征可加速动脉瘤的生长并在较小直径（小于 5cm）时就形成主动脉夹层或破裂，特别是有家族史的患者，未治疗的马方综合征平均死亡年龄仅 32 岁，家族性动脉瘤患者的动脉增长率是正常人的 2 倍以上，主动脉夹层在同样直径与无夹层动脉瘤相比，主动脉夹层的增长率快 6 倍。梅毒性动脉瘤出现症状后，平均生存仅 6 ~ 8 个月，创伤性动脉瘤由于病因与病理的差异，如不积极治疗，更易破裂致死。如果手术治疗，则其自然寿命可达正常人的水平，经诊断后的胸主动脉瘤未手术患者 1 年、5 年生存率分别为 60% ~ 70% 和 13% ~ 39%。

三、病理解剖和病理生理

1. 病理解剖　主动脉是人体内最主要的弹力动脉，它由内膜、弹力中层和外膜组成，动脉壁的弹性和张力主要来源于弹力中层。大动脉内膜由几层弹性膜组成，除胶原纤维和弹性纤维外，还有散在的纵形平滑肌。大动脉中层有 45 ~ 55 层弹性膜，各层弹性膜由弹性纤维相连，由弹性蛋白、胶原、平滑肌细胞和基质构成。在升主动脉，弹性蛋白含量最高，随着主动脉的延伸，弹性蛋白含量逐渐降低，弹性中层的厚度也逐渐变薄，在降主动脉和腹主动脉减为 20 ~ 40 层。主动脉壁是一个生物活性组织，平滑肌细胞的合成和降解（新陈代谢）、弹性蛋白和胶原代谢都对动脉壁的正常结构和功能起到关键作用。动脉壁中任何成分的变化，如平滑肌细胞减少、弹性蛋白降解增加均将导致弹力中层退行性变或坏死，都是动脉瘤形成的基础。近年的研究表明，胸主动脉瘤的形成与遗传因素、生物化学、环境和血流动力学及主动脉壁解剖结构的缺陷相关。马方综合征患者由于基因的突变，导致弹性蛋白减少，弹力纤维稀少，平滑肌细胞坏死或消失，动脉壁弹性中层可减少至几层或十几层，使动脉壁薄弱。另外，吸烟、创伤、高血压等可使弹力纤维蛋白溶解酶和胶原酶升高 2 ~ 3 倍，破坏动脉壁内弹性蛋白和胶原蛋白的合成和分解，使弹力蛋白和胶原蛋白降解增加，形成动脉瘤。

胸主动脉瘤的主要病理改变是主动脉壁中层弹力纤维变性、断裂或坏死，丧失弹性，导致局部脆弱。由于主动脉内高压血流的冲击，使动脉局部向外膨出扩大，形成动脉瘤，病变大多数为单发，少数为多发，高血压加速动脉瘤增长或主动脉夹层形成。

2. 病理生理　动脉瘤一旦形成，有不可逆性发展和增大的趋势，根据 Laplace 定律，瘤壁承受压力与血压和瘤体的半径成正比，即血压越高，瘤体越大，瘤壁承受的张力越大，破裂的可能性越大，当主动脉直径大于 5cm 后扩张速度增快。主动脉根部瘤因主动脉窦和瓣环扩大而引起冠状动脉开口上移和主动脉瓣关闭不全，后者引起左心容量负荷增加及左心室扩大和心肌肥厚并导致心功能不全。老年患者由于动脉硬化，多并发有高血压、冠心病和脑、肾血管病变。动脉瘤体发展过程中，压迫周围的组织或器官，会产生疼痛、器官功能失常。动脉瘤局部血流产生涡流，可产生血栓，如血栓脱落，可导致远端动脉栓塞。瘤体继续扩大，可破入心包、气管、纵隔和胸腹腔，引起突发的心包填塞、大咯血等而猝死。

主动脉瘤的分类如下：

（1）胸主动脉瘤根据部位分为

1）升主动脉瘤（包括主动脉根部瘤和升主动脉瘤）（图 9-1）：常伴有主动脉瓣病变（主动脉瓣二瓣化、狭窄或关闭不全）、主动脉夹层或心力衰竭，占胸主动脉瘤的 45% ~ 50%。

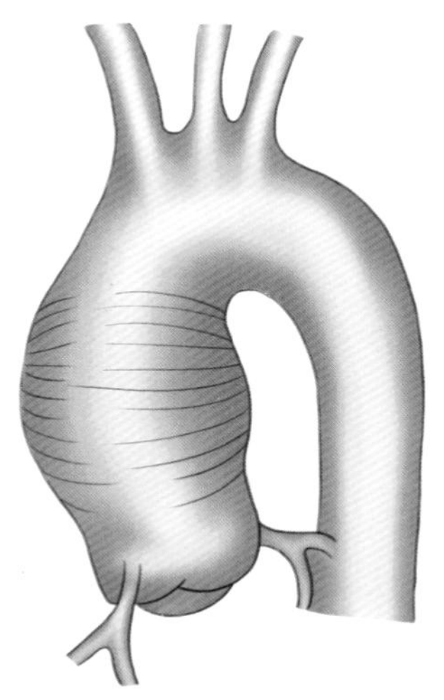

图 9-1　升主动脉瘤

2）弓部动脉瘤（图 9-2）：约占 10%。

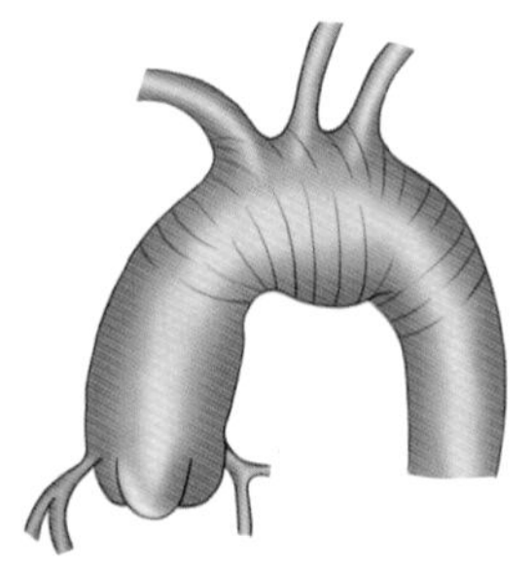

图 9-2　弓部动脉瘤

3）降主动脉瘤（图 9-3）：约占 35%。

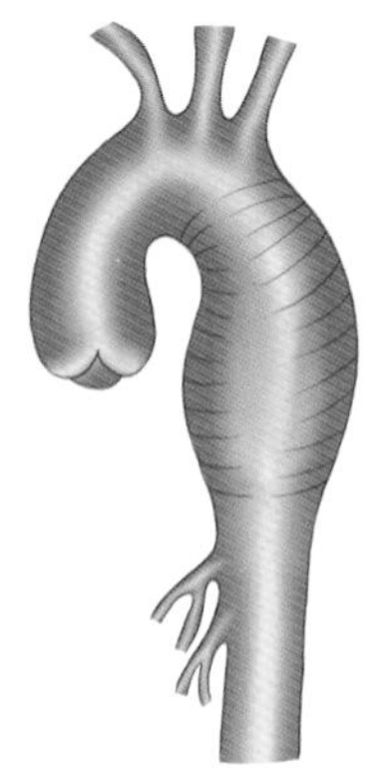

图 9-3　降主动脉瘤

4）胸腹主动脉瘤（图 9-4）：约占 10%。

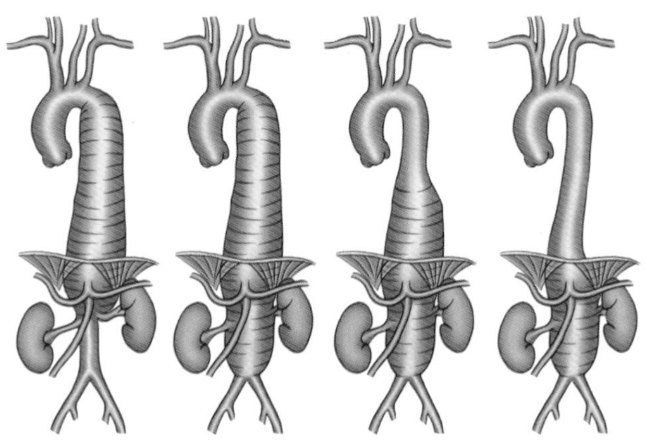

图 9-4　胸腹主动脉瘤

（2）根据形态分为

1）囊性动脉瘤：主动脉壁局部破坏、变薄，向外膨出，常见于感染性动脉瘤。

2）梭形动脉瘤：动脉瘤中间扩张，两端接近正常，形似纺锤形，多见于动脉硬化性动脉瘤。

3）混合性动脉瘤：主动脉广泛迂曲扩张，形态多样，常见于动脉硬化性和先天性动脉瘤。

（3）根据病理解剖改变分为

1）真性动脉瘤：瘤壁具有全层的动脉结构，但是组织学有损伤，是临床上最多见的动脉瘤。

2）假性动脉瘤：动脉壁全层破坏，血液流出腔外，被邻近组织包裹而形成的血肿，常有血栓形成，血肿与动脉相通，但瘤壁无动脉壁结构。

3）主动脉夹层：指动脉壁中层内裂开、分离，内有流动的血液或凝固的血液，常有内膜破口与之相通，形成双腔主动脉，称为主动脉夹层；但也有 8% ～ 18% 与主动脉腔无明显交通，这种少见的夹层，称为壁内血肿。

四、临床表现与诊断

1. 临床表现

（1）症状：胸主动脉瘤的发病，马方综合征患者多见于 25 ～ 40 岁，先天性动脉瘤多见于 20 ～ 30 岁，动脉硬化性动脉瘤多在 50 岁以上，感染性或外伤性动脉瘤多发生在青壮年。

升主动脉瘤除急性主动脉夹层外，早期均无明显症状，常在 X 线透视下偶然发现，随着动脉瘤的增大，压迫周围的组织和器官时，才出现疼痛和压迫症状。主动脉根部瘤，常并发主动脉瓣关闭不全并累及冠状动脉，可出现心功能不全与心绞痛症状，血栓脱落可出现脑和四肢等动脉栓塞的表现。

1）疼痛：性质多为钝痛，也有刺痛，有的疼痛呈持续性，也有的可随呼吸或运动而加剧。升主动脉瘤所引起的疼痛多在前胸部。疼痛的原因可能因为动脉壁内神经因动脉壁的扩张牵拉引起，或是因为周围组织，特别是交感神经节受动脉瘤压迫所致。主动脉夹层内膜撕裂时可突然出现胸背部剧烈放射性刀割样疼痛，可伴出冷汗和休克。

2）压迫症状：升主动脉瘤累及主动脉弓常常出现咳嗽和呼吸困难，这是由于动脉瘤刺激和压迫气管或阻塞支气管的结果。严重时可引起肺不张、支气管炎及支气管扩张。压迫上腔静脉则可出现上腔静脉梗阻综合征。少见的巨大升主动脉瘤压迫胸骨、肋骨时可引起局部剧烈疼痛。

3）心功能不全与心绞痛：主要出现在主动脉根部瘤的患者，此类患者常伴有严重的主动脉瓣关闭不全，临床上可出现心悸、气短等心功能不全的症状，并可出现心力衰竭而致死。心绞痛的原因一方面是由于严重主动脉瓣关闭不全造成舒张压过低、脉压过大而产生冠状动脉供血不足；另一方面可能是由于冠状动脉阻塞引起。

（2）体征：物理学检查所发现的体征与病因有密切关系，动脉瘤腐蚀胸骨，肋骨可出现胸廓膨隆以至搏动性肿块，多见于梅毒性主动脉瘤。马方综合征可见到的胸廓畸形为扁平胸、漏斗胸或鸡胸、四肢过长、蜘蛛指（趾）、晶状体脱位或高度近视、脊柱侧弯等。升主动脉和（或）弓部主动脉瘤压迫上腔和无名静脉而出现上腔静脉梗阻综合征，可见颈静脉和胸壁浅静脉怒张、面颈部肿胀和青紫等体征。当有声音嘶哑时，喉镜检查可见一侧声带麻痹。主动脉瓣二瓣化狭窄，在主动脉瓣听诊区可闻及收缩期杂音，伴有主动脉瓣关闭不全，可闻及舒张期杂音及相应的外周血管征，并可出现脉压增大、水冲脉、枪击音和毛细血管搏动征。

（3）心电图：无特异性，有主动脉瓣关闭不全的患者，可出现左心室肥厚或高电压。动脉粥样硬化患者可同时提示有冠心病、心肌缺血或损伤的证据。

（4）胸部X线：许多无症状的患者是在X线胸部检查时发现纵隔影增宽，主动脉根部与升主动脉影增大和（或）主动脉弓迂曲延长，如有主动脉瓣关闭不全，心脏影常有不同程度的增大。

2. 诊断

（1）超声心动图：二维或三维超声心动图可显示升主动脉的形态、动脉瘤的大小、主动脉瓣的结构、瓣叶活动状态及左心室的大小和收缩、舒张功能情况。结合食管超声心动图对升主动脉瘤和主动脉根部瘤的诊断有很大帮助，能更精确地显示瓣膜、瘤体和心脏功能，是否并发主动脉夹层，但对内膜破口的诊断存在较大的假阳性、假阴性。超声心动图是目前临床上最常用的无创性检查方法。

（2）多层螺旋CT与磁共振（MRI或MRA）：两者均可提供相当精确的心脏大血管的形态学变化，可显示左心室、主动脉瓣及升主动脉瘤大小、范围及头臂血管的情况，是当前无创性诊断升主动脉瘤和主动脉根部瘤最可靠的方法之一（图9-5），对手术方式的选择具有指导意义。如结合多普勒超声心动图检查，可以准确地确定夹层内膜破口的位置，基本可替代了有创性的心血管造影检查。

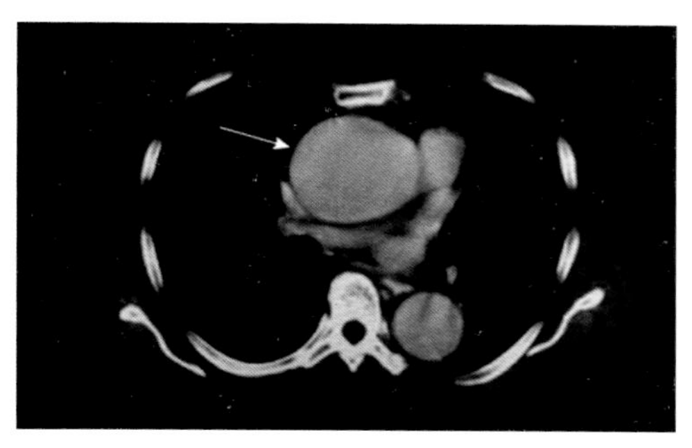

图 9-5　CT 显示升主动脉明显扩张成瘤（箭头所指）

（3）心血管造影检查：属有创检查，具有潜在危险性，是诊断胸主动脉瘤的金标准，随着无创影像诊断技术的发展，现已较少应用。临床上怀疑有冠心病时，才选择做心导管造影检查。它可清晰显示主动脉根部瘤样扩张，升主动脉瘤的形态，侵犯的范围及与头臂血管的关系，进一步明确有无夹层的存在及内膜破裂的确切部位与内膜剥离的范围。可见大量造影剂反流入左心室的情况，有时可见冠状动脉近心端明显抬高。如怀疑有二尖瓣病变则行左心室造影，必要时亦可同时进行冠状动脉造影，以明确冠状动脉的情况，如有病变，可同期行冠状动脉搭桥手术。

根据升主动脉瘤的临床表现、X 线平片，结合超声心动图（经食管超声检查）、CTA 和 MRI（MRA）检查，患者可以确诊。

3. 鉴别诊断

（1）纵隔肿瘤：早期无症状，在常规的 X 线检查时，显示纵隔影增宽，易与升主动脉瘤相混淆，曾有不少病例术前因误诊为纵隔肿瘤而开胸，术中探查才发现为升主动脉瘤者。近年来，随着彩色超声心动图、螺旋 CT 和 MRI 的逐渐普及，比较容易做出鉴别诊断，这种误诊现已少见。

（2）主动脉夹层：与胸主动脉瘤影像有相似之处，但主动脉夹层往往有突发病史，呈撕裂样或刀割样疼痛，有濒死感，如不及时治疗，病情常迅速恶化而死亡，超声心动图、CT 和 MRI 检查可供鉴别。

五、手术适应证和术前准备

1. 手术适应证和禁忌证

（1）升主动脉瘤的手术适应证

1）升主动脉瘤直径大于 5.0cm，无论有无症状，均应手术治疗。对于身材较小的患者（包括许多女性），动脉瘤体直径超过非动脉瘤主动脉（正常节段）直径的两倍时行择期修复术。

2）升主动脉瘤直径不断扩大，增长率大于 0.5cm/ 半年或 1cm/ 年的患者应手术治疗。

3）升主动脉夹层动脉瘤，不论瘤体大小，均应手术治疗。

4）马方综合征或有遗传家族史（猝死或主动脉夹层）患者，升主动脉瘤直径大于 4.5cm，也应手术治疗。

5）主动脉瓣病变需行瓣膜置换时，有报道称主动脉根部直径大于 4.0cm 未处理，术后有 25% 的患者因根部扩大需再次手术；而主动脉根部直径大于 5.0cm 单纯换瓣，术后有 27% 的患者并发升主动脉夹层，因此目前多主张升主动脉直径大于 4.5cm，在进行主动脉瓣置换时应置换升主动脉。

（2）手术禁忌证

1）高龄伴有重要脏器（肝、肾）功能不全，不能耐受体外循环者。

2）恶病质、痴呆患者。

3）不可逆性脑损害患者。

2. 术前准备

（1）心理准备：所有动脉瘤手术患者术前都有不同程度的忧虑、紧张、恐惧等心理问题，术前需与患者及家属充分沟通。

（2）心脏功能：心脏病史必须了解劳力性呼吸困难和心绞痛以及运动耐量情况，术前需要进行全面的心脏检查。超声心动图可了解是否有瓣膜功能异常和心脏的收缩、舒张功能。40 岁以上患者或有心绞痛和心电图异常者，必要时须行冠状动脉造影了解冠状动脉情况。存在严重冠状动脉病变，可同期进行冠状动脉旁路移植术和动脉瘤切除手术。

（3）呼吸系统评价：胸主动脉瘤患者常伴有呼吸系统疾病，同时大动脉手术和体外循环可以损害肺功能，术前对呼吸功能测定，了解患者对手术的耐受性，对术中、术后疗效的评价和呼吸功能的维护都有重要作用。

（4）控制感染：消灭感染灶，如牙齿、口腔、胆管、泌尿生殖系统等，并及时清除感染灶。若是感染性动脉瘤，术前必须积极控制感染，做多次细菌培养，争取确定感染病菌，待感染控制后手术，如已出现动脉瘤破裂征象，也可急诊手术，术中取瘤壁做细菌培养和涂片检查，以便指导术后抗感染治疗。

（5）高血压、高血脂、糖尿病：在择期手术期间应控制血压，降血脂，控制血糖，待血压、血脂、血糖等结果正常且稳定后手术。肥胖患者应适当减轻体重。

（6）升主动脉疾病患者，尤其是主动脉弓疾病患者应行颈动脉多普勒超声检查。

3．麻醉与监测

（1）麻醉原则：应用标准心脏手术麻醉技术，麻醉前用药要达到充分镇静、镇痛，麻醉时诱导平稳，避免高血压和低血压，控制心率平稳，防瘤体破裂或心肌缺血。诱导前准备好艾司洛尔、硝普钠或硝酸甘油、苯肾上腺素等血管活性药物备用。建立中心静脉快速通道，一般选用双腔或三腔管穿刺颈内静脉或锁骨下静脉。

（2）常规监测：需常规监测动脉、中心静脉和肺动脉压；建立血管通路以便输注大量补液及血管活性药物；按需使用单腔或双腔气管内导管进行插管；以及积极的血液制品治疗（包括血液回收装置的应用）。常规应用经食管超声心动图持续监测心脏功能及血流状况。

4．升主动脉瘤的治疗方法和选择　升主动脉瘤手术方法的选择依赖于升主动脉瘤的范围、主动脉根部和主动脉瓣情况，并结合病因、病理和生命预期决定手术。术中需要体外循环及特殊的循环措施以保护脑、脊髓、肾脏、肝脏、肠或下肢。

（1）基本方法：常规消毒胸部、双侧腋动脉、双侧腹股沟区域。手术标准切口为胸部正中切口。切开心包充分暴露大血管和心脏，探查测量升主动脉瘤的大小、形状、累及远端的部位、左右冠状动脉解剖位置。经股动脉或右腋动脉、右心房及右上肺静脉分别插管建立体外循环。靠近无名动脉阻断升主动脉，纵行切开动脉瘤，经左、右冠状动脉开口灌注心脏停搏液，或采取冠状静脉窦逆行灌注心脏停跳液，同时心脏表面置冰屑局部降温。

升主动脉瘤常接近或累及无名动脉，为确保吻合口远端主动脉壁正常，一般需经股动脉或腋动脉插动脉灌注管。也有术者将一段人造血管吻合于无名动脉（或右颈总动脉），经该人造血管进行全身灌注以及停循环时的脑灌注。对于部分瘤体局限者，只要远端吻合的主动脉壁正常，可充分游离升主动脉，在心包返折外行主动脉插管灌注。

纵行切开瘤体，吸尽积血，探查主动脉腔内有无内膜剥离及其位置和范围，检查主动脉瓣，并测量主动脉瓣环及远端主动脉，确认冠状动脉口位置，以决定选用哪种手术方式，以及相应口径的人造血管及瓣膜。

（2）手术方法

1）单纯主动脉瘤缝合术：适用于升主动脉梭形动脉瘤，不合并主动脉根部、主动脉瓣病变及升主动脉夹层分离等。该手术存在明显不足，即残留主动脉壁仍为病变扩张的主动脉，所以部分动脉壁薄的患者还有复发可能，因此有人采用涤纶片或人造血管片包绕缝合部位，以限制其扩张，防止动脉瘤复发。所以目前多由以下术式替代。

2）升主动脉人造血管置换术：适用于升主动脉梭形动脉瘤、囊性动脉瘤、Ⅱ型主动脉夹层分离。体外循环下纵行切开瘤体，选择口径和长度适合的一段人造血管，以 3-0 或 4-0 Prolene 线连续缝合，近端吻合于冠状动脉开口以上，远端吻合于升主动脉远端（图 9-6）。可将原来的主动脉瘤壁缝合包裹人造血管，起到压迫止血作用。

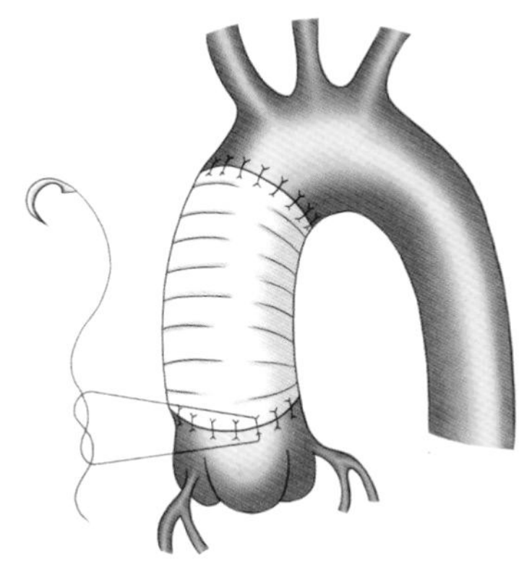

图 9-6　升主动脉人造血管置换术示意图

3）Bentall 手术：即带瓣人造血管替换主动脉瓣、主动脉根部与升主动脉，同时行左、右冠状动脉移植（图 9-7）。于 1968 年 Bentall 和 DeBono 首次报道以来，手术技术进行了许多改进，目前已成为治疗升主动脉瘤合并主动脉瓣关闭不全的标准术式。适用于马方综合征、DeBakey Ⅰ、Ⅱ型主动脉夹层分离，夹层累及根部及瓣膜者。

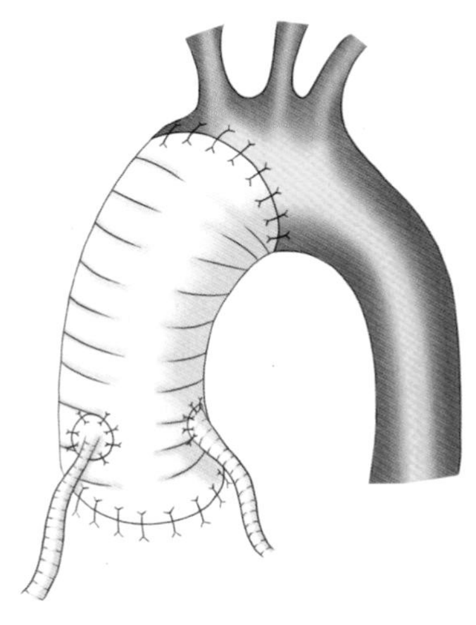

图 9-7　Bentall 手术示意图

4）Cabrol 手术：手术适应证、手术技术基本与 Bentall 手术相同，其主要适用于冠状动脉上移不明显、发育较短、与周围组织粘连紧密、游离困难者以及 Bentall 手术后二次手术的患者。因冠状动脉无法直接与人造血管吻合，就需要采用一段 8mm 的人造血管，两端分别以 5-0 Prolene 线连续缝合与左、右冠状动脉口吻合，然后在其中部做一纵切口，与带瓣人造血管行侧 - 侧吻合，这样可以明显减低两个冠状动脉吻合口的张力，防止出血（图 9-8）。

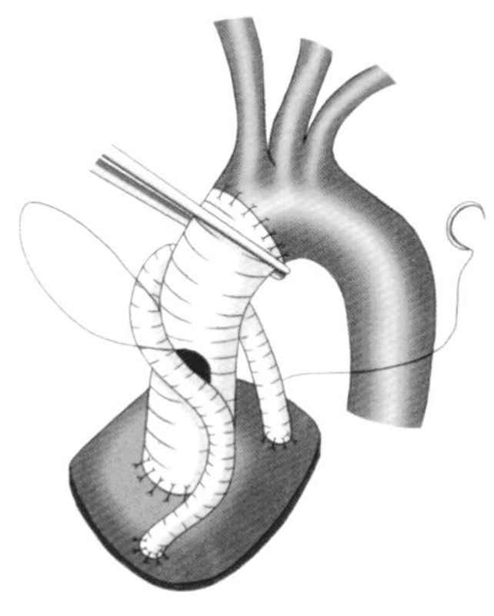

图 9-8　Cabrol 手术示意图

5）Wheat 手术：适用于非马方综合征造成主动脉根部或升主动脉瘤合并主动脉瓣病变者，多由动脉粥样硬化引起。此时，主动脉瓣环无明显扩大，左、右冠状动脉口无明显上移，其周围动脉壁组织相对较好。手术操作为先进行主动脉瓣替换，然后用人造血管替换升主动脉（图 9-9）。

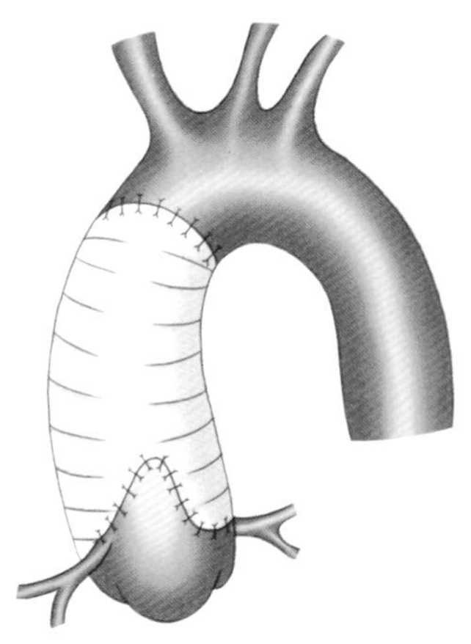

图 9-9　Wheat 手术示意图

此术式也存在两大问题，一是吻合口是人造血管与菲薄而脆弱的主动脉壁对缝，极易出血，特别是近心端出血难以控制，成为手术死亡的原因之一；二是遗留了有病变冠状动脉开口水平以下的已扩张的动脉壁，此处仍可继续扩张形成动脉瘤以至破裂，或人造瓣脱位、瓣周漏或心内膜炎导致死亡。为此现在手术时，仅保留了左、右冠状动脉开口处动脉片，切除其余窦壁。即改良的 Wheat 手术。改良 Wheat 手术避免了冠状动脉开口重建，技术操作简便。

6）David 手术：即保留主动脉瓣的主动脉根部替换手术（图 9-10）。1992 年，David 和 Feindel 首次应用。用于主动脉瓣无病变但根部扩张造成主动脉瓣关闭不全患者。首先沿主动脉三个瓣交界“U”形切除三个主动脉窦达主动脉瓣环，于主动脉瓣环下间断水平褥式缝合数针环缩主动脉瓣环至正常大小。左、右冠状动脉游离同 Bentall 术。选取口径合适之人造血管，近端“U”形修剪使之与三个主动脉窦缺口吻合，分别以 4-0 Prolene 线连续缝合。冠状动脉吻合及远端吻合同 Bentall 手术。该手术优点是保留了主动脉瓣，符合生理，避免终生抗凝，改善了生活质量；但增加了手术难度，手术效果受医者技术水平影响较大，而且要求严格把握手术适应证，其远期效果仍有待观察。

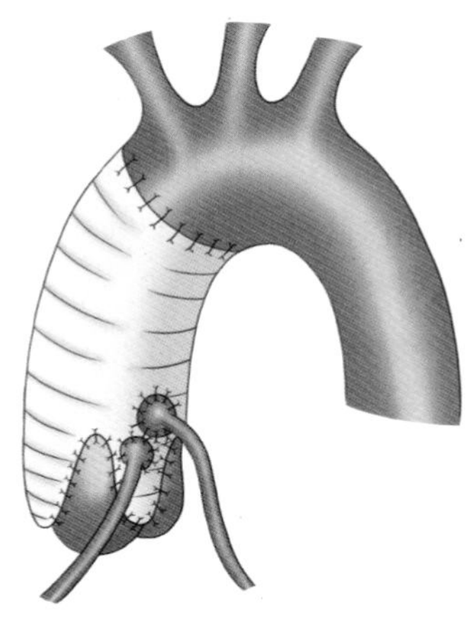

图 9-10　David 手术示意图

7）Robiscek 手术：有人称之为信封手术。即升主动脉瘤包裹术，用人造血管包裹主动脉瘤，限制其扩张和继续膨大，用于升主动脉瘤较小或未成年患者。

8）升主动脉瘤切除，带环人造血管植入术：纵形切升主动脉后，将长度与口径相当的两端带金属环的人造血管植入腔内，结扎金属环对应部位的主动脉壁，即完成升主动脉重建，然后以 3-0 Prolene 线连续缝合瘤壁。有的术者在人造血管近端应用金属环和带结扎，而远端吻合口以 3-0 Prolene 或 2-0 Prolene 线连续缝合。目前由于吻合技术的提高，该术式已被弃用。

（3）主要并发症及疗效评价：升主动脉瘤手术常见并发症有：吻合口出血、低心排血量综合征、呼吸衰竭、肾衰竭、脑及脊髓损害、假性动脉瘤、感染等。长期随访中，晚期死亡率仍高达 15% ~ 25%，部分患者死亡与其所患的高血压、冠心病、脑血管病有关。部分患者死亡与吻合口发生假性动脉瘤破裂出血、吻合口远侧发生新的动脉瘤破裂，以及心力衰竭、肾衰竭有关。

近年来随着心血管外科技术和材料包括预凝人造血管的临床应用，缝线质量的改进，麻醉、体外循环技术的进步，胸主动脉瘤手术死亡率明显下降，由过去的 10% ~ 20% 下降为近年的 5% ~ 10%。据报道，升主动脉瘤和主动脉根部瘤效果更好，早期的主要死亡原因为肾衰竭和低心排量综合征，与手术死亡相关的危险因素有高龄（＞65 岁）、主动脉夹层、心功能分级≥ 3 级、LVEF ＜ 35%、急诊手术、再次手术和伴有冠心病。术后患者心功能一般均明显改善，1 年、3 年和 5 年的生存率分别为 91.8%、88.6% 和 81.5%。国内孙立忠报道 231 例主动脉根部动脉瘤的治疗，手术死亡率 3.03%。

总之，升主动脉瘤和主动脉根部动脉瘤的外科治疗已取得较好的疗效，但其术后远期效果尚有差异，对动脉瘤手术患者需长期随访，特别是马方综合征患者的再次手术问题，应引起重视。

第二节　杂交技术治疗主动脉弓部瘤

主动脉弓部的解剖学定义是从无名动脉开口近端到左锁骨下动脉开口远端的胸主动脉节段，是全身各脏器供血的中枢。主动脉弓部是动脉瘤常见的受累部位，此部位的疾病是指涉及主动脉弓部及其主要分支的动脉血管病变，包括动脉瘤、夹层动脉瘤、创伤性损伤等因素。

本病自然经过险恶，自然死亡率极高，预后不良。Bickerstaff 及其同事报道，主动脉弓动脉瘤的发生率占主动脉瘤的 10%，5 年生存率仅为 19%，而且动脉破裂的发生率为 74%。无药物可以治疗本病，目前手术治疗仍是主动脉弓动脉瘤的最有效治疗方法。随着腔内技术的进展和器材的改进，腔内修复术和结合腔内修复术和外科手术的杂交技术也越来越多地应用于治疗主动脉弓部瘤。同时，主动脉弓部手术是复杂程度、病死率以及并发症发生率最高的大血管手术。手术的成功不仅需要熟练的外科手术技术，围术期的治疗也同样重要。本节主要介绍主动脉弓部瘤的杂交手术治疗。

一、手术指征

1. 一般认为有明确手术指征的升主动脉瘤延续累及主动脉弓。
2. 主动脉弓内膜撕裂形成夹层，且持续扩展或有破裂趋向。
3. 瘤体直径 5.0cm 以上者应考虑手术。
4. 出现临床症状并确为慢性动脉瘤所致，也应该尽快手术。

二、术前准备和治疗策略

主动脉弓部瘤术前准备同升主动脉瘤。需要特别注意的是，要重视术前检查，特别是对于一些临床表现类似肺癌、食管癌的可疑患者可常规行心脏或血管超声、食管超声心动图、CT、MRI 以及主动脉造影等检查，减少漏诊误诊的发生率。心肌梗死、呼吸衰竭、肾衰竭、脑卒中以及截瘫是主动脉弓部手术后死亡和并发症的主要原因。因此，术前对这些器官系统的功能进行评估是十分必要的。有长期吸烟史以及患有慢性肺部疾病患者，术前治疗给予抗生素雾化吸入，必要时静脉应用抗生素，充分控制肺部感染，并教育患者练习咳嗽以锻炼肺功能。

主动脉弓部的处理方法包括部分弓置换、全弓置换及全弓置换＋降主动脉术中支架植入术（支架象鼻子手术）等，主要根据瘤体累及的范围所决定。手术必须在深低温停循环（deep hypothermic circulatory arrest，DHCA）下完成，即应用全身麻醉深低温停循环、深低温无名动脉或左锁骨下动脉低流量灌注、深低温上腔静脉低流量逆行灌注，目的是为弓部置换提供一个完全无血的术野。应用股动脉、上、下腔静脉及右上肺静脉分别建立体外循环。鼻咽温降至 15 ~ 20℃，头部戴冰帽加深脑部降温，可停循环或无名动脉或左锁骨下动脉选择性低流量灌注，预防脑组织缺氧性损伤。临床上常采用 DHCA ＋选择性脑顺行性灌注或 DHCA ＋逆行性脑灌注联合应用的方法进行弓部瘤手术。顺行性脑灌注常选择在无名动脉或右腋动脉插管，而逆行性脑灌注选择上腔静脉插管。

常用的基本手术方法：

1. 半弓手术

（1）主动脉弓下主动脉瘤切除局部修补术：切除主动脉弓下主动脉瘤，如果瘤体较大用涤纶补片修补，用 4-0 Prolene 线连续缝合。

（2）升主动脉前弓置换加无名动脉移植术：升主动脉瘤累及无名动脉者，可行升主动脉前弓置换加无名动脉移植术，无名动脉可直接与人造血管吻合或间置人造血管吻合。

（3）主动脉后弓置换加左锁骨下动脉移植术：降主动脉瘤累及左锁骨下动脉者，可行主动脉后弓置换加左锁骨下动脉移植术。

2. 全弓手术　取一直筒状人造血管或四分叉人造血管，其主体分别与升主动脉和降主动脉近端行端－侧吻合，在弓部血管出口位置，将人造血管与弓上三个血管开口的整体动脉壁做连续吻合或各分支单独与对应处的人造血管分别吻合。

由于开放手术都需要对主动脉峡部周围进行操作，而这些部位术野深，主动脉弓分支血管尤其是左锁骨下动脉的游离、吻合和止血比较困难，并且容易对周围的组织尤其是喉返神经造成损伤，手术操作难度较大，术后并发症相对较多。随着腔内介入技术和支架材料的进步，腔内技术逐渐应用于主动脉弓部瘤的治疗，尤其是胸腔内或胸腔外旁路的开展并与腔内技术共同应用（杂交技术），避免了体外循环，有效地降低了手术风险，使得很多高危患者有了治疗机会。但尚缺乏足够多的病例积累和多中心、随机对照临床试验。随着腔内隔绝技术的进一步发展，围绕着对解剖因素、技术可行性、手术适应证、手术长期疗效以及材料工艺等方面进行改良，腔内修复可能是今后治疗主动脉弓部瘤的发展方向。

3. 杂交技术治疗主动脉弓部瘤　目前常规的外科手术治疗主动脉弓部瘤创伤非常大，主动脉弓置换需要在开胸体外环和深低温停循环下进行。虽然外科技术，麻醉技术和重症监护技术等都有了长足的进步，但其死亡率和神经系统的并发症仍较高。由于累及了主动脉弓的分叉血管，无法获得足够的锚定区，单纯的腔内修复术无法实施。因此，以前均是将距左锁骨下动脉小于 15mm 的近端锚定区病变为腔内修复术的禁忌证。随着腔内技术的进步，以围绕着如何改善自然近端锚定区为核心的技术革新正在实践中。

目前的技术包括三方面：一是通过颈部外科旁路手术，延长近端锚定区；二是腔内技术；三是通过改变移植物设计。腔内技术重建或保留头臂血管技术难度大，手术风险大，而一些新的移植物设计合理，但距离临床应用尚有很多的工作要做。而颈部血管旁路手术尽管创伤大，但是安全、确切，能够避免主动脉弓血流阻断和深低温停循环，能够把创伤降到最小，降低手术的死亡率和并发症发生率，目前应用最为广泛。当前对于主动脉弓不同阶段的病变会采用各种不同的血流转流技术和不同的入路植入覆膜支架。

（1）根据腔内修复术对锚定区进行定义的需要，Criado 对胸主动脉进行了分区：0 区从窦管交界至无名动脉起始部远端；1 区从无名动脉起始部远端至左颈总动脉起始部远端；2 区从左颈总动脉起始部远端至左锁骨下动脉起始部远端；3 区为主动脉峡部；4 区为主动脉峡部以远的胸降主动脉。

1）锚定区位于 0 区：对于累及所有弓上动脉开口，锚定区在 0 区的复合手术，相对公认的术式是弓上动脉区分支化，使用分叉人造血管行升主动脉到无名动脉、左颈总动脉和左锁骨下动脉的转流。

头臂血管转流的方法很多，主要包括：①采用两分叉人造血管，连接升主动脉与无名动脉和左颈总动脉，然后将左锁骨下动脉结扎或采用直人造血管将左锁骨下动脉与分叉人造血管吻合；②采用直人造血管行升主动脉到无名动脉的转流，然后在该人造血管上吻合两分叉人造血管，连接左颈总动脉和左锁骨下动脉（图 9–11）。

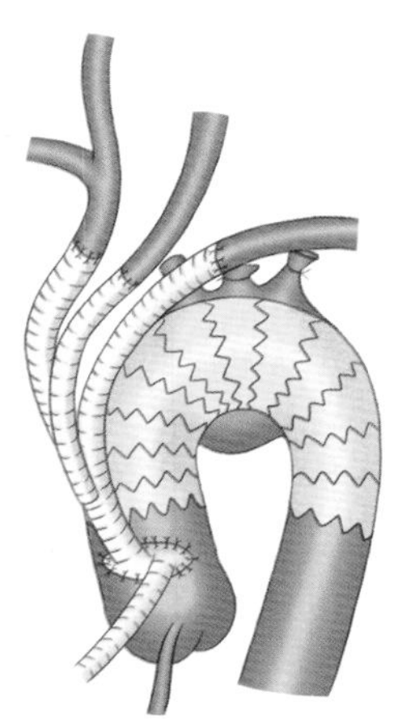

图 9–11　采用分叉人造血管，连接升主动脉与无名动脉和左颈总动脉，然后将左锁骨下动脉结扎或将左锁骨下动脉与分叉人造血管吻合

手术方法：常规建立体外循环，进行主动脉弓置换完成后，在人造血管上应用上述方法重建头臂血管。在转流手术完成后，可以立即完成覆膜支架植入术。覆膜支架植入术的入路有两种：①主动脉顺行支架植入法：将四分叉人造血管的四个分叉带血管片完全剪下，上述方法完成头臂血管转流后，经剩余的 10mm 人造血管植入猪尾导管，行标准全动脉造影，选择比人造血管直径大 10% ~ 20% 的覆膜支架，使支架近端与人造血管重合适当长度，完成胸主动脉瘤腔内修复术。撤出支架输送系统后从根部钳夹并剪断人造血管，应用 4–0 prolene 线连续缝合，闭合残端，再用 10 号线双重结扎；②经股动脉逆行支架植入术：上述头臂血管转流完成后，穿刺肱动脉，置入猪尾导管，

腹股沟切开后游离股动脉并置入 Lunderquist 超硬导丝，建立轨道。选择比人造血管直径大 10% ~ 20% 的覆膜支架，使支架近端与人造血管重合适当长度，完成胸主动脉瘤腔内修复术。

本手术应注意，其一，胸骨上端切口可以完成手术，如果显露困难，则更改为常规切口。其二，在游离上述头臂血管时，一定要紧贴血管游离，避免损伤食管、气管、神经及淋巴管。其三，动脉瘤较大时，可能将头臂血管向上推挤，使得头臂血管的游离十分困难，特别是左锁骨下动脉。此时可延长刀口，或游离左腋动脉，将人造血管与左腋动脉吻合，左锁骨下动脉近端结扎即可。其四，支架植入术后应造影观察近端锚定区是否有Ⅰ型内漏的发生。如果发生Ⅰ型内漏，可以行外科手术治疗。

2）锚定区位于 1 区：覆膜支架如果需要锚定区在 1 区，则需要行左颈总动脉转流，而左锁骨下动脉是否需要转流，则需要根据患者解剖结构的不同而定（图 9-12）。上述血管转流的方法很多，可以采用人造血管行右颈总动脉 - 左颈总动脉旁路术，或左颈总动脉移位术（即将左颈总动脉移植到头臂干上）。也可行右腋动脉 - 左颈总动脉 - 左腋动脉人造血管旁路术（即采用分叉人造血管将右腋动脉的血液分流供应左颈总动脉和左腋动脉）。外科手术完成后可立即行血管腔内治疗。

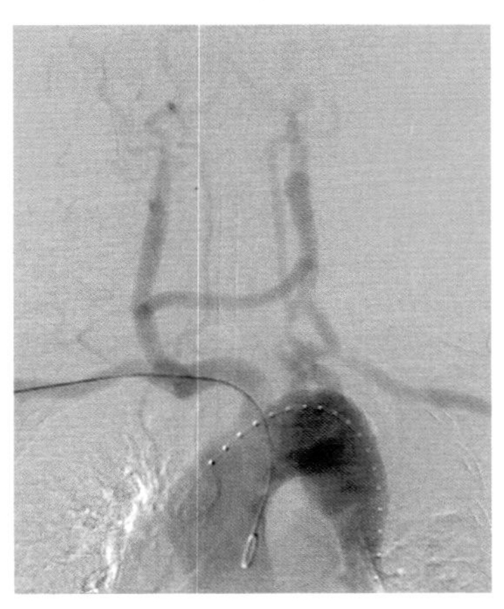

图 9-12　先行颈 - 颈及颈 - 锁骨下动脉人造血管转流，再行腔内治疗

3）锚定区位于 2 区：很多主动脉扩张性病变累及左锁骨下动脉附近的区域时，覆膜支架植入时可能需要部分或者完全封闭左锁骨下动脉切口。但左锁骨下动脉开口完全封闭后，有部分患者发生上肢动脉缺血综合征，同时神经系统并发症发生率较未封闭的患者明显增高，还有部分患者在覆膜支架植入术后 3 ~ 26 个月时出现迟发症状。因此，为减少神经系统并发症的发生，决定封闭左锁骨下动脉前不仅需要评估颈动脉

和椎动脉情况，还需要评估颅底 Willis 环的情况。术前应仔细研究 CT 片，确定无解剖学变异；支架植入之前，应行头部血管的造影检查，观察 Willis 环是否完整。当存在解剖学变异，比如左椎动脉由主动脉弓发出或者椎动脉并不向基底动脉供血，或者 Willis 环完整，封闭左锁骨下动脉不会对头部血液供应产生影响的，可以考虑不做动脉转流术而直接封闭左锁骨下动脉。但对于年轻患者、左利手患者和有腹主动脉瘤手术史的患者，或者造影时发现 Willis 环不完整的患者，应该考虑进行预防性左锁骨下动脉转流术，以避免神经系统并发症。如果需要左锁骨下动脉转流，一般采用左颈动脉和左腋动脉之间的旁路完成，或者行右腋动脉和左腋动脉之间的旁路手术。

（2）杂交手术治疗的临床结果：腔内修复术治疗主动脉扩张性疾病是 20 世纪 90 年代中期才逐步开展起来的，特别是 2005 年美国 FDA 批准在临床上使用后才广泛应用。几乎所有的临床报道都是中短期结果，结果令人满意。术后早期的并发症包括内漏、脑卒中、截瘫等，晚期并发症主要是内漏。左锁骨下动脉转流可能是影响主动脉弓腔内治疗预后的一个关键因素。对于左锁骨下动脉能否封闭，目前仍有很多争议，多数学者认为应该慎重。术前进行头颈部动脉造影评估优势动脉后，主动脉弓修复术后颅内后循环障碍导致的卒中将会大大降低。

（高培显　金　星）

参考文献

[1] 姚祖武，砂盛诚．主动脉弓部瘤及降主动脉瘤的手术治疗 [J]. 中华胸心血管外科杂志，2001，17（5）：282–284.

[2] 汪忠镐，潘松龄，李鸣，等．微创外科治疗升、降主动脉和弓部疾病的探讨 [J]. 外科理论与实践，2004，9（1）：14–16.

[3] 孙立忠，朱俊明，刘志刚，等．非体外循环下全主动脉弓替换术治疗主动脉弓降部动脉瘤的早、中期结果 [J]. 中华胸心血管外科杂志，2011，27（6）：339–341.

[4] 杨剑，易定华，俞世强，等．“杂交”手术治疗弓部主动脉夹层的疗效评价 [J]. 心脏杂志，2013，25（3）：366–370.

[5]Chun AS，Elefteriades JA，Mukherjee SK.Medical treatment for thoracic aortic aneurysm–much more work to be done[J].Prog Cardiovasc Dis，2013，56（1）：103–108.

[6]Bombien R，Pisimisis GT，Khoynezhad A.An update on endovascular management

of acute thoracic aortic disease and future directions[J].Rev Cardiovasc Med, 2013, 14 (2–4): e99–e106.

[7]Leontyev S, Misfeld M, Mohr FW.Aneurysms of the ascending aorta and aortic arch[J].Chirurg, 2014, 85 (9) : 758, 760–766.

[8]Appoo JJ, Tse LW, Pozeg ZI, et al.Thoracic aortic frontier : Review of current applications and directions of thoracic endovascular aortic repair (TEVAR) [J].Can J Cardiol, 2014, 30 (1) : 52–63.

[9]Martufi G, Gasser TC, Appoo JJ, et al.Mechano–biology in the thoracic aortic aneurysm : A review and case study[J].Biomech Model Mechanobiol, 2014, 13 (5) : 917–928.

[10]Takagi H, Watanabe T, Umemoto T.Mesenteric malperfusion complicated with type a acute aortic dissection[J].Int Angiol, 2015, 34 (5) : 445–453.

[11]Miyahara S, Okita Y.Overview of current surgical strategies for aortic disease in patients with Marfan syndrome[J].Surg Today, 2016, 46 (9) : 1006–1018.

[12]Tanaka A, Estrera AL.Elephant trunk : Argument for all arches[J].Semin Cardiothorac Vasc Anesth, 2016, 20 (4) : 322–326.

[13]Jarral OA, Kidher E, Patel VM, et al.Quality of life after intervention on the thoracic aorta[J].Eur J Cardiothorac Surg, 2016, 49 (2) : 369–389.

[14]Horton JD, Kolbel T, Haulon S, et al.Endovascular repair of type a aortic dissection : Current experience and technical considerations[J].Semin Thorac Cardiovasc Surg, 2016, 28 (2) : 312–317.

[15]Ramirez F, Caescu C, Wondimu E, et al.Marfan syndrome ; A connective tissue disease at the crossroads of mechanotransduction, TGF β signaling and cell stemness[J].Matrix Biol, 2018, 71–72 : 82–89.

第十章　主动脉夹层

急性主动脉综合征（acute aortic syndrome，AAS）是最常见的一类急性主动脉疾病，包括急性主动脉夹层（acute aortic dissection，AD）、主动脉壁间血肿（intramural hematoma，IMH）和穿透性动脉粥样硬化溃疡（penetrating therosclerotic ulcer，PAU）。随着老龄化进程，影像学技术的进步和临床医师对这类疾病认识的提高，此类疾病的发病率和检出率在我国有逐年增高之势。但是急性主动脉综合征的发病机制尚不清楚，其自然史、诊断、治疗和预后及其相互关系在临床上还存在很大争议。而随着心脏大血管手术、杂交手术和腔内技术等治疗手段的提高，以及无创性影像技术（如 MRA、CTA）等影像学检查技术的临床应用，我们对这类疾病的诊断和治疗能力得以提高。本章综述了急性主动脉夹层的分类、病理解剖、发病机制、临床表现、诊断和治疗方式，同时强调了血管/腔内血管外科医生的作用，同时对腔内技术治疗主动脉夹层做了介绍。

第一节　概述

主动脉夹层是一种病情凶险、进展快、死亡率高的严重血管疾病，是指各种原因导致主动脉出现内膜裂口，血液通过主动脉内膜裂口进入主动脉壁，并造成动脉壁中层分离形成夹层。

主动脉夹层的发生率超过破裂腹主动脉瘤，研究表明急性主动脉夹层的发病率为每年 2.9 ～ 3.5/10 万人，是腹主动脉瘤破裂发生率的 2 ～ 3 倍。未经治疗的患者大多数死于诊断后的 3 个月内，几乎没有生存超过 5 年的患者。主动脉夹层的危险因素包括高龄、高血压和主动脉壁结构异常。主动脉夹层多发于男性，最近 IRAD 研究（急性主动脉夹层国际注册研究）中男女性别比为 4 ∶ 1，A 型夹层占所有夹层的 60%，B 型夹层约占所有夹层的 30%，而累及主动脉弓部的夹层约占 10%。A 型夹层的发病年龄高峰为 50 ~ 60 岁，B 型夹层更常见于 60 ~ 70 岁。

尽管药物和手术治疗方面取得了一些进展，但急性主动脉夹层的总体死亡率仍然很高。研究表明，38% 的主动脉夹层是在尸检时才诊断的，因此，再次强调了早期诊断和合理治疗的重要性。曾有学者预计，未经治疗的急性主动脉夹层，24 小时的死亡率达 50%，一周内超过 68%。急性升主动脉夹层的死亡原因多是继发于主动脉破裂入心包导致的心包填塞、急性主动脉瓣反流和冠脉受累，降主动脉夹层患者的死亡原因多是脏器或肢体血管闭塞所造成的终末器官损害和功能衰竭。

一、病因

主动脉夹层是主动脉异常中膜结构和异常血流动力学相互作用的结果。主动脉中膜是由网状弹力纤维、间隔支撑胶原纤维和规律排列平滑肌细胞组成。平滑肌细胞形成弹力纤维和胶原纤维，本身亦是支持营养层；弹力纤维维持着血管的顺应性；胶原纤维决定了血管横向阻力，同时也影响着血管的顺应性。影响血流动力学的主要因素是血管的顺应性、离心血液的初始能量。而血流动力学对主动脉管壁的主要作用因素是血流的应力（包括剪切应力与残余应力），常用可测指标是血压变化率（dp/dt max）。当各种原因造成血管顺应性的下降，使得血流动力学对血管壁的应力增大，造成血管管壁的进一步损伤，又再次使血流动力学对血管壁的应力增大，从而成为一个恶性循环，直至主动脉夹层形成。

1. 遗传性疾病　这里主要是指一些可以引起结缔组织异常的遗传性疾病。马方综合征是目前较为公认的易患主动脉夹层的主要遗传病。据报道 20% ~ 40% 的马方综合征患者可发展为急性主动脉夹层，而马方综合征占主动脉夹层的 6% ~ 9%。其次包括 Turner 综合征、Noonan 综合征和 Ehlers-Danlos 综合征均易发生主动脉夹层。均为常染色体遗传性疾病，患者发病年龄较轻。主要病变为中膜的纤维素样病变坏死，这与中膜结构先天性发育缺陷有关。主动脉根部夹层和破裂以及慢性主动脉瓣关闭不全是马方综合征患者死亡的主要原因。

2. 先天性心血管畸形　先天性主动脉瓣二叶瓣畸形患者主动脉夹层的发生率是三叶瓣患者的 9 倍，这样高的发病率可能是由二瓣化畸形患者主动脉先天性发育异常所致。先天性主动脉缩窄的患者其夹层的发病率是正常人的 8 倍。血管形状的改变导致了血流动力学的变化，使得应力在某点集中，累积效应造成此点中膜结构的改变，直至主动脉夹层形成。

3. 高血压　在主动脉夹层形成中的作用是毋容置疑的，约 80% 的主动脉夹层患者合并有高血压。Prokop 等发现，血压变化率（dp/dt max）越大，主动脉夹层也就越易发生且进展越快。他们还发现，非波动性高血压即使高达 400mmHg 也不会引起夹层，波动性血压在 120mmHg 时就可引起。

4. 特发性主动脉中膜退行性变化　中膜退行性变化主要出现于高龄患者的夹层主动脉壁中，包括囊性坏死和平滑肌退行性变化。这两种变化往往不是单独存在发展的，但不同年龄段有不同的特征。文献报道小于 40 岁以中膜囊性变为主，随着年龄的增大平滑肌细胞的退行性病变渐为主要。无论何种变化，导致的结果都是中膜结构的中空化，弹力板层的功能缺陷或丧失。这种中膜中空化在使得管壁对抗血流动力学应力作用下降的同时，也造成了由于血管管壁顺应性的变化而导致的血流动力学改变，相互作用最终形成主动脉夹层。

5. 主动脉粥样硬化　曾被认为因破坏内膜而使得内膜撕裂引起主动脉夹层。但现代尸检表明，夹层往往在主动脉巨大粥样硬化斑块处停止。粥样硬化斑块出血曾一度被认为是内膜撕裂的罪魁祸首，现有研究表明，其实粥样硬化斑块与夹层动脉瘤形成的最大可能是堵塞了动脉滋养血管，引起壁内血肿，斑块的出血对夹层形成的影响不大。另外有观点认为粥样硬化斑块破坏了主动脉壁的顺应性，导致血流动力学的改变，使得斑块周围的内膜易被撕裂。

6. 主动脉炎性疾病　其造成主动脉夹层较为罕见，主要是一些结缔组织病变，如：巨细胞动脉炎、系统性红斑狼疮、肾性胱氨酸病等。其中，巨细胞动脉炎，通过免疫反应引起主动脉壁损害，与主动脉夹层形成被认为有较密切的关系。而梅毒性主动脉炎与主动脉夹层的关系有较大争议。有人认为只要对主动脉壁中膜有损伤，就必然与夹层动脉瘤形成有关，另一些人则认为梅毒性动脉炎不仅与夹层动脉瘤发生无关，甚至可以防止夹层动脉瘤的发生。因为，主动脉壁细胞浸润后形成的瘢痕及主动脉外周纤维化可能修补了中膜损害，防止夹层动脉瘤的形成。

7. 损伤　外力撞击引起的主动脉夹层并不罕见，由于位于固定与相对不固定交界处的主动脉中膜内膜在瞬间外力的冲击下发生扭曲断裂，血液涌入导致夹层形成。

8. 妊娠　妊娠期好发主动脉夹层，目前认为不是由雌激素对血管壁的影响所导致，可能是由于妊娠期血流动力学变化引起的。

二、病理

1. 临床病理学

（1）分型：旨在指导临床治疗和评估患者预后。Debakey 分型和 Stanford 分型是目前两种广泛应用的主动脉夹层的分型方法。前者根据原发内膜破口的起始部位和夹层累及范围分型，后者仅以夹层累及范围分型（图 10–1）。

DeBakey Ⅰ型：主动脉夹层破口位于升主动脉近端，夹层累及升主动脉和主动脉弓，范围广泛，可同时累及胸降主动脉和腹主动脉；DeBakey Ⅱ型：内膜破口位于升主动脉，主动脉夹层累及范围仅限于升主动脉；DeBakey Ⅲ型：破口位于左锁骨下动脉开口远端，升主动脉和主动脉弓未受累，夹层累及胸降主动脉，如向下未累及腹主动脉者为Ⅲ A 型；向下累及腹主动脉者为Ⅲ B 型。

1970 年，Stanford 大学的 Daily 等人提出了一种更简捷的分型方法，即 Stanford 分型：凡夹层累及升主动脉者均为 A 型；仅累及降主动脉者为 B 型。Stanford A 型相当于 DeBakey Ⅰ型和Ⅱ型，Stanford B 型相当于 DeBakey Ⅲ型。但 Debakey Ⅲ型逆撕累及主动脉弓者为 Stanford B 型，而同时累及升主动脉则为 Stanford A 型。

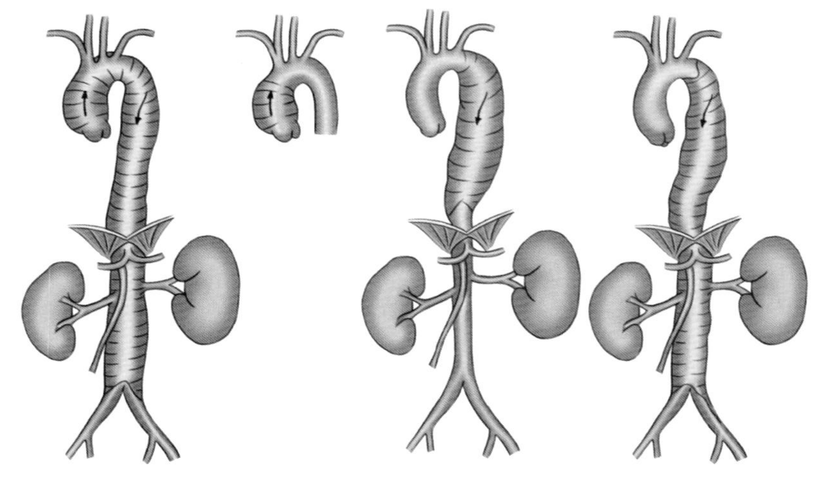

图 10–1　主动脉夹层的分型

（2）分类

Ⅰ类：典型的主动脉夹层，即撕脱的内膜片将主动脉分为真假两腔。

主动脉夹层发病的特征性病理改变是主动脉内中膜撕裂（通常撕裂起于中外膜之间），所形成的隔膜将主动脉管腔分为真假两个腔（图 10–2）。由于两腔压力不同，假腔周径常大于真腔，真假腔经内膜的破裂口相交通。夹层病变可从裂口开始向远端或近端发展，病变累及主动脉的分支时可导致相应并发症的发生。

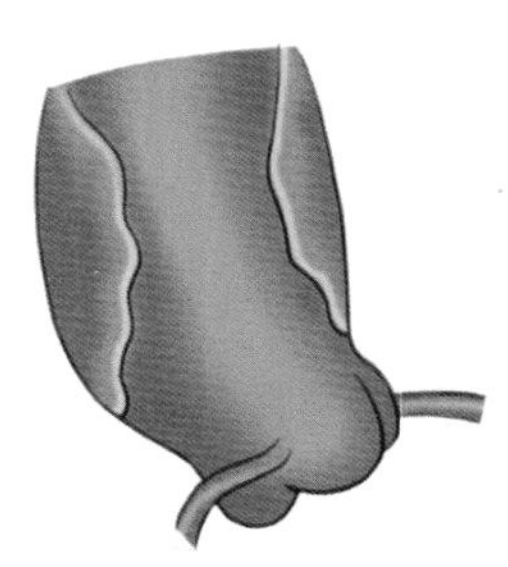
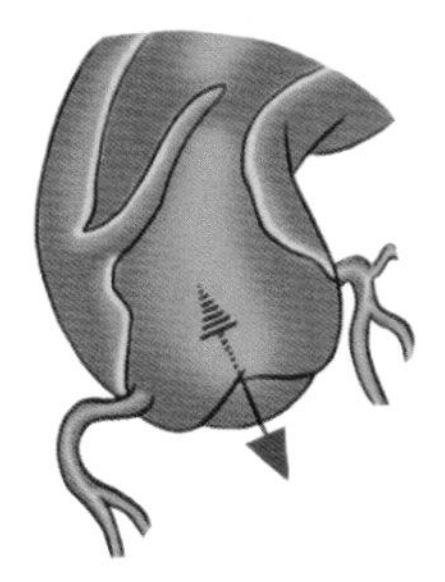
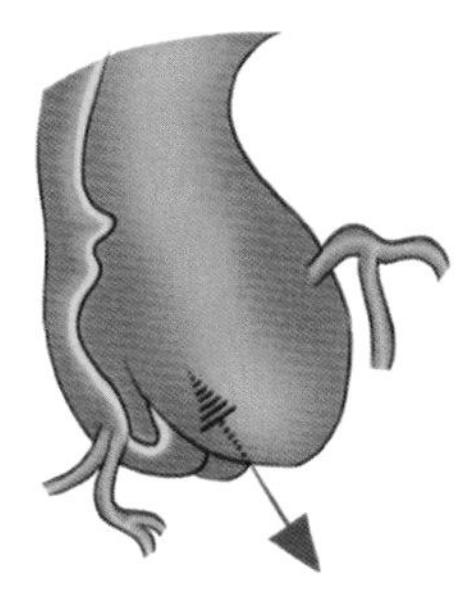

图 10-2　主动脉夹层可见其分为真假两腔

Ⅱ类：主动脉中膜变性，内膜下出血并继发血肿。

由于主动脉内外膜弹力系数不同，加之主动脉中层变性等综合因素，易造成主动脉壁内滋养动脉破裂出血，并继发壁内血肿。影像学检查中往往不能发现其内膜存在破损或裂口。该类病变占主动脉夹层的 10% ~ 30%。该类夹层又可分为两个亚类。A 亚类表现为主动脉内壁光滑，主动脉直径不超过 3.5cm，主动脉壁厚不超过 0.5cm。在超声检查中约 1/3 的该类患者可发现主动脉壁内低回声区，低回声区内无血流信号，血肿的平均长度约 11cm，该类常见于升主动脉。B 亚类多发生于主动脉粥样硬化患者，主动脉内壁有粗糙的粥样斑块及钙化区，主动脉直径超过 3.5cm，主动脉壁厚平均约 1.3cm，约 70% 的该类患者可在超声检查中发现低回声区。该类病变发生于降主动脉的概率大于升主动脉。随访资料证实主动脉壁内出血及血肿形成的患者中 28% ~ 47% 会发展为Ⅰ类主动脉夹层，10% 的患者可以自愈。

Ⅲ类：微夹层继发血栓形成。

微夹层继发血栓形成指微小的主动脉壁内膜破损且有附壁血栓形成。这种病变在随访中呈现两种预后。如果内膜破损在继发血栓基础上愈合则称为不完全性微小夹层；如果破损扩大血流进入已经破坏的中膜则形成典型Ⅰ类主动脉夹层。

Ⅳ类：主动脉斑块破裂形成的主动脉壁溃疡。

主动脉粥样硬化斑块溃疡可经 CTA、MRA、腔内超声等得以诊断。这种病变主要局限于胸降主动脉和腹主动脉，一般不影响主动脉的主要分支，溃疡病变的持续发展可导致主动脉破裂、假性动脉瘤或主动脉夹层形成。

Ⅴ类：创伤性主动脉夹层。

（3）分期：传统的主动脉夹层的分期，是以 14 天为界。发生夹层 14 天以内为急性期，超过 14 天为慢性期。分类的原因是 14 天以内主动脉夹层的并发症发生率，尤其是破裂率远远高于 14 天以上的夹层。DeBakey 等人又根据主动脉壁结构炎症程度，将慢性期中 2 周至 2 个月定义为亚急性期，在此期间主动脉壁脆性和炎症程度较前 2 周轻。

（4）阜外医院改良细化分型：国内孙立忠等根据中国人主动脉夹层特点及主动脉夹层病变的范围和程度，在 Stanford 分型基础上，提出了主动脉夹层改良细化分型，以指导临床医师制订主动脉夹层个性化治疗方案，确定手术时机，决定手术方式及评估临床预后。该细化分型原则上是根据主动脉根部、弓部病变细化 Stanford A 型夹层分型，根据主动脉弓部受累情况、降主动脉扩张范围细化 Stanford B 型夹层分型。

改良 Stanford A 型主动脉夹层分型方法有：A1 型：窦部正常型，窦管交界和其近端正常，无主动脉瓣关闭不全。A2 型：主动脉根部轻度受累型，主动脉窦部直径小于 3.5cm，夹层累及右冠状动脉导致其开口处内膜部分剥离或全部撕脱，有 1 个或 2 个主动脉瓣交界撕脱导致轻 – 中度主动脉瓣关闭不全。A3 型：主动脉根部重度受累型，窦部直径大于 5cm，或 3.5 ~ 5cm，但窦管交界结构破坏，有严重主动脉瓣关闭不全。根据主动脉弓部病变情况分为 C 型、S 型。其中 C 型（Complex Type，符合下列任意一项者）：①原发内膜破口在弓部或其远端，夹层逆行剥离至升主动脉或近端主动脉弓部；②弓部或其远端有动脉瘤形成（直径大于 5cm）；③头臂动脉有夹层剥离；④病因为马方综合征。S 型（Simple Type）：原发内膜破口在升主动脉不合并 C 型的任何病变。上述分型可根据实际情况排列组合如 A1C 型。临床实践结果显示，改良的 Stanford A 型夹层的分型有助于手术时机和适应证的选择、指导制订手术方案对判断预后亦有指导意义。

Stanford B 型主动脉夹层的改良分型方法，根据降主动脉扩张（≥ 4cm）部位将其分成三个亚型（图 10–3）：B1 型（降主动脉近端型）：降主动脉无扩张或仅有近端扩张，中 – 远端直径接近正常。B2 型（全胸降主动脉型）：整个胸降主动脉都扩张，腹主动脉直径接近正常。B3 型（全胸降主动脉、腹主动脉型）：胸降主动脉和腹主动脉都扩张。根据主动脉弓部有无受累，可分为（图 10–4）：C 型（夹层累及左锁骨下动脉及远端主动脉弓部）和 S 型（远端主动脉弓部未受累，夹层位于左锁骨下动脉开口远端）。根据实际情况排列组合，如 B1C 型。阜外医院的治疗结果显示，依据主动脉弓部是否受累和主动脉扩张的范围的改良 Stanford B 型夹层分型可以指导治疗方法的选择、决定手术方式和体外循环方法，可以降低手术的死亡率和并发症发生率。

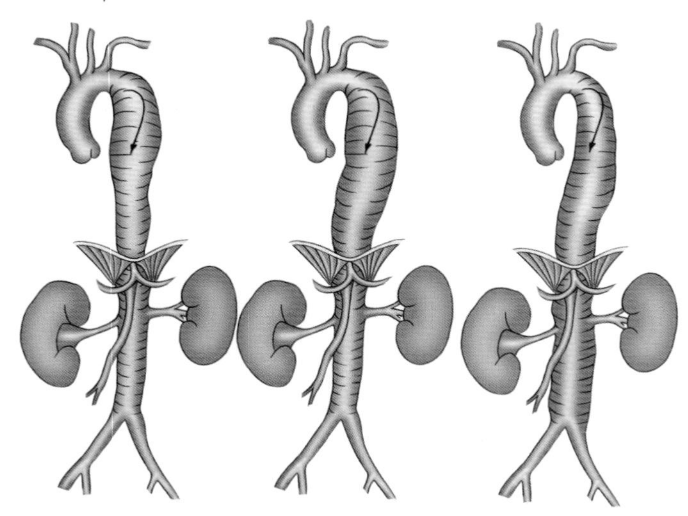

图 10-3　Stanford B 型主动脉夹层的改良分型方法

注：根据胸降（腹）主动脉受累情况分为 B1 型、B2 型、B3 型。

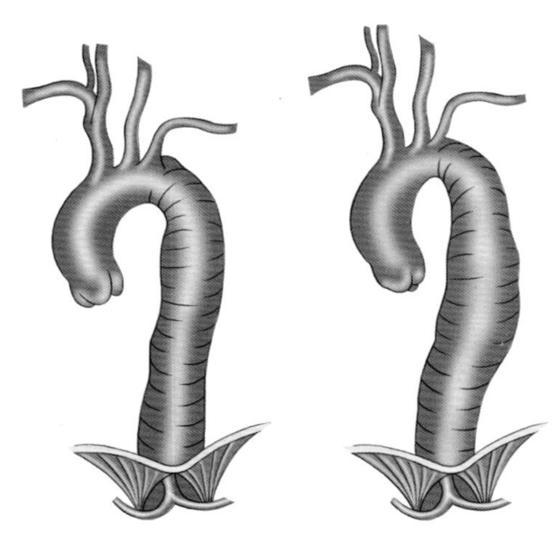

图 10-4　根据主动脉弓有无受累分为 C 型和 S 型

2．组织病理学

（1）大体变化：在急性夹层动脉瘤中，夹层的内、外壁组织水肿、脆弱，夹层中可见血栓及流动的血液。大体上看可见主动脉壁呈蓝色，伴肿胀，在外壁薄弱处可见有血液渗出。这里有一点需注意的就是大多数急性主动脉夹层的主动脉直径并没有扩大。而慢性夹层动脉瘤的主动脉直径是扩大的，其主动脉夹层外壁可见洋葱状板层结构。

主动脉夹层可以沿主动脉顺行撕裂，也可以逆行撕裂，还可以同时向两个方向撕裂。撕裂可以发生在裂口形成后的数秒内，也可以发生在血压波动无法控制的情况下。Stanford B 型夹层较少发生逆行撕裂，逆行撕裂波及主动脉弓部的概率 10% ～ 15%。顺行撕裂通常呈螺旋状，并累及了降主动脉圆周的外 1/2 ～ 2/3，并且很少局限于降主动脉上部。由于膈肌主动脉裂口有比较僵硬的纤维连接组织附着，引起顺行撕裂停止在膈肌水平，形成Ⅲ A 型夹层；但是大多顺行撕裂夹层累及了整个腹主动脉甚至达到髂动脉水平，形成Ⅲ B 型夹层。胸腹主动脉夹层往往累及主动脉的左后外侧部位，常出现内脏动脉和右侧肾动脉真腔供血，左肾动脉假腔供血。夹层的出口（再入口）往往在肋间动脉、腰动脉或内脏动脉根部附近并伴有这些动脉的断裂，有的出口在夹层的远端。假腔内血流的速度是造成夹层破裂，缺血并发症及血栓形成的主要因素之一。

62% 的原发性撕裂位于升主动脉，离主动脉环距离越远撕裂出现的频率越低。50% 以上的撕裂位于升主动脉起始段的 2cm 以内。另外，主动脉峡部即闭合的动脉导管（动脉韧带）附着处，亦是内膜撕裂率较高的地方。撕裂方向往往是横向的，与纵向之比是 5 ∶ 1。内膜撕裂后血液经过此破口进入主动脉中膜，劈开中膜，沿板层薄弱处顺行或逆行方向向远处发展。在发展过程中，有时会在夹层内层继发裂口，形成通道，可减轻假道内的血流压力。

主动脉夹层向腔外破裂的位置，主要取决于腔内原发性撕裂的位置。心包积血是主动脉夹层瘤死亡的主要原因。其中，升主动脉向心包内破裂的占 70%；主动脉弓向心包内破裂的就降至 35%；胸降主动脉为 12.3%；而原发裂口在腹主动脉的仅占 7%。除心包积血外，胸腔段破裂出血最易发生的部位以左侧为主，其与右侧的比例约为 5 ∶ 1，可能与胚胎发育及血流动力学因素相关。

（2）组织学变化：夹层动脉瘤组织病理学上最突出的变化是中膜的退行性变化。这也是人们之所以得出夹层动脉瘤的发病基础为中膜结构缺损的原因。急性期，主动脉壁出现严重的炎症反应；慢性期，可见新生的血管内皮细胞覆盖于夹层腔表面。

弹力纤维的退行性变化主要出现在 40 岁以下的患者，大多数与遗传性疾病有关。光镜下表现为弹力纤维消失，为黏多糖所取代，血管壁结构消失，平滑肌排列紊乱，也就是所谓的“囊性坏死”。

平滑肌的退行性变化多见于老年人，尤以高血压患者多见。光镜下主要表现为：平滑肌细胞减少，为黏液样物质所替代。这种所谓的黏液样物质可能是平滑肌细胞凋亡后残留的细胞液。

3．病理生理学

（1）Stanford A 型夹层：发生于升主动脉的急性夹层多累及整个主动脉弓，仅有 10% 的患者会局限于升主动脉或主动脉弓，大多夹层向远端发展，内脏动脉有不同程度受累。冠状动脉所在的瓣叶常会因夹层逆行撕裂而失效，进而脱垂的瓣膜进入左心室导致急性心力衰竭。夹层累及冠脉所致的猝死其表现正如心肌缺血一样，血流会涌入心包造成填塞或破入纵隔，均可导致猝死。

夹层累及降主动脉及锁骨下动脉开口远端时，可进而累及锁骨下动脉及头臂干，并常可累及主动脉远端。夹层的多个出口并不少见，内脏动脉常同时受累，其开口常来自假腔。急性升主动脉夹层往往导致左心室衰竭或血液进入心包导致填塞。另外，夹层也可以引起不同程度的冠脉或脑皮质功能不全。

一般认为 Stanford A 型夹层的早期死亡率高于 Stanford B 型夹层，后者更常见具有慢性病程。在我国，夹层发病高峰在 50 ~ 60 岁，平均发病年龄比腹主动脉瘤年轻 10 ~ 15 岁，男性多于女性。Stanford A 型患者约 2/3 在急性期内死于夹层破裂或心包填塞、心律失常、左心室衰竭、冠状动脉闭塞等并发症。据报道 Stanford B 型夹层约 75% 可以渡过急性期，但其 5 年生存率不超过 15%，其中多数患者死于夹层的破裂。

（2）Stanford B 型夹层：B 型急性期主要的并发症是夹层破裂和脏器缺血，其中急性期死亡率超过 30% 以上。尽管主动脉外膜是主动脉壁三层中最坚固的一层，但是夹层假腔破裂率仍然非常高。夹层破裂的诱发因素包括高血压控制不良、假腔高速血流、夹层出口过小和主动脉直径增大。由于夹层裂口和假腔的位置特殊，使得急性期 B 型夹层破裂发生于左侧胸腔，同时发生胸膜的破裂和血胸形成，往往造成患者死亡。有时由于主动脉外膜和胸膜连接紧密，血胸量不多，可能有良性的结局。另外，破裂可以发生在纵隔、右侧胸腔、腹膜后或者腹腔。有少数报道夹层破裂进入心包、食管、气管和肺内。

缺血并发症是急性Ⅲ B 型夹层主要的特征性临床表现，由夹层累及降主动脉和腹主动脉分支引起。大多数夹层患者发生主动脉闭塞并非裂口内膜活瓣所致，而是由于假腔对真腔压迫形成，并常见与胸腹主动脉交界部位。急性期时，由于夹层进展导致真腔进行性狭窄，引起血压升高，增加了夹层破裂和远端缺血的概率，进而影响脊髓、肾脏、消化道和下肢供血，如果夹层出口能够扩大到可以重新恢复主动脉血供，夹层进展可以自行停止。如果出口不够大，夹层持续进展，就需要采用外科手段来解决。

夹层发生缺血并发症的原因有三种机制：一是假腔压迫真腔造成分支动脉开口狭窄，二是夹层延伸进入分支动脉壁造成分支动脉管腔狭窄，三是夹层裂口（入口和出口）

撕裂的内膜活瓣封闭了分支动脉开口。缺血并发症的严重程度取决于分支动脉阻塞的程度、缺血的时间、侧支循环的功能和器官或肢体对缺血的耐受程度。解剖学和临床研究对解释这些多因素病因学提供了依据。Hirst 等人对累及腹主动脉的夹层破裂死亡患者进行病理解剖分析，发现 27.7% 伴有内脏动脉受累，26.1% 伴有下肢动脉受累。而 Cambria 等人根据临床资料统计的结果是内脏动脉受累率 8.7%，下肢动脉受累 11.7%。

缺血的临床症状因受累的器官而不同。脊髓缺血可以引起肢体麻木、瘫痪或部分神经功能障碍，如 Brown-Sequard 综合征。下肢缺血的症状比较少见，通常表现为一侧或双侧股动脉搏动的消失。在 B 型夹层中，由于左侧锁骨下动脉开口的闭塞造成左上肢无脉。肠道缺血可以没有特殊表现，除非重要的内脏动脉（髂内动脉或肠系膜上动脉）受累可以出现肠道缺血的症状，如肠梗死就是一种严重的危及生命的并发症。如果单侧肾动脉受累，对侧肾动脉功能正常，肾脏缺血也可能没有任何症状。对于伴有高血压和肾功能不全的急性夹层患者，有一系列复杂因素的影响，如肾脏和肾动脉基础病变，降压药物对肾脏的影响等。

通过内科药物治疗，大多 B 型夹层可以度过急性期到达慢性期。

CT 发现少数 B 型夹层可以自行愈合，但多数 B 型夹层由 CT 影像发现存在假腔内血栓形成和主动脉中度扩张，约 85% 出现假腔血栓后部分再通。假腔的进行性扩张会造成动脉瘤的形成，概率约 35%。

动脉瘤的形成主要局限于降主动脉上方与裂口相对的位置或在肾动脉以下的腹主动脉段。最近对夹层动脉瘤的扩张率进行了研究，发现慢性 B 型的扩张速度直径平均每年增加 0.59cm，相当每年体积增加 94.1ml。大多肾动脉以下夹层动脉瘤的形成与中膜退行性病变有关，进一步扩张可能造成胸腹主动脉瘤的形成。

动脉瘤的形成是夹层晚期破裂并造成降主动脉夹层死亡率的主要原因，假腔的完全血栓化，预示着愈后良好，一旦血栓化的夹层再复发夹层或后发的动脉瘤形成，仍有较高的破裂概率。

当急性夹层形成造成的短暂和局部的缺血，随着侧支循环建立并代偿了分支动脉近端的闭塞，缺血症状由急性转为慢性。慢性缺血主要的表现有间歇性跛行、肠绞痛、肾血管性高血压或缺血性肾功能不全。

三、主动脉夹层的诊断

1．主动脉夹层影像学检查方法的选择和应用

（1）主动脉多普勒（Duplex）彩超：包括经胸主动脉彩超（TTE）和经食管主动

脉彩超（TEE）。其优点是无创，无需造影剂，可定位内膜裂口，显示真、假腔的状态及血流情况，并可显示并发的主动脉瓣关闭不全、心包积液及主动脉弓分支动脉的阻塞。对于 A 型主动脉夹层，TTE 的敏感性为 70% ~ 100%，特异性可达 80% ~ 90%，而 TEE 的敏感性和特异性均可达到 95% 以上。对 B 型各区主动脉夹层，超声诊断的准确性只有 70% 左右，尤其在并存慢性阻塞性肺疾患、肥胖等情况下，其诊断的准确性更低。TEE 的缺点是可能引起干呕、心动过速、高血压等，有时需要麻醉。

（2）主动脉 CTA：CTA 断层扫描可观察到夹层隔膜将主动脉分割为真假两腔，三维重建（SSD）、MIP、多平面重建（MVR）等重建图像可提供主动脉全程的二维和三维图像，是目前最常用的术前影像学评估方法，其敏感性达 90% 以上，其特异性接近 100%。其主要缺点是造影剂产生的不良反应和主动脉搏动产生的伪影干扰。

（3）主动脉 MRA：MRA 无创，可从任意角度显示主动脉夹层真、假腔和累及范围，其诊断主动脉夹层的准确性和特异性均接近 100%，有替代动脉造影成为主动脉夹层诊断金标准的趋势。其缺点是扫描时间较长，用于循环状态不稳定的急诊患者有一定限制；另外，磁场周围有磁性金属时干扰成像，因而不适用于体内有金属植入物的患者。

（4）主动脉 DSA：尽管无创诊断技术发展迅速，主动脉 DSA 仍然保留着诊断主动脉夹层“金标准”的地位。目前常在腔内隔绝术中应用。其常规方法是采用经动脉穿刺，将 6F 造影导管送至升主动脉或弓部，以 20 ~ 25ml/s 的速度注射造影剂 40 ~ 50ml 以正、斜位片全面评估主动脉夹层裂口的数量、分布、大小及与重要分支动脉的关系，结合术前 MRA 和（或）CTA 精确评估瘤颈的口径、长度及扭曲度等，以最终选定腔内移植物和确定隔绝方案。经股动脉插管有时不易进入夹层真腔，导致造影困难，此时可改用经肱动脉插管造影。新一代三维 DSA 造影对准确判断夹层裂口的大小和位置有其他各项检查难以企及的效果。DSA 的缺点是其有创操作及造影剂均有导致并发症的可能。

（5）血管腔内超声：可清楚显示主动脉腔内的三维结构，对主动脉夹层诊断的准确性高于 TTE 和 TEE。目前腔内超声探头的口径已可减小至 8.2F，可通过 0.035 in 的导丝经穿刺导入。常在腔内隔绝术中应用，对评判夹层裂口和内漏具有较高使用价值。

2. 主动脉夹层的确定性诊断步骤

（1）确定是否有主动脉夹层：典型的主动脉夹层容易明确诊断，但应该注意和动脉粥样硬化性主动脉瘤鉴别（表 10-1）。

表 10-1　主动脉夹层和动脉粥样硬化性动脉瘤的鉴别

	主动脉夹层	动脉粥样硬化性动脉瘤
主动脉直径	轻度扩张	明显扩张
主动脉壁厚度	正常（壁内血肿者显著增厚）	显著增厚
管腔表面	光滑	粗糙
附壁血栓	仅见于假腔内	管腔内
血流速度减慢	仅见于假腔内	管腔内
主动脉双管征	存在	不存在

（2）确定主动脉夹层的病因、分型、分类和分期：主动脉夹层的病因、分型、分类和分期是决定其治疗策略的重要依据，在获得完整的病史和 CTA 或 MRA 等影像学资料后应尽快做出综合判断。其中确定主动脉夹层裂口的位置和数量是其手术治疗的主要基础。传统开放手术旨在以人造血管置换病变动脉段；腔内隔绝术的原则是通过腔内移植物隔绝封闭破裂口以彻底消除主动脉夹层破裂的后患。

（3）鉴别夹层的真假腔：夹层真假腔的鉴别是腔内隔绝术治疗成功的关键，但有时鉴别比较困难，应根据多种影像学检查的发现综合判断，常用的判别指标见表 10-2。

表 10-2　主动脉夹层真假腔的鉴别

	真腔	假腔
口径	常小于假腔	常大于真腔
搏动时相	收缩期扩张	收缩期压缩
血流方向	收缩期正向血流	收缩期正向血流减少或逆向血流
位置	常位于主动脉弓内圈	常位于主动脉弓外圈
血流速度	多数正常	常减慢
附壁血栓	少见	常见

（4）确定有无主动脉夹层外渗和破裂预兆：夹层外渗导致的心包腔积液是急性主动脉夹层死亡的主要原因之一。MRA 和 CTA 检查中经常能发现纵隔和胸膜腔积液。夹层进行性外渗常常是其破裂的预兆，也是急诊行手术或腔内隔绝术的主要指征。

（5）确定有无主动脉瓣反流及心肌缺血：脉压增大和心脏舒张期杂音常提示主动脉瓣反流，彩超可确定诊断。如彩超发现主动脉反流应同时测量反流量和主动脉瓣环直径，以作为判断有无手术指征的依据。主动脉夹层累及冠状动脉开口时可导致心肌缺血，但需要排除并存的冠脉疾病，TEE 可发现冠状动脉的开口是否被夹层遮蔽，DSA 冠脉造影仍然是金标准。

（6）确定有无主动脉分支动脉受累及：主动脉分支动脉受累可导致受累靶器官缺血的各种临床症状，同时主动脉的重要分支动脉受累导致的脏器急性缺血也是主动脉夹层急诊手术的指征之一。无名干或颈总动脉受累可导致脑梗死，肾动脉受累可导致肾梗死或肾缺血性高血压，髂动脉受累可导致急性下肢缺血，肋间动脉受累可导致截瘫。

四、急性主动脉夹层的急诊初步诊疗

1. 快速确定诊断

（1）症状：对怀疑主动脉夹层的患者最重要的是尽快明确诊断。在急诊室遇到的典型的主动脉夹层患者往往是 60 岁左右的男性，90% 伴有高血压病史和突发剧烈胸背痛史。如果并存主动脉瓣严重反流可迅速出现心力衰竭、心包填塞，导致低血压和晕厥。主动脉分支动脉闭塞可导致相应的脑、肢体、肾脏、腹腔脏器缺血症状，如脑梗死、少尿、截瘫等。主动脉壁损伤导致致热源释放引起发热的发生率并不高，但需要注意和其他炎症性发热相鉴别。

（2）体征：周围动脉搏动消失可见于 20% 的患者，左侧喉返神经受压时可出现声带麻痹，在夹层穿透气管和食管时可出现咯血和呕血，夹层压迫上腔静脉出现上腔静脉综合征，压迫气管表现为呼吸困难，压迫颈胸神经节出现 Horner 综合征，压迫肺动脉出现肺栓塞体征，夹层累及肠系膜和肾动脉可引起肠麻痹乃至坏死和肾梗死等体征。在 A 型夹层患者中 50% 有舒张期主动脉瓣反流性杂音。胸腔积液也是主动脉夹层的一种常见体征，多出现于左侧。伴有难控性高血压的急性期患者常出现意识改变等高血压脑病的体征。

2. 急诊初步辅助检查　急诊心电图可鉴别主动脉夹层和心肌梗死，但在主动脉夹层累及冠脉开口时可同时存在心肌梗死，约 20% 的急性 A 型主动脉夹层心电图检查可出现心肌缺血或心肌梗死的表现，此类患者不宜溶栓治疗。胸部 X 线平片可在 60% 以上的主动脉夹层患者中发现主动脉影增宽。急诊 CT 扫描可发现主动脉双管征。

3. 急诊初步治疗　对血流动力学稳定的急性主动脉夹层患者，急诊的初步治疗措施主要是控制疼痛和血压。止痛常用吗啡注射液。理想的控制性降压是将收缩压控制在 100 ~ 110mmHg（小于 120mmHg），心率控制在 60 ~ 70 次 / 分。β 受体阻滞剂是主动脉夹层急性期最常用的降压药物，该类药物可减弱左室收缩力、降低心率，减轻血流对动脉壁的冲击。如果单用该类药物血压控制不理想可加用血管扩张剂，最常用的是硝普钠，但单用硝普钠会增强左室收缩力，因此最好和 β 受体阻滞剂合并使用。对于血流动力学不稳定的患者应急诊气管插管，机械通气，立即行经食管超声检查，如果发现有心包填塞应急诊开胸手术。如发现进行性增大并不断外渗的 B 型主动脉夹层，可急诊行腔内隔绝术。

第二节　主动脉夹层的治疗

一、内科治疗

1．一般治疗

（1）监护：急性主动脉夹层威胁生命的并发症有严重的高血压、心包填塞、主动脉破裂大出血、严重的主动脉瓣反流及心脑肾等重要脏器的缺血。因此，所有被高度怀疑有急性主动脉夹层分离的患者必须严格卧床休息，予以急诊监护，监测血压、心率、尿量、意识状态及神经系统的体征，稳定血流动力学，维护重要脏器的功能，为实施进一步治疗提供客观信息和机会。

血流动力学稳定的患者，自动充气的无创袖带式血压监护即可，如患者有低血压和心力衰竭，应当考虑放置中心静脉或肺动脉导管以监测中心静脉压或肺动脉嵌压及心排量。

必须注意患者任何有意义的临床变化，同时要保证患者安静和休息，密切观察心率、节律和血压，心率维持在 60 ~ 80 次 / 分，做好病情记录；血压不稳定期间 5 ~ 10 分钟测量 1 次，避免血压过低或过高，使血压控制在理想水平。

（2）建立静脉通道和动脉通道：动脉通道最好建立在右上肢，这样术中主动脉被钳夹时，它还能发挥作用。但当左上肢血压明显高于右侧时，则应建立在左侧。应尽量避免股动脉穿刺或抽取血，在可能的动脉修补术中可将其留作旁路插管部位。如果不得已，急诊建立了股动脉通道，应避免在对侧动脉穿刺。

一般需建立两路静脉通道，一组输入抢救用药，另一组输入支持用药，用输液泵严格控制输液速度，根据血压调整输液速度，注意用药后的反应，严密监测心率和节律，预防心率过慢和出现房室传导阻滞。使用硝普钠个别患者会引起精神不安，出现烦躁不安、不合作、自拔输液管等类似精神症状的表现，应加强安全防范措施，防止坠床和其他意外。

（3）镇痛：主动脉夹层的进展与主动脉内压力变化的速率有关（dp/dt），疼痛本身可以加重高血压和心动过速，对主动脉夹层患者极为不利，因此须及时静脉注射吗啡或哌替啶止痛，也可选择心血管不良反应较少的镇静药，如地西泮、氟哌啶醇、右美托咪定（商品名：艾贝宁）等。所用药物均应静脉或肌内注射，以便尽快发挥药效。应严密观察疼痛变化，按脸谱评分法，定时进行疼痛评估，掌握疼痛规律和疼痛缓解方法。注射时速度要慢，注意观察呼吸、神志，尽量避免呼吸抑制发生。有时，疼痛剧烈，难以缓解，尚需要使用其他的麻醉药物。

降低血压是缓解疼痛的有效方法，血压下降后，疼痛减轻或消失是夹层分离停止扩展的临床指征之一。

（4）饮食：内科治疗的第 1 天最好给予静脉营养。治疗 2 ~ 3 天，病情稳定后可以开始进食。3 天后可以开始逐渐将静脉使用的抗高血压药改为口服，没有并发症者可以移出重症监护室并开始活动。内科治疗对于没有并发症的 B 型夹层患者，85% ~ 90% 在 2 周左右可以出院。有复杂并发症者，如不进行外科或介入治疗，极少能存活。

（5）加强心理护理：急性夹层动脉瘤起病急、凶险，预后差，患者和家属都有不同程度的恐惧忧虑，主动给患者和家属讲解疾病康复过程，认真分析患者的心理状态，注意患者的情绪变化，稳定心态，使患者有安全感。同时给予患者安慰、同情、鼓励，避免消极的暗示，讲解密切配合、保持平静心态的重要性，增强患者战胜疾病的信心。

2. 降压治疗

（1）降压治疗的意义及目标值：药物治疗的原则是降低左室射血速度（dp/dt max）和降低收缩压。充分控制血压是主动脉夹层抢救的关键，降低血压能减少血流对主动脉壁的应切力、减低心肌收缩力，特别是降低 dp/dt（左室射血速度），可减少左室搏动性张力，能有效稳定和中止夹层的继续分离。因为对患者产生致命影响的不是夹层本身，而是夹层进展引起的一系列变化，如严重的高血压、心包填塞、主动脉破裂大出血、严重的主动脉瓣反流及心、脑、肾等重要脏器的缺血。因而，主动脉夹层患者应严格控制血压和心率，降低 dp/dt，治疗目标值是将收缩压降至 100 ~ 120mmHg、心率 60 ~ 80 次 / 分，血压应降至能保持重要脏器（心、脑、肾）灌注的最低水平，避免出现少尿（＜ 25ml/h）、心肌缺血及精神症状等重要脏器灌注不良的症状。

约 80% 的主动脉夹层的发生与高血压有关，有高血压的主动脉夹层患者必须降压治疗，血压正常者降压也是有益的。研究表明，夹层动脉瘤迟发破裂在血压控制不良的患者中明显增加，几乎是血压控制良好患者的 10 倍。

（2）选择降压药物的原则：药物治疗的关键是降低心室 dp/dt 和使收缩压降低，因此要求扩张阻力血管和抑制心脏收缩的药物配伍使用。在选择降压药物时最好使用能同时降低血管阻力和抑制心脏收缩的药物，无论疼痛和收缩期高血压存在与否，如无药物使用的禁忌证，均应使用 β 受体阻滞剂，它是目前临床最常用、最为有效的控制主动脉夹层患者血压的药物，急性期应静脉给药，可迅速降低心室 dp/dt。通常 β 受体阻滞剂已足以控制血压，当单用 β 受体阻滞剂降压效果不佳时，可加用硝普钠。如果单独使用硝普钠，则可升高 dp/dt，这一作用可能潜在地促进夹层分离的扩展。因此，应同时使用足量的 β 受体阻滞剂。当存在使用 β 受体阻滞剂禁忌证，应当考虑使用其他降低动脉压和 dp/dt 的药物如钙通道阻滞剂地尔硫䓬等。有时为了控制血压，必要时使用其他的降压药如血管紧张素转换酶抑制剂、利尿剂等药物。

如果患者血压正常而非高血压，可单独使用 β 受体阻滞剂降低 dp/dt，如果存在禁忌证，可选择地尔硫䓬或维拉帕米。

（3）常用降压药物的应用方法

1）β 受体阻滞剂：是通过竞争性与各器官肾上腺素 β 受体的结合，发挥可逆性的 β 受体拮抗作用。目前是临床最常用也最为有效的控制主动脉夹层患者血压的药物。无论疼痛和收缩期高血压存在与否，都应使用 β 受体阻滞剂来降低左室收缩力。β 受体阻滞剂禁忌证：①支气管哮喘；②心源性休克；③心脏传导阻滞（Ⅱ ~ Ⅲ度房室传导阻滞）；④重度或急性心力衰竭；⑤窦性心动过缓。

2）α 受体阻滞剂：其药物乌拉地尔（Urapidil，又名压宁定、亚宁定）具有独特的外周和中枢降压的双重降压机制，在外周有阻断突触后 α_1 受体，从而扩张动静脉血管的作用，可降低外周循环阻力，在中枢则通过兴奋中枢 5– 羟色胺 –1A 受体，降低延髓心血管中枢的交感反馈调节，抑制交感张力而使血压下降，且在降低外周血管阻力时不引起反射性心率增加，故可广泛扩张动脉和静脉，对心、脑、肾等重要脏器血流无明显影响，有利于降压同时维持重要脏器的灌流，且不增加颅内压。乌拉地尔还可通过刺激组织细胞释放降钙素基因相关肽（CGRP），有效拮抗内皮素（ET）的生物效应，调节 CGRP/ET 的比例；以及通过降低血浆神经肽 Y 含量，降低外周阻力而使血压下降。由于这些特点乌拉地尔非常适合治疗主动脉夹层，尤其合并肾功能不全的主动脉夹层患者。乌拉地尔既可静脉推注，又可静脉滴注，或两者合用。可据血压准确调整剂量，不导致颅内压升高及反射性心动过速者血压异常下降。参考用法：注射液初始剂量为 12.5 ~ 25mg 加入生理盐水或 5% ~ 10% 葡萄糖注射液 20ml 内，5 ~ 10 分钟静脉注射，观察血压变化，为维持疗效或平稳降压需要，可将注射液溶解在生理盐水或葡萄糖液中以 100 ～ 400μg/min 速度静脉滴注。病情稳定后可改为口服药物维持。

3）硝普钠（Nitroprusside）：通常 β 受体阻滞剂已足以控制血压，当单用 β 受体阻滞剂降压效果不佳时，可加用硝普钠。硝普钠是一种强力血管扩张剂，可强烈地扩张小动脉、小静脉，使周围的血管阻力减低，对于紧急降压十分有效。其作用特点是：起效快，持续时间短，对光敏感，易失效，降压的程度与剂量有相关性。剂量应个体化。参考用法：开始滴速每分钟 20μg，根据血压的反应渐增剂量，直至血压正常或降至适当水平，最高可达每分钟 800μg。

如果单独使用硝普钠，会升高 dp/dt，这一作用可能潜在地促进夹层分离的扩展。因此，应同时使用足量的 β 受体阻滞剂。治疗过程需在 ICU 中连续监测血压、心率、心电图，并用输液泵调节用药剂量。症状缓解后，再逐渐减量至停药。硝普钠不能突然停用，因有血压反跳的危险，应逐渐减量停药。未见中毒及其他不良反应发生，在无严重肾功能不全的情况下小剂量的使用 1 周左右应该是安全的。密切观察患者神志、尿量及疼痛情况。硝普钠的不良反应有恶心、烦躁、嗜睡、低血压等，停药后会很快消失。长时间静脉滴注（＞48 小时）偶可发生硫氰酸盐中毒，表现为神志障碍、肌肉痉挛、反射亢进和抽搐等，最早的临床表现为代谢性酸中毒，如果血中硫氰酸盐含量大于 0.12g/L，应立即停药，否则将发生氰化物蓄积中毒。

4）钙拮抗剂：当存在使用 β 受体阻滞剂禁忌证，包括窦缓、二度或三度房室传导阻滞、充血性心力衰竭或支气管痉挛时，应当考虑使用其他降低动脉压和 dp/dt 的药物。钙通道阻滞剂，这类被证实能有效治疗高血压危象的药物，正越来越多地用于治疗主动脉夹层分离，特别是静脉药物撤出后，长效钙拮抗剂成为降压的重要药物。钙通道阻滞剂可分为两大类，一类为非二氢吡啶类钙拮抗剂，主要为地尔硫草，具有减低心率作用，可降低心肌耗氧量，同时可扩张冠状动脉，因此适合于主动脉夹层的治疗，可静脉及口服给药。另一类为二氢吡啶类钙拮抗剂，国外有研究报道，该类药物由于激活交感神经，增加心肌耗氧量，因而不能单用于主动脉夹层的治疗。

5）血管紧张素转换酶抑制剂（converting enzyme inhibitor，ACEI）：夹层可损害一侧或双侧肾动脉，导致肾素大量释放，引起顽固性高血压。此时，对于一侧肾动脉受累最有效的降压药物可能是静脉内注射血管紧张素转换酶抑制剂类药物（注意对于双侧肾动脉狭窄禁用 ACEI）。作用机制包括抑制肾素－血管紧张素－醛固酮系统，扩张血管（同时扩张动、静脉），改善心脏功能，减少心律失常，增加肾血流量。临床治疗主动脉夹层现在常用的血管紧张素转换酶抑制剂是依那普利静脉内注射，通常首先

4 ～ 6 小时 0.625mg，然后加大剂量。与高血压相关的动脉粥样硬化是主动脉夹层的主要病因，ACEI 具有稳定动脉粥样硬化斑块，对于此类患者的中长期降压治疗可选用 ACEI。

6）利尿剂：是一类温和降压药，可减少血容量及细胞外液，减少心输出量，从而降低动脉压和 dp/dt。但利尿剂能减少肾血流量，使肾小球滤过率降低，血浆肾素活性增强，血管紧张素Ⅱ及醛固酮含量升高，对降压不利，所以应与 β 受体阻滞剂合用。

（4）急性主动脉夹层常用的药物治疗方案：伴有高血压主动脉夹层的治疗方案：①血压治疗目标值为收缩压降至 100 ～ 120mmHg；②硝普钠＋普萘洛尔（每 4 ～ 6 小时 1mg），静脉滴注。硝普钠＋艾司洛尔或美托洛尔或阿替洛尔，静脉滴注。

如果可疑主动脉夹层的患者表现为严重低血压，考虑可能存在心包填塞或主动脉破裂，须迅速扩容。在采取积极治疗前必须仔细排除假性低血压的可能性，这种假性低血压是由于测量了被夹层累及的肢体动脉的血压引起的。如果迫切需要升压药治疗顽固性低血压，最好选用去甲肾上腺素或苯肾上腺素（新福林），而不用多巴胺。因多巴胺可增加 dp/dt，当须改善肾灌注时应小剂量使用多巴胺。

3．早期处理中应注意的问题　主动脉夹层的死亡率高，临床误诊率高，导致早期治疗不明确，阜外医院对 179 例主动脉夹层病例的临床资料分析发现，误诊 57 例，其中误诊为心绞痛者占 10.1%，误诊为心肌梗死者占 5%。所以早期处理中应格外注意：

（1）目前，溶栓和抗凝已普遍用于急性心肌梗死的治疗，对急性胸痛的患者，如果怀疑有主动脉夹层的可能，不要急于溶栓和抗凝治疗，否则后果不堪设想。溶栓治疗可促成主动脉夹层患者的主动脉破裂出血。抗凝治疗不利于夹层假腔内血栓形成，假腔内血栓形成对阻止血肿扩大，防止主动脉破裂具有重要意义。因此，溶栓制剂、肝素、华法林、阿司匹林等药物禁用于主动脉夹层。

（2）根据血压变化，随时调整降压药的剂量，使收缩压稳定在 100 ～ 120mmHg，避免较大的波动。如果患者有液体潴留，降压药效果将会削弱，此时应给予利尿剂。如果出现难于控制的高血压或需很大剂量降压药才能控制血压时，应考虑一侧或双侧肾动脉受累的可能，须尽早进行主动脉造影和外科手术治疗。

（3）避免单独使用正性肌力作用的药物，应使用足量 β 受体阻滞剂后再用。

二、外科手术治疗

1．Stanford A 型主动脉夹层的治疗　手术主要针对升主动脉撕裂口，并根据夹层病变累及和扩展的范围而采用不同的方法。手术的常规步骤：全身麻醉成功后，患者仰卧，取胸骨正中劈开切口，切开心包，检查病变的范围和程度，全身肝素化（2 ~ 3mg/kg 体重）后，在右股动脉插入供血管，右心房插入引血导管，分别连接人工心肺机，并将体温降至 25℃，心包腔内注入冰生理盐水做心脏局部深降温，左心房放入减压导管，开始体外循环。在靠近无名动脉起点阻断升主动脉，沿升主动脉做纵切口，切开主动脉，经左右冠状动脉开口灌注冷心停搏液，探查内膜撕裂部位和夹层动脉瘤是否累及主动脉瓣窦。

（1）Bentall 手术：适合于马方综合征合并 Stanford A 型夹层，并有主动脉瓣病变者。手术时找到内膜裂口，切除病变部分，用 Teflon 垫片以“三明治”法关闭假腔，再用带瓣涤纶血管行主动脉瓣替换、升主动脉移植及左右冠状动脉移植。

（2）Wheat 手术：适合于高血压或动脉硬化所致的 Stanford A 型主动脉夹层，并有主动脉瓣病变者。该方法与 Bentall 手术类似，但手术时仅需切除病变主动脉瓣，行常规主动脉瓣替换，然后于左右冠状动脉开口上方，用涤纶血管在升主动脉做间置移植。

（3）Cabrol 手术：适合整个主动脉根部受累，或存在主动脉瓣环扩大，或夹层累及室间隔，需行带瓣的人造血管置换术者。于主动脉瓣环上方环状切除升主动脉，切除受累的主动脉瓣，升主动脉远切端位于无名动脉起点前，选择合适人造血管与主动脉远切端吻合，将 10mm 涤纶人造血管吻合在左主动脉窦周围，选择合适的带瓣人造血管缝合固定于主动脉瓣环上。将 10mm 人造血管轻绕于带瓣人造血管周围，然后与人造血管之间行侧 – 侧吻合。

（4）升主动脉移植术：适合于 Stanford A 型主动脉夹层主动脉瓣正常者。将升主动脉游离后于主动脉瓣膜连接处及右主动脉窦上方 1cm 处切断升主动脉，远切端位于无名动脉起点前。将升主动脉远切端间断或连续缝合以闭锁假腔，注意结扎时不要撕裂脆弱的内膜。选用合适口径的涤纶人造血管与升主动脉远切端连续端 – 端吻合，同样方法处理人造血管与升主动脉的近切端，术中注意在吻合右冠状动脉附近时，勿缝到其起始部。

（5）主动脉弓移植术：适合于 Stanford A 型主动脉夹层合并主动脉弓分支狭窄者。手术时切开主动脉弓，保留弓部三分支“瘤壁岛”，用 Teflon 垫片以“三明治”法分别关闭近、远端主动脉和主动脉弓三分支假腔，再以涤纶血管做主动脉弓移植。

2. Stanford B 型主动脉夹层的治疗　Stanford B 型主动脉夹层的手术方法很多，一些是主动脉病变修复技术，另一些则为解决主动脉夹层所致的缺血并发症，这些方法可以单独应用，也可合并使用。

（1）人造血管置换术：主动脉置换术适用于急性 B 型夹层，目标包括：切除病变最严重，风险最大的主动脉段；关闭夹层远端出口；重建远端主动脉和分支血流。B 型夹层中降主动脉上段是最常见的置换部位，术中维持主动脉远端的血供是减少脊髓缺血发生的重要原因。对于降主动脉下端伴有扩张性动脉瘤的患者，需要置换降主动脉全程。如果夹层远端吻合口的重建位于膈肌水平，就需要行胸腹联合切口。急性期夹层不适合行全胸腹主动脉置换，对于慢性期夹层可采用 Crawford 技术置换胸腹主动脉，以预防 Crawford Ⅰ型和Ⅱ型胸腹主动脉瘤的形成。如夹层累及主动脉分支血管，可以行局部主动脉置换术，不但可以预防主动脉的扩张、破裂，而且可以重建受累主动脉分支的动脉血供。

（2）胸主动脉夹闭术：由 Carpentier 提出，适用于 B 型夹层，主要包括两个阶段：第一阶段将人造血管移植物通过胸腹正中切口行升主动脉和腹主动脉旁路术，第二个阶段是自左侧锁骨下动脉远端阻断主动脉。由于腹主动脉反流血促使夹层的真腔和假腔的贴合。降主动脉近端，包括入口和夹层主动脉的近端，被形成的血栓所隔绝，理论上对脊髓血供的影响很小。

（3）“象鼻”技术：1983 年 Borst 等提出了“象鼻”技术，由于其避免了技术上的困难和降主动脉置换术中移植物近端吻合的风险，因此被广泛地用于慢性胸主动脉瘤和Ⅰ型主动脉夹层的治疗。近年来，逐渐拓展到Ⅲ型主动脉夹层的治疗中。该方法采用胸骨正中切口，心脏停跳深低温麻醉，将人造血管插入降主动脉并将其近端锚定于相对正常的主动脉壁组织上，主动脉切口可以取纵行或者横行，将 10 ~ 15cm 长的人造血管插入降主动脉。对大多急性夹层，真腔一般可以容纳移植物并恢复远端正常的血流，夹层隔膜往往完整，假腔不再由远端再入口供血。

（4）夹层开窗术：开窗术的原理在于使假腔获得一个足够大的流出道进入真腔。一般的方法是夹层累及主动脉显露、控制、切开，主动脉夹层的隔膜被切除，主动脉重新关闭缝合。以往观点通过分析主动脉夹层自然发生过程，认为当真假腔的血流达到了平衡，就能够避免主动脉的破裂。现在这种观点被证明是错误的，只有通过主动脉置换才能解决主动脉破裂问题。但是开窗术的价值在于通过重建侧支和主动脉远端分支血流，达到解决缺血并发症的作用。因此，开窗术仍属于处理主动脉夹层的一种方法。

（5）主动脉分支重建术：如果主动脉夹层开窗术失败，可以选择特殊主动脉分支重建术。理想的供血动脉应该开口于夹层的近端，甚至可以来自锁骨下动脉、腋动脉或升主动脉。这类手术比较复杂，远期通畅率不高。某些情况，可以选择供血动脉来自无夹层的髂动脉（股股旁路、髂－肾动脉旁路、髂－肠系膜上动脉旁路）或其他内脏动脉（肾－肠系膜上动脉旁路、肠系膜上动脉－肾动脉旁路或肾－肝动脉旁路）。肾下开窗术用的人造血管移植物，可以作为旁路的开口，特别对开窗术失败的情况，更加有用。

三、腔内隔绝术治疗

1. 适应证　腔内隔绝术发展的早期，常用于年龄大、全身情况较差而无法耐受开胸手术的患者。随着腔内技术的发展和移植物的改进，尤其是外科手术和介入治疗的联合（杂交手术）及开窗和分支支架等新技术的发展，逐渐拓宽了介入支架治疗主动脉夹层的适应证。

腔内隔绝术要求主动脉夹层有适当长度和强度的瘤颈以固定移植物，隔绝的动脉段无重要的分支。因此，根据主动脉夹层的Stanford分型，慢性期B型主动脉夹层只要瘤颈长度大于1.5cm，即完全适合腔内隔绝术治疗，也能获得较好的临床治疗效果。目前对腔内隔绝术治疗主动脉夹层的手术适应证的争论在于：

（1）急性期B型夹层腔内隔绝术：在开胸主动脉重建时代，因急性期夹层主动脉壁炎症水肿明显，缝合困难，且急性期死亡率不高。因此多数学者均不主张急性期或亚急性期手术。

（2）A型夹层腔内隔绝术：A型夹层除了在急性期破裂率高以外，还可能因心包填塞、主动脉瓣反流、心律失常等并发症导致患者死亡，一般主张急性期行升主动脉置换术。对于A型夹层行腔内隔绝术，目前的研究有：一是用于治疗夹层内膜破口在降主动脉的逆行撕裂至升主动脉和主动脉弓的A型主动脉夹层，治疗方法同B型夹层腔内隔绝术；二是在开胸行胸主动脉弓置换术治疗累及降主动脉的A型主动脉夹层，经主动脉弓的远端切口向降主动脉内植入腔内移植物，以增强主动脉弓的置换术的效果，类似传统手术中的象鼻技术，其治疗方法和效果有待进一步拓展。国内已经有A型夹层腔内隔绝术的成功病例，但病例数尚少，并发症率较高，还不宜作为常规方法。有许多问题如导入动脉的选择、输送器弯曲后移植物的释放、心脏和脑缺血的保护，以及该段高速高压血流对移植物的影响，都还有待深入研究。

现在的共识是，B型夹层只要血压控制平稳，一般在发生后的两周，主动脉壁充血水肿基本消退，适合行腔内隔绝术。对有经验的治疗者，急性期B型夹层也可以行腔内隔绝术，但术中不宜在弓部进行过多操作，尤其球囊扩张技术要谨慎使用。但如果在急性期出现如下情况，则应急症行介入治疗：①夹层破裂出血；②主动脉周围或纵隔血肿进行性增大；③夹层主动脉直径快速增大；④主动脉重要分支的严重缺血；⑤无法控制的疼痛。主动脉夹层慢性期出现如下情况时也应尽早治疗：①夹层破裂出血；②夹层主动脉直径快速增大（＞10mm/年）；③形成动脉瘤（＞50～60mm）；④主动脉重要分支严重缺血。

内隔绝术由于较传统手术有明显的微创特性，手术安全性大大提高，因此不必拘泥于传统的慢性期B型夹层手术指征的限制，既往提出的手术指征是在权衡瘤体破裂概率与手术危险性之后得出的被动结论，其实主动脉夹层并不会自愈。

2. 禁忌证　腔内隔绝术技术及器具的进步使过去曾经被作为禁忌的导入动脉问题和瘤颈长度问题不再是现在的手术禁忌证。瘤颈长度的问题可通过弓上血管重建或分支移植物来解决，腹主动脉或髂动脉的重建可解决导入动脉的问题，呼吸功能不全的患者可采用局部麻醉，肾功能不全的患者可辅助以手术前后的血液透析或连续肾脏替代疗法（CRRT）。因此，技术的进步使那些只有连微创手术也不能耐受的患者或并存恶性肿瘤或其他疾病预期寿命已经不长的患者才不适宜行腔内隔绝术。

3. 主动脉夹层腔内隔绝术前影像学评估　术前可选用MRA或CTA，并结合术中DSA进行全面精确评估测量。需要测评的参数主要有：近端瘤颈（左锁骨下动脉开口与夹层裂口之间的胸主动脉）的长度、内径；主动脉扭曲度；分支动脉的通畅度；最重要的是精确定位裂口和判别夹层真假腔。当需要封闭左锁骨下动脉时，还应认真评估双侧椎动脉，以便于决定是否需要在隔绝主动脉夹层之前或同时重建左侧椎动脉。另外，还应常规行彩超评估双侧股总动脉和髂动脉直径，以便根据导入系统的口径选择导入动脉。近来，随着MRA和CTA的旋转显示、腔内仿真技术的采用，能够更加精确分析夹层裂口，提供腔内隔绝术重要的信息。

4. 腔内移植物的选择　目前用于治疗主动脉夹层的腔内移植物主要由直管型不锈钢或记忆合金支架与人造血管共同组成。所选移植物需满足两个要求：一是需要有足够的周向支撑力以保证移植物与主动脉之间紧密贴合，这主要靠选择移植物直径大于瘤颈直径10%来实现；二是为使移植物释放后能适应主动脉弓的弯曲度而不至于损伤主动脉内膜，移植物必须维持良好的轴向柔顺性。这主要靠节段支架设计加置于主动脉弓大弯侧的纵向固定钢丝来实现。现有直管型腔内移植物虽然采用了各种方法试图完全满足以上要求，但仍有一定的移植物相关内漏发生率和继发A型夹层的报道。

5. B型主动脉夹层腔内隔绝术的常规方法

（1）麻醉及体位的选择：因为术中需要大幅度的调控血压，麻醉应首选气管插管全身麻醉。气管插管建议选择弹簧管，因为术中DSA C臂的运动可能会使增强器碰到气管插管，柔软的弹簧管增加了安全系数，另外在释放主动脉腔内移植物时，气管内显影良好的弹簧气管导管也可以为主动脉弓上分支血管的定位提供部分参考。手术中患者取平卧位，经右侧桡动脉穿刺监测有创血压，因为术中需要经左侧锁骨下动脉造影并且腔内支架移植物可能会覆盖左锁骨下动脉开口，所以左上肢不能用来监测有创动脉血压；而移植物释放过程中和球囊扩张时的主动脉阻断干扰及夹层真假腔血流的不定型分布使下肢的动脉血压也不够准确。经右侧颈内静脉或锁骨下静脉穿刺放置中心静脉导管，在估计手术比较复杂时可放置双腔静脉导管，这样不仅便于给药和补液，术中漂浮在上腔静脉内的中心静脉导管有时也可为主动脉弓上血管的定位提供参考。每例患者均需留置尿管，无论患者性别，导尿管均需要从患者左大腿下方引至身体左侧，接延长管沿患者身体左侧上行，经患者左腋下引至床头，接尿瓶悬挂于床头下，这样便于术中麻醉医师观察即时尿量，也可避免因移动 DSA 床导致尿管受压或牵拉而导致尿道损伤或者尿量不准确。

（2）造影方法的选择：根据患者术前的 MRA 或 CTA 图像，B 型夹层近端裂口距离左锁骨下动脉 4cm 之内建议选用左肱动脉穿刺插管造影，超过 4cm 的可以采用移植物导入动脉造影而减少一个伤口。左肱动脉穿刺时前臂旋前稍外展，肘部下方垫折叠的巾单使肘关节最大限度伸展。穿刺点取肘关节内侧肱动脉搏动明显处，穿刺成功后放置 5F 短鞘，以巾钳或缝线固定于皮肤。肱动脉直径较小，应尽量选择小口径的鞘管，因为 5F 的导管是能够满足主动脉弓上造影所需要流量最小口径导管，所以选择 5F 鞘。选用 5F 带刻度猪尾巴导管使导管头端先进入升主动脉，以左前斜 35° ~ 50° 造影，左前斜的具体角度应根据术前 MRA 或 CTA 使射线角度与主动脉弓平面垂直，造影剂的注射速度为 20ml/s，总量 40ml。第一次造影应获得主动脉弓三支分支血管的清晰影像，双侧颈动脉分叉部及双侧椎动脉的近端清晰影像。选择导管在影像中心部分作为参照进行测量，因为该部分导管与射线方向垂直，误差最小，测量左锁骨下动脉开口处主动脉弓的最大直径及左锁骨下动脉与夹层近端裂口间的距离。将导管退至左锁骨下动脉开口附近，用 0.035″ 的软导丝引导导管进入夹层真腔，将导管头端引导至第 10 胸椎平面，将增强器转回正位，上移 DSA 床，使视野上端与第一次造影的视野下端相连接，视野下端可见第 2 腰椎椎体，以 15ml/s 的速度注射造影剂 30ml 第二次造影，此次造影的目的是获得腹主动脉主要分支血管，包括腹腔干、肠系膜上动脉及双肾动脉的影像，判断出这些主要分支的血供来源于真腔或假腔并观察远端裂口的位置和大小。大部分的夹层患者在这一平面可见到一个或多个远端裂口，而且远端裂口常位于主动脉的主动脉分支开口处。再次用导丝将导管引导至第 2 腰椎椎体平面，上移 DSA

床，使视野上端与第二次造影相连，下端显露出双侧股骨头，以 15ml/s 的速度注射造影剂 30ml 第三次造影，此次造影需明确夹层远端累及的范围，并观察髂动脉受累及情况，并测量双侧髂外动脉和股总动脉的直径。至此，对于一般身高的患者，分三次共用 100ml 造影剂即可完成全主动脉造影，根据全主动脉造影的结果来选择移植物的口径、长度及导入动脉。

（3）导入动脉的选择：原则是口径够大以避免导入动脉损伤导致的下肢并发症，易于进入夹层真腔避免误入夹层假腔，易于控制以便于输送器的交换。股动脉依然是首选的导入动脉，可根据全主动脉造影的结果选择髂动脉未受夹层累及且扭曲少的一侧股总动脉作为导入动脉，对于双侧髂动脉均受累的病例应选择裂口小的一侧。显露股总动脉的切口应该选择腹股沟韧带之下、腹股沟横纹之上的纵行或横行切口。过于肥胖的患者可在麻醉后使用宽胶布将腹部脂肪上拉，以减少此处皮下脂肪的厚度。切口长 3 ~ 4cm，根据患者皮下脂肪的厚度可适当延长或缩短，但不建议太小，否则缝合股总动脉时不易阻断。该部位是人体平卧时股动脉的最高点，从该部位进入可使输送器的路径减少一个弯曲。低于此切口则显露的是股浅动脉，口径不足以导入，高于此切口则需打断腹股沟韧带，显露的是髂外动脉，且髂外动脉的位置深在不易操作。如果患者双侧的股总动脉口径均小于输送器的口径，利用输送器头端的扩张器仍有可能导入输送器，这时需注意，如果估计夹层处理非常容易，不需要交换输送器可以尝试利用股动脉导入，如果估计需要球囊扩张或增加移植物建议选择更粗的动脉，因为反复交换输送器时，输送器与动脉内膜的摩擦会导致髂动脉的夹层形成或内膜完全撕脱，导致重建的困难。在使用 COOK 公司的移植物时，在第一个移植物释放后可将输送器外鞘保留在位，再使用球囊时可经该鞘导入，既减少了出血也减少了导入动脉的损伤。

股动脉之后的候选导入动脉是髂总动脉，因为髂外动脉与股总动脉的口径相差无几，使用髂外动脉的机会是不多的。髂总动脉的显露可使用经腹腔径路或腹膜外径路，经验上而言腹膜外径路更为方便。切口可选择在腹直肌外侧缘纵行切口，切口上端超过脐平面 1cm，总长约 6cm。进入腹膜外间隙时不要将腹膜外脂肪完全剥离，在这个层面显露出髂总动脉时可将其前方脂肪组织和输尿管一起翻向内侧，不必显露输尿管，以减少输尿管的损伤，即所谓的“腹膜外肾后径路手法”，只是显露的范围不需要高到肾脏平面。在游离髂总动脉时要小心髂静脉的损伤。这时还需注意如果估计夹层处理是否非常容易，不需要交换输送器可以尝试直接经髂总动脉导入，估计需要多次交换的病例，建议在髂总动脉上端 – 侧吻合一段口径 10mm 长 10cm 的人造血管，经人造血管导入输送器（图 10–5）。由于目前使用的胸主动脉腔内移植物输送器口径多为 24F 上下，且没有如此大口径的带止血阀的鞘管，输送器反复扩张髂总动脉会造成切口扩大，带来不必要的失血。有极少数患者髂总动脉的直径仍不足以导入输送器，这时可选用肾下腹主动脉导入。

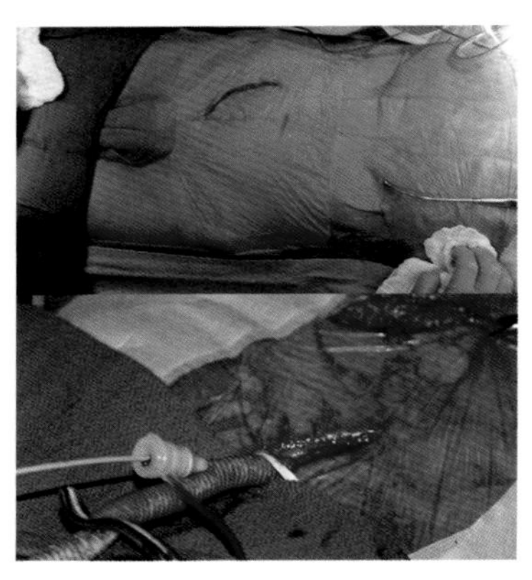

图 10–5　腹膜外径路显露髂总动脉

需要选用肾下腹主动脉作为导入动脉的情况有两种，一种是血管发育畸形腹主动脉及髂动脉纤细，此种患者可选用经腹路径显露肾下腹主动脉，环周解剖出腹主动脉约 3cm 即可；第二种情况是腹主动脉段真腔完全闭塞，双侧髂动脉完全由假腔供血，此类患者经股动脉切口进入导丝后如果能在腹主动脉段夹层隔膜成功开窗，可经过部分髂动脉及腹主动脉假腔将输送器导入夹层真腔完成腔内隔绝术，同时需要远端隔膜裂口，维持下肢血供，如果导丝无法进入夹层真腔则需要改用腹主动脉作为导入动脉，方法是开腹行腹主动脉及髂动脉分叉型人造血管置换，术中将夹层真腔远端与人造血管吻合，假腔远端缝闭，人造血管远端一侧先与髂动脉吻合，另一侧作为导入动脉完成主动脉夹层腔内隔绝术。

（4）术中夹层真假腔的判别：如果术中夹层真假腔判断失误，移植物将经过夹层裂口置入夹层假腔，使夹层真腔血流完全隔绝，将导致灾难性的后果。因此，术中准确地判断夹层的真假腔是手术成功的基本条件之一。对于小部分无远端夹层裂口的患者，腔内隔绝术中夹层真假腔的判断并不困难，只要导丝从股动脉插入能顺利导入升主动脉就可保证导丝位于夹层真腔内。但对于有多个夹层裂口的患者，则有可能从股动脉插入的导丝先进入夹层假腔再经夹层裂口进入真腔，此时则有可能导致判断失误。术前精确的影像学检查是正确判断夹层真假腔的基础。目前可用的术前影像学检查方法有：经食管超声、MRA、CTA 和 DSA（二维、三维）。经食管超声判断主动脉夹层的真假腔有独特的优势，但由于其对患者刺激较大，目前应用经验不多，而 DSA 因为属于有创检查，在术前单独进行常无必要，MRA 和 CTA 精确度相仿，阅读 MRA 或 CTA 片时应首先判读三维重建（SSD）片，以获得对主动脉夹层的整体印象，再从其他切面图像获得更为准确的信息。横切面扫描图像有利于判断位于降主动脉的夹层裂口和真假腔，冠状切面和矢状切面有利于判断位于主动脉弓部的夹层裂口和真假腔，而多平面重建（MVR）图像则可选择适当的角度更为直观地显示夹层真假腔与裂口的关系。从术前准确的影像学检查获得夹层的立体构形后可减少术中导丝操作的盲目性。经左侧肱动脉穿刺插管至升主动脉造影，有效地避免了造影前相对盲目的从股动脉穿刺逆行上导丝对夹层假腔可能的干扰，多数夹层患者在造影时根据血流速度及管腔形态可以粗略地判断夹层的真假腔，但由于角度的关系，夹层真假腔常常会重叠，三维 DSA 可解决这个问题，但由于后续的手术操作均是在二维 DSA 监视下进行，因此三维 DSA 对后续操作帮助不大。此时，根据术前 MRA 判断夹层隔膜的角度，选择夹层隔膜的切线角度造影，即可将夹层真假腔从影像上完全分开。经股动脉穿刺上行的导丝在 DSA 全主动脉造影图像引导下估计进入真腔后，交换端侧孔导管，在端侧孔导管上升途中，推注造影剂 10ml（冒烟），再次证实导管在真腔内，然后再交换超硬导丝。在夹层累及髂股动脉时，从髂或股动脉穿刺有时导丝会直接进入假腔，此时不必从远端反复尝试，可以用一根 260cm 的泥鳅导丝从左肱动脉插管内进入主动脉，沿夹层真腔向远端漂下，再从股动脉切口引出，沿此导丝导入端侧孔导管至夹层近端，再交换超硬导丝。该方法的成功也要建立在造影能够区分出夹层真假腔的基础上，操纵导丝顺真腔血流下降。该方法同时具有的另一优点是可使用肱股导丝牵引技术，牵引移植物进入降主动脉,而不必再交换超硬导丝。在夹层裂口距左锁骨下动脉开口较近时（瘤颈比移植物引导头短）选用右肱动脉穿刺，可扩大肱股导丝技术的适应证，但使用右侧肱股导丝技术时牵拉更需谨慎，以免头臂干的碎屑脱落引起脑梗死。

（5）输送器到位及移植物释放困难的处理：这是在主动脉夹层腔内治疗中特有的困难，在腹主动脉瘤腔内治疗中不会碰到，因为在移植物的血管部分到达左锁骨下动脉开口时输送器的头端已经进入了升主动脉，输送器已经形成了一个近 180° 的弯曲，在主动脉弓角度比较锐利且向左上方突出时，移植物输送器难以到位或输送器外鞘后撤困难是经常会遇到的情况。输送器到位困难是因为在弓上转弯时导鞘紧贴主动脉弓大弯侧内壁，向上推送输送器的力不能完全沿导丝向前释放，部分转化为与主动脉内壁的摩擦力，此时强力推送输送器可能导致内膜的撕裂、新夹层的形成。此时处理的办法一是更换硬度更强的超硬导丝，导丝尽量深入使导丝软头在主动脉瓣膜处向后反转，导丝的硬质部分最大限度地将主动脉弓撑开，使输送器沿更大的弧度前进，以减少向主动脉大弯侧的分力，减少摩擦力。二是可以使用导丝后拽跳跃式前进技术，在输送器顶住主动脉大弯侧内壁不能前进时，左手握输送器保持向前的推力，右手短促发力后拽到丝，使输送器头端暂时离开主动脉大弯侧内壁，而向前的推力可使输送器向前弹跳少许，再次进导丝，反复操作可使输送器到位。这个技术在释放第一个移植物后发现内漏，需要再次向前方释放移植物尤其有效，因为第一个移植物的内支架及血管皱折使第二个移植物输送器前进的阻力更大。

在主动脉弓锐利时，有时移植物到位后外鞘后撤困难，使移植物无法释放。这是因为无论移植物还是输送器在体外时都是直的圆柱体，在弓上转弯时，输送器外鞘和移植物的小弯侧都会出现皱折，当这些皱折互相嵌合时输送器外鞘自然无法后退，在腹主动脉瘤的手术中因为不存在这么大的扭曲所以不存在这个困难。这时可适当后撤输送器使移植物到达相对平直的地方，此时皱折消失，后撤外鞘便不再困难。可稍许后撤外鞘使原本嵌合的皱折松动再将输送器上升到位然后再次释放。

当然解决这两个难题最有效的方法是改进移植物输送系统，比如现在已经有RelayTM胸主动脉移植物，其移植物分两步释放，硬质外鞘只到达降主动脉，然后有膜状软质导鞘输送移植物到达主动脉弓，就完全解决了移植物到位困难和释放困难。在现有移植物输送系统仍然作为主流在应用的时候，希望我们的操作经验仍然能够为广大同道提供借鉴。

（6）隔绝后再次造影：经左肱动脉预置猪尾造影导管再次行主动脉造影，注意观察左锁骨下动脉是否通畅，移植物是否通畅，有无扭曲、移位，移植物近端或远端是否存在内漏。如造影证实主动脉夹层已被完全隔绝，假腔不再显影，则退出导管，缝合导入动脉及切口。

（7）近端锚定区的拓展：是主动脉夹层腔内隔绝术的重要进展之一，它基本克服了原来瘤颈长度必须大于1.5cm的手术禁忌。近端锚定区的拓展方法有两类，一类是杂交技术，既以外科手术重建弓上血管以保护大脑血供，一类是以开窗或分支型移植物来保留大脑血供，后者虽然理论上更为合理、微创，但移植物需要个体化定做，目前尚无法得到已经商品化的移植物。

瘤颈长度小于1.5cm的B型区主动脉夹层可将腔内移植物近端放置于左颈总动脉开口与左锁骨下动脉开口之间，解剖学研究发现，成人这两条动脉开口之间的距离为1～1.5cm，可满足移植物近端固定的需要。对左椎动脉为优势椎动脉且Willis环不完整的患者在全身麻醉后先行左椎动脉或左锁骨下动脉与左颈总动脉旁路术并结扎左锁骨下动脉近心端，然后行主动脉夹层腔内隔绝术。对右侧椎动脉为优势动脉且 Willis 环完整的患者可不重建左锁骨下动脉或左椎动脉。对于左颈总动脉与左锁骨下动脉之间的主动脉弓仍不足以锚定移植物的患者，可进一步向前拓展锚定区至头臂干与左颈总动脉之间，但在行腔内隔绝术前需要先行右颈总动脉 – 左颈总动脉 – 左锁骨下动脉旁路术，以保证大脑的血供，并结扎左颈总动脉和左锁骨下动脉的近心端以防止内漏。类似的各种转流手术扩大了主动脉夹层腔内隔绝术的指征，近年来应用日益增多。

（8）多裂口主动脉夹层的处理：多数主动脉夹层患者不止一个夹层裂口，以 B 型为例，近端的夹层裂口常常靠近主动脉夹部，是夹层假腔的入口，假腔在向远端发展的过程中遇到较大的分支血管时常常使内膜从分支血管开口处断裂，形成第二个甚至第三个夹层裂口，从病理生理学上来讲，远端的夹层裂口通常是夹层假腔的出口。在腔内隔绝术中，对远端的夹层裂口是否处理、如何处理取决于其与近端裂口的距离和血流量大小，对于远端裂口位于肾动脉以上且裂口较大者，应与近端裂口同期处理。对累及重要分支血管的远端夹层裂口经腔内放置一裸支架于裂口周围，使夹层隔膜与假腔外膜贴合是一种较为常用的处理方法。在夹层远端裂口位于内脏动脉时使用 Wallgraft 等移植物对远端裂口行腔内隔绝术即可封闭远端裂口又可改善内脏的血供。对于与近端裂口距离较远，反流量不大的远端裂口可暂不处理，根据对此类患者的随访发现，主动脉夹层的假腔近端已经形成血栓，而远端假腔仍然存在，但假腔的直径无明显扩大，与传统手术中只置换夹层近端的效果相似。

（9）内脏动脉由假腔供血的主动脉夹层的腔内治疗：随着 CTA、MRA 等无创影像学检查技术的应用，在主动脉夹层的术前评估中经常会发现有内脏或下肢的血供主要甚至完全来源于假腔，类似于夹层开窗术后的效果，因此在夹层腔内治疗中恢复了真腔供血后原来由假腔供血的脏器是否会缺血是一个值得关注的问题。从夹层的病理生理学来分析，在夹层的影像学上表现为假腔供血的内脏或下肢动脉可能有以下几种机制：①内脏动脉仍由真腔供血，但真腔被压瘪，因为在夹层形成过程中由于夹层远端是盲腔或有小的出口，因此假腔内的压力常高于真腔内的压力，在影像上表现为假腔大而真腔细小，在夹层隔膜分离到内脏动脉开口时，内脏动脉的内膜并未随之撕裂，而是被夹层隔膜压向一侧，因此虽然在影像学上可能表现为假腔供血，其实事实上仍是由真腔供血，这一点在 DSA 下动态观察常常可得到证实，这种原本即由真腔供血的内脏动脉在封闭夹层近端裂口后真腔的血流只会增加；②内脏动脉由假腔和真腔同时供血，在夹层假腔发展至内脏动脉开口时，内脏动脉的内膜被部分撕裂，形成一个远端裂口（夹层的出口），假腔血流经此进入下肢或内脏动脉的真腔，但内脏动脉的内膜并未完全断裂，即夹层的真腔仍然与内脏动脉相通，但在假腔压力高的情况下，可能主要由假腔供血，在夹层近端裂口封闭后，真腔压力增高，内脏动脉可恢复由真腔供血，但此时原来的夹层出口可变入口，虽然不影响内脏动脉的血供，但会使夹层远端在术后不能完全血栓机化；③内脏动脉完全由假腔供血，这可能是因为在夹层发展过程中，内脏动脉的内膜随夹层隔膜从其开口处完全撕裂，这种情况下在腔内隔绝术后发生内脏动脉缺血的可能性也不大，因为此时必然存在夹层的远端裂口，在夹层近端裂口被封闭后，真腔血流可经夹层远端裂口进入夹层假腔远端，仍可保持内脏动脉的血供。因此，术前由假腔供血的内脏在腔内隔绝术后发生内脏缺血的概率不高。

6. 夹层腔内隔绝术后并发症的预防及处理

（1）腔内隔绝术后内漏：内漏是指腔内隔绝术后从各种途径继续有血液反流入瘤腔的现象。内漏的危害是可以导致胸主动脉夹层动脉瘤继续增大甚至破裂。内漏按照时间可分为即时内漏和迟发内漏。

内漏分为四型：Ⅰ型内漏是指血流经腔内移植物近心端或远心端与自体动脉之间的裂隙流入瘤腔的现象。Ⅰ型内漏为各种原因导致的覆膜支架与管壁贴附不紧密，血流沿覆膜支架与自体动脉之间的缝隙进入假腔；或由于假腔血栓化收缩和真腔扩大后，覆膜支架与内膜片之间的解剖关系发生改变，覆膜支架进一步扩张后短缩发生相对性移位或变形，从而裸露内膜破口；或由于操作、覆膜支架的张力、压力等原因损伤、撕裂内膜形成新破口或原有破口增大超出覆膜支架隔绝范围形成内漏。Ⅱ型内漏是反流式内漏，指血液从肋间动脉反流入夹层假腔的现象。一般反流量较小，术后在随访观察中往往能够自闭。Ⅲ型内漏指覆膜支架本身破裂或者连接处的内漏。Ⅳ型内漏指覆膜支架覆膜渗漏或其他原因，主要与覆膜的材质有关。Ⅳ型内漏的处理一般是再选一段较短的且口径合适的腔内移植物将原先的破损处隔绝封闭。

Ⅰ型内漏是最需要认真消除的内漏，因为腔内隔绝术后，Ⅰ型内漏就使瘤腔变成了只进不出的高压型瘤腔，使夹层动脉瘤破裂的概率明显增高。Ⅰ型内漏的处理一般是在近端再加一段或多段移植物（如 Cuff），以彻底隔绝内漏。内漏的处理是衡量腔内隔绝术技术水平最重要的标志，也往往是评价腔内隔绝术效果的最重要的标志之一，也往往是引起各种术后并发症的最重要的原因。因此，应高度重视内漏的处理，应根据内漏的具体情况，积极稳妥地处理好各种内漏及内漏引起的各种并发症。

（2）腔内隔绝术中截瘫的预防：传统胸降主动脉重建术的一个典型并发症是术后截瘫，发生率约 10%。腔内隔绝术具有同样的危险。因同样可能影响脊髓动脉血供，脊髓血供成节段性，胸腰段脊髓的血供主要来源于相应肋间动脉及腰动脉后分支所形成的脊髓前动脉，其中根最大动脉（Arteria Radicularis Magna）是脊髓前动脉的主要滋养血管，保留它可避免截瘫。但该动脉的起源位置不固定，发自左侧第六肋间动脉至第十二肋间动脉的概率是 75%，发自上三个腰动脉之一的概率是 15%，起源于胸六以上肋间动脉的概率较小。故主张在行腔内隔绝术治疗胸主动脉夹层动脉瘤时，移植物选择应选用能完全隔绝夹层裂口的最短长度，必要时还应行脊髓液测压和减压处理，以降低截瘫发生率。

（3）腔内隔绝术后综合征：腔内隔绝术后短期内患者会出现一过性 C– 反应蛋白升高，发热（常见于术后第 2 天起，午后发热，体温一般不超过 38.5℃），红细胞、白细胞、血小板三系轻度下降（一般无需输血治疗）等表现。体检时无感染症状，因其原因不明故暂且称之为腔内隔绝术后综合征。可能的原因为移植物的异物反应、瘤腔内血栓形成后的吸收、移植物对血细胞的机械破坏及造影剂和 X 线辐射的影响等。均在短期小剂量使用肾上腺糖皮质激素及消炎镇痛类药物对症处理后缓解。

（4）B 型夹层腔内隔绝术后继发 A 型夹层：在主动脉夹层的腔内治疗中，由于夹层的近端裂口多位于主动脉夹部，即主动脉弓 – 降交界的地方，此处主动脉本身有一个角度较大的生理弯曲，植入其腔内的金属支架在主动脉的脉动中必然对其内膜产生机械损伤，而且已经有研究观察到在植入支架一段时间后，支架对主动脉有一个塑型作用。因此支架对主动脉内膜的损伤有可能导致新的夹层出现。在我们的 100 余例患者中，有 2 例在术后再发夹层。1 例马方综合征患者术后 8 个月腹主动脉出现新的夹层裂口，予保守治疗，术后 24 个月再发 Stanford A 型夹层行 Bentall 手术后治愈。1 例术后 14 个月再发 Stanford A 型夹层行升主动脉置换术后治愈。但需要指出的是在我们治疗的 3 例马方综合征造成的 Stanford B 型主动脉夹层患者中，1 例 2 次再发新的夹层，1 例于术后 1 年不明原因猝死，其疗效远不如高血压造成的夹层。因为马方综合征患者往往全主动脉均有扩张性病变，最终导致患者死亡的主要还是心包腔内的升主动脉病变，因此对马方综合征患者单纯以腔内技术治疗降主动脉病变可能难以达到预期的疗效。

总之，B 型主动脉夹层腔内隔绝术围术期的主要并发症明显少于外科手术，但其中远期存在迟发内漏、新破口形成、逆行性 A 型夹层等重要并发症，远期疗效需要进一步研究。改进覆膜支架、定期影像学随访，及早发现并处理并发症，对于改善预后具有重要意义。

（高培显　吴学君）

参考文献

[1]Filipovic N，Koncar I，Milosevic Z，et al.Computational vascular surgery planning and predicting for abdominal aortic aneurysm[J].International Conference on Medical and Biological Engineering，2017：241–245.

[2]Bossone E，Ferrara F，Citro R.Medical treatment in chronic aortic dissection[J].Springer International Publishing，2015：459–469.

[3]Aggarwal B，Raymond CE.Therapeutic goals in patients with acute AorticDissection：Management before surgery[J].Journal of the American College of Cardiology，2015，65（15）：1599–1600.

[4]Kamohara K，Furukawa K，Koga S，et al.Surgical strategy for retrograde type a aortic dissection based on Long–Term outcomes[J].Annals of Thoracic Surgery，2015，99（5）：1610.

[5]Elzahabi A，Eisenberg N，Roche–Nagle G.Trends in renal function post aortic aneurysm intervention–journal of vascular surgery[J].Journal of Vascular Surgery，2014，60（5）：1408–1409.

[6]Zhang H，Wang ZW，Zhou Z，et al.Endovascular Stent–Graft placement or open surgery for the treatment of acute type b aortic dissection：A Meta–Analysis[J].Annals of Vascular Surgery，2012，26（4）：454.

[7]Pandey VA，Hamady M.Aortic dissection[J].Springer London，2012，2：111–128.

[8]竺挺，符伟国，王玉琦.复杂主动脉瘤及主动脉夹层的腔内治疗策略[J].中华外科杂志，2011，49（6）：491–494.

[9]Moll FL，Powell JT，Fraedrich G，et al.Management of abdominal aortic aneurysms clinical practice guidelines of the European society for vascular surgery[J].European Journal of Vascular & Endovascular Surgery the Official Journal of the European Society for Vascular Surgery，2011，41（Suppl 1）：S1.

[10]朱源生，陈忠.主动脉夹层患者住院死亡危险因素分析[J].心肺血管病杂志，2010，29（6）：505–507.

[11]Karthikesalingam A，Hinchliffe Rjpoloniecki JD，Loftus IM，et al.Centralization harnessing volume–outcome relationships in vascular surgery and aortic aneurysm care should

not focus solely on threshold operative caseload[J].Vasc Endovascular Surg，2010，44（7）：556-559.

[12] 景在平，冯翔．主动脉夹层腔内治疗指南 [J]. 中国实用外科杂志，2008，28（11）：909-912.

[13]Xu SD，Huang FJ，Yang JF，et al.Endovascular repair of acute type B aortic dissection：Early and mid-term results[J].Journal of Vascular Surgery，2006，43（6）：1090-1095.

[14] 孙立忠，刘宁宁，常谦，等．主动脉夹层的细化分型及其应用 [J]. 中华外科杂志，2005，43（18）：7-12.

[15] 汪忠镐．主动脉夹层和夹层动脉瘤的研究进展 [J]. 中华普通外科杂志，2002，17（1）：5-8.

[16]Lauterbach SR，Cambria RP，Brewster DC，et al.Contemporary management of aortic branch compromise resulting from acute aortic dissection[J].Journal of Vascular Surgery，2001，33（6）：1185-1192.

[17]Neri E，Massetti M，Capannini G，et al.Axillary artery cannulation in type a aortic dissection operations[J].Journal of Thoracic & Cardiovascular Surgery，1999，118（2）：324-329.

[18]Ouriel KW，Green RM，Donayre CM，et al.An evaluation of new methods of expressing aortic aneurysm size：Relationship to rupture-Journal of Vascular Surgery[J].Journal of Vascular Surgery，1992，15（1）：12-18.

[19]Evangelista A，Salas A，Ribera A，et al.Long-Term outcome of aortic dissection with patent false LumenClinical perspective[J].Journal of Vascular Surgery，2012，56（5）：1472-1473.

[20]Sharafuddin MJ.Percutaneous fenestration and stenting of complicated acute type b aortic dissections[J].Operative Dictations in General & Vascular Surgery，2012，858-863.

[21]Martino RRD，Nolan BW，Goodney PP，et al.Outcomes of symptomatic abdominal aortic aneurysm repair：A multicenter review from the vascular surgery study group of northern new england（VSGNNE）[J].Journal of Vascular Surgery，2010，51（2）：530.

第十一章　胸降主动脉瘤的腔内治疗

第一节　概述

胸降主动脉瘤是指从左锁骨下动脉至膈肌以上的胸主动脉的永久性扩张，直径是正常胸主动脉直径的 2 倍以上（图 11–1）。按照形态分类，胸主动脉瘤分为梭形动脉瘤和囊性动脉瘤，按照瘤壁结构分为真性动脉瘤、假性动脉瘤和夹层动脉瘤。除急性主动脉夹层动脉瘤外，一般早期无明显症状，常于体格检查时或瘤体压迫或侵犯邻近组织器官时出现临床症状后发现。随着高龄人群不断增加，胸降主动脉瘤的发病率日益增高。本章主要阐述胸主动脉真性、假性动脉瘤的腔内治疗。

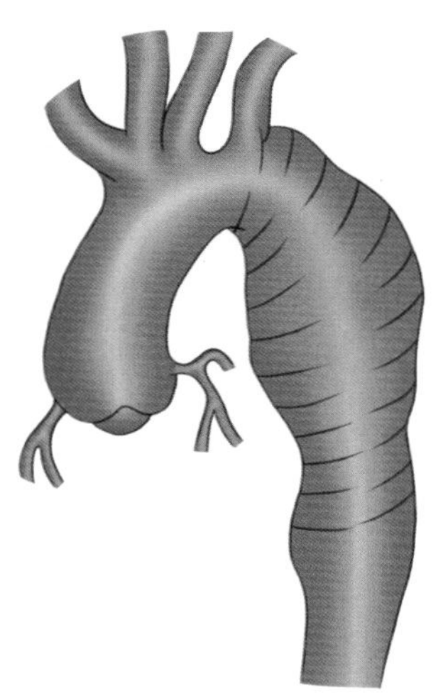

图 11–1　胸降主动脉瘤示意图

胸降主动脉瘤腔内修复术是继传统开放式外科手术修复之外的另一种新兴治疗方法，该法通过远端血管（股、髂动脉或主动脉）入路，经血管腔导入支架移植物将动脉瘤和体循环隔绝。介入治疗的优势在于避免了标准的传统开放手术对胸主动脉瘤或胸腹主动脉的暴露，避免了主动脉阻断和内脏缺血对全身状况的影响，大大降低了手术并发症发生率和死亡率。目前介入治疗已经成为胸降主动脉瘤的首选治疗方法。

第二节　病因和发病机制

胸降主动脉瘤的病因和发病机制详见第九章主动脉瘤。特殊之处在于，胸降主动脉瘤的发生主要与中层退行性变和动脉粥样硬化有关，其他少见的原因包括创伤、感染、主动脉支架植入物术后形成假性动脉瘤以及马方综合征、埃勒斯－丹洛斯综合征等结缔组织疾病。慢性主动脉夹层随着时间的推移也同样容易导致主动脉扩张和动脉瘤样改变。马方综合征是由于动脉壁中层弹力纤维断裂以及黏多糖的广泛沉积，导致动脉壁脆弱，降低了主动脉壁结缔组织的强度。由于心脏收缩的冲击，导致主动脉壁扩张并呈瘤样变。通常的组织学改变为主动脉退行性变，包括中层囊性坏死、弹性蛋白断裂、胶原纤维增生与中层坏死。

第三节　临床诊断与治疗

一、临床表现

大多数胸主动脉瘤的患者没有明确的临床症状，多是在评估其他疾病而行常规影像学检查时偶然发现。当动脉瘤发展到一定程度时，多出现不同的症状。常见的症状有胸痛或背痛，多为钝痛或刺痛，多为持续性，可因呼吸运动或体力活动而加剧，可能为先兆破裂的信号。其疼痛的机制可能为动脉瘤增大、扩张，牵拉动脉壁内神经末梢或压迫周围组织。另外，瘤体可导致局部压迫或侵蚀症状。瘤体压迫气管或支气管可引起喘鸣、呼吸困难或咳嗽，可导致远端分泌物潴留，出现阻塞性肺炎。瘤体直接侵蚀支气管或肺实质，可发生咯血；压迫食管可引起不同程度的吞咽困难；压迫喉返神经可导致声带麻痹和声音嘶哑；压迫交感神经节可导致霍纳综合征。真菌性动脉瘤有时可侵蚀破坏椎体，造成截瘫。发生主动脉－下腔静脉瘘时，可引起心力衰竭。胸降主动脉瘤内血栓或粥样斑块脱落，可引起动脉栓塞，继而出现相应的临床症状。胸降主动脉瘤查体的阳性体征少，部分可在背部闻及收缩期血管杂音。

胸降主动脉瘤的自然病史尚不是十分明确。然而，未进行干预的胸降主动脉瘤患者，超过 70% 都最终将进展至动脉瘤破裂，其中超过 90% 的破裂导致死亡。在临床实践中，胸主动脉瘤的增长率难以预测。研究表明，梭形动脉瘤的年破裂风险与瘤体最大直径相关，直径小于 5cm 者，破裂风险约为 2%，5 ~ 6cm 为 3%，超过 6cm 者的破裂风险则为 7%。

二、诊断

常用诊断方法同第九章相应内容。胸部 X 线平片可显示胸降主动脉影增宽，有时动脉瘤壁可出现边缘钙化，提示存在胸主动脉瘤可能。增强 CT 血管造影（CTA）可准确提供主动脉解剖、精确测量主动脉瘤的大小，是首选的检查方法。同时 CTA 可显示矢状面、冠状面、斜位与三维图像，其临床应用的优势更为明显。MRA 可以较 CTA 更清楚地区分动脉和静脉，同时可进行血流定量，尤其适用于肾功能损害的患者。经胸部超声检查因影像与肺组织重叠，诊断意义不大；经食管超声能够观察到整个胸主动脉，但该检查有侵袭性及依赖于操作者，因此经食管超声常用于急性主动脉夹层。主动脉造影由于大量造影剂的使用和创伤性，已极大地被 CTA 所代替。

三、胸降主动脉瘤的腔内治疗

1. 胸降主动脉瘤腔内治疗的适应证

（1）瘤体直径＞ 5cm。

（2）动脉瘤直径不断扩大，增长率大于 0.5cm/ 半年或 1cm/ 年的患者应手术治疗。

（3）有临床症状：同时需关注患者的年龄、伴发疾病、预期寿命等。主动脉瘤的手术适应证是由动脉瘤破裂的可能性和干预措施的风险 / 收益比来决定的。对于胸主动脉瘤来说，传统的外科手术风险较大，而腔内治疗的风险更小。因此，在处理胸主动脉瘤时，手术适应证应适当放宽，而对介入治疗胸主动脉瘤的解剖适应证则要求严格掌握，因为腔内修复治疗胸主动脉瘤必须要求病变近、远端有自然或可创造的充分且条件良好的锚定区。

2. 胸降主动脉瘤的腔内治疗的禁忌证　包括主动脉瘤近远端锚定区血管长度＜ 15mm，有严重并存疾病，如严重的心肺功能障碍或严重的凝血功能障碍等；因恶性肿瘤或其他疾病预期寿命不超过 1 年的患者；对造影剂过敏的患者；年龄＜ 18 岁的患者。结缔组织疾病如马方综合征则是腔内修复的相对禁忌证。全身动脉强度减弱的患者，出现主动脉夹层、穿孔或支架移位等器械相关并发症的风险较高。

3．病变评估　腔内治疗的关键是选择合适的患者和周密的手术计划。

首先要充分掌握患者的解剖信息。CTA、MRA 是术前病变首选评估手段，扫描水平要从主动脉弓直至股总动脉。评估内容包括：瘤体大小、形态、部位、血管壁结构、附壁血栓、分支血管受累状况、入路血管等。术前详细的评估为手术适应证的选择、手术方案的设计和并发症的发生有着密切的关系。如瘤体与头臂干关系密切者，术前应考虑重建头臂干血流；瘤体累及腹腔内脏动脉者，需考虑内脏动脉重建；瘤体位于第 8 ~ 第 12 胸椎水平者，介入治疗后截瘫风险较大；双侧髂股动脉细小的患者，可考虑直接经腹主动脉进行腔内修复术。

评估和计划首先要考虑的是胸降主动脉瘤的近、远端瘤颈条件，即锚定区，确定其解剖是否适合行腔内修复术（图 11–2）。锚定区是指自然存在或通过其他手段创造的位于病变近、远端可供支架型血管锚定在主动脉内壁的动脉区段。腔内修复中需要的瘤颈长度各种器材存在差别，总的来讲，瘤颈长度最小需要 2cm，以获得足够锚定区域达到完全封堵。

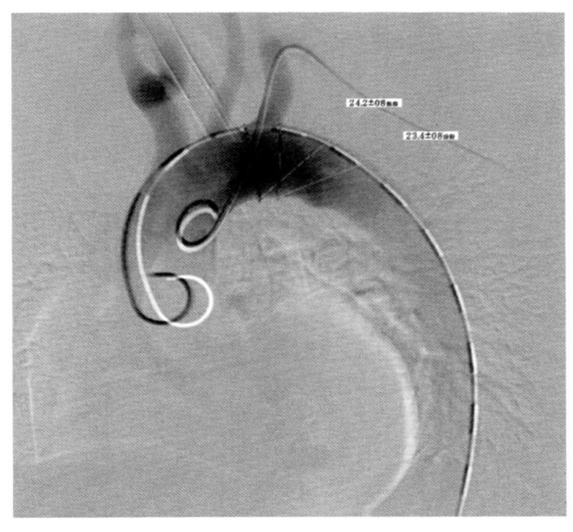

图 11–2　胸降主动脉瘤腔内治疗前造影测量

如果近端锚定区长度不充分，可先行右颈 – 左颈动脉旁路术（图 11–3），然后遮蔽左锁骨下动脉开口甚至左侧颈总动脉，以延长近端锚定区的长度。对于一些高危患者，甚至可以采用升主动脉 – 头臂干 – 左颈 – 左锁骨下动脉人造血管旁路术（图 11–4，图 11–5），然后行腔内修复术，应用覆膜支架覆盖整个主动脉弓部。目前这种术式的经验仍然十分有限。

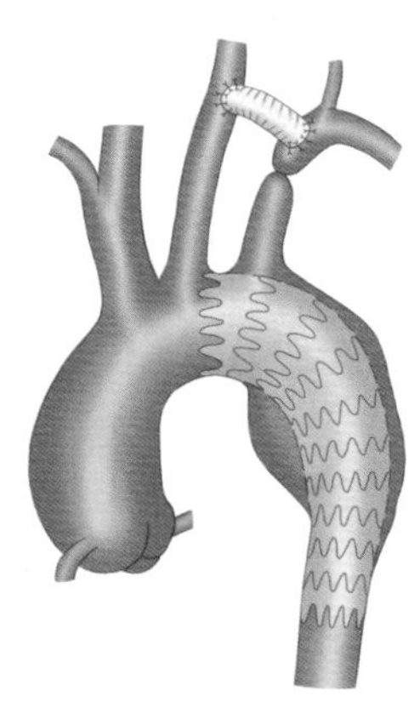

图 11-3　如果近端锚定区长度不充分，可先行左颈 - 左锁骨下动脉旁路术以延长近端锚定区的长度

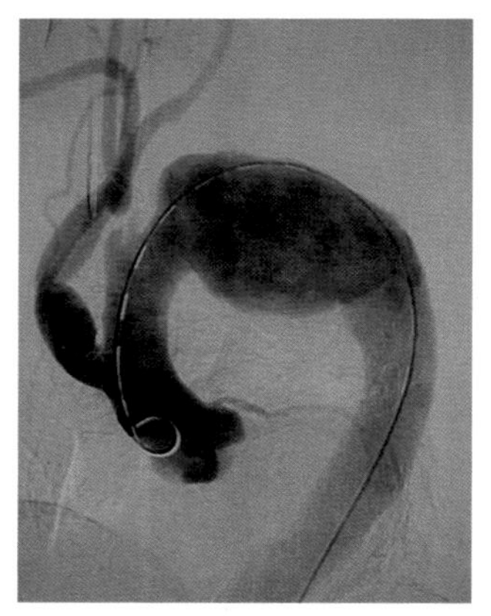

图 11-4　对于一些高危者可采用升主动脉 - 头臂干 - 左颈动脉等人造血管旁路术以延长近端锚定区的长度

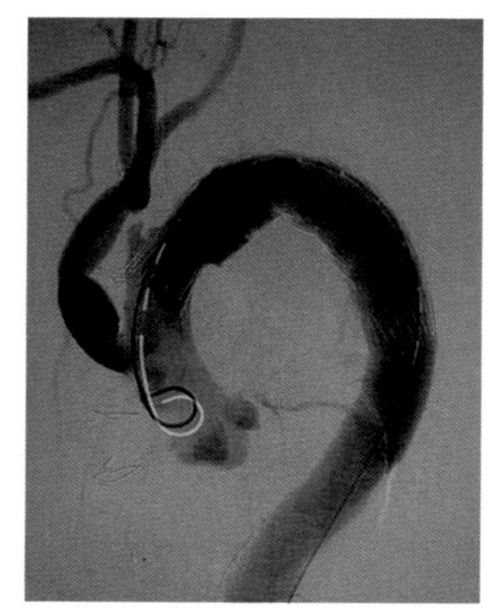

图 11-5　行人造血管旁路术延长近端锚定区长度后再行腔内修复术

评估远端主动脉瘤颈是否适合行腔内修复术，采用与近端锚定区相似的解剖标准。不同之处在于，远端腹腔干的处理。如果腹腔干通畅，应当避免覆盖腹腔干动脉引起的急性内脏缺血。但有时为了获得更多的远端锚定区，可事先行逆行性内脏动脉重建术，即行髂动脉 - 脾动脉旁路术，如需要遮蔽肠系膜上动脉，尚需要行至肠系膜上动脉的旁路术。

锚定区动脉的直径测量关系到支架型血管直径的选择。多数胸主动脉腔内修复术近端锚定区位于主动脉弓远段部位，但由于主动脉弓部或降主动脉存在弯曲等，锚定区直径的测量常与实际有所偏差，在实际工作中，锚定区直径的测量需要较多临床经验。目前共识是，支架的直径较实际血管直径大 10% ~ 20%。目前可用的最大支架移植物直径为 44mm，因此，动脉瘤颈的直径不应超过 40mm。

腔内修复治疗过程中支架移植物置入后的效果取决于瘤颈的形态、曲率及成角。瘤颈不能有成角或存在过大的曲率，因为这些因素都对支架移植物的附着产生影响，导致Ⅰ型内漏的形成。动脉弯曲也影响支架移植物的精确释放。总之，瘤颈区域覆盖的主动脉长度越长，越为安全和稳定。

确认获得满意的近远端锚定区后，应当确定需要覆盖的整个主动脉的长度，这最好也使用多维重建的 CT 血管造影完成评估。计算长度的时候应当算入主动脉大的拐弯以防止低估所需要的支架长度。使用血流中心线测量方法经常低估真实的长度，因为支架移植物通常沿主动脉的大弯铺设。主动脉造影中常常使用带刻度的导管测量主动脉长度，仅在我们的经验中这也时常低估了需要的支架移植物长度。使用多节支架时，应当使重叠部分最大化，以提供足够的稳定性，从而将Ⅲ型内漏的风险降到最低。尽量多的覆盖而不是较少的覆盖主动脉同样能够减少Ⅰ型内漏的发生，所以应当避免更少覆盖主动脉的那种想法。

胸主动脉腔内修复之前同样需要评估影响支架移植物输送和释放的主髂动脉扭曲度。膈水平或主动脉弓水平的尖锐成角，会在主动脉有扩张的患者中造成相对较硬的鞘管或器材通过困难。胸主动脉支架移植物直径比腹主动脉器材直径要大，目前需要插入 25F（外径＞ 9mm）的鞘管，这在通过盆腔动脉时显得太大了。术前应当使用 CTA 或常规造影确定髂动脉的钙化情况和直径。广泛的钙化、扭曲或髂动脉狭窄可能需要置入髂动脉人造血管或使用主动脉入路进行器材输送，以避免动脉损伤。在我们的经验中，10% ~ 15% 的患者需要通过髂动脉入路进行胸主动脉腔内修复术。

4. 支架移植物装置的选择　目前可用的胸主动脉支架移植物包括：GORE TAG、Medtronic Talent 及 COOK TX2 等一系列器材。各器材装置各有优缺点。GORE 的装置柔顺性好，能很好顺应主动脉的解剖。支架被压缩在鞘管中，不需要在主动脉弓中置入坚硬的鞘管，能更好地适应近端瘤颈扭曲的患者，其不足之处是其近端没有固定的倒刺。GORE 支架释放过程快，撤离释放线的同时支架移植物从中心同时向两端开始释放，能够有效地避免释放过程中支架的移位。Talent 和 COOK 的支架较长，需要有较粗的输送鞘，其柔顺性稍差，因此，不能像 GORE 那样能较好地顺应瘤颈处主动脉不规则的解剖。最近，COOK 对器材进行了改进，其顺应性鞘管输送系统更为柔韧，耐扭结，容易通过扭曲部位进入主动脉弓。COOK 支架有近端倒刺和远端裸支架，近端的倒刺可以增强固定，减少支架移位的风险。

在腔内修复之前，术者需要熟悉各种支架移植物特殊的设计和使用方法。暂时没有数据表明各种器材的优劣，支架移植物的选择一是术者的熟悉程度和喜好，另外要结合主动脉的解剖特点，如近端瘤颈是否扭曲等。GORE 和 COOK 可能更适合于近端瘤颈扭曲的患者，而 COOK 和 Talent 的支架直径选择性更大，对于主动脉直径较大的患者可考虑选用。所有的支架移植物直径至少比主动脉直径大 10%，即所谓的放大 10%，但不同器材推荐的放大率不同，在选择时需要考虑到。治疗梭形动脉瘤时通常需要一节以上的支架来保证完全封闭动脉瘤。

5. 手术操作

（1）麻醉和体位：胸主动脉瘤腔内修复术的麻醉方式可以考虑全身麻醉、局部麻醉或区域麻醉。如需要建立主动脉或髂动脉入路，则需要全身麻醉，行颈 – 锁骨下动脉旁路术时更应该全身麻醉。患者平卧于操作台上，腹部和腹股沟应消毒、铺单，如果计划行肱动脉入路，左上肢或右上肢也应该消毒、铺单。

（2）脊髓保护：胸主动脉瘤腔内修复有脊髓缺血及截瘫的风险，但其发生率要低于开放手术，研究表明其发生率要小于 5%。但覆盖左锁骨下动脉、腹腔干上方主动脉以及有腹主动脉置换史的患者，其截瘫风险将明显增加（图 11–6）。在该类高危患者中，选择性地应用预防性的脑脊液引流可有效地降低神经系统并发症的风险。在腔内修复开始前，首先在手术室行腰部的脑脊液引流（图 11–7），持续地维持脑脊液压力小于 12mmHg，直到在术后恢复室确认患者神经功能正常。随后封堵引流管，在拔出引流管之前继续留置 2 ~ 4 小时观察神经体征。如果出现阳性神经体征或症状发展，脑脊液持续引流可达 72 小时。

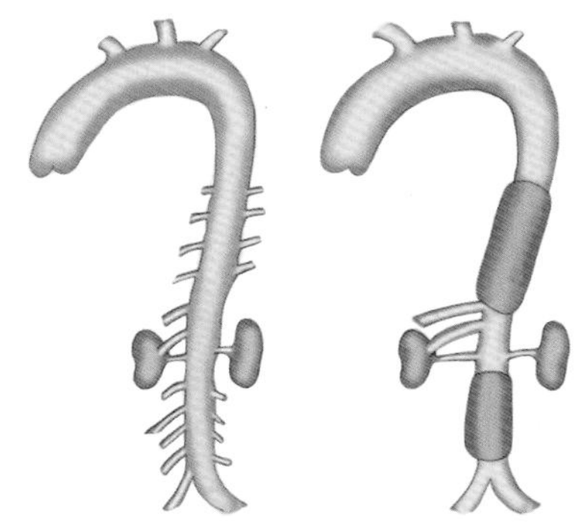

图 11–6　腔内修复术可覆盖多支肋间动脉增加截瘫发生率

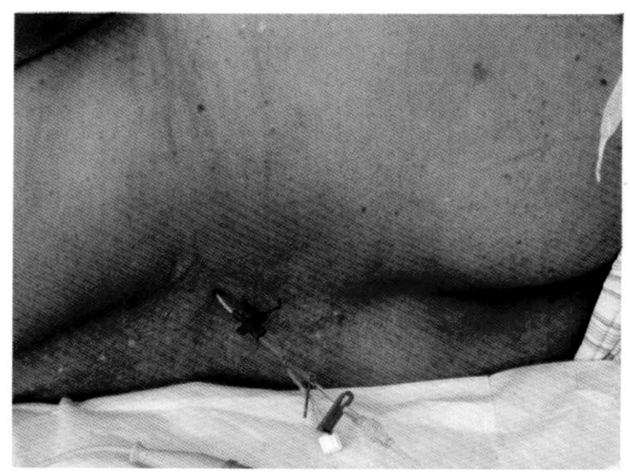

图 11–7　对于高危者选择性地在腔内治疗前行腰部脑脊液引流可降低截瘫发生率

（3）抗凝：在介入操作之前，应小剂量肝素抗凝，以防止脑血管栓塞。常应用 0.5mg/kg 的肝素，监测 ACT（活化凝血时间）值，使其稳定在 300 秒左右（正常是

80 ~ 120 秒）。

（4）动脉入路：是导入导管行造影检查和输送支架所必需的。对胸主动脉瘤腔内修复而言，所需输送系统直径多为 20F 以上，因此，一般要求至少有一侧髂动脉直径在 7mm 以上，且多行单侧股动脉切开来建立动脉入路。如果髂动脉较为纤细，在试图将超过髂动脉直径的输送鞘管通过髂动脉时，将显著增加动脉损伤的风险。此时的处理办法包括：

1）行髂动脉球囊扩张成形术，必要时放置支架。

2）使用 Lunderquist 硬导丝，有利于支架移植物在输送系统过程中顺利通过。

3）建立人造血管 – 髂动脉入路，主要针对髂动脉较为细小、扭曲或钙化的情况。人造血管 – 髂动脉入路的建立方法是：于下腹部行腹膜外切口，取直径为 10mm 的人造血管与髂总动脉相吻合，人造血管的远端夹闭，然后在人造血管上进行直接穿刺和置入鞘管，术后去除该人造血管。

可以通过对侧经皮股动脉穿刺置入另一个血管鞘导入诊断性造影导管，也可以通过肱动脉入路行主动脉造影。对主动脉严重迂曲的患者，必要时通过肱动脉入路建立肱动脉 – 股动脉导丝，以提供额外的支撑力，帮助支架输送系统通过严重迂曲的主动脉,尤其是主动脉弓远端和膈部均存在严重成角时。肱动脉 – 股动脉导丝的建立方法是，经肱动脉鞘管送入成角的导管或 Simmons 导管和 2.6m 超滑加硬导丝,导入到降主动脉，通过股动脉入路将其抓捕出来，经股动脉鞘管撤出，建立肱 – 股动脉导丝。如果作用于导丝两端的张力过大，可以通过肱动脉鞘管置入导管保护无名动脉和主动脉弓。

（5）支架移植物置入操作：操作者应该熟悉所选用支架的设计和释放方法，具体的操作步骤如下。

1）首先检查支架的具体规格参数，是否为所选用的移植物。冲洗鞘管和管腔，排除所有空气。

2）应用同轴技术更换加硬导丝（Lunderquist 导丝），作为支架输送的轨道。沿导丝送入支架输送鞘管，在透视下支架输送鞘管沿导丝推进。当通过髂动脉时遇到较大阻力，不要继续输送，而应该撤出鞘管，行造影检查进一步评估髂动脉解剖。备好主动脉阻断球囊，避免动脉破裂发生。髂动脉狭窄可采用 PTA 及支架置入术进行治疗。若仍不能通过髂动脉，则可考虑建立人造血管 – 髂动脉入路。

3）输送系统推送到主动脉近端瘤颈，C 形臂摆到左前斜位以获得主动脉弓展开最充分的图像。

4）造影明确支架移植物在主动脉内的正确位置。理想的状态是，支架和输送系统在主动脉内平行对齐于近端瘤颈，以确保准确释放。

5）一旦确定支架移植物的定位就可以开始释放。此时收缩压最好控制在100mmHg作用。GORE支架通过拉动释放线进行快速释放，在释放过程中不能再调整支架位置。COOK支架则是通过在移植物外撤出鞘管的方式进行释放，如果需要，可以在释放中重新定位。开始释放后重复进行造影，此时还可以轻微调整支架位置。但一般在支架开始释放后，就不应当再移动位置，以避免主动脉损伤或形成栓塞。

6）释放完毕后，撤除输送系统。如果需要置入多个支架，则通过加硬导丝导入新的输送系统进入目标位置。释放前重复造影，确定远端瘤颈位置。多节支架间理想的重叠长度至少为5cm，防止Ⅲ型内漏或支架间分离情况的发生。如果选用的近远端支架的直径不同，则应先放置直径小的支架，而后在小支架移植物内释放大直径支架。

7）支架释放后，支架的近远端锚定区和支架的重叠区域应用球囊扩张。常使用顺应性球囊，如球囊导管（CODA）（COOK公司）。如果近端锚定区在主动脉弓内，仅在近端存在Ⅰ型内漏的时候选择性地扩张近端支架，以避免栓塞或脑卒中的风险。

8）操作结束前行血管造影评估动脉瘤修复效果、分支血管灌注及有无内漏。所有的Ⅰ型或Ⅲ型内漏都应当治疗，只有在确实是Ⅱ型内漏的情况下才可以随访观察。Ⅰ型或Ⅲ型内漏可以再次使用顺应性球囊扩张来进行治疗，必要时需置入延长支架。

9）腔内修复结束后，可以撤除导丝、导管和顺应性球囊。腔内修复术后即可撤除导丝、导管和和输送鞘管，但需注意髂动脉损伤风险。

四、并发症及术后管理

术后患者应当在麻醉恢复室或ICU严格监测血压和神经体征，如病情平稳可转回普通病房。如果使用了脑脊液引流，下肢功能恢复正常后就可以夹闭引流管，并在2～4小时拔除。常规在出院前、术后1个月、6个月和12个月行胸片及CTA检查，此后每年复查一次。

神经系统并发症包括脑卒中、截瘫等，脑卒中和截瘫较为少见，发生率分别小于5%和2%。下肢轻瘫或截瘫发生后，应立即给予升高血压、静脉应用类固醇激素和腰部脑脊液引流治疗。下肢轻瘫总体上是一过性的，截瘫在积极的治疗下也可以逆转。

远期并发症主要与内漏、支架移植物和支架疲劳断裂相关，因此必须密切随访，定期行CT扫描或X线平片。胸主动脉支架移植物的耐用年限尚无定论。支架移位或分离必须再次置入支架进行干预。晚期的并发症包括内漏持续进展或植入物周围内漏，应当进一步行造影确定，并使用支架置入、栓塞等治疗，若需要也可以转为开放手术。

胸主动脉瘤腔内修复术的早期结果与开放手术相比，具有明显的优势，其心肺并发症和截瘫的发病率和死亡率均明显低于开放手术，且其创伤小，避免了胸部或胸腹联合切口，大大缩短了住院时间，尤其适用于高龄高风险患者。术前精确的影像学评估、合适的患者选择和术前详细周密的手术计划是其关键。目前，对于解剖结构合适的患者，强烈建议行腔内治疗。随着腔内技术的快速发展，腔内治疗方法将成为大多数胸主动脉瘤患者的治疗首选。

（高培显　金　星）

参考文献

[1] 姚祖武，砂盛诚 . 主动脉弓部瘤及降主动脉瘤的手术治疗 [J]. 中华胸心血管外科杂志，2001，17（5）：282-284.

[2] 汪忠镐，潘松龄，李鸣，等 . 微创外科治疗升、降主动脉和弓部疾病的探讨 [J]. 外科理论与实践，2004，9（1）：14-16.

[3] 孙立忠，朱俊明，刘志刚，等 . 非体外循环下全主动脉弓替换术治疗主动脉弓降部动脉瘤的早、中期结果 [J]. 中华胸心血管外科杂志，2011，27（6）：339-341.

[4] 杨剑，易定华，俞世强，等 ."杂交"手术治疗弓部主动脉夹层的疗效评价 [J]. 心脏杂志，2013，25（3）：366-370.

[5]Chun AS，Elefteriades JA，Mukherjee SK.Medical treatment for thoracic aortic aneurysm-much more work to be done[J].Prog Cardiovasc Dis，2013，56（1）：103-108.

[6]Bombien R，Pisimisis GT，Khoynezhad A.An update on endovascular management of acute thoracic aortic disease and future directions[J].Rev Cardiovasc Med，2013，14（2-4）：e99-e106.

[7]Leontyev S，Misfeld M，Mohr FW.Aneurysms of the ascending aorta and aortic arch[J].Chirurg，2014，85（9）：758，760-766.

[8]Appoo JJ，Tse LW，Pozeg ZI，et al.Thoracic aortic frontier：Review of current applications and directions of thoracic endovascular aortic repair（TEVAR）[J].Can J Cardiol，2014，30（1）：52-63.

[9]Martufi G，Gasser TC，Appoo JJ，et al.Mechano-biology in the thoracic aortic aneurysm：A review and case study[J].Biomech Model Mechanobiol，2014，13（5）：917-

928.

[10]Takagi H, Watanabe T, Umemoto T.Mesenteric malperfusion complicated with type a acute aortic dissection[J].Int Angiol, 2015, 34 (5): 445-453.

[11]Miyahara S, Okita Y.Overview of current surgical strategies for aortic disease in patients with Marfan syndrome[J].Surg Today, 2016, 46 (9): 1006-1018.

[12]Tanaka A, Estrera AL.Elephant trunk: Argument for all arches[J].Semin Cardiothorac Vasc Anesth, 2016, 20 (4): 322-326.

[13]Jarral OA, Kidher E, Patel VM, et al.Quality of life after intervention on the thoracic aorta[J].Eur J Cardiothorac Surg, 2016, 49 (2): 369-389.

[14]Horton JD, Kolbel T, Haulon S, et al.Endovascular repair of type a aortic dissection: Current experience and technical considerations[J].Semin Thorac Cardiovasc Surg, 2016, 28 (2): 312-317.

[15]Ramirez F, Caescu C, Wondimu E, et al.Marfan syndrome; A connective tissue disease at the crossroads of mechanotransduction, TGFbeta signaling and cell stemness[J].Matrix Biol, 2017, 71-72: 82-89.

第十二章　腹主动脉瘤

第一节　概述

动脉瘤为动脉局部扩张达正常动脉直径的 1.5 倍以上。在临床工作中，腹主动脉瘤一般定义为腹主动脉直径超过 3cm 以上者；髂总动脉瘤则指髂总动脉直径达 1.8cm 以上者，不同种族人群略有不同，根据人群平均数值得来。根据目前现有统计资料来看，正常男性胸主动脉直径约为 2.8cm，肾下腹主动脉直径约为 2cm。女性主动脉直径比男性小约 2mm。但在临床工作中，最常应用的动脉瘤定义方法是动脉直径超过邻近之正常动脉直径的 50%。如某病例中肾下腹主动脉正常直径只有 1.5cm，此时即使动脉局部直径扩张到 2.5cm，即可诊断为动脉瘤。

第二节　病因及流行病学

在病因上，腹主动脉瘤多为动脉管壁退行性变（＞90%），常见的有动脉中层变性、梅毒性、先天性、创伤性、感染性以及动脉粥样硬化。其中以动脉粥样硬化是最常见的病因。动脉发生动脉粥样硬化后，中层弹性纤维断裂，管壁薄弱，不能耐受主动脉内血流压力而发生局部瘤样变，形成主动脉瘤，并瘤体逐渐扩大，甚至压迫临近器官，侵蚀骨骼或向体表膨出，成为搏动性肿块。瘤体内血流减慢，形成涡流，并可产生附壁血栓。患者可因动脉瘤严重压迫重要脏器或瘤体破裂而死亡，偏心性、囊性的动脉瘤较梭形动脉瘤更容易破裂。

绝大多数的腹主动脉瘤都位于肾下腹主动脉，5% ~ 15% 的腹主动脉瘤累及肾上腹主动脉。肾上腹主动脉瘤是指瘤体累及肾动脉以上水平，因此手术中需要重建至少一侧的肾动脉；近肾腹主动脉瘤指由于瘤体距离肾动脉太近，开放手术时则需要从肾动脉上方对主动脉进行阻断。虽然有的腹主动脉瘤也常累及髂动脉，但孤立性髂动脉瘤很少见。孤立性肾上腹主动脉瘤则更为罕见，一般同时合并有胸主动脉或肾下腹主动脉的动脉瘤。有研究表明，腹主动脉瘤患者有一定比例合并胸主动脉瘤、或术后出现胸主动脉瘤。

研究表明，腹主动脉瘤男性发病率为女性的 2 ~ 6 倍，且多见于 50 岁以上人群，白色人种发病率是黑色人种的 2 ~ 3 倍。腹主动脉瘤最常见于 60 ~ 80 岁的男性。在男性人群中，腹主动脉瘤一般在 50 岁左右发病，在 80 岁左右发病率达到高峰。在女性人群中，一般在 60 左右发病，而且发病率随年龄增长持续增加。随着超声和其他影像诊断设备日益广泛的应用，腹主动脉瘤的检出率逐渐增加。

第三节　临床表现与诊断

一、临床表现

1．多数患者无症状，常因查体而偶然发现。典型的腹主动脉瘤是一个膨胀性的搏动性肿块，约一半患者听诊时会发现血管杂音。

2．疼痛　常为破裂前的常见症状，多位于脐周及中上腹部。动脉瘤侵及腰椎时，常有腰骶部疼痛，若近期出现腰部、腹部剧烈疼痛，往往预示瘤体先兆破裂。

3．腹部包块　此为最重要的体征，是脐周或上中腹部膨胀性搏动性包块，一般均可触及，有压痛及震颤，听诊多数可闻及收缩期杂音。远端股动脉、足背动脉及胫后动脉搏动减弱或消失亦常见。

4．破裂　致命性瘤体破裂，血液从瘤体破入腹腔，破入腹膜后者常见，腹膜后组织可包裹瘤体，减少出血速度，为抢救赢得时间。甚至可限制出血量。

患者可有腹痛、发热、轻至中度失血，往往发生再次破裂。有部分病例可破入下腔静脉，产生动 – 静脉瘘，出现连续性杂音，高回心血量致心力衰竭。偶尔可破入十二指肠。

5．其他　瘤内附壁血栓形成；血栓或斑块脱落造成下肢动脉栓塞；十二指肠受压发生肠梗阻；下腔静脉阻塞可引起下肢水肿、继发性细菌感染等。

二、诊断

1．症状和体征　腹主动脉瘤患者常无典型症状，多在查体时发现，腹部查体有时可扪及搏动性肿块。部分患者可有消化道症状，食欲缺乏，餐后腹胀等胃肠道受压表现。感染性动脉瘤可伴有发热，血常规升高。破裂腹主动脉瘤常常表现为腹痛甚至休克，若伴有消化道出血，则高度怀疑主动脉食管瘘。有少数患者可表现为肢体缺血，多为主动脉附壁血栓脱落导致的远端动脉栓塞。

2．腹部 X 线片　若有管壁钙化，诊断多可确立，但约有 25% 的患者漏诊。

3．超声检查　对腹主动脉瘤的诊断很有价值，操作简便，探查动脉瘤的准确性高，可清晰地显示其外形及附壁血栓等，为目前优选的诊断方法。

4．DSA 或腹主动脉造影　如有附壁血栓或管壁粥样硬化严重，常不能准确判断。但造影结果常有一定价值，故仍为术前常用检查。

5．CTA　与二维超声波检查相比，可以更清晰地显示腹主动脉瘤及其与周围组织结构如肾动脉、腹膜后及脊柱的关系，以及腹膜后血肿等，可对治疗方案提供较准确资料，目前为术前必备检查。

6．MRI　其诊断价值与超声波及 CTA 相仿，缺点是费用相对昂贵。对仪器的不断改进，使得 MRI 在腹主动脉瘤诊断中使用亦越来越多。

第四节　腹主动脉瘤的治疗原则

腹主动脉瘤不能自愈，最严重的后果是破裂致患者死亡。瘤体直径≥ 5cm 的，发生破裂的风险明显增高，即使瘤体较小者若每年瘤体直径增加超过 1cm 或半年超过 0.5cm，原则上应选择手术治疗。对于手术耐受性不佳者应积极改善身体状况以便为手术创造条件。动脉瘤直径较小者，应定期（如半年 1 次）采用影像学检查（如 B 超），有增大趋势并达到手术指征时，应积极行手术治疗。如有破裂，需急症手术。

治疗方法目前主要有传统开放手术如腹主动脉瘤切除并人造血管移植术和腹主动脉瘤腔内修复术。目前越来越多的患者接受腹主动脉瘤腔内修复术。

1．经腹腹主动脉瘤切除术　适用于肾下腹主动脉瘤：经腹腔或腹膜后入路，显露肾下腹主动脉及双侧髂动脉，全身肝素化后阻断腹主动脉及双侧髂动脉；纵行切开瘤壁，迅速缝扎腰动脉。清除瘤腔内血栓及粥样硬化斑块；根据动脉瘤的形态，缝合直管形或Y形人造血管；完成吻合后，用切开的自体动脉瘤壁将人造血管包裹并缝合。肠系膜下动脉必要时可以缝至人造血管侧壁，或予以结扎，应根据结肠的血供情况而定。一般来说远端吻合口如吻合至髂外动脉时，至少应保留一侧髂内动脉的血流，以防出血盆腔内及周围组织缺血。

2. 经胸腹联合切口动脉瘤切除并人造血管重建术　适用于肾上腹主动脉瘤及胸降主动脉瘤。术中需暴露并阻断胸主动脉，应用人造血管重建主动脉和内脏分支动脉。在进行血运重建过程中，尽可能缩短脏器缺血时间，必要时应用左心转流内脏动脉灌注。

3. 杂交手术　对于累及内脏动脉的主动脉瘤可选用开放手术重建内脏动脉，然后置入支架型人造血管。避免了主动脉阻断，减少了内脏缺血时间。

4. 主动脉瘤腔内修复术（endovascular aneurysm repair，EVAR）　20世纪80年代，已研制出支架型人造血管。1991年，Perodi首次提出腹主动脉瘤腔内修复术并应用于临床。其原理就是利用特制的输送装置经股动脉将其送入动脉瘤腔内，依靠金属支架的弹性及头端的钩状附件与动脉壁贴附、固定，使血流流经支架，避免其冲击动脉瘤壁，降低动脉瘤破裂的风险。这一方法又被称为腹主动脉瘤腔内隔绝术。因其具有创伤小、恢复快的优点，尤其适用于不能耐受手术的高危患者，进入21世纪以来，越来越多的患者选择了EVAR，已远远超过传统开放手术的数量。

第五节　腹主动脉瘤的开放手术治疗

据相关研究统计，自20世纪60年代初腹主动脉瘤切除、人造血管移植术广泛开展以来，由于手术技巧不断改进和更为完善的围术期处理，目前在世界范围内腹主动脉瘤围术期死亡率已被控制在5%以内。在伴有心功能不全、冠心病、肺功能障碍和肾功能不全的高危患者中，围术期死亡率有不同程度的上升。单纯年龄和性别因素与死亡率关系不大。

一、手术指征

对腹主动脉瘤手术指征的掌握主要考虑瘤体破裂风险、手术风险和预期生存时间三方面。对有破裂症状，或伴有严重并发症者（如下肢栓塞、腹主动脉肠瘘和腹主动脉下腔静脉瘘），应尽早行手术治疗。对无症状患者，手术指征的把握尚存在争议。目前国际上通常以瘤体直径达5cm作为标准：直径小于5cm的腹主动脉瘤可采用超声或CT等无创检查监测，每隔半年进行复查；如直径达到5cm或增长速度大于每半年增长0.5cm者，应行手术治疗。高危患者的标准视个体情况而定，放宽瘤体直径至6～7cm。对恶性肿瘤预期寿命不超过1年的患者，则不考虑手术治疗。

二、术前准备

对有心绞痛、心肌梗死、心律失常及心功能不全的患者，术前应详尽检查以评估其心功能，严重者应延期手术而先行冠脉搭桥或冠脉支架置入术。对有慢性阻塞性肺病的患者，术前应抗感染、解痉治疗及呼吸功能锻炼。高血压及糖尿病患者须控制血压和血糖。所有患者应严格戒烟。术前2小时或术中常规使用广谱抗生素，以预防移植血管感染。

三、麻醉

绝大部分患者需在全身麻醉下手术。也有国外学者主张在全身和硬膜外联合麻醉下施行手术，其优点是术中可减少全身麻醉的深度并可在术后行硬脊膜外镇痛治疗。同时，硬脊膜外麻醉有可能降低交感－儿茶酚胺系统的应激反应，减少术中和术后的心血管并发症。

四、手术入路

手术入路分为经腹腔或腹膜后入路两种，大多数术者采用前者。而主张采用后者的术者则认为经后腹膜途径不打开腹腔，可降低术后肺部并发症和肠麻痹等发生率，加快术后恢复。但据最新文献报道，两种手术入路途径在手术时间、阻断时间、失血量、肺部并发症、胃肠道功能及术后恢复时间等方面均无明显差异。虽然腹膜后入路在显露右肾动脉及右髂动脉时存在不少困难，但在处理有反复腹部手术史的患者、炎性腹主动脉瘤及需显露肾动脉上段腹主动脉时，则具有很大优势。

五、手术方式

1. 经腹膜入路　平卧位，采用正中切口或横切口。正中切口进腹迅速且显露充分，但术后较易引起肺部并发症。横切口位于脐水平稍上或稍下，进腹、关腹时间较长，但可减少术后肺部并发症及切口疝发生率。

（1）将横结肠推向上方，分离屈氏韧带后将小肠推向右侧，于肠系膜根部左侧自胰腺下缘纵向切开后腹膜至髂动脉，显露瘤体（图 12–1）。

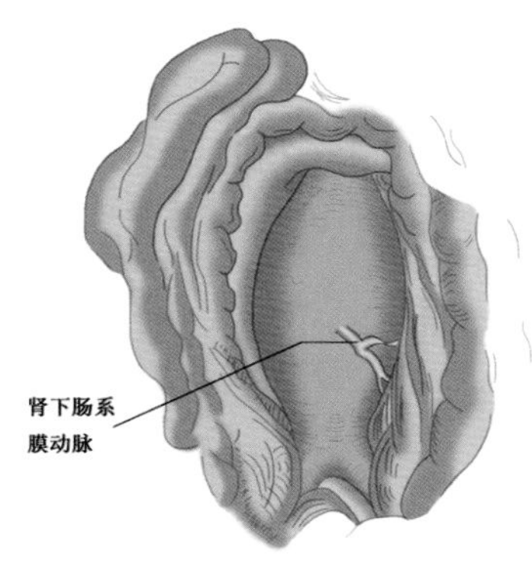

图 12–1　打开后腹膜显露腹主动脉瘤体

（2）解剖瘤体近端腹主动脉的前壁和左、右侧壁，必要时可将左肾静脉牵向上方，甚至可暂时切断左肾静脉以利显露。腹主动脉后壁不必游离，以避免损伤腰动静脉。

（3）解剖瘤体远端双侧髂动脉的前、内外侧壁，应游离至相对正常的动脉壁并避免钳夹损伤。动脉后壁不宜分离，以免损伤髂静脉。分离髂动脉时，应注意识别并保护双侧输尿管及盆腔自主神经丛。

（4）阻断前于瘤体中注入肝素 50 ~ 150U/kg 抗凝。在动脉瘤近端肾动脉下阻断腹主动脉，并阻断瘤体远端的双侧髂动脉。

（5）纵行切开瘤体前壁，取尽附壁血栓。缝扎腰动脉及骶正中动脉，横行半环状切开欲行吻合处的动脉前壁（图 12–2）。

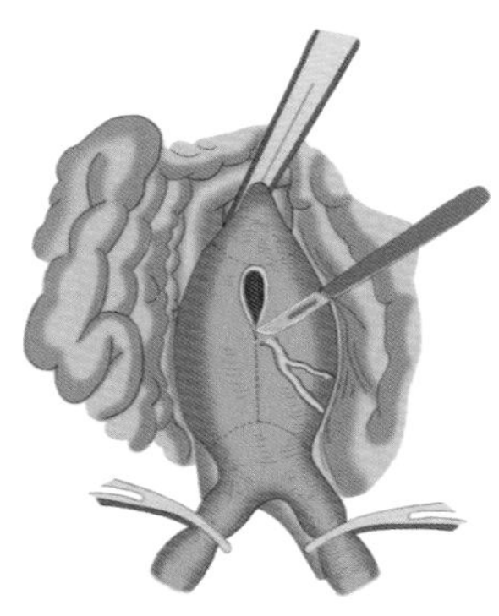

图 12–2　纵行切开瘤体前壁，取尽附壁血栓，缝扎腰动脉及骶正中动脉

（6）选用长度和直径适宜的聚四氟乙烯（PTPE）或涤纶人造血管，与自体动脉行连续外翻端－端吻合（图 12-3）。动脉瘤未累及髂总动脉时可选用直型，而累及髂动脉时应选用分叉型人造血管。在远端吻合口结束前，应短暂放松近端阻断，以利气体及血凝块或斑块排出。如髂总、髂外动脉因病变无法行吻合时，可将人造血管经腹股沟韧带下方与股动脉行端－侧吻合。

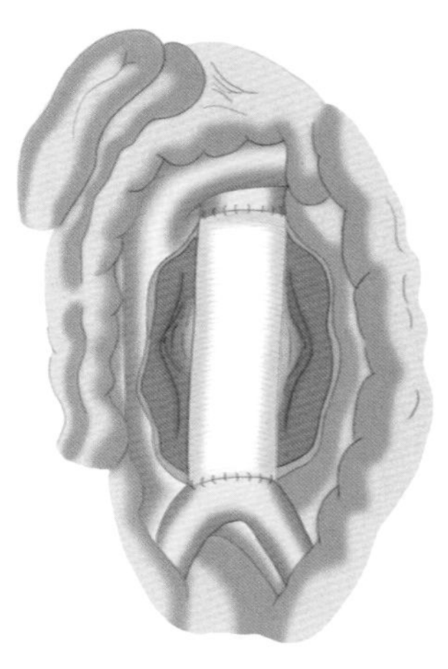

图 12-3　选用人造血管，与自体动脉行连续外翻端－端吻合

（7）肠系膜下动脉如存在下面任一种情况时不需重建：动脉直径较细；回血良好；阻断后乙状结肠色泽正常；至少一侧髂内动脉通畅。否则，应在肠系膜下动脉起始处剪取环状腹主动脉壁，将动脉吻合至人造血管上。

（8）将动脉瘤壁缝合包绕移植血管，缝闭后腹膜。检查足背动脉、胫后动脉搏动以排除远端栓塞的可能后逐层关腹。

2. 腹膜后和胸腔外入路　患者左侧躯体右旋约 45°，取右侧卧位并固定，使床轻度弯曲，提高肾位置（图 12-4）。

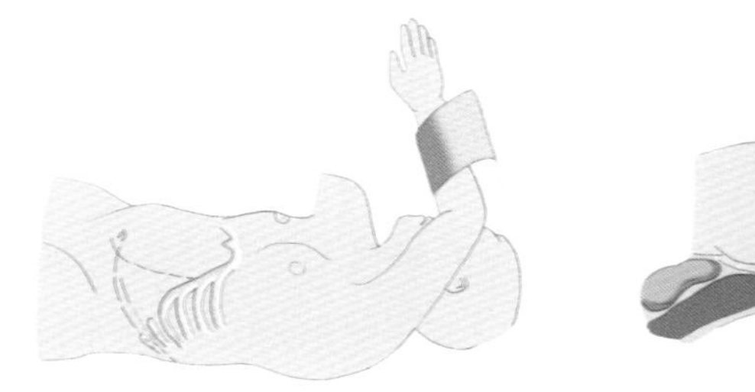

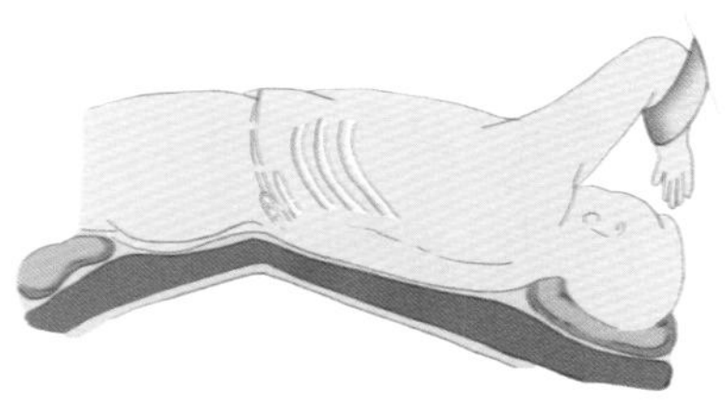

图 12-4　腹膜后和胸腔外入路患者体位

（1）肾下腹主动脉瘤最常用的入路切口为从脐至第12肋范围内的弧形切口。如果计划行腹主动脉直管形人造血管移植，切口至左侧腹直肌外侧缘就足够了。如果选择Y形移植物，切口应内延至脐下2～3cm。在大多数患者中，右髂总动脉能够被充分游离，但很少能达右髂总动脉分叉水平。如果患者的肾下腹主动脉和近端右髂总动脉瘤非常大，就需要用球囊在血管内阻断远端动脉，而且许多医生更喜欢使用这种方法阻断右髂动脉。如果切口需要延长至第十二肋，就要切掉部分肋骨以获得最大的术野显露。

（2）常用的进入腹膜后间隙的位置在侧腹壁肌肉与腹直肌后鞘交界处。切断腹直肌前鞘和肌肉组织后，用电刀离断腹外斜肌。逐渐切断腹直肌后鞘和腹外斜肌的连接，直至显露腹膜后腔。

（3）钝性剥离内侧和头侧腹膜，使腹膜后间隙充分游离。用电刀离断侧腹壁肌肉达第12肋尖，甚至去除部分肋骨以越过十二肋尖。进一步向中线游离，可以切断腹直肌后鞘，以充分暴露左侧腹膜后间隙。

（4）辨认左侧输尿管，其周围环绕血管丛。充分游离输尿管，向下至左髂总动脉，向上至左侧肾盂。切开覆盖左肾的胸腰筋膜，就能充分显露汇入左肾静脉的左侧生殖静脉，在汇合处结扎生殖静脉，就能充分显露肾下瘤颈。

（5）向上游离左肾静脉，能够显露瘤颈至左肾动脉水平。另一种方法是将左肾向前方和中线移动，以充分暴露肾上主动脉病变，此方法常用。

（6）显露主动脉分叉水平时。应密切注意阴部神经的位置，以避免术后性功能障碍。进一步向上游离阴部神经，或在根部结扎，都能充分显露右髂总动脉。左髂总动脉、髂内动脉、髂外动脉的游离相对简单。

3. 肾上腹主动脉瘤的处理　如腹主动脉瘤累及至少一侧肾动脉且瘤体上极位于膈肌脚以下者，称为肾上腹主动脉瘤，仅约占腹主动脉瘤的5%。根据相关资料和文献报道，由于手术操作复杂，死亡率较高（4%～10%）。多数术者主张，手术指征以瘤体直径为判断标准时，应较肾下腹主动脉瘤大1cm。目前手术多采用Crawford法。一般取左侧后腹膜途径切口或正中切口，经肾后间隙显露腹主动脉，必要时可打开膈肌以利显露。近端阻断部位视瘤体上极的位置及腹主动脉硬化程度而定。如瘤体未累及肠系膜上动脉，且肾动脉与肠系膜上动脉间的腹主动脉无严重硬化表现，则可于此处阻断腹主动脉，否则应阻断在腹腔干上方。如瘤体累及腹腔干及肠系膜上动脉时，应在完成近端吻合口后，剪取包括腹腔干、肠系膜上动脉及右肾动脉开口的腹主动脉补片回植于人造血管上，然后再将左肾动脉单独回植于人造血管。对于位置较低的肾上腹主动脉瘤，可斜向阻断于右肾动脉下方，而仅需回植左肾动脉。近端吻合完成后，应将阻断钳移至肾动脉下方的人造血管上，再行远端腹主动脉或髂动脉吻合。肝脏、小肠及肾脏一般能耐受 30 ~ 45 分钟的缺血时间。术中可用冰盐水灌注肾动脉及肠系膜上动脉以减少脏器的缺血损伤。由于近端阻断位置较高，术中血流动力学有较大变化，故对麻醉的要求亦较高。

4. 腹主动脉瘤破裂的处理　约 80% 的破裂腹主动脉瘤破向后腹膜。由于后腹膜的限制性作用可使一部分患者获得手术机会。如患者具有突发性腹痛或腰背痛、低血压并腹部搏动性肿块等典型临床表现，提示腹主动脉瘤破裂，应行紧急手术治疗。临床表现不典型且生命体征尚平稳的患者，可经超声或 CT 检查证实后立即手术。根据文献报道，自 1954 年 Cooley 和 DeBakey 施行第 1 例破裂腹主动脉瘤修补术以来，围术期死亡率始终居高不下，平均 54%（40% ~ 70%）。如包括不治而亡的患者，总死亡率为 80% ~ 90%。约 98% 的瘤体破口位于肾动脉以下，位于肾动脉以上者手术死亡率几近 100%。

目前，根据文献及资料报道，及早诊断和手术是影响预后的关键。大体情况及处理措施如下：诊断成立后，应先建立充足的静脉通路输血和输液，并立即送手术室，同时密切监护使收缩压维持在 12kPa（90mmHg）左右。过分升高血压可能加重失血，对患者反而不利。手术应在全身麻醉下进行。由于麻醉诱导往往会加重低血压，因此应在消毒和铺巾完成后开始诱导。一般采用自剑突至耻骨联合的正中切口。进腹后视后腹膜血肿的范围判断破口的位置和大小。如破口较小且位置较低，可直接于肾动脉下行阻断，否则应打开小网膜显露腹主动脉上段。此时如血压不稳定、后腹膜血肿不超过左肾静脉水平或伴有腹腔内出血，应立即用手将腹主动脉顶向后方脊柱以压迫止血，然后分离动脉的左右侧壁，于腹腔干上方钳夹阻断。在血压尚稳定的情况下，可先分离腹主动脉的前、侧壁，然后放置主动脉阻断钳但并不钳夹，当分离肾动脉下的瘤颈而遇出血时再行钳夹阻断，这样可减少内脏的缺血时间。腹主动脉的近端控制是手术的关键，也有一些术者主张在打开瘤体后向上插入球囊导管而行阻断或经肱动脉插入球囊导管在瘤颈上方阻断，但相对而言，钳夹阻断是最可靠的方式。近端阻断完成后应快速输液、输血及补充新鲜血浆和血小板以控制血压和纠正凝血功能。解剖并阻断肾动脉下方的瘤颈后，移去近端阻断钳。由于后腹膜血肿的关系，髂动脉的分离往往存在一定难度，多数术者主张在打开瘤体后通过球囊导管控制髂动脉回血，以避免钳夹损伤髂静脉或下腔静脉而导致难以控制的出血。取尽附壁血栓并缝扎腰动脉后，行直型或分叉型人造血管移植，方法同上述手术。术中不主张使用肝素，但应常规给予广谱抗生素。最后清除腹膜后血肿，检查内脏及下肢的血供情况。术毕患者入ICU密切监护。

六、常见术中和术后并发症

1. 出血　文献及资料报道，术中出血多发生于静脉损伤。左肾静脉、腰静脉、髂静脉是最易受损的部位。分离动脉时应注意保留后壁，这样可明显减少静脉损伤的概率。术中弥散性渗血往往是因为体温过低及大量失血后血小板及凝血因子丧失所致。在完成血管吻合后及时补液回温，补充血小板及凝血因子和回输自体血等是预防此类并发症的重要措施。术后出血往往是由于术中止血不彻底，多发生于吻合口，如积极输血、输液后循环仍不稳定，应及时再手术止血，以免低血压时间过长导致脏器功能衰竭。

2. 副损伤　术中分离髂动脉时应注意识别、保护输尿管。输尿管损伤多发生于巨大腹主动脉瘤、炎性腹主动脉瘤及腹主动脉瘤破裂的开放手术中。一旦发生损伤，应置入连接肾盂和膀胱的双J管，并用7-0可吸收缝线间断修补破损处。术后行B超或CT检查随访，如有尿漏发生，可在B超引导下置管引流。双J管于术后1 ~ 3个月拔除。术中脾脏损伤多系过度牵拉所致，可行脾切除以免术后延迟性出血。

3. 血流动力学改变　文献报道，术中腹主动脉阻断尤其是腹腔干水平的高位阻断，会使心脏后负荷突发性增大而导致血压骤升，可诱发或加重心肌缺血。相反，松钳后由于心脏后负荷骤降，毛细血管床扩张，并伴随下肢缺血而产生的大量钾离子、酸性代谢产物及心肌抑制因子等的回流，可导致休克。逐步阻断和松钳，并与麻醉医师协作，恰当使用血管活性药物和控制补液是预防血流动力学并发症的关键。

4. 心肌缺血　是腹主动脉瘤术后最常见的并发症，多发生于术后3天内。术后应严密监测生命体征，保证恰当的有效循环量、吸氧、控制心率和血压减少心肌耗氧量，镇痛亦十分关键。

5. 肺部并发症　相关资料统计，肺部并发症多发生在术后的2 ~ 7天，以肺炎最为常见。胃肠道功能障碍引起的腹胀、过量输液、呼吸道护理不当及医源性感染等是引起肺部并发症的重要原因。术前应常规行肺功能评估，慢性阻塞性肺病患者应积极行呼吸功能锻炼并严格戒烟。术后积极正确的呼吸道护理、抗生素应用、适量输液等非常重要。

6. 肾衰竭　曾是腹主动脉瘤术后严重且常见的并发症。如术前存在肾功能不全，则术后发生急性肾衰竭的概率较高。一则，因为对比显影剂具有一定的肾毒性，高危患者在 CTA 或造影检查后应延迟手术并适量补液。亦有资料指出，术中于阻断前 15 ~ 30 分钟预防性给予甘露醇利尿。而实际操作中应尽量避免斑块碎屑栓塞肾动脉；或肾上阻断时间较长时，可用冰盐水灌注以减少缺血损伤。

7. 胃肠道并发症　由于术中肠管移位、肠系膜根部的分离，术后肠麻痹较一般腹部手术持续时间长，故不宜过早停止胃肠减压并应谨慎进食。临床经验中，食欲缺乏、便秘和腹泻在术后几周内仍较常见。缺血性结肠炎术后患者常表现为早期腹泻便血、左下腹痛、不明原因的高热或白细胞增多，此时应及时行纤维结肠镜检查以明确诊断。通常，结肠镜检可见片状的黏膜坏死，常发生于距肛缘 10 ~ 20cm。目前资料经验显示，单纯血便并非手术指征，经禁食、胃肠减压及抗感染治疗后多数可自行缓解。当缺血结肠发生透壁性坏死，腹部体征加重时，应立即剖腹探查，切除坏死肠段。此时腹腔多伴有不同程度的污染，因此不主张行一期吻合，应在降结肠末端行暂时造口术。结扎肠系膜下动脉时应尽量靠近腹主动脉，以尽可能保留侧支循环；对于肠系膜上动脉或双侧髂内动脉闭塞的病例，应重建肠系膜下动脉或一侧髂内动脉血流等，均可降低此类情况发生。

8. 下肢动脉栓塞　多由于瘤体附壁血栓、钳夹造成的动脉硬化斑块脱落或血栓形成所致，发生率为 1% ~ 4%。大多数情况下栓子较小时情况并不严重，较难行取栓手术。患者可出现肢端片状皮色青紫，严重时可有静息痛或皮肤坏死，极少导致截肢。对于较大栓子，应及时行取栓手术。手术结束前，仔细观察下肢血供情况是非常必要的。

9. 性功能障碍　由于盆腔自主神经从走行于左髂总动脉近端，术中分离该动脉时易造成损伤，引起术后阳痿或逆向射精等。另外，髂内动脉结扎或闭塞后缺血亦可引起。资料显示，腹主动脉瘤术后性功能障碍的发生率约为 25%。

10. 远期并发症　主要有吻合口假性动脉瘤形成、人造血管感染、人造血管血栓形成及腹主动脉肠瘘等。远期并发症多数较严重且处理困难。统计及资料显示发生率小于 10%。

第六节　腹主动脉瘤的腔内治疗

腹主动脉瘤腔内修复术（EVAR）是目前较新的治疗方法。该技术发展迅速，相关文献报道往往不能反映它的真实进展情况。纵观目前所有的相关 EVAR 文献，我们很难对该手术方式做出明确的结论，也很难准确评估其发展状况。仅有少量研究提供了一级证据，而大多数已发表的资料只对具体的支架释放技巧和解剖细节做了叙述。

相比经典的腹主动脉瘤切除术，其病死率较低。许多高龄患者或伴有心、肺、肝、肾等基础疾病者因无法耐受开放手术而失去了治疗的机会。1990 年 Parodi 首先开展腔内隔绝术，其后在全球范围内得到推广并不断完善，为腹主动脉瘤患者开辟了新的治疗途径。腔内隔绝术是将支架－人造血管复合体即覆膜支架（外层为人造血管，内层为可扩张的金属支架）导入腹主动脉，膨胀后将腹主动脉瘤与血管腔隔绝，促使其逐渐机化、缩小，从而消除瘤体破裂、出血的隐患，达到治愈的目的。

覆膜支架的止血效果与外科缝合手术一样安全有效，尤其是当肾下段腹主动脉锚定区足够长时，即未扩张的动脉瘤颈部与覆膜支架的近端有较长重叠时。有足够长的瘤颈是保证腹主动脉瘤腔内修复术成功的必需条件之一。

一、腹主动脉瘤腔内修复术适应证

1. 原则上所有肾动脉开口以下、近端瘤颈≥ 1.5cm 的腹主动脉瘤都是腔内隔绝术的适应证。但在目前，腔内隔绝术大多用于年龄较大、伴发病较严重或有多种伴发病、不能耐受传统腹主动脉瘤人造血管置换术的患者。

2. 远端瘤颈≥ 1cm 者，可采用直管型或分叉形移植物。

3. 瘤体侵及主动脉分叉，远端瘤颈消失者，必须采用分叉形移植物。

4. 瘤体侵及髂总动脉者，需在分叉形移植物基础上加套延长单支，有时甚至要延长到髂外动脉（封堵一侧髂内动脉）。

随着支架设计研究的不断进展，适应证也不断拓宽。

二、腹主动脉瘤腔内修复术禁忌证

1. 腹主动脉瘤的位置或形态不适于腔内隔绝手术者，如范围广泛的胸腹主动脉瘤或近端瘤颈＜ 1.5cm 因而无法固定移植物者；近端瘤颈成角过大或瘤颈不健康，如存在较多的附壁血栓或严重钙化，常常使支架不能严密贴合于瘤颈部位，从而产生内漏，大大降低治疗效果。近年来一些厂商已开发出的新型支架，大大拓宽了手术的适应证，但远期疗效仍待观察。

2. 导入通路病变使手术难以完成者，如双侧髂动脉严重狭窄扭曲以致导丝、导管不能通过。

3. 有严重伴发病，如严重心肌供血不足、心律失常、难以纠正的心力衰竭，严重肾功能障碍，严重凝血功能障碍等。

4．并存恶性肿瘤或其他严重疾病，预期寿命不超过 1 年者。

三、术前准备

1．评估患者心、肺、肝、肾及出凝血系统功能。

2．如合并有高血压病、糖尿病，应加强治疗，将其控制在可以接受范围。

3．认真做好穿刺、置管部位的皮肤准备。

四、手术步骤

1．选择主体入路，髂动脉通畅的一侧，一般在腹股沟韧带下沿股动脉走行做纵行或斜行切口，解剖或穿刺股总动脉，目前穿刺股总动脉时常预置血管缝合器。同法暴露另一侧股动脉。

2．穿刺股动脉成功后，置入血管鞘。

3．经鞘送入导丝与猪尾巴导管到第 12 胸椎水平，撤出导丝，行主动脉造影。

4．准确测量瘤颈和瘤体的长度和直径、髂总动脉直径、肾动脉开口至髂内动脉开口的距离，并与术前螺旋 CT 和磁共振动脉造影结果对照，据此选择适当口径和长度的移植物。术中可在监视屏上做相应标记以利释放。

5．目前不同厂家设计的支架不同，释放方法亦不同。下面主要介绍下分体、分叉型覆膜支架的释放方法。

6．全身肝素化后，主体侧置入超硬导丝后，沿导丝导入覆膜支架主体至腹主动脉预定位置并释放。可经另一侧股动脉置入造影导管，支架就位后再次造影确定位置是否准确。

7．释放主体后，经对侧股动脉选入对侧髂支开口。超硬导丝引导下置入延长接腿至合适位置，如髂总动脉、髂外动脉。一般情况下需暴露一侧髂内动脉，封闭侧常需栓塞，以封闭血流，避免内漏。

8．连接主体入路侧延长接腿，并释放。

9．常规球囊扩张贴敷支架连接处及各端口，全部完成后造影检查有无内漏。

五、术中注意事项

1．近肾（瘤颈长度＜ 1.5cm）腹主动脉瘤不能使用普通移植物，应使用近端带裸支架、即近端 1.5 ～ 2.0cm 一段支架外没有人造血管覆盖的移植物。这种支架可以固定在肾动脉开口部位或开口以上的动脉壁上而不会阻断肾动脉的血流。

2. 导入动脉狭窄者，可先行球囊扩张，再插入导丝和导管。如不能成功扩张，需通过辅助手术经腹膜外途径显露髂总动脉，直接插入导丝和导管。

3. 在释放近端移植物过程中，要注意监测肾动脉通畅情况，避免误闭肾动脉。如误闭不幸发生，应尽量采取补救措施，例如将充张适当的球囊保留于原位，藉助血流冲击带动球囊和移植物一同下移，直到肾动脉开口开放。确实无法补救时，应紧急施行腹主动脉 – 肾动脉旁路术。

4. 两段移植物的对接，必须重叠一节支架的长度，严防滑脱造成严重内漏。一旦发生滑脱，应另选一段口径适宜的移植物，经原导丝导入，将滑脱的两端对接起来。

5. 扩张移植物远侧端时，应掌握好力度，防止造成动脉破裂。一旦发生破裂，可立即用球囊阻断破裂部位，暂时控制出血，同时准备一段口径适宜的移植物，导入至适当部位，将破裂处封闭隔绝。

第七节　EVAR 术后内漏问题探讨

目前腔内治疗成功与否，取决于是否存在内漏，内漏虽然不会影响修复手术的安全性，却会影响远期疗效。实践证明，腹主动脉瘤腔内修复术的成功条件为：腔内支架紧密贴附于动脉瘤近端及远端未扩张的动脉段，从而隔绝动脉瘤，使其不参与动脉循环，降低瘤腔内的压力，防止其扩张和破裂。内漏存在时动脉瘤仍承受动脉血流的压力，仍有扩张和破裂的危险。

一、内漏的特点与分类

根据动脉血流流入部位的不同，人们对内漏进行了分类，主要有：

内漏按病因学和解剖学分型可分为 4 型（White 分型）。Ⅰ型内漏：又称为移植物周围内漏或移植物相关内漏，是因支架型人造血管与自体血管无法紧密贴合而出现空隙，血流通过空隙持续进入瘤腔。Ⅱ型内漏：又称为反流性内漏或非移植物相关内漏，是血流通过瘤腔上通畅的侧支血管持续逆流进出瘤腔，侧支血管主要为肠系膜下动脉、腰动脉。Ⅲ型内漏：因移植物破坏引起的内漏，包括连接部漏、骨架脱节、覆膜破裂。Ⅳ型内漏：经覆盖支架的人造血管的孔隙形成的渗漏。

根据内漏出现的时间可分为 3 型（White 分型）：①急性内漏：指 EVAR 后 30 天以内发生的内漏；②迟发性内漏：在 EVAR 后 30 天以后出现的内漏；③复发性内漏：在内漏自行闭合或治疗闭合后再次出现的内漏。

Ⅰ型与Ⅲ型内漏，这两个内漏的直接原因都与囊内高压、动脉瘤扩大和动脉瘤破裂有关，且都被认为是腔内治疗失败的标志，因此它们都被排除在技术成功的标准之外，只要Ⅱ型内漏不造成动脉瘤继续扩大、破裂或需要再次手术，腹主动脉瘤腔内修复术仍可认为在技术上和临床上是成功的。

“内张力”（也称为Ⅴ型内漏）这一术语原本是指导致动脉瘤腔扩大的动脉瘤内压力增加，后来指没有内漏时的动脉瘤腔内压力增加，现在指没有内漏时的动脉瘤腔扩大。内张力和Ⅳ型内漏有很多相通之处。两者都是覆膜支架渗漏所致，许多Ⅳ型内漏患者最终都会有内张力形成。

目前，文献资料显示，尽管开放性手术更有效、更持久，更少受限于解剖特性，但腔内治疗完全改变了风险效益比，从而使腔内修复术可替代开放性手术。一般来说，能够承受开腹手术和主动脉阻断的患者首选外科手术，而有条件经股动脉入路且动脉瘤上、下有足够的锚定区，可安全、有效地植入覆膜支架的患者首选腹主动脉瘤腔内修复术。文献资料临床研究中，与腹主动脉瘤腔内修复术患者相比，外科手术患者的解剖条件往往较差：瘤体更大、瘤颈更短、髂动脉瘤更多。

开放手术与腔内治疗比较，两者都是预防性手术，用于防止动脉瘤破裂，动脉瘤破裂很少发生但无法预料，其发生与瘤体的大小有关。腹主动脉瘤腔内修复术和外科手术的并发症不同。腹主动脉瘤腔内修复术的大多数并发症，如内漏和移动，在开放性外科手术时不会发生。无论采用何种修复方法，非高危患者很少出现围术期死亡。

二、内漏诊断

CTA 可能会成为现在复查（图 12-5，图 12-6）乃至将来诊断内漏的“金标准”，因为大部分我们所知的内漏预后都来自 CT 扫描的随访结果。

其他成像技术包括磁共振成像（MRI）和多普勒超声成像。磁共振成像费用昂贵，不能用于有磁性覆膜支架如 Zenith 支架的成像。此外，肾衰竭患者禁用钆类造影剂。彩超目前因二维成像局限性，不被推荐。

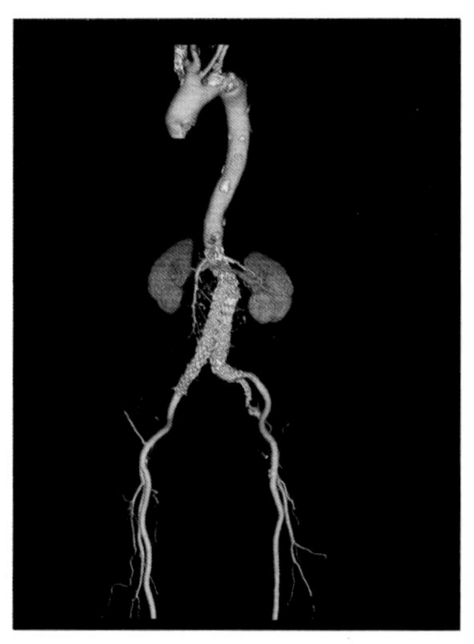

图 12-5　腹主动脉瘤腔内修复术后 CTA 重建图像

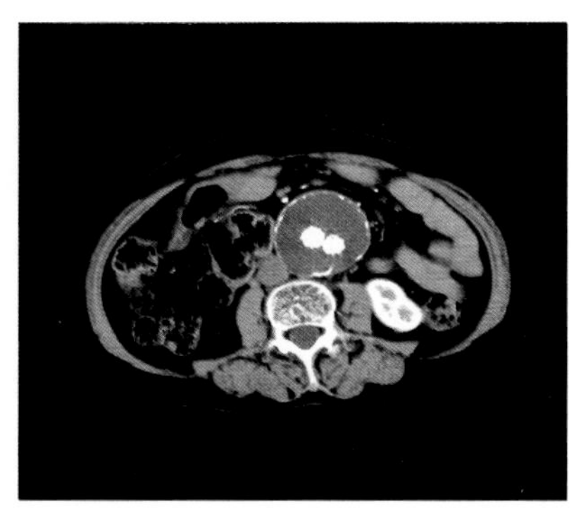

图 12-6　腹主动脉瘤腔内修复术后 CTA 横断面图像

三、内漏处理

1. Ⅰ型内漏　资料显示，大多数Ⅰ型内漏是在植入覆膜支架时被发现和治疗的，术后影像学检查很少发现持续性Ⅰ型内漏。通常情况下，治疗方法取决于内漏的原因。覆膜支架植入不准确（位置低）会在支架边缘与肾动脉间留有缝隙，这可以用短的主动脉 cuff 支架封闭。更常见的问题是患者的选择，以及颈部太短、太宽或角度太大，导致植入的覆膜支架不能达到止血效果。球囊扩张会使坚硬的覆膜支架和角度很大的颈部贴合严密，但很可能只是暂时性的。如果腔内修复不能封闭内漏，则需常规开放式外科修复手术，将颈部与软（尼龙）胶带或一段涤纶血管材料结扎，支架周围空间用弹簧圈栓塞，或不处理内漏。对Ⅰ型内漏不能坐视不管，因为很有可能会发生腹主动脉瘤破裂。Ⅰ型内漏在晚期随访研究中存在支架植入部位有封闭不严的情况，通常是由覆膜支架近心端下移所致。Ⅰ型内漏也可能是颈部扩张所致，但根据目前文献资料显示这种情况很少见。

2. Ⅱ型内漏　资料显示，某些类型的Ⅱ型内漏在复查 CTA 时很容易被发现，但是大多数都可在手术结束前得到解决。术后 CT 扫描显示 10% ~ 20% 的病例有Ⅱ型内漏。持续性Ⅱ型内漏通常与较大的内漏腔、流入和流出动脉间血液的持续流动、很多腰大动脉和肠系膜下动脉、系统性高血压有关。动脉瘤扩大是干预的主要指征。不过，Ⅱ型内漏不是唯一可导致动脉瘤扩大的原因，或者对此内漏的治疗一定会导致动脉瘤缩小。因为从内张力的发生考虑，覆膜支架亦可能是导致内张力升高、动脉瘤扩大的主要原因。

总结目前的文献资料，对Ⅱ型内漏的治疗方案有：外科手术、流入动脉的缝扎、经腹腔镜对流入动脉进行结扎或切断、弹簧圈栓塞流入动脉、内漏腔弹簧圈栓塞及内漏腔凝胶栓塞。考虑到Ⅱ型内漏的良性特点，开放性手术应该只在有动脉瘤明显增大、栓塞治疗失败后动脉瘤快速扩大时才采用。并且栓塞治疗Ⅱ型内漏很容易失败。内漏就像动静脉畸形，持续性内漏时，对某一条供血动脉分支行弹簧圈栓塞必然会导致另一分支的代偿性增大。常需直接将栓塞剂注射入内漏腔，以便产生持久效果。

3. Ⅲ型内漏　此型内漏时，血液经支架结合部或受侵蚀覆膜支架壁的缝隙到达动脉瘤腔。支架组件的分离常为主要因素。在实际操作中，对高危解剖结构的处理除了使组件间重叠多一些外，几乎别无他法。覆膜侵蚀是由于覆膜材料在支架某一部位，通常为顶部，反复发生微移动所致。文献显示，覆膜侵蚀后会导致使覆膜和支架紧密连接的聚丙烯缝线破损。缝线连接破损有引起覆膜材料分离的潜在作用，因此会产生小孔隙，而小孔隙可传递压力（内压）或血流（内漏）。

第八节　EVAR 术后其他常见并发症

一、支架移位

“覆膜支架移位”这一术语通常指近心端连接不牢固，从而导致覆膜支架向远端移位。直径较大、角度较陡的覆膜支架最易发生移位。目前来看，钩刺连接的支架牢固性似乎最高。

二、髂支闭塞

不同覆膜支架对压力和角度的耐受程度各不相同。没有支撑的下肢动脉比有支架支撑的下肢动脉更易闭塞。当血管在髂总动脉弯曲成夹角的血管段或髂外动脉终点处时，即便没有明显的扭曲，预防性置入支架也可防止下肢动脉闭塞。

三、肾动脉丢失

资料显示，覆膜支架在置入后并不总是向远心端移位。有关随访中发现肾动脉被覆盖多是发生在首次手术时。因为覆膜支架壁太薄，术中血管造影及术后早期CT扫描很难识别肾动脉部分被封闭。应密切注意支架近心端不透射线标记的位置。肾上裸支架刚出现时，人们担心它会导致血管接触部位增生，并导致肾动脉开口狭窄，但是到目前为止，相关研究资料显示，与无肾上支架者相比，无明显差异。

四、支架感染

资料显示，腔内支架从患者皮肤或医生手套处直接污染的风险小，但腔内支架经血行播散的风险大。经导管再干预时也有污染的风险，过去的覆膜支架不如现在牢固，当对Ⅱ型内漏积极处理时，经导管再干预出现感染的现象很常见。腹主动脉瘤腔内修复术后的感染率是0.43%，接近传统手术感染范围的下限。

五、臀肌跛行

臀肌缺血所致跛行是封闭髂内动脉导致骨盆缺血最常见的症状，其他并发症有臀部坏死、结肠坏死、脊柱缺血、腰骶丛缺血和勃起功能障碍等。文献报道显示，臀肌缺血所致跛行的发病率为16% ~ 50%，单侧和双侧髂内动脉闭塞后勃起功能障碍的发病率分别为15%和17%。最可怕的并发症为缺血性结肠炎，在腹主动脉瘤腔内修复术病例中的发病率低于2%。实际上，结肠缺血更有可能是盆腔循环发生栓塞，而不是髂内动脉近心端闭塞所致。实际操作中，应尽量保留至少一条供向髂内动脉的血管，髂内动脉栓塞时应尽量靠近近心端，以保留末梢侧支血管。

（何玉祥　吴学君）

点评专家：张小明，主任医师，教授，博士生导师，现任北京大学人民医院血管外科主任、北京大学心血管系副主任。兼任中国医师协会外科分会血管外科专业委员会候任主任委员，北京医学会血管外科分会常务委员，中国布加氏综合征研究会副主席，中华生物医学工程学会血管及工程分会委员，国际布加氏综合征学会会员，亚洲血管外科协会会员，《中华普通外科杂志》编委，《中华生物医学工程杂志》编委，《中华老年多器官杂志》编委，《中国血管外科杂志（电子版）》编委，《中华外科杂志》通讯编委等。主编著作2部，主译著作2部，已发表论文120余篇，参与编写著作20余章节。获国家专利4项，获各种奖项10项，其中国家科技成果二等奖1项，国际奖2项。承担国家自然科学基金、国家985支撑计划、首发基金及博士点基金多项。擅长血管外科各种高难度传统外科手术和腔内治疗，多年来已在全国近370家医院会诊手术。

点评意见：今天坐在示教室看着我的学生李伟副教授在完成1例腹主动脉瘤腔内隔绝术的直播，突然想起金星主任等编写《临床大血管外科学》一书要我写有关腹主动脉瘤章节的评论，浮想联翩，灵感忽至，写下以下评论。

随着生活水平的提高，腹主动脉瘤已经成为血管外科的一个主要病种，我院每年能完成腹主动脉瘤传统手术和腔内治疗近100例，全国每年能完成近5000例。想起20世纪90年代初跟汪忠镐老师学习时的两件事。一是汪院士1981年从美国学习完2年的血管外科回国，那时候腹主动脉瘤发现极少，也是很高难度的手术，恰好毛主席警卫员也是老红军吴涤清将军身患此症，汪老自然想操刀完成此手术，可那时候在全国最好的协和医院对于此手术也较为困难，最终汪忠镐院士成功地为吴涤清老人完成此手术。另是1995年我从安贞医院研究生毕业分配到邮电总医院血管外科研究所1年，晚上值班，一腹主动脉瘤患者突发腹部疼痛，当时深夜2点，为了不打扰估计刚刚睡下的汪老，我带领几个住院医师和进修医生连夜给患者完成了腹主动脉瘤切除人造血管置换手术，这是我第一次独立完成的腹主动脉瘤手术。以上2个故事是我对腹主动脉瘤的最深记忆。1951年Dubost等成功地完成了第1例腹主动脉瘤切除，同种异体血管移植的开放手术，1954年人造血管的诞生，是腹主动脉瘤传统手术发展的第一个里程碑。1991年阿根廷医生Parodi首次采用覆膜支架治疗腹主动脉瘤获得成功，这就开创了腹主动脉瘤的腔内治疗年代，这是腹主动脉瘤治疗的第二个里程碑。腹主动脉瘤腔内治疗经历了仅能用直管型覆膜支架到分叉型覆膜支架的发展过程，适应证从只能处理瘤颈长度大于1.5cm，瘤颈角度小于60°相对简单的腹主动脉瘤到采用烟囱技术、开窗技术以至带分支支架等技术处理各种更为复杂解剖结构的腹主动脉瘤。腹主动脉瘤的腔内治疗因其微创可以治疗高龄体弱的患者，近年来该技术得到了突飞猛进的发展，已成为治疗腹主动脉瘤的主流技术。本章节详尽介绍了腹主动脉瘤的传统手术技术和腔内治疗技术，相信一定能为更多的血管外科医师掌握该技术提供参考和帮助。

参考文献

[1] 赵纪春，马玉奎，黄斌，等. 腹主动脉瘤患者腔内治疗与开腹修复术的围手术期比较[J]. 中华医学杂志，2012，92（47）：3324-3328.

[2] 李伟，张小明，蒋京军，等．“烟囱”技术在Ⅲ型夹层动脉瘤和腹主动脉瘤腔内修复术中的应用 [J]. 中华普通外科杂志，2012，27（2）：137-140.

[3] 刘昌伟，刘暴，吴巍巍，等．腹主动脉瘤腔内治疗 84 例分析 [J]. 中国实用外科杂志，2009，29（11）：913-915.

[4] 常光其，招扬．腹主动脉瘤开放和腔内治疗的合理选择 [J]. 中国普通外科杂志，2013，22（12）：1533-1536.

[5] 贾鑫，郭伟．腹主动脉瘤腔内修复术操作技巧及并发症防治策略 [J]. 临床误诊误治，2014，27（3）：9-11.

[6] 刘杰，葛阳阳，贾鑫，等．腔内修复术治疗有症状性和无症状性腹主动脉瘤围手术期结果比较 [J]. 中华外科杂志，2014，52（5）：342-345.

[7] 李振江，陆清声，周建，等．烟囱技术治疗近肾腹主动脉瘤的 meta 分析 [J]. 介入放射学杂志，2015，24（1）：22-28.

[8]David JK，Bornstein SS，Myers LG.Abdominal aortic aneurysm.Nursing，1998，28（5）：34.

[9]Blum U，Voshage G，Lammer J，et al.Endoluminal stent-grafts for infrarenal abdominal aortic aneurysms[J].New England Journal of Medicine，1997，336（1）：13.

[10]Parodi JC.Transfemoral intraluminal graft implantation for abdominal aortic aneurysms[J].Springer US，1994，（5）：244-250.

[11]Participants UKSA，Powell JT，R Brady A，et al.Long-term outcomes of immediate repair compared with surveillance of small abdominal aortic aneurysms[J].Acc Current Journal Review，2002，346（19）：1437-1444.

[12]Lederle FA，Freischlag JA，Kyriakides TC，et al.Outcomes following endovascular vs open repair of abdominal aortic aneurysm：A randomized trial[J].Jama，2009，302（14）：1535.

[13]Greenhalgh RM，Brown LC，Kwong GP，et al.Comparison of endovascular aneurysm repair with open repair in patients with abdominal aortic aneurysm（EVAR trial 1），30-day operative mortality results：Randomised controlled trial[J].Lancet，2004，364（9437）：843.

[14]Toma N.Endovascular versus open repair of abdominal aortic aneurysm[J].New England Journal of Medicine，2010，362（20）：1863.

[15]Participants ET.Endovascular aneurysm repair versus open repair in patients with

abdominal aortic aneurysm（EVAR trial 1）: Randomised controlled trial[J].Lancet，2005，365（9478）: 2179.

[16]Ashton HA.The Multicentre Aneurysm Screening Study（MASS）into the effect of abdominal aortic aneurysm screening on mortality in men：A randomised controlled trial[J]. Lancet，2002，360（9345）: 1531-1539.

[17]Group TMAS.The Multicentre Aneurysm Screening Study（MASS）into the effect of abdominal aortic aneurysm screening on mortality in men：A randomized controlled trial[J]. Acc Current Journal Review，2003，12（2）: 16.

[18]Leurs LJ，Buth J，Laheij RJ.Long-term results of endovascular abdominal aortic aneurysm treatment with the first generation of commercially available stent grafts[J].Archives of Surgery，2007，142（1）: 33-41.

[19]Moll FL，Powell JT，Fraedrich G，et al.Management of abdominal aortic aneurysms clinical practice guidelines of the European society for vascular surgery[J].European Journal of Vascular & Endovascular Surgery the Official Journal of the European Society for Vascular Surgery，2011，41（Suppl 1）: S1.

[20]De Bruin JL，Baas AF，Buth J，et al.Long-term outcome of open or endovascular repair of abdominal aortic aneurysm[J].New England Journal of Medicine，2010，362（20）: 1881.

[21]Prinssen M.Two-Year Outcomes after Conventional or Endovascular Repair of Abdominal Aortic Aneurysms-NEJM[J].New England Journal of Medicine，2005，352（23）: 2398.

[22]Prinssen M，Verhoeven EL，Buth J，et al.A randomized trial comparing conventional and endovascular repair of abdominal aortic aneurysms[J].N Engl J Med，2005，41（2）: 1607-1618.

[23]Crawford ES.Ruptured abdominal aortic aneurysm[J].Journal of Vascular Surgery，1991，13（2）: 348-350.

[24]Isselbacher EM.Thoracic and abdominal aortic aneurysms[J].HM+M Publishers，2005，111（6）: 816-828.

[25]Fillinger MF，Marra SP，Raghavan ML，et al.Prediction of rupture risk in abdominal aortic aneurysm during observation：Wall stress versus diameter[J].Journal of Vascular Surgery，2003，37（4）: 724.

[26]Fleming C, Whitlock EP, Beil TL, et al.Screening for abdominal aortic aneurysm : A Best-Evidence systematic review for the U.S.Preventive services task force[J]. ACC Current Journal Review, 2005, 14 (6): 15.

[27]Mcmillan WD, Pearce WH.Increased plasma levels of metalloproteinase-9 are associated with abdominal aortic aneurysms[J].Journal of Vascular Surgery, 1999, 29 (1): 122.

第十三章　胸腹主动脉瘤的治疗

主动脉瘤的定义是局部或广泛的主动脉直径超过正常直径的50%。同时累及胸主动脉和腹主动脉的动脉瘤称为胸腹主动脉瘤。由于胸部升主动脉瘤在病因、解剖、病理生理，特别是治疗方法等方面具有其独特的特征，我们通常所说的胸腹主动脉瘤（TAAA）是指自左锁骨下动脉以远至髂动脉分叉范围内，特别是动脉瘤累及膈肌水平及其附近内脏动脉的主动脉瘤，从治疗的角度上来讲，累及内脏动脉的腹主动脉瘤亦归入胸腹主动脉瘤。

第一节　概述

自16世纪中叶Vesalius医生做出第一例主动脉瘤的诊断，大约300年以后的1817年才由Astley Cooper医生完成了第一例主动脉手术——主动脉结扎术。此后主动脉瘤外科迅速发展，各种治疗主动脉瘤的新技术不断涌现，例如动脉瘤内植入异物促进血栓形成、动脉外膜玻璃纸包裹促进瘤体纤维化、动脉瘤内缝合术以及动脉瘤切除同种异体血管置换术，但是这些新技术都存在各自的问题，无法在临床上大量推广，也就不能作为治疗动脉瘤的标准术式。人工编织血管的出现在主动脉外科史上具有里程碑的意义，动脉瘤切除和人造血管置换术成为治疗所有动脉瘤的标准术式，其中几位先驱值得我们永远铭记——Michael DeBakey、Denton Cooley、Stanley crawford。20世纪90年代开始发展起来的动脉瘤腔内修复技术（endovascular aneurysm repair，EVAR）逐渐成为治疗肾下腹主动脉瘤的首选治疗方案。虽然材料学及外科技术迅猛发展，但是由于胸腹主动脉瘤累及范围广泛，涉及多个胸腔、腹腔脏器，手术难度大，因此胸腹主动脉瘤的外科治疗一直是大血管外科中最具挑战性的难题。

胸腹主动脉瘤总的年发病率目前尚无权威的统计数据，据相关文献估计年发病率约为 10.4/100 000，平均发病年龄在 58 ~ 70.5 岁，男女发病比例约为 1.9 ：1。胸腹主动脉瘤的危险因素主要有吸烟、高血压、高胆固醇血症、冠脉疾病、慢性肾衰竭、外周血管疾病、内脏梗阻性疾病、慢性阻塞性肺部疾病（COPD）、糖尿病等，这其中吸烟、高血压、高胆固醇血症是得到公认的高危险因素。胸腹主动脉瘤最大的风险是破裂，能够预测破裂风险的包括量化指标（动脉瘤大小、年增长率）和非量化指标（疼痛、吸烟、年龄、高血压、肾衰竭）。

一、病因学

胸腹主动脉瘤同其他动脉瘤一样，动脉管壁的退行性病变及夹层是其两个主要的病因。Panneton 综合既往文献报道胸腹主动脉瘤中约 80% 归因于退行性病变，约 15% 归因于夹层，剩下的 5% 归因于遗传性结缔组织病、动脉炎、感染及创伤。

1. 退行性病变　主动脉粥样硬化是导致主动脉退行性病变的主要原因。尸检发现动脉粥样硬化致主动脉瘤形成不是因为破坏主动脉内膜，而是在斑块形成过程中侵蚀动脉壁，破坏中层成分导致弹力纤维发生退行性变，在斑块侵蚀中层肌层的前提下挤压中层的滋养动脉，使之受压发生营养障碍进一步加剧中层肌层的退化，易形成瘤样扩张，而中层滋养动脉的破裂是形成壁间血肿的主要原因。

2. 主动脉夹层　主动脉夹层动脉瘤是异常中膜结构和异常血流动力学相互作用的结果。而中膜结构异常化又与血流动力学异常化互为因果。主动脉夹层形成机制目前主要有两种假说，与形成退行性病变的两种理论相似，第一种假说认为主动脉原有内膜出破口，血液进入中层逐渐剥离内中膜形成壁间血肿，进而形成夹层；第二种假说认为中层滋养血管发生囊性变后出现破裂出血，形成壁间血肿。其中第一种假说夹层沿破口两端延伸，而第二种假说夹层沿出血口向远端延伸；其血流动力学变现为真腔内血流速度与正常人基本相似，假腔内血流速度缓慢；当假腔内出现血栓形成时，形成动脉瘤的原因难以鉴别。

3. 结缔组织病　先天性结缔组织缺陷症主要包括马方综合征、Ehlers-danlos 综合征、Loeys-Dietz 综合征、Turner 综合征等，其中马方综合征最为多见，是一类与 FBN1、MFS2 基因突变有关的遗传综合征，其临床诊断基于多种器官的受累、家族史及 FBN1 的基因突变检测。马方综合征主要累及心血管、视觉及骨骼系统。心血管系统表现为中膜结构先天性发育缺陷导致中膜的纤维素样病变坏死，中膜层的缺损薄弱，血管顺应性的下降，易形成动脉壁的瘤样扩张或因壁内血肿形成，血流动力学中的应力作用增大，损伤内膜破裂，形成主动脉夹层动脉瘤。

4．动脉炎及感染　致主动脉瘤形成的炎性病变主要包括大动脉炎（Takayasu）、巨细胞性动脉炎、白塞病及强直性脊柱炎。大动脉炎为发生于主动脉及其分支的慢性、多发性非特异性炎症，又叫无脉症。其病因尚不明了，目前将其归类为大动脉的自身免疫性疾病，可能为链球菌、结核杆菌等感染激发主动脉及其分支的炎症反应引起。因大动脉炎症反应可导致主动脉及其分支有发生动脉瘤或动脉狭窄的风险，其中动脉瘤的好发部位为降主动脉，其次为腹主动脉及升主动脉，研究表明约 30% 大动脉炎患者发生主动脉瘤。

5．创伤　随着近年来交通方式的发展，创伤导致的主动脉损伤逐年递增，由于位于固定与相对不固定交界处的主动脉中膜、内膜在瞬间外力及剪切力的冲击下发生扭曲断裂，导致夹层动脉瘤大多形成假性动脉瘤或主动脉夹层，但发生部位主要以降主动脉为主，主动脉弓及腹主动脉少见。

二、病理学

1．胸腹主动脉瘤的临床分型　根据胸腹主动脉瘤扩张累及的范围，Crawford 在 1986 年将其分为Ⅰ～Ⅳ型，以指导手术方式的选择。1999 年 Safi 在 Crawford 分型的基础之上又增加了Ⅴ型，形成了经典的胸腹主动脉瘤 Crawford 分型（Ⅰ～Ⅳ型）。

Ⅰ型病变累及左锁骨下动脉以远的胸降主动脉至肾动脉以上的近端腹主动脉。Ⅱ型病变累及左锁骨下动脉以远的胸降主动脉至主动脉分叉以上的整个腹主动脉，病变累及范围最广。Ⅲ型病变累及第 6 肋水平以下胸降主动脉至主动脉分叉以上的整个腹主动脉。Ⅳ型病变累及膈肌水平以下至主动脉分叉以上的整个腹主动脉。Ⅴ型病变累及第 6 肋水平以下胸降主动脉至肾动脉以上的近端腹主动脉（图 13–1）。

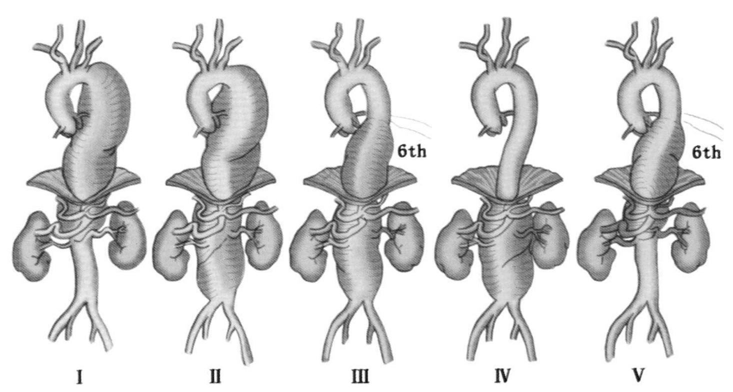

图 13–1　胸腹主动脉瘤经典的 Crawford 分型

2．胸腹主动脉瘤的组织病理

（1）动脉粥样硬化：以粥样板块突出于内膜同时伴有钙化的内膜损害为特征，随着年龄的增加，危险因素的存在以及遗传倾向，损伤进程变得更加复杂，出现斑块破裂、出血及栓塞等。

（2）主动脉夹层：是由于主动脉内膜撕裂后，血流冲入主动脉壁，使动脉壁内外层剥离而形成真假腔，薄弱的动脉外膜容易形成瘤样扩张，甚至破裂。

（3）血管炎和炎性疾病：各种血管炎性疾病均可导致胸主动脉疾病，包括巨细胞性动脉炎、大动脉炎及白塞氏病等。巨细胞性动脉炎与大动脉炎有着相似的病理生理特征，包括T细胞克隆性扩张、外膜的炎症应答反应等。

三、胸腹主动脉瘤的诊断

1．临床表现　大多数胸腹主动脉瘤没有临床症状，多在其他不相关检查及评估时发现，有部分病例在胸腹主动脉瘤破裂导致死亡后的尸检中发现，但是在胸腹主动脉瘤破裂前大多数会有相关症状，不同于胸主动脉瘤的急性疼痛，胸腹主动脉瘤的首发症状是隐痛，并随着动脉瘤的增大而加剧。随诊动脉瘤的进展出现一系列相关症状如：当瘤体牵拉或压迫喉返神经时出现声音嘶哑，当病变侵犯气管、肺、食管或肠道时，可出现灾难性的咯血、呕血或消化道出血等，当出现夹层动脉瘤时，可能会出现分支动脉受累如内脏动脉、肾动脉及下肢动脉或其他远端动脉栓塞的可能。

2．影像学检查

（1）超声：诊断主动脉瘤简便、安全，可在床旁进行，是诊断胸腹主动脉瘤较好的无创诊断方法。检查时可发现瘤体大小、范围，有无附壁血栓形成，并能反复多次检查，长期动态跟踪随访，但是受检查条件限制，扫描范围仅能局限为主动脉根部及升主动脉，超声多普勒检查可见瘤体内血流缓慢，并可出现湍流现象，能够判断无名动脉、左侧颈总动脉及左侧锁骨下动脉受累情况，但是对远端胸降主动脉及腹主动脉瘤的敏感性及特异性较差。

（2）X线：诊断胸腹主动脉瘤敏感性较低，不作为首选检查方法，尽管如此，X线检查仍可发现胸腹主动脉瘤的间接征象，如纵隔增宽、主动脉结增大及气管移位，结合患者症状，可进行提示性诊断及鉴别诊断。

（3）CT：随着影像技术的发展，CTA可实现多种重建方法及后处理功能，为胸腹主动脉瘤提供更为快捷、准确、安全、全面的诊断，CTA检查可明确主动脉瘤范围并能准确测量动脉瘤直径，并能兼顾总体评估胸部、腹部及盆腔内其他器官的状态，筛查不能耐受手术的疾病，实现对患者术前、术后的综合评价。因此，现在已经发展为诊断及评估胸腹主动脉瘤的“金标准”。

（4）MRI：是无创、无电离辐射的影像检查方法，随着近年来多种脉冲序列及快速心血管技术的快速应用，MRI 在心血管病中的应用范围及准确性得到了很大的提高。MRI 对检查部位不受限制，相对于 CT 优势在于其不仅能评估胸腹主动脉瘤的形态学特征，而且能够显示更加精细的细小分支及其组织学病变程度，可完全取代血管造影在显示细小分支方面的优势，其相对于 CT 的不足在于 MRI 技术对血栓及钙化不能明确显示。

（5）动脉造影：长期以来，主动脉造影是诊断各类主动脉疾病的金标准，但随着 CTA 及 MRA 的飞速发展，动脉造影因其有创性及造影剂不良反应发生的频率及高风险而逐年被淘汰，尽管如此，主动脉造影在评估骨髓循环位置等精确判断主动脉细小分支时仍有不可替代的作用。

目前胸腹主动脉瘤的治疗方法主要有传统外科开放手术、腔内修复治疗以及两者结合的复合手术。采取何种治疗方法主要取决于患者动脉瘤的病理情况、患者对手术的耐受性以及手术者对治疗方法的熟练及把握程度。无论采取何种治疗方法，治疗目标都是防止瘤体破裂相关性死亡。传统外科开放手术治疗胸腹主动脉瘤具有极高的死亡率及并发症（截瘫、肾衰竭、出血及内脏缺血等）发生率，近年来随着各种脏器缺血保护措施（左房－股动脉转流、深低温停循环、诱发电位监测、脑脊液引流等）的应用，患者术后的死亡率及致残、致死性并发症发生率明显降低，胸腹主动脉瘤开放手术治疗已成为全球各大心血管中心的首选治疗方案。腔内修复治疗因为具有创伤小、近期死亡率及并发症率低的优点，越来越受到广大医生及患者的欢迎，其在胸降主动脉瘤及肾下腹主动脉瘤治疗中的应用已经被广泛地接受，但是由于胸腹主动脉瘤涉及较多的分支动脉，这极大地限制了腔内修复治疗在胸腹主动脉瘤中的应用，目前仅在那些术前心、肾等功能异常或老年等手术耐受性差的患者中应用较多，并且受到动脉瘤解剖条件的极大限制，近年来随着“烟囱”技术、开窗技术及分支支架的涌现，胸腹主动脉瘤的腔内修复治疗应用越来越广泛，但其治疗的远期结果尚不明确。复合手术即先行完成内脏动脉及肾动脉重建，然后一期或二期行动脉瘤的腔内修复，这样患者就避免了胸腹联合切口，手术创伤较小，扩展了腔内修复的治疗指征。

第二节　胸腹主动脉瘤的治疗

一、传统外科开放手术

切除瘤变的主动脉，行人造血管置换并重建分支动脉。

1. 体位及切口　胸腹主动脉瘤的患者因需要同时显露胸主动脉及腹主动脉，可自足侧至头端逐渐右旋，左下肢伸直，右下肢屈曲，左髋与床面呈 30° 角，左肩与床面呈 60° 角，左上肢外旋外展充分显露胸腹部。

根据胸腹主动脉瘤的病理分型采用不同的切口，切口起于左肩胛骨与脊柱之间，绕过肩胛下角经胸后外侧第 4、第 5、第 6 肋间至肋弓下缘并横断肋弓，远端根据动脉瘤的位置可至脐部，甚至可延伸至耻骨联合。对于Ⅲ型、Ⅳ型病变，经第 6 肋间进胸可取得良好显露，对于Ⅰ型和Ⅱ型病变，通常需从第 4 肋间进行方可良好显露。

2. 麻醉　右侧桡动脉穿刺置管监测动脉压，颈内静脉或锁骨下静脉穿刺置管监测中心静脉压，颈内静脉放置漂浮导管监测左房压。全身麻醉，双腔气管插管，术中进行右肺通气，放空左肺，放空左肺一是可以充分显露瘤体便于手术；二是避免左肺在术中受压受伤，影响肺功能；三是可以减轻肺脏对心脏的压迫。温度监测探头分别置于鼻腔及膀胱或直肠内，以监测鼻温及中心温度。条件允许的话可以分别于头皮及脊柱两侧放置电极进行脑电波、体表诱发电位及运动诱发电位的监测。

3. 脑脊液引流　可明显减少术后截瘫的发生率。对于退行性病变所致的动脉瘤，由于患者的肋间动脉多形成血栓发生闭塞，其侧支循环建立丰富，这类患者即使无脊髓保护术后发生截瘫的概率也较低，但对于夹层所致的动脉瘤，其肋间动脉多起于真腔，侧支循环建立不充分，若无脊髓保护，术后发生截瘫的概率极高。手术中阻断主动脉时供应脊髓的肋间动脉也被阻断，随着肋间动脉血供的突然减少及脑脊液压力的增高会导致脊髓灌注的迅速减少。脑脊液引流可通过降低脑脊液压力来增加脊髓的灌注压。一般于 $L_{3\sim4}$ 椎间隙置管，以进行压力监测和排放脑脊液，术中及术后 3 天内，将脑脊液的压力维持在≤ 10mmHg，可有效地降低截瘫的发生率。

4. 胸腹主动脉的显露及膈肌保护　胸主动脉的显露一般开始于肺门水平，向头侧游离至主动脉弓部，术中注意确认动脉导管，将其横断可以使弓部得到更大的活动度，方便阻断，横断动脉导管时注意保护左侧喉返神经。膈肌位置的主动脉显露一般是自肋弓处沿膈肌边缘距离胸壁 3 ~ 4cm，由前至后外侧切断膈肌，直达主动脉裂孔，这样可以充分显露膈肌附近的主动脉，但是这样膈肌完全横断，并且膈神经受到损伤，术后出现膈肌麻痹，影响肺功能，延长呼吸机使用时间。对于部分易于显露的动脉瘤尽量保留膈肌，仅切除部分膈肌肌肉，尽量保证中心腱的完整性，并注意保护膈神经，这样对患者肺功能的影响较小，术后可以尽快脱离呼吸机。

对于腹主动脉瘤的显露，经典的手术入路是经腹腔将腹腔脏器推向右侧，于左侧降结肠旁切开后腹膜显露腹主动脉，这种入路的优点是可以观察腹腔脏器的血供情况，缺点是术后容易肠粘连，影响术后胃肠道功能恢复。现在多采用腹膜外入路显露腹主动脉瘤，经腹直肌旁切口，由腹内斜肌和前腹膜之间钝性分离，向后达腹膜后间隙，这样可以减少对腹腔脏器的影响，术后胃肠道功能恢复快。

5. 左心转流下的胸腹主动脉置换　此术式为经典的胸腹主动脉瘤置换手术，全身肝素化后（肝素 1mg/kg，ACT 220 ~ 270 秒），经左下肺静脉和左侧股动脉插管建立体左心转流，根据病变位置也可选用左心房和瘤体远端降主动脉插管。当胸主动脉被阻断后，产生的血流动力学变化有两个：一是心脏前、后负荷增加，脑灌注压增加；二是阻断处远端脏器缺血，左心转流一方面可以减轻左室负荷，降低脑灌注压；另一方面可以保障阻断远端胃肠道、肾及脊髓的血供。

左心转流建立好后，于近端瘤颈处完成近端阻断，于胸降主动脉中段肺门水平完成远端阻断。距近端阻断钳 2 ~ 3cm 处横断降主动脉，纵行剖开瘤体，清除瘤腔内血栓或游离的内膜片，缝扎开放的肋间动脉。选择合适的人造血管，通常直径为 20 ~ 24mm，以 3-0 或 4-0 的 prolene 线将降主动脉近端与人造血管行端 - 端吻合，吻合完成后将阻断钳移至人造血管，检查近端吻合口有无出血，若有出血应用 prolene 线带垫片间断褥式缝合修补。

停止左心转流，开放远端阻断钳，继续向下沿左肾动脉后方纵行剖开剩余瘤体，清除血栓或内膜片，确认脊髓与大动脉、腹腔干、肠系膜上动脉及双侧肾动脉开口位置，应用左心转流管选择性灌注腹腔干和肠系膜上动脉，应用冷晶体液间断行肾脏灌注，以保护腹部脏器。同时将脊髓与大动脉或几支较大的肋间动脉与人造血管侧壁做岛状吻合，以重建肋间动脉，防止脊髓缺血，吻合完成后将阻断钳移至吻合口远端，检查吻合有无出血，并恢复脊髓血供。

同样方法，一般将腹腔干动脉、肠系膜上动脉及右肾动脉作为一体与人造血管行岛状吻合，然后将阻断钳移至右肾动脉以远，恢复上述动脉血供。将左肾动脉单独与人造血管行端 - 侧吻合。恢复左肾动脉血供后最后完成人造血管与降主动脉远端的端

－端吻合，恢复下肢血供，人造血管置换完成（图 13–2）。

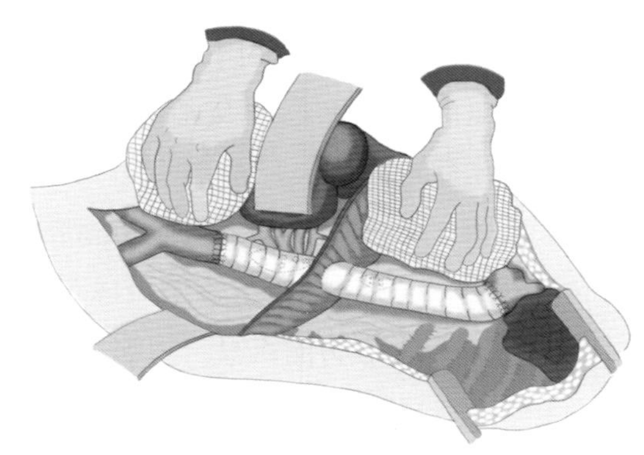

图 13–2　胸腹主动脉瘤置换手术

6. 常温非体外循环下的胸腹主动脉置换　此种方法不需要左心转流及体外循环，适合于一些体外循环条件较差的医院应用，术中吻合近端时需要下半身停循环，心脏、脑负荷增加及下半身短暂缺血，手术风险较左心转流明显增加。

此种方法应用四分叉人造血管，直径根据主动脉直径选择，一般 20 ～ 24mm，先行远端吻合。阻断左侧髂总动脉，将人造血管的一根 10mm 分支血管与左髂总动脉行端－侧吻合，阻断该分支血管，开放左侧髂总动脉，检查吻合口有无出血。

于瘤颈近端放置近端阻断钳，肺门水平放置远端阻断钳，胸以下水平停循环，迅速切开瘤体，清除血栓或内膜片，缝扎出血的肋间动脉，迅速完成近端人造血管与主动脉近端的端－端吻合，阻断人造血管远端与另外未吻合的人造血管三分支，充分排气后，开放近端阻断钳与阻断左侧髂动脉的阻断钳以恢复全身血供。

于腹腔干近端阻断降主动脉，切开瘤体，将有肋间动脉开口的主动脉重新缝合成一管道，然后将该管道与四分叉人造血管的 8mm 分支行端－端吻合，充分排气后开放该分支血管，恢复脊髓血供。

于髂动脉分叉处阻断腹主动脉，同样从左肾动脉后方切开动脉瘤，将腹腔干、肠系膜上动脉、右肾动脉游离成岛状血管片与人造血管远端主干吻合，排气后开放主干人造血管，恢复上述脏器血供。

将左肾动脉单独与另一根 8mm 分支血管行端－端吻合，排气后开放该分支血管恢复左肾动脉血供。

分别阻断双侧髂总动脉，右下肢停循环，左下肢分支血管供血，将另一支 10mm 分支血管与右侧髂总动脉行端－端吻合，排气后恢复右下肢血供，左侧髂总动脉近端缝闭，人造血管置换完成。

7．深低温分段停循环下胸腹主动脉置换　此种方法经左侧髂总静脉和髂外动脉分别插入二阶梯静脉管和动脉管建立完全体外循环，动脉灌注采用单泵双管，经心尖或肺静脉安放左心引流。全身肝素化（肝素 3mg/kg，ACT ＞ 400 秒）后，并行循环、降温至停循环。该项技术对外科医生、体外循环师、麻醉师要求较高，应用于瘤体破裂、瘤体过大或者夹层的位置较高等原因造成的近端主动脉无法阻断时。此外对于一期行孙氏手术的患者，二期行全胸腹主动脉置换时，由于支架远端人造血管较短阻断困难，也多采用深低温停循环技术。

此种方法应用四分叉人造血管，直径根据主动脉直径选择，一般 20 ～ 24mm。首先将鼻温降至 20° ～ 18° ，膀胱温降至 26° ～ 24° ，头枕冰帽，减体外循环流量至全流量的一半，于肺门水平阻断降主动脉，上半身停循环，停左心转流，防止头臂血管进气造成脑梗死。于瘤颈近端横断主动脉，将主动脉与四分叉人造血管近端行端 – 端吻合，吻合完成后将另一根动脉管插入四分叉人造血管 10mm 分支血管，阻断人造血管远端和其他三分支血管，排气后开放灌注管，恢复全流量，上半身灌注恢复。

于腹腔干近端阻断降主动脉，切开瘤体，将有肋间动脉开口的主动脉重新缝合成一管道，然后将该管道与四分叉人造血管的 8mm 分支行端 – 端吻合，充分排气后开放该分支血管，恢复脊髓血供。

将体外循环流量减至一半，阻断左侧髂动脉泵管，下半身停循环。自左肾动脉后方纵行剖开动脉瘤，将腹腔干、肠系膜上动脉及右肾动脉开口游离成岛状血管片，与人造血管主干远端吻合，将左肾动脉与另一根 8mm 分支血管行端 – 端吻合。充分排气后开放人造血管阻断钳，恢复腹腔脏器血供，同时流量恢复至全流量的 2/3，去除冰帽开始复温。

将人造血管的 10mm 分支血管与左侧髂总动脉行端 – 端吻合，开放左侧髂总动脉灌注管，阻断人造血管灌注管，将该 10mm 分支血管与右侧髂总动脉行端 – 端吻合，最后将肠系膜下动脉与分支人造血管行端 – 侧吻合，恢复全流量，复温，人造血管置换完成。

8．术后管理　胸腹主动脉瘤术后监护非常重要，特别是术后第一个 24 ～ 48 小时，维持血流动力学的稳定对于保护心脏、肾、内脏及脊髓功能而言非常重要。高血压病患者的血压维持要区别对待，正常患者平均动脉压维持在 80 ～ 90mmHg，高血压患者根据术前血压水平，要维持在稍高水平。

大血管手术由于创面大、吻合口多、深低温停循环及手术时间长、血液稀释等因素易出现凝血功能紊乱问题，其术后出血、二次开胸的发生率较高。术后行血栓弹力图检查，评估患者的凝血状态，给予相应的补充。大血管手术后最常见的是纤维蛋白原及血小板功能低下，积极补充往往能纠正凝血异常，但是盲目的过量补充血浆等血制品对术后整体恢复尤其是肺部产生一定影响。

术后充分镇静、止痛治疗，可以维持循环稳定，降低心脏、神经系统等的氧耗。大血管术中周围组织缺血时间较长，乳酸产生较多，术后应积极纠正高乳酸血症，在循环稳定的情况下，将血红蛋白提升至 10 ~ 12g/dl，氧分压在 80mmHg 以上，尿量在 1.0 ~ 2.0ml/（h·kg），降低二氧化碳分压至 30mmHg，维持 pH 在正常范围。应用胰岛素将血糖控制在 130 ~ 160mg/dl，促进血糖充分利用。

术后为了防止神经系统功能障碍及截瘫的发生，可预防性应用甘露醇（250ml，1 次 /8 小时至 1 次 /6 小时），若肾功能不全可改用甘油果糖或白蛋白。糖皮质激素可减轻炎症反应，推荐剂量为 30mg/kg，术中一般已经应用，术后可根据情况加用。营养神经药物可适当应用。积极降温，防止体温过高，特别是头部温度，必要时可采用冰帽降温。术后拔管后即刻检查患者脊髓功能，及时发现患者的脊髓功能障碍，即发型脊髓功能障碍预后差，但迟发型若及时脑脊液引流、适当肝素抗凝、扩张血管改善微循环和维持高灌注等治疗后脊髓功能可逆转，预后较好。

主动脉术后肾功能不全发生率较高，积极纠正低血容量，维持有效肾脏灌注，碱化尿液，停用肾损害药物，调整抗生素等经肾脏代谢药物的剂量，利尿药持续泵入都有助于预防肾功能不全的发生。一旦患者出现肾功能不全的表现时，应积极选择肾脏替代治疗，多采用持续床旁血滤，此时如果积极纠正病因，患者肾功能不全可以逆转。

二、完全腔内修复治疗

完全应用血管腔内隔绝技术修复胸腹主动脉瘤对患者动脉瘤的解剖特点要求较高，且应用到一些特别的技术（分支型支架血管、开窗技术、烟囱技术等），远期结果不理想，目前仅应用于一些不适合外科开放手术的高危患者，要广泛地应用于胸腹主动脉瘤的治疗仍需要一段时间。

1．分支型支架血管　目前应用分支型支架血管治疗胸腹主动脉瘤在美国只能在极少几家中心开展，并且仅应用于高风险、巨大胸腹主动脉瘤的患者，国内目前尚无该支架的应用报道。美国 Timothy Chuter 教授是应用该支架的鼻祖，经验丰富，在此我们通过他的经验来学习应用分支型支架血管来治疗胸腹主动脉瘤。

COOK 公司的 Zenith 产品组件分为胸腹主动脉型和近肾动脉型，胸腹主动脉型有一个近端开口和多个远端开口，其中包括一个远端主动脉开口和多个分支血管开口。近肾动脉型的主题和分支类似于标准的 Zenith 腹主动脉三件套支架。小的支架型血管通过分支血管开口放置在内脏动脉内。

目前该技术尚无明确的适应证及禁忌证。如果患者选择开放手术治疗的死亡率预期会超过 20%，并且患者的预期寿命超过 2 年，可以应用这种手术。既往行肾下或胸主动脉外科治疗的二次手术患者也可以采用该手术。那些缺乏近远端锚定区、内脏动脉或主动脉严重成角或狭窄无法通过支架的患者是应用该手术的禁忌。有症状的患者或先兆破裂的动脉瘤患者不首先考虑该手术，因为术前需要较长时间的手术计划和产品定制。那些对造影剂过敏或无法暴露在射线下的患者同样无法行该手术。

手术开始首先解剖游离双侧股动脉，seldinger 技术穿刺双侧股动脉置管，全身应用肝素（1mg/kg，ACT 200 秒左右）。一侧股动脉通过 lunderquist 导丝导入胸腹主动脉支架的输送系统，另一侧送入造影导管。主动脉造影定位瘤颈位置及肝动脉位置。释放支架主体，使肝动脉分支位于肝动脉上方 1 ~ 2cm，造影确认支架位置后可完全释放支架。回撤造影导管，导入腹主动脉支架输送系统，近端与胸腹主动脉支架主体的末端连接，远端置入髂总动脉，完成另一侧髂动脉分支的置入后撤出所有输送系统，缝合双侧股动脉及腹股沟切口。暴露和穿刺肱动脉，置入 7F 鞘管，导丝导管配合进入胸降主动脉，更换 10F 长鞘。通过指引导管与导丝配合，超选入支架主体与各内脏动脉分支内，交换置入内脏支架输送系统，释放内脏动脉支架，锚定主体分支及内脏动脉至少 15mm。重复内脏支架置入步骤，完成所有内脏血管的重建，最后造影检查准确后撤出所有输送系统，缝合肱动脉及手臂切口。

2. 开窗技术　其应用比分支型支架血管的应用要早，在主动脉支架主体的聚酯纤维膜上根据动脉瘤累及内脏动脉的位置及数目，提前预置数目、大小不等的“窗口”，通过这些“窗口”将内脏动脉支架置入相应的位置，开窗技术的适应证、禁忌证、释放技术与分支型支架血管相似，但其具有更高的支架移位率及内漏发生率。

3. 烟囱技术　在近肾腹主动脉瘤行血管腔内修复治疗中应用较多。为了扩大锚定区范围，并保留内脏动脉，将内脏动脉提前预置导丝，主动脉支架主体覆盖提前预置导丝的内脏动脉，释放完成后再通过提前预置的导丝将内脏动脉支架置入。这种技术因为具有较高的 I 型内漏发生率，且远期内脏动脉支架通畅率较低，目前虽然很多中心都宣传这种技术的优越性，但从安全角度来讲，烟囱技术仅用作误遮内脏动脉后的补救措施。

三、复合手术

复合手术即混合了开放和腔内治疗的手术方法。为了获得足够的锚定区并且保留内脏动脉，先行将内脏动脉移植重建后再采用腔内修复技术修复瘤体。这种手术可以同期完成，也可以分期进行。因为在完成内脏动脉移植重建时只需要开腹而不需要行胸腹联合切口，避免了膈肌损伤及主动脉阻断，并且减少了内脏动脉的缺血时间，理论上来讲较传统外科开放手术并发症发生率低，具备一定优势，但是目前尚无该术式远期结果的报道。

1．内脏动脉移植重建　复合手术的一个技术要点就是内脏动脉移植重建到什么地方，这需要术前充分评估患者的影像学资料，根据患者动脉瘤的分型，采用不同的内脏动脉移植重建技术。

对于Ⅰ型、Ⅴ型胸腹主动脉瘤，内脏动脉移植重建分两种情况。如果肾动脉上方有足够的远端锚定区，则只需要重建腹腔干及肠系膜上动脉即可，一般在正常腹主动脉上吻合两分叉人造血管，两个分支分别与腹腔干及肠系膜上动脉吻合。另一种情况是肾动脉上方没有足够的远端锚定区，那么需要重建腹腔干、肠系膜上动脉及双侧肾动脉，这样移植重建方法较多，可以应用两分叉人造血管，一根重建腹腔干和左肾动脉，另一根重建肠系膜上动脉和右肾动脉；也可以应用三分人造血管，两根分别重建双肾动脉，另一根重建腹腔干和肠系膜上动脉。无论采用何种吻合方法，总的原则就是保证每根内脏动脉的血流量。

对于Ⅱ型、Ⅲ型及Ⅳ型胸腹主动脉瘤，四根腹腔重要分支均需要重建，由于腹主动脉受累，远端人造血管需要吻合在髂动脉上，有观点认为单侧髂动脉完全可以提供四根腹腔血管的流量，但从安全角度来讲，建议采用双侧髂动脉分别移植重建的方法。对于Ⅳ型胸腹主动脉瘤也可将人造血管重建在腹腔干上方正常的腹主动脉或胸主动脉上。

内脏动脉重建完毕后必须从近端结扎各内脏动脉，防止腔内隔绝术后Ⅱ型内漏的发生。

2．主动脉覆膜支架植入　在完成内脏动脉重建后，可以同期行主动脉覆膜支架植入术，也可以二期行主动脉覆膜支架植入术。因为不用考虑分支动脉，此时的治疗同一般的胸降主动脉瘤或肾下腹主动脉瘤腔内治疗一样，术前根据影像学资料选择合适大小支架，术中根据造影结果准确定位，精准释放支架，防止内漏发生。

3．术后并发症及处理　复合手术的术后并发症包括外科手术的并发症及支架植入相关并发症。

（1）出血相关并发症：复合手术虽然不需要胸腹联合切口，但也需要腹部切口，术中注意轻柔操作，吻合明确，如有小的出血点，不要应用止血材料填压，一定要缝合止血。对于腹腔干及双肾动脉周围有丰富淋巴管，术中若发现有清亮液体流出，一定要结扎或者电凝，防止术后淋巴漏影响伤口愈合。

（2）内漏相关并发症：复合手术内漏的发生类型与处理原则同一般腔内治疗产生的内漏一样，对于Ⅰ型和Ⅲ型内漏术中要积极处理，可应用球囊扩张或者叠加短的覆膜支架的方法处理。Ⅱ型及Ⅳ型内漏多可自行消失，可随访观察，对于引起瘤体持续扩张的Ⅱ型内漏应积极处理，措施包括介入栓塞反流血管、瘤腔穿刺放置填充物、应用腹腔镜夹闭反流血管或者直接手术结扎等。

（3）急性血栓形成：血液流出道不畅及术后未给予适当抗凝治疗均会导致急性血栓形成，血栓形成的部位主要集中在两个部位，一是重建的内脏动脉，二是双下肢动脉。术后若出现急性血栓形成，应立即处理，可采用外科取栓或其他血管腔内、腔外技术处理，原则是尽快恢复缺血部位血供。对于无法取栓者应行血管旁路手术。

（4）截瘫发生：若主动脉覆膜支架覆盖范围超过第6胸椎水平会大大增加截瘫的发生率，因为复合手术无法重建肋间动脉，对于范围较广的胸腹主动脉瘤，条件允许的话尽量行传统开放手术治疗重建肋间动脉。若患者术后出现截瘫，则应用脑脊液引流、提升平均动脉压并给予激素和甘露醇治疗。

（孙　境　张十一）

参考文献

[1] 赵纪春，陈熹阳．胸腹主动脉瘤：杂交手术现状 [J]. 中华血管外科杂志，2016，1（2）：78–81.

[2] 谷涌泉，郭连瑞，郭建明，等．胸主动脉覆膜支架联合八爪鱼技术腔内修复复杂胸腹主动脉瘤 [J]. 介入放射学杂志，2016，25（6）：487–490.

[3]Verhoeven ELG，Katsargyris A，Bekkema F，et al.Ten–year Experience with Endovascular Repair of Thoracoabdominal Aortic Aneurysms：Results from 166 Consecutive Patients[J].Journal of Vascular Surgery，2015，61（5）：524–531.

[4] 张小明，张永保，李清乐，等．胸腹主动脉瘤的治疗 [J]. 中国血管外科杂志：

电子版，2014，6（3）：137-142.

[5]Canaud L，Karthikesalingam A，Jackson D，et al.Clinical outcomes of single versus staged hybrid repair for thoracoabdominal aortic aneurysm[J].Journal of Vascular Surgery，2013，58（5）：1192-1200.

[6]Piazza M.Open surgical repair of thoracoabdominal aortic aneurysms[J].Annals of Vascular Surgery，2012，26（4）：600.

[7]Khan SN，Stansby G.Cerebrospinal fluid drainage for thoracic and thoracoabdominal aortic aneurysm surgery[J].Cochrane Database of Systematic Reviews，2012，2（1）：D3635.

[8]Hughes GC，Andersen ND，Hanna JM，et al.Thoracoabdominal aortic aneurysm：Hybrid repair outcomes[J].Annals of Cardiothoracic Surgery，2012，1（3）：311-319.

[9]Frederick JR，Woo YJ.Thoracoabdominal aortic aneurysm[J].British Journal of Surgery，2012，1（3）：277-285.

[10]Patel VI，Ergul E，Conrad MF，et al.Continued favorable results with open surgical repair of type IV thoracoabdominal aortic aneurysms[J].Journal of Vascular Surgery，2011，53（6）：1492-1498.

[11]Bischoff MS，Scheumann J，Brenner RM，et al.Staged approach prevents spinal cord injury in hybrid surgical-endovascular thoracoabdominal aortic aneurysm repair：An experimental model[J].Annals of Thoracic Surgery，2011，92（1）：138-146.

[12]Chuter T，Greenberg RK.Standardized off-the-shelf components for multibranched endovascular repair of thoracoabdominal aortic aneurysms[J].Perspectives in Vascular Surgery & Endovascular Therapy，2011，23（3）：195.

[13]Wong DR，Parenti JL，Green SY，et al.Open repair of thoracoabdominal aortic aneurysm in the modern surgical era：Contemporary outcomes in 509 patients[J].Journal of the American College of Surgeons，2011，212（4）：569.

[14]Fehrenbacher JW，Siderys H，Terry C，et al.Early and late results of descending thoracic and thoracoabdominal aortic aneurysm open repair with deep hypothermia and circulatory arrest[J].Journal of Thoracic & Cardiovascular Surgery，2010，140（6）：S154-S160.

[15] 张宏鹏，郭伟，刘小平，等 . 杂交技术治疗胸腹主动脉瘤 [J]. 中华外科杂志，2009，47（9）：657-660.

[16]Etz CD，Di LG，Bello R，et al.Pulmonary complications after descending thoracic and thoracoabdominal aortic aneurysm repair：Predictors，prevention，and treatment[J]. Annals of Thoracic Surgery，2007，83（2）：S870–S876.

[17] 戈小虎，刘杰，李雪松，等 . ⅳ型胸腹主动脉瘤术中血管阻断和吻合口缝合技术的改进 [J]. 中华普通外科杂志，2006，21（7）：543–544.

[18]Morrissey NJ，Hollier LH.Thoracoabdominal aortic aneurysm[J].Springer London，2006，45–55.

[19]Crawford ES，Denatale RW.Thoracoabdominal aortic aneurysm：Observations regarding the natural course of the disease[J].Journal of Vascular Surgery，1986，3（4）：578–582.

[20]Crawford ES，Crawford JL，Safi HJ，et al.Thoracoabdominal aortic aneurysms：Preoperative and intraoperative factors determining immediate and long–term results of operations in 605 patients[J].Journal of Vascular Surgery，1986，3（3）：389.

第十四章 髂动脉瘤的治疗

第一节 概述

一、病因学

髂动脉较正常动脉直径扩大50%称为髂动脉瘤，髂总动脉扩张性病变直径大于1.5cm即可称髂总动脉瘤。孤立性髂动脉瘤（isolated iliac artery aneurysm，IIAA），是指位于髂动脉部位，包括髂总、髂外和髂内动脉的动脉瘤，而不伴有腹主动脉瘤，临床上所见的髂动脉瘤大多数是延续于腹主动脉瘤。IIAA的发病率为0.1%～1.9%。根据尸检报告，IIAA患病率是0.008%～0.03%。IIAA的发病原因包括动脉粥样硬化、外伤、感染、结缔组织疾病等，其中动脉粥样硬化是临床主要的常见病因，其次为特殊的罕见炎性动脉瘤。IIAA可以是单发，也可以是多发，常见发病部位是髂总动脉和髂内动脉，髂外动脉少见。

动脉粥样硬化是中、老年人动脉组织结构退行性病变，是动脉瘤形成的主要病因，一旦瘤体形成，只会增大而不会缩小。随着瘤体的增大，可压迫周围组织器官或发生瘤体破裂，目前尚缺乏有效的药物来抑制动脉瘤自然增长、增大的病理过程，也无确切的方法来评估动脉瘤多大以及何时会发生破裂。有文献总结统计了438例患者共715个髂总动脉瘤，发现其扩张率约为0.29cm/年，没有观察到直径小于3.8cm的破裂病例，因此认为直径大于或等于3.5cm可以作为干预的指征，3～3.5cm时每半年随诊检查，直径未达到3.5cm但出现症状时也应积极手术，特别是出现先兆破裂时需尽快手术。

随着血管外科技术的进步，髂动脉瘤择期性手术的近期死亡率已很低，然而，破裂后急诊手术的死亡率仍高达50%以上，诊断不及时和失血性休克是死亡的主要原因，尽早择期手术也就成为降低动脉瘤破裂危险和死亡率的关键。动脉瘤破裂出血是IIAA高病死率的主要原因，一旦破裂，死亡率高达50%～70%，总体上破裂发生率为 14% ~ 70%。

二、临床表现及影像学检查

约 2/3 的 IIAA 无任何症状，通常是在诊治其他疾病而行影像学检查时被偶然发现。当患者体型肥胖且动脉瘤体积较小时，常无症状，也难以自行发现下腹部搏动性包块；当瘤体逐渐增大，累及邻近组织器官时，可出现压迫症状。在压迫输尿管时表现为尿频、尿急及血尿，压迫直肠时表现为排便疼痛、便秘，压迫腰骶神经丛时表现为下肢酸痛、跛行、麻木等；当压迫髂静脉时，也可以导致髂股静脉血栓形成。

症状的出现不一定与瘤体大小成正比，而与动脉瘤病变的性质和部位有密切关系，当较小的动脉瘤一旦出现症状时，常提示炎性动脉瘤。患者突发下腹部、腰背部疼痛及血压下降等提示髂动脉瘤破裂或先兆破裂出血，是凶险的血管外科急重症，应当引起临床医师的重视。

IIAA 常用的检查方法包括超声、CT 血管造影（computed tomography angiography，CTA）、磁共振血管造影（magnetic resonance angiography，MRA）、血管造影检查。既往血管造影是动脉瘤诊断的金标准，因其可直观地呈现动脉瘤的形状，较准确的估测动脉瘤的大小及流入道、流出道情况，动态观察动脉瘤内的血液流动情况，但有时由于附壁血栓的存在，可仅显示部分管腔，瘤体不显影而造成误诊，故应同时进行彩超等检查，将检查结果进行对比以做出正确诊断，另外，血管造影还有创伤大的缺点。随着 CT 影像技术的进步，CTA 已经取代血管造影，成为目前的首选检查手段。CTA 可以对髂股动脉区域动脉瘤做广泛全面的评价，但必须应用含碘造影剂，有禁忌证的患者可改用 MRA 检查替代。由于髂股动脉区域动脉瘤常为多发，且常合并其他部位的动脉瘤，故一旦诊断明确，应排除合并其他动脉瘤的可能，尤其是主髂动脉和对侧肢体区域。

第二节 孤立性髂动脉瘤的手术治疗

一、手术指征

创伤性假性动脉瘤及感染性髂动脉瘤应积极手术治疗。对于动脉粥样硬化等退行性病变引起的无症状动脉瘤，文献报道，动脉瘤直径小于 3cm 时扩张缓慢且很少破裂，动脉瘤的扩张率和瘤体大小直接相关，对直径小于 3cm 的动脉瘤可以通过每年的彩超检查进行随访，动脉瘤直径大于 3cm 时每 6 个月进行彩超随访，但文献报道最小的破裂髂动脉瘤直径为 3cm，所以也有学者认为超过 3cm 的髂动脉瘤应该早期进行外科干预。有的学者认为动脉瘤腔内血流为涡流，血流动力学不稳定而易形成附壁血栓，血栓脱落可致动脉栓塞甚至肢体缺血坏死，且动脉瘤破裂的危险性随瘤体的增大而增加，故对于瘤体直径小于临界值时也主张及早进行处理。

当患者一般情况可以耐受手术，髂动脉瘤出现症状或者虽然髂动脉瘤没有症状，但瘤体直径超过 3cm 时应该尽早进行手术治疗。

二、手术方式

开放手术的远期疗效确切，不受血管解剖条件的限制，适合于一般状况良好的患者。开放手术治疗髂动脉瘤，可以选择经腹腔或腹膜外途径，适合经腹腔途径的情况包括：病变为双侧或合并有腹主动脉瘤；病变为单侧，但瘤体位置靠近腹主动脉，无法单纯从单侧髂总动脉阻断，需要阻断对侧髂总动脉。单侧髂动脉瘤，瘤体近端有充分的正常动脉供阻断以及吻合时，可选择腹膜外路径进行操作，能够避免术后腹腔脏器粘连，但患者较肥胖时，腹膜外路径手术视野暴露较困难。

开放手术治疗髂动脉瘤主要术式为髂动脉瘤切除人造血管移植术。当病变为双侧髂动脉瘤时，可选择腹主动脉分叉型人造血管置换；单侧髂动脉病变时，可选择髂总–髂外或股总动脉人造血管移植术（图 14–1）。如果孤立性髂总动脉瘤或髂外动脉瘤切除动脉长度较短，可做髂动脉切除两断端直接端–端缝合术，对髂动脉弯曲较严重的患者，在动脉瘤切除后，确认剩余动脉无病理改变，且预测吻合后吻合口无张力时，可以行直接的动脉端–端吻合术。

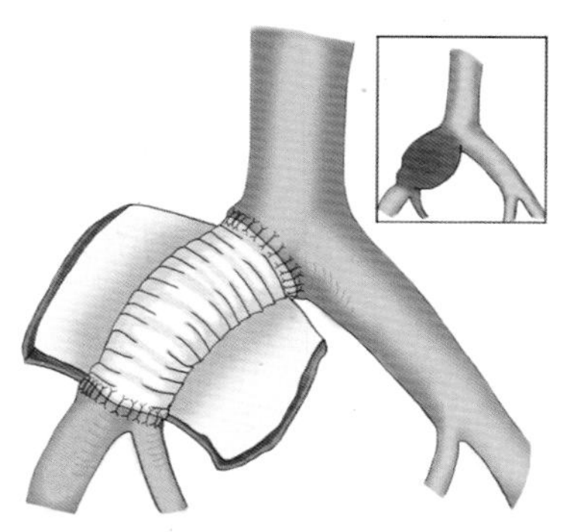

图 14–1　髂总–髂外动脉人造血管移植术

孤立性髂内动脉瘤若为单侧可直接切除动脉瘤后结扎髂内动脉，若双侧髂内动脉受累，目前认为应重建一侧髂内动脉，或采用人造血管移植方式尽量保证髂内动脉支配区域的血供，以减少缺血性并发症的发生。对于单纯髂内动脉瘤在结扎瘤体的近、远端的同时对于瘤体的所有分支均应予以结扎，否则术后由于其分支动脉返血，瘤体可能继续发展甚至破裂。其他术式还包括单纯结扎髂内动脉近端，该术式虽简单，出血量少，但复发率高达33%，目前已较少应用。标准髂内动脉瘤切除术创伤较大，同时需要仔细处理瘤体远端的主干以及分支动脉，易损伤髂静脉及输尿管，早期报道手术死亡率高达53%。动脉瘤继发输尿管病变时，除动脉瘤本身治疗外，根据输尿管的病变程度，选用输尿管粘连松解术或输尿管重建术，如为炎症性动脉瘤，术中组织位置难以辨认和分离，可以考虑在术前置入输尿管导管，利于手术中辨认输尿管和相关手术操作。

三、手术难点及并发症

手术操作难点包括显露和分离动脉瘤常较为困难，尤其是体积较大、位置较深或毗邻解剖关系复杂的髂动脉瘤，外科手术创伤较大、术后恢复较慢，如载瘤血管支配的脏器对缺血敏感，在手术过程中必要的阻断可能会造成脏器缺血而发生疼痛、功能障碍等并发症，特别需要注意避免髂静脉、输尿管的损伤，如果髂动脉瘤与输尿管粘连较重，术前可行输尿管导管植入术，便于术中确认输尿管，减少损伤机会。当右侧髂动脉瘤手术时，较易损伤左侧髂总静脉，术中应小心操作，仔细分离，避免损伤。合并有肠瘘的患者，应该加强应用抗生素治疗。髂动脉瘤切除，人造血管移植术后要严密止血，防止吻合口部位血肿及假性动脉瘤的形成。血肿及假性动脉瘤可增加感染机会，手术部位的感染对人造血管移植术常会造成灾难性后果。当血管吻合口部位出现血肿或假性动脉瘤，需要进一步处理时，可以选择开放手术的方式，但感染概率较大。利用血管腔内技术进行栓塞治疗，或者应用覆膜支架覆盖病变动脉可能是一种更好的选择。

髂内动脉结扎后可能会引起臀肌跛行、男性勃起功能障碍、脊髓缺血、直肠缺血坏死及会阴部缺血坏死等并发症。症状的严重程度取决于侧支循环的代偿程度。这种代偿主要依靠对侧髂内动脉以及同侧及对侧股深动脉分支循环的情况，因此，多数学者认为至少需保留一侧髂内动脉。

四、手术后随访

患者手术后应常规应用抗血小板药物及降血脂药物，髂内动脉瘤单纯结扎术不必应用。手术后 1 个月、3 个月、6 个月及 12 个月随访，以后每年随访 1 次，随访时注意有无盆腔脏器及下肢缺血表现，并需要进行动脉超声检查，查看动脉吻合口有无血肿及假性动脉瘤，移植血管是否通畅，必要时进行 CTA 检查。

第三节　孤立性髂动脉瘤的腔内治疗

一、手术指征

血管腔内修复手术因创伤小，应用局部麻醉即可完成操作，对一般情况差，无法耐受开放手术的患者也可完成治疗，并且近期疗效可靠，已越来越多被血管外科医师采用。当髂动脉瘤无足够长度的近端或远端锚定区、髂股动脉严重扭曲及狭窄、对侧髂内动脉血供差时不适合进行血管腔内治疗。但随着介入技术的进步及介入产品的发展，腔内修复手术的运用范围日益广泛，上述限制性条件已被逐渐突破。

IIAA 腔内治疗的指征包括髂动脉瘤瘤体直径超过 3cm，所有出现症状的髂动脉瘤，以及破裂的髂动脉瘤。

二、腔内治疗路径及方法

1. IIAA 的腔内修复原则　瘤体近端、远端锚定区 > 1.5cm，可以直接应用直筒型覆膜支架覆盖病变动脉；一侧或双侧近端锚定区不足时，运用分叉型覆膜支架；一侧远端锚定区不足时需栓塞髂内动脉后覆膜支架覆盖髂内动脉开口，双侧均无远端锚定区时，栓塞一侧髂内动脉，放置分叉型覆膜支架覆盖髂内动脉，另一侧放置支架后，重建髂内动脉。对于不适合完全腔内修复重建髂内动脉者，杂交手术是创伤较小的理想选择，如主动脉 - 单侧髂动脉覆膜支架（AUI）放置结合股 - 股动脉旁路手术等。

欧洲心血管和介入放射学协会指南（Cardiovascular and Interventional Radiological Society of Europe，CIRSE GUIDELINES 2010）将单侧孤立性髂动脉瘤进行临床分型，并对各型推荐相应腔内修复术式，足够的近、远端锚定区定义为锚定区长度超过 1.5cm，共分为 5 型。A 型：髂总动脉瘤没有足够的近、远端锚定区。建议先行髂内动脉栓塞，后放置分叉型覆膜支架覆盖髂内动脉。B 型：髂总动脉瘤具有足够长的近端锚定区，但无足够长的远端锚定区。建议先栓塞髂内动脉，后放置直筒型覆膜支架覆盖髂内动脉。C 型：髂总动脉瘤具有足够的近、远端锚定区。建议直接放置直筒型覆膜支架；另一种方案为杂交手术，即栓塞瘤体两端髂总动脉后，再行股股动脉旁路手术。D 型：孤立性髂内动脉瘤，瘤体近端髂内动脉长度至少 1cm。建议栓塞瘤体远端分支动脉，随后栓塞近端髂内动脉。E 型：髂总动脉瘤累及髂内动脉。建议首先栓塞髂内动脉瘤远端分支动脉及髂内动脉瘤腔，之后放置直筒型覆膜支架覆盖髂内动脉。此型中，如动脉瘤体近端髂总动脉长度小于 1.5cm，则需应用分叉型覆膜支架。

2．髂总及髂外动脉瘤的腔内治疗

（1）动脉瘤近端瘤颈＞ 1.5cm：髂动脉瘤近端有足够长度的锚定瘤颈（＞ 1.5cm），并且瘤体距离髂内动脉开口部距离超过 1.5cm，可以经患侧动脉入路，直接应用直筒型覆膜支架覆盖瘤体（图 14–2），但这种髂动脉瘤比较少见。瘤体多累及髂内动脉开口部位，或瘤体距离髂内动脉开口部位不足 1.5cm，不能提供足够的锚定区，则需要处理髂内动脉，或者封堵髂内动脉，或者应用腔内技术重建髂内动脉。封堵髂内动脉参照髂内动脉瘤腔内治疗方法，但封堵髂内动脉后有可能引起盆腔脏器缺血，因此当髂内动脉没有病变时，应该尽量重建髂内动脉，减少盆腔脏器缺血概率，提高患者生活质量。

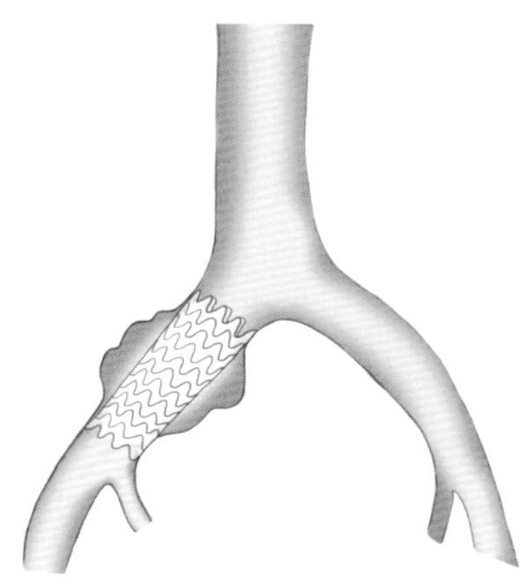

图 14–2　直筒型覆膜支架覆盖髂动脉瘤体行腔内修复术

目前，已有多种腔内技术用来重建髂内动脉。其中，以髂动脉分支型支架（iliac branch device，IBD）最具应用前景。IBD 由美国 COOK 公司设计生产，分为螺旋式（HISB）和直线式（ZBISB）。ZBISB 较 HISB 的髂内动脉通畅率更高，且支架准备简单，对动脉瘤解剖形态限制较少，适用范围更广。其适用的主要解剖学标准有：髂总动脉瘤直径大于 24mm，或髂总动脉扩张且内腔直径大于 20mm；髂外动脉远端锚定区大于 20mm；髂内动脉长度大于 10mm，直径达到 11mm。文献报道，运用 IBD 治疗髂动脉瘤技术成功率 83.7% ~ 95%，死亡率 0 ~ 7%，但死亡原因与动脉瘤无直接相关，内漏发生率 3% ~ 8.7%，臀肌跛行 0 ~ 4%。

IBD 的应用已经取得了较理想的近期效果，但长期结果仍需观察，对应用 IBD 的患者的纳入标准尚无结论性的意见，有待更多临床研究性报道。除应用 IBD 以外，所谓“喇叭口”（Bell-Bottom cuffs）覆膜支架可运用于髂总动脉瘤的腔内修复，但瘤体直径限制于 24mm 以下。

（2）动脉瘤近端瘤颈＜ 1.5cm：髂动脉瘤近端没有足够长度的锚定瘤颈（＜ 1.5cm），或瘤体累及腹主动脉分叉部位，应用直筒型覆膜支架容易出现瘤体近端封闭不完全，出现内漏，造成治疗失败。因此，这种髂动脉瘤可以参照腹主动脉瘤的腔内治疗方法，应用分叉型覆膜支架或是锥形的主动脉 - 单侧髂动脉覆膜支架（AUI 支架）治疗，但应用 AUI 支架时需要进行股 - 股动脉转流术来供应对侧下肢动脉血流。分叉型覆膜支架更符合正常的血流动力学，并且不需要进行动脉转流，多推荐应用。应用这种治疗方法时，要求髂动脉有足够的内径来通过覆膜支架的输送装置，腹主动脉有足够的内径来放置覆膜支架。应用 AUI 支架时，一般选择患侧动脉入路植入覆膜支架，但当患侧动脉扭曲严重，或者内径较细，无法通过覆膜支架输送装置，可以经健侧动脉入路，将覆膜支架放置在健侧髂动脉，然后行股 - 股动脉转流，并结扎患侧动脉吻合口近端动脉，同时栓塞患侧的髂内动脉。

3．髂内动脉瘤的腔内治疗　因为髂内动脉主干较短，远端分出壁支和脏支动脉，而且髂内动脉瘤多延伸到盆腔的深层，往往压迫周围的静脉、输尿管等脏器组织，血管腔内治疗较开放手术具有优势。治疗成功的决定因素是完全闭塞动脉瘤的流出道及流入道。腔内治疗方式包括应用弹簧圈栓塞远端流出道，利用覆膜支架覆盖髂内动脉开口；或者应用弹簧圈栓塞髂内动脉瘤流入道和流出道；或者应用弹簧圈填充瘤腔。

栓塞髂内动脉流出道时，一般选择健侧股动脉入路，利用“翻山”技术选入患侧髂内动脉进行栓塞治疗。当髂内动脉起始部有足够长度（＞ 2cm）的瘤颈时，可以先将导管分别超选进入动脉瘤远端的分支动脉，利用弹簧圈栓塞远端流出道，防止血液逆流进入瘤腔。栓塞远端分支动脉时尽量靠近瘤体，避免栓塞分支动脉末端，可以降低术后盆腔脏器缺血的概率；然后应用弹簧圈栓塞髂内动脉起始部。因为栓塞髂内动脉近端时，弹簧圈有可能进入髂总或髂外动脉，因此，很少单纯利用弹簧圈栓塞，一般首先应用裸支架覆盖髂内动脉开口后，再将导管经裸支架网眼进入髂内动脉进行栓塞，防止弹簧圈进入髂总或髂外动脉，或直接应用覆膜支架覆盖髂内动脉开口，更加安全、可靠。当髂内动脉瘤瘤腔大，导管超选进入远端流出道动脉困难时，可以直接应用弹簧圈填充瘤腔，然后再封堵近端流入道。但这样需要耗费较多弹簧圈。当髂内动脉瘤近端没有足够长度（＜2cm）的瘤颈时，栓塞远端流出道后，直接应用覆膜支架覆盖髂内动脉开口。栓塞一侧髂内动脉后一般不会引起临近脏器的缺血，应避免施行双侧髂内动脉栓塞。单纯封堵髂内动脉瘤流入道的治疗方法不可取，因为动脉血流仍会经远端流出道逆流进入动脉瘤腔，造成动脉瘤进一步扩大。

三、腔内治疗并发症

腔内治疗髂动脉瘤对照开放手术有其特有的并发症，主要包括入路血管的损伤、内漏、盆腔脏器缺血、支架移位及支架内血栓形成等。

入路血管的损伤往往由于腔内操作时动作不够轻柔，穿刺时即损伤动脉或静脉；或者在送入导丝、导管等时损伤动脉内膜，出现动脉夹层，或直接穿透动脉，造成动脉破裂。熟练操作，熟悉腔内治疗的器材，操作轻柔，可以避免血管损伤。出现动脉夹层或破裂后，引起肢体缺血或失血时，需要及时处理，一般应用支架可以覆盖损伤处动脉，少数情况需要开放手术治疗。

内漏及支架移位往往是因为术前测量不够准确，支架直径选择偏小，或支架近、远端锚定区不足引起。术前应该精细、准确测量锚定区动脉直径，一般支架直径应该较锚定区动脉直径大 1 ~ 2mm，锚定区长度应超过 15mm，术中释放支架时，定位准确。释放支架后可以根据造影影像，对支架近、远端进行球囊后扩张。

腔内治疗髂动脉瘤一般不会引起盆腔脏器缺血，当栓塞双侧髂内动脉时，出现概率增高。可以出现结肠黏膜缺血、直肠缺血坏死、男性勃起功能障碍、脊髓缺血、会阴部缺血坏死、臀肌跛行等并发症。因而，多数学者认为至少需保留一侧髂内动脉。但是，即便如此，上述情况仍然有着较高的发生率。文献报道栓塞单侧或双侧髂内动脉均可导致 50% 患者臀肌跛行的发生。单侧栓塞的勃起功能障碍发生率为 38%，而双侧栓塞时为 50%。因而，只要条件允许，应该尽可能重建髂内动脉，保证患者的生活质量。

覆膜支架内血栓形成可以发生在术中、术后或随访中，多由于手术时未进行肝素化，或者支架直径选择过大，造成覆膜皱折，管腔相对狭窄，导致覆膜支架内血栓形成。手术时肝素化，手术后抗血小板治疗，支架直径不要过大，可以预防覆膜支架内血栓形成。如果发现血栓形成，可以应用药物溶栓、腔内治疗技术或应用血管旁路术解决肢体缺血。

四、腔内治疗后随访

患者应用支架治疗后应常规应用抗血小板药物及降血脂药物，髂内动脉瘤栓塞治疗后不必应用。腔内治疗后 1 个月、3 个月、6 个月及 12 个月随访，以后每年随访 1 次，随访时注意有无盆腔脏器及下肢缺血表现，并需要进行动脉超声检查，评估瘤腔有无内漏及瘤体直径有无增大，支架有无移位、扭曲，支架是否通畅，必要时进行 CTA 检查。

（张精勇　金　星）

参考文献

[1] 方征东，胡何节，王晓天，等 . 孤立性髂动脉瘤治疗方法的选择与分析 [J]. 中国普外基础与临床杂志，2017，24（9）：1081–1084.

[2] 郑月宏，杜荣旭，刘暴，等 . 右侧腹膜后入路治疗髂 – 股动脉闭塞合并右髂总动脉瘤 1 例 [J]. 中华老年多器官疾病杂志，2016，15（3）：223–224.

[3] 李海辉，任为 . 髂动脉瘤的诊治现状 [J]. 医学信息，2016，29（12）：58–60.

[4] 李鑫，舒畅 . 破裂性腹主动脉瘤和髂动脉瘤的诊断和治疗新策略 [J]. 中华血管外科杂志，2016，1（3）：189–192.

[5] 卿洪琨，张学民，蒋京军，等 . 自制髂动脉分支装置治疗腹主动脉瘤腔内修复术后髂动脉瘤 1 例 [J]. 北京大学学报（医学版），2015，47（5）：888–890.

[6]Iwase T，Inoue K，Sato M，et al.Transluminal repair of an infrarenal aortoiliac aneurysm by a combination of bifurcated and branched stent grafts[J].Catheterization & Cardiovascular Interventions，2015，47（4）：491–494.

[7]Lobato AC，Camacho–Lobato L.The sandwich technique to treat complex aortoiliac or isolated iliac aneurysms：Results of midterm follow–up[J].Journal of Vascular Surgery，2013，57（2）：26S.

[8] 李晓强，桑宏飞，孟庆友，等 . 带髂内分支支架的腔内隔绝术治疗腹主动脉瘤伴双髂动脉瘤 [J]. 中国血管外科杂志：电子版，2012，04（3）：150–152.

[9] 谷涌泉，郭连瑞，李学锋，等 . 分支型覆膜支架修复腹主、双髂动脉瘤 1 例报告 [J].

中国微创外科杂志，2012，12（6）：554-556.

[10]Maleux G，Claes H，Holsbeeck AV，et al.Ten years of experience with the GORE EXCLUDER？ Stent-Graft for the treatment of aortic and iliac aneurysms：Outcomes from a single center study[J].Cardiovascular & Interventional Radiology，2012，35（3）：498-507.

[11]Laohapensang K，Aworn S，Orrapi S，et al.Management of the infected aortoiliac aneurysms[J].Annals of Vascular Diseases，2012，5（3）：334.

[12]Parlani G，Verzini F，De RP，et al.Long-term results of iliac aneurysm repair with iliac branched endograft：A 5-year experience on 100 consecutive cases[J].Eur J Vasc Endovasc Surg，2012，43（3）：287-292.

[13]Lobato AC.Sandwich technique for aortoiliac aneurysms extending to the internal iliac artery or isolated common/internal iliac artery aneurysms：A new endovascular approach to preserve pelvic circulation[J].Journal of Endovascular Therapy An Official Journal of the International Society of Endovascular Specialists，2011，18（1）：106.

[14]Tj VDS，Heyligers JM，Tielliu IF，et al.The upside down Gore Excluder contralateral leg without extracorporeal predeployment for aortic or iliac aneurysm exclusion[J].Journal of Vascular Surgery，2011，53（6）：1738-1741.

[15]Pua U，Tan K，Rubin BB，et al.Iliac branch graft in the treatment of complex aortoiliac aneurysms：Early results from a North American institution[J].Journal of Vascular & Interventional Radiology，2011，22（4）：542.

[16]Brossier J，Lesprit P，Marzelle J，et al.New bacteriological patterns in primary infected aorto-iliac aneurysms：A single-centre experience[J].European Journal of Vascular & Endovascular Surgery the Official Journal of the European Society for Vascular Surgery，2010，40（5）：582.

[17]Karthikesalingam A，Hinchliffe RJ，Malkawi AH，et al.Morphological suitability of patients with aortoiliac aneurysms for endovascular preservation of the internal iliac artery using commercially available iliac branch graft devices[J].Journal of Endovascular Therapy An Official Journal of the International Society of Endovascular Specialists，2010，17（2）：163.

[18]Verzini F，Parlani G，Romano L，et al.Endovascular treatment of iliac aneurysm：Concurrent comparison of side branch endograft versus hypogastric exclusion[J].Journal of Vascular Surgery，2009，49（5）：1154-1161.

[19]Dias NV, Resch TA, Sonesson B, et al.EVAR of aortoiliac aneurysms with branched stent-grafts[J].European Journal of Vascular & Endovascular Surgery the Official Journal of the European Society for Vascular Surgery, 2008, 35（6）: 677.

[20]Greenberg RK, West K, Pfaff K.Beyond the aortic bifurcation : Branched endovascular grafts for thoracoabdominal and aortoiliac aneurysms[J].Journal of Vascular Surgery, 2006, 43（5）: 879.

[21]Lutz AM, Willmann JK, Pfammatter T, et al.Evaluation of aortoiliac aneurysm before endovascular repair : Comparison of contrast-enhanced magnetic resonance angiography with multidetector row computed tomographic angiography with an automated analysis software tool[J].Journal of Vascular Surgery, 2003, 37（3）: 619-627.

第十五章　内脏动脉瘤的治疗

第一节　概述

内脏动脉瘤是指除了主髂动脉系统的腹腔内动脉瘤，还包括腹腔干、肠系膜上动脉、肠系膜下动脉及其分支的动脉瘤。在所有的动脉瘤中，仅约5%涉及内脏动脉。临床上比较少见，但随着近年来影像检查技术的不断进步，无症状内脏动脉瘤检出率逐年增高。内脏动脉瘤排在腹内动脉瘤发生率的第三位，仅次于腹主动脉瘤和髂动脉瘤：内脏动脉瘤在普通人群中的发生率为0.01% ~ 10.4%，女性多于男性。

既往文献报道中，内脏动脉瘤按解剖部位的发生率分别是：脾动脉60%，肝动脉20%，肠系膜上动脉6%，腹腔干4%，胃和胃网膜动脉4%，空肠、回肠、结肠动脉3%，胰十二指肠动脉和胰动脉2%，胃十二指肠动脉1.5%，肠系膜下动脉小于1%。1/3的内脏动脉瘤可能会与其他非内脏动脉瘤共存。

一、破裂的风险

内脏动脉瘤的临床意义主要与它潜在的破裂风险有关，诊断为破裂的内脏动脉瘤的死亡率至少10%，甚至可能更高。妊娠妇女发生腹腔干动脉瘤和脾动脉瘤破裂后死亡率几乎100%。由于磁共振成像和血管成像以及计算机断层扫描和血管成像等精细腹腔影像技术的应用，隐匿性内脏动脉瘤的诊断率被大幅度提高。精细影像学的研究提高了血管外科医生对无症状动脉瘤病变的认识，便于制订手术钳或手术治疗方案，内脏动脉瘤行择期治疗。

虽然破裂的准确发生率难以界定，已报道的数据显示，肝动脉瘤破裂风险为20% ~ 44%，腹腔干动脉瘤为13%，胃动脉瘤和胃网膜动脉瘤为90%。脾动脉瘤非常容易破裂，尤其是在妊娠末期3个月期间。内脏动脉瘤破裂的因素很难被准确界定。内脏假性动脉瘤破裂的风险高于真性动脉瘤。虽然大直径的动脉瘤破裂风险更高，但是非常小的内脏动脉瘤，特别是空肠、回肠或结肠动脉的动脉瘤也同样容易破裂。

内脏动脉瘤破裂后可进入腹腔内、腹膜后间隙、胃肠道或胆道。自发性破裂进入腹腔所产生的腹腔积血，常被称为“腹部卒中”。内脏动脉瘤破裂还可表现为危及生命的胃肠道大出血。

二、基本治疗原则

传统上，对内脏动脉瘤的治疗是选择密切观察还是开放性手术修复，取决于动脉瘤的大小、临床基本情况及解剖部位。根据病变部位和侧支血管的解剖情况，外科手术方式有动脉瘤旷置或结扎、切除、血管重建或这些方法的联合应用。当代血管外科腔内技术的发展，为临床医生提供了另一种可供选择的低并发症发生率和低复发率的治疗方案。

1．择期修复　内脏动脉瘤处理的基本原则是明确的。由于存在破裂的风险，几乎所有的内脏动脉假性动脉瘤和多数真性动脉瘤都需要干预。真性动脉瘤的干预指征通常与动脉瘤的大小或相关症状有关。开放手术治疗与腔内治疗均为可选方案，治疗目的是通过将动脉瘤与动脉循环隔离，预防动脉瘤扩张和潜在的破裂，同时维持侧支血管床必要的血液灌注。根据动脉瘤的部位，可通过不同的方法完成。

2．急诊修复　如剖腹探查中发现内脏动脉瘤破裂，情况若允许首选动脉瘤结扎而不需行血管重建。处理肠系膜分支动脉瘤时，需同时行缺血或梗死肠管的肠切除手术。CT 检查或术中造影发现破裂的内脏动脉瘤，可选择经皮介入治疗。

3．需要特别注意的伴发疾病　对于罕见疾病合并特殊动脉瘤的认识非常重要，除了许多胶原性血管疾病和炎性病变外，内脏动脉瘤可同时发生多发性神经纤维瘤病，多发性内脏动脉瘤通常与结缔组织病、系统性动脉炎或细菌性心内膜炎导致的弥漫性败血症栓塞有关，此外，还与过度服用安非他命有关。

三、手术和腔内治疗的技术

术前影像学评估动脉瘤和动脉解剖，是决定实施手术还是血管腔内介入治疗的关键。动脉造影是影像学的金标准，CTA 和 MRA 等更为微创化的影像学检查，对评估内脏动脉瘤患者的病情起到了同样良好的作用。

1．开放手术　传统开放手术包括：单纯结扎、保留终末器官血供的动脉瘤缩缝术或动脉瘤切除加血管旁路重建术。开放手术疗效确切，不必像腔内血管治疗那样密切随访。而且，开放手术不仅能直接观察、评估终末器官有无缺血，如肠管活力，还能同时治疗伴随病变。当血流不稳定或动脉瘤破裂时，单纯的近远端分支结扎是最好的选择，这种手术在末梢血管床有充足的侧支的情况下才是安全的。脾动脉、部分腹腔干及肝总动脉病变可以行结扎术，肝固有动脉、大部分腹腔干及肠系膜上动脉的动脉瘤大多数需结扎或切除伴血管重建。

2. 血管腔内技术 其发展为内脏动脉瘤的治疗提供了一种微创方法，具有一些明显的优势，如住院时间更短、恢复更快。在某些临床情况下（开放手术禁忌患者、有病变的腹腔、解剖难以暴露等），血管腔内治疗优于开放性手术。腔内治疗特有的并发症包括：径路血管相关性损伤、造影剂毒性和过敏反应、动脉夹层和血栓形成以及非靶器官栓塞等。所有腔内治疗的目的都是将动脉瘤与动脉循环隔离，相应的方法有：弹簧圈栓塞、支架型人造血管覆盖和注射栓塞剂等。当进行血管腔内治疗时，必须考虑所涉及的血管、潜在的病因和终末器官的状况。此外，动脉瘤的形态学和部位常常能指导最佳的血管腔内治疗方法。

3. 栓塞 弹簧圈技术常用于“堵塞”动脉瘤，在载瘤动脉正常部位的近端和远端置放弹簧圈。这种技术适合较大动脉的动脉瘤，但要求终末器官有充足的侧支循环。动脉瘤形态常决定血管腔内治疗的优选方法。囊性动脉瘤可用弹簧圈、凝血酶或两者同时栓塞，这种直接栓塞方式尤其适用于狭窄瘤颈。宽瘤颈的动脉瘤可能需要支架辅助栓塞治疗，该技术用支架作为动脉瘤笼网，弹簧圈、胶或凝血酶可通过支架间隙进入瘤腔内，促进瘤腔内血栓形成。

4. 覆膜支架人造血管 当遇到供应终端器官的载瘤动脉必须保留的情况时，覆膜支架人造血管将是理想的选择。由于输送系统的限制，其无法再较远段扭曲的分支中放置。覆膜支架人造血管会危及第二级或第三级血管，一般不用于治疗分支位置的动脉瘤。自膨式支架人造血管只能用于近端和远端口径相似的靶血管，以确保封闭可靠。对于锚定区直径大小不一致的患者，球扩式支架人造血管的精确度优于自膨式支架。球扩式支架也仅仅适合锚定区直径相差不大的患者，锚定区相差过大的患者应考虑弹簧圈栓塞或开放性手术修复。

第二节 特殊类型内脏动脉瘤

一、脾动脉瘤

1. 患病率及流行病学 脾动脉瘤（splenic artery aneurysms，SAA）是最常见的内脏动脉瘤，占全部内脏动脉瘤报道数量的60%，该动脉瘤明显容易破裂，在总人群中该病的患病率不高，在一项大宗尸检研究，估计其总体发病率为0.01%。SAA 大多是囊性的，直径小于 2cm，大多数位于中段、远段脾动脉或分叉处。

2. 发病机制和危险因素　据报道，与 SAA 有关的最常见的临床危险因素是女性、有多次妊娠及门脉高压。在一组病例报道中，80% 的 SAA 患者是女性，平均有 4.5 次妊娠。门脉高压在 1/4 的 SAA 患者中存在，大约 10% 等待肝移植的患者可能有脾动脉病变。发现 SAA 常伴随少见的疾病，如系统性红斑狼疮、结节性动脉炎和脾动脉发育异常。近年来，脾钝性损伤和胰腺炎相关性脾动脉假性动脉瘤和损伤性假性动脉瘤发生率逐年增高。

局部血流动力学、高血压、激素因素和中层变性，都是被提到的 SAA 发生的致病因素。在妊娠期间，血流动力学和生理变化，包括血容量增加、心输出量增加和门静脉淤血，被认为与脾动脉血流增加有关，从而促进了动脉瘤形成。一种被称为弛缓素的晚孕激素也可能改变动脉壁的弹性，脾动脉似乎比其他血管更容易发生变化。

3. 临床表现和诊断　SAA 多数没有明显症状，体格检查是正常的，因其他症状行腹部影像学检查时偶然发现。罕见的大动脉瘤可造成腹部隐痛或压迫相邻组织引起相应症状，有明显疼痛的患者是由于动脉瘤破裂或急性扩张所造成的。一旦发生破裂，患者常主诉急性左侧腹部疼痛。休克、腹部膨隆和死亡多由于 SAA 破裂到游离腹腔所致。

SAA 破裂的总死亡率高达 25%。所有破裂因素中 25% ~ 50% 与妊娠有关，SAA 的破裂与妊娠的关系已得到证实。

4. 治疗指征和技术　破裂的或有症状的 SAA 需要紧急处理。另外，妊娠妇女或生育年龄的女性动脉瘤患者也绝对需要治疗。相对不紧急的治疗指征包括：增大或直径大于 2cm 的动脉瘤，但大小标准并非绝对。伴有门脉高压或肝移植受体的患者。

SAA 传统的外科治疗包括：脾动脉近段或中段病变可行血管近远端结扎或动脉瘤切除（或两者同时）。一般不需施行远端脾动脉重建，因为胃短动脉的侧支血流可以灌注脾。对于接近脾门的远端病变，脾切除是最常用的手术。脾实质内涉及脾内分支的动脉瘤，也需行脾切除。

近年来，SAA 血管腔内隔绝术的应用普遍获得成功。治疗方案包括动脉瘤主体近端和远端脾动脉用弹簧圈栓塞，可以有效地“抑制”病变。用弹簧圈或氰基丙烯酸酯胶栓塞动脉瘤腔也是一种可选方案。对于脾动脉中段的囊性病变，支架型人造血管治疗为一种较好的方案。

二、肝动脉瘤

1．患病率及流行病学 肝动脉瘤是内脏动脉循环中动脉瘤第二常见部位，仅次于脾动脉瘤，占全部内脏动脉瘤的 20%。该病十分罕见，尚不知道该病的确切病因。近年来，无症状肝动脉瘤（hepatic artery aneurysms，HAAs）明显增加，主要由于 CT 及 MRI 断层成像技术的广泛应用以及内径和经皮介入治疗肝胆疾病所产生的医源性损伤。

2．发病机制和危险因素 HAA 的病因多样，退行性变（动脉粥样硬化）约占 30%。此外中层变性，纤维发育不良、损伤、感染、胆道疾病和经皮介入或内镜手术、结节性动脉周围炎以及先天性疾病均有记载。约 80% 的 HAAs 是肝外的，63% 发生在肝总动脉，28% 在右肝动脉，5% 在左肝动脉，还有 4% 为左右侧肝动脉并发。

3．临床表现和诊断 虽然许多 HAAs 是无症状的，只是偶然被发现，但在所有的内脏动脉瘤中破裂率最高（44%）并且常表现为明显症状（60%）。症状为上腹部或右上腹疼痛，继发胃肠道出血和黄疸。腹部疼痛、胆道出血和阻塞性黄疸组成的 Quincke 三联征见于 30% 的病例中。

虽然，HAAs 报道的死亡率为 21% ~ 40%，但与破裂有关的危险因素尚不确定。HAAs 治疗的相关风险取决于病变位置和病因，如果临床病例选择合理，潜在的治疗风险预测较低，多数医生对直径大于 2cm 的病变倾向于选择干预治疗。

4．治疗的适应证和技术 HAAs 的干预应该在所有存在症状的患者和无症状但直径大于 2cm 或连续影像学检查发现快速增长的真性动脉瘤患者中施行。肝内假性动脉瘤常见于医源性损伤或外伤，不管直径大小都应修复。最后，结节性动脉周围炎或已知纤维肌性发育不良患者 HAAs，破裂的风险性增大，也应该修复。

治疗方式的选择很大程度上取决于 HAAs 的解剖部位和形态学，以及终末器官的情况。

5．内脏动脉瘤的预后

（1）开放手术：治疗结果主要取决于手术是择期还是紧急施行、病变解剖的复杂性及需要手术修复的程度。许多报道都称内脏动脉瘤的急诊手术死亡率大于 50%，而择期治疗内脏动脉瘤围术期并发症和死亡率显著较低。

（2）血管腔内治疗：经皮内脏动脉瘤弹簧圈栓塞的技术成功率为 81% ~ 98%，且有良好的效果，围术期并发症发生率低。值得注意的是，多数研究表明存在血流动力学不稳定并非腔内治疗的禁忌证。

关于血管腔内治疗，特别需要关注的是终末器官缺血的风险。如果发生动脉夹层、急性动脉血栓形成、非靶器官栓塞或血管闭塞后侧支循环不足，终末器官缺血的风险就较大。

虽然应用血管腔内方法治疗内脏动脉瘤的初期成功率接近 100%，但其长期效果不确定，10% 左右的患者 1 个月左右会出现再灌注现象。而超声引导下经皮注射凝血酶是治疗血管腔内治疗失败后的有效方法。这种技术利用超声或是 CT 引导将凝血酶注入动脉瘤病灶，促进血栓形成。

需要特别注意的是，通过弹簧圈或是凝血酶栓塞治疗的真性动脉瘤，并没有与动脉循环相隔绝。事实上，动脉瘤腔内血栓形成并不能防止压力通过血栓传导至动脉瘤腔，最终仍会发生动脉瘤扩大或破裂。因此，血栓形成后的动脉瘤并不能代表彻底治愈。

三、肾动脉瘤

即使在专业的血管外科中心，也很少有医生对肾动脉瘤的临床处理有丰富的经验。由于缺乏对照研究数据，对肾动脉瘤的修复适应证和修复方法一直存在争议。在这里，我们将总结肾动脉瘤的类型、临床表现、修复适应证和修复方法。

1. 肾动脉瘤类型　肾动脉瘤包括真性动脉瘤（囊状和梭形）、假性动脉瘤、夹层动脉瘤和肾动脉瘤。

（1）真性动脉瘤：为肾动脉瘤的一种主要类型，超过 90% 的真性肾动脉瘤存在于肾实质外，发病率的高峰年龄段为 40 ~ 60 岁。病变多发生于第一级或者第二级肾动脉的分叉处，仅累及肾动脉主干者极少见，这使得外科修复治疗变得非常困难。

大概 75% 的真性肾动脉瘤呈囊状，这种类型的肾动脉瘤通常都发生于肾动脉主干的分叉处，直径通常小于 5cm。梭形动脉瘤通常与动脉粥样硬化有关，梭形动脉瘤往往发生于肾动脉主干。直径一般小于 2cm。纤维肌性发育不良相关的肾动脉瘤直径通常仅有几个毫米。中膜纤维增生累及肾动脉在血管造影上呈“串珠样”改变。

（2）假性动脉瘤：肾动脉假性动脉瘤最常见的原因有钝性或穿透性外伤，偶尔为医源性损伤所致，如肾动脉置管。假性动脉瘤的特点是被炎症和纤维组织包绕瘤体，且有破口和肾动脉相连。

（3）夹层动脉瘤：多继发于临近动脉的夹层，局限于肾动脉的自发性夹层很罕见。夹层所致的假性动脉瘤累及肾动脉的概率超过其他的外周动脉。动脉硬化引起的动脉内膜退变，先天性肾动脉发育不良和外伤是肾动脉夹层形成动脉瘤的主要原因。肾动脉夹层往往延伸至分支肾动脉，这给肾动脉重建造成了极大的困难。

（4）肾内动脉瘤：不到 10% 的肾动脉瘤发生于肾实质内，肾内动脉瘤往往多发，原因不明，可能是先天性的，合并有血管胶原疾病或者外伤。肾内动脉瘤可以合并有动静脉畸形，结节性血管炎并发的肾内动脉瘤则多见于肾皮质内。

2. 临床表现和诊断　大多数肾动脉瘤是无症状的，往往因为其他腹部疾病行动脉造影、超声检查或者 CT 扫描等影像学检查时发现。肾动脉瘤的临床表现包括破裂、高血压、疼痛和血尿。

动脉瘤破裂是肾动脉瘤最严重的并发症。肾动脉瘤破裂患者的表现跟其他腹部血管破裂类似，典型症状有晕厥、腹痛或腰痛、腹部膨隆，也可以是搏动性包块。未破裂的肾动脉瘤可以表现为腰腹部疼痛、不适感或者肿胀感，这些症状提示动脉瘤有急性扩张的可能。

高血压是肾动脉瘤最常见的症状，临床特点为血压持续性升高，以舒张压升高更为明显，一般药物难以控制，常有头晕头痛、胸闷、心悸、恶心、呕吐等症状。原因与动脉狭窄、微小肾梗死、分支受压导致肾脏血流灌注减少有关。

部分患者可出现肉眼或镜下血尿，这与高血压、动脉瘤压迫肾盂、血栓脱落、肾动静脉瘘形成导致回流障碍有关。

肾动脉瘤扩张压迫周围脏器或肾梗死可导致持续性疼痛，突然出现剧烈腹痛应警惕破裂或先兆破裂可能。此时患者往往出现失血性休克的症状。

3. 手术适应证　肾动脉瘤的手术指征与以下因素有关：破裂的风险、高血压、急性夹层形成和其他临床症状。

（1）破裂：和其他所有动脉瘤一样，动脉瘤破裂是肾动脉瘤的急诊手术指征，大概不到 3% 的肾动脉瘤会发生破裂。对于循环稳定的患者，可急诊 CT 显示病变，以便外科医师进行手术设计。对于年龄较大的因急性腹痛、腹部膨隆而腹壁柔软等症状急诊就医的患者，如有继续低血压且抗休克治疗无效，可能是腹主动脉瘤破裂出血，应进行急诊剖腹探查。

预防破裂是无症状肾动脉瘤最常见的手术适应证。一般来讲，当瘤体直径超过 2cm 时，推荐手术修复。因为对肾动脉瘤的自然病程认识不足，所以对于其破裂风险存在争议。目前有超过 200 例患者在长达 17 年的随访中未发生破裂，目前仍没有足够的研究证据阐明破裂的概率与瘤体大小以及是否与钙化有关。多数专家认为，妊娠可使肾动脉瘤破裂的危险性显著增加，可能与高循环状态下血容量及心脏排血量增加、激素对肾动脉瘤的影响和妊娠增大的子宫导致腹内压增大等因素有关。尽管如此，对于妊娠妇女，肾动脉瘤破裂的危险性仍然很少。当可以肯定不需要进行肾切除术时，对危险性较低的 3cm 以上的肾动脉瘤进行修复是可行的。也有专家持更保守的态度，只建议对 4cm 以上的动脉瘤进行修复，但是如前所述，育龄妇女患肾动脉瘤均应给予手术修复。

（2）高血压病：肾动脉瘤合并高血压者高达 80%，但是除了动脉瘤临近的动脉可因瘤体压迫而致狭窄外，没有其他确切的证据显示动脉瘤是引起高血压的直接病因。肾血管源性的高血压手术指征是基于药物治疗无效，也就是说经三联降压药物治疗后舒张压仍然高于 90 ~ 100mmHg。

（3）夹层：当形成肾夹层动脉瘤而导致肾衰竭时，应给予紧急手术。尽管如此，往往因为肾分支血管遭到广泛损伤，或因肾无法承受长时间的缺血，而不得不进行肾切除术。如果高血压是慢性夹层的唯一症状，且能够通过降压药得到良好的控制，或者患者无临床症状，则不一定需要手术治疗。

（4）其他临床表现：如果患者行 CT 或 MRI 检查时发现了未受损伤的肾动脉瘤，且出现临床症状（腹部、侧腹部疼痛或闷胀），则不用考虑上述标准，给予手术修复。患者出现临床症状提示着有可能发生破裂，就算不破裂，也不可能通过药物治疗缓解症状。肾实质栓塞术对缓解此类症状或许是有效的。

4．治疗

（1）开放手术治疗：对已破裂的肾动脉瘤进行手术修复，常采取腹部正中切口，在腹腔干上控制腹主动脉血流。肾旁较大的血肿使主动脉不能完全暴露，也不能立即阻断肾动脉。如果能在近端控制肾动脉本身，对腹腔干上主动脉的阻断就可移除。如果出血可以很快控制，患者血液循环稳定，且肾近端和远端的动脉允许搭建相对快速、直接的旁路，就可以考虑重建。不过，大多数情况下，由于患者生命体征不稳定、长时间肾缺血，或是进行手术修复所需的时间和技术上的原因等，常不得不进行肾切除。如果动脉瘤侵入肾实质内或需要自体肾移植时，只要对侧肾功能良好，那么肾切除术是最合适的。

值得注意的是，肾内动脉瘤是一类非常有挑战性的疾病，大多数情况下都需要进行肾切除。

（2）腔内治疗：无论破裂的是真性还是假性动脉瘤，只要患者情况稳定，都可以采取血管腔内治疗技术。

腔内治疗是肾动脉瘤治疗的一项新进展，最近 5 年，大量关于覆膜支架腔内隔绝术的报道均将其作为一种对肾动脉瘤有确切疗效的治疗方案。对于局限于肾动脉主干的动脉瘤为一种理想的治疗方案，但是在治疗累及分支血管的肾动脉瘤时，该技术存在一定的风险。小孔径导管和柔顺性更好的输送系统的应用使适合腔内治疗的囊状动脉瘤治疗取得很好的效果。分支附近病变应用可脱铂金弹簧圈或微线圈实施导管栓塞术，可以在维持肾动脉血流的同时封闭血管瘤。近期也有学者报道了应用乙烯－乙烯醇聚合物对肾动脉瘤进行消除的技术，将聚合物管输入动脉瘤腔时，用血管成形的球囊保护肾动脉主干，以此控制隔绝范围。

在过去的几年里，大量关于覆膜支架腔内隔绝术的报道都把它作为一种对肾动脉瘤有确切疗效的治疗手段。在治疗累及分支血管的肾动脉瘤时，该技术存在一定的风险，但是对于局限于肾动脉主干的动脉瘤却是一种理想的治疗方法。

（杨　乐　吴学君）

点评专家：王玉琦，教授，博士生导师。曾任复旦大学中山医院院长，中山医院分院（青浦区中心医院）院长，中华外科分会血管外科学组组长。现任复旦大学血管外科研究所所长，上海市医务工会副主席，中华医学会理事，中国社会保障学会医疗保险分会副会长，中国医院协会常务理事，上海医院管理学会副主任委员，上海外科学会常务委员，国际血管外科学会会员，国际血管腔内医师学会会员，《中国实用外科杂志》副主编，《中华外科杂志》编委，《中华实验外科杂志》编委。1970 年中国（协和）医科大学毕业。1982 年上海第一医学院硕士研究生毕业，获硕士学位，1986—1989 年在澳大利亚墨尔本大学奥斯丁医院血管外科进修。在治疗颈动脉狭窄、四肢和内脏动脉闭塞、动脉瘤、血管损伤和下肢静脉疾病等方面都有丰富的经验。曾主持“血管外科三项新技术颅”“外颈动脉硬化闭塞症的临床调查和外科治疗的研究”“软坚清脉方抗肢体动脉样硬化的临床与实验研究”等多项重大课题研究。获 1995 年国家中医药局科技进步三等奖，1996 年度上海市科技进步三等奖，1997 年度上海市科技进步三等奖，1999 年上海市临床医疗成果奖，2004 年度上海市科技进步二等奖。发表学术论文 100 多篇，参加 10 部专著和教材的编写，主编《血管外科治疗学》专著。在学术上他以身作则，甘为人梯，带出了一支医德医风好、科学态度严谨和作风扎实的学术队伍，为学科的持续发展打下了基础，为中山医院血管外科的发展做出了不断的努力，为我国血管外科的发展做了不少工作，得到国内外同行的认可。

点评意见：内脏动脉瘤是血管外科的常见疾病，由于载瘤动脉变化多样，且病变处理涉及终末脏器血供，临床处理方案变化多端。本章节作者总结了常见内脏动脉瘤的临床特点及治疗方案，为临床血管外科医生提供了参考。同时，也是有助于其他相关外科专业医生对该类疾病的认识。除了常规开放手术，作者所着重阐述的腔内治疗是当代内脏动脉瘤诊治的主要趋势，甚至可以解决开放手术操作困难的部分病变，是当代临床血管外科医生需要学习并掌握的重点。

参考文献

[1]Carroccio A，Jacobs TS，Faries P，et al.Endovascular treatment of visceral artery aneurysms[J].Journal of Cardiovascular Surgery，2015，56（4）：567–577.

[2]Balderi A，Antonietti A，Pedrazzini F，et al.Treatment of visceral aneurysm using multilayer stent：Two–year follow–up results in five consecutive patients[J].Cardiovascular & Interventional Radiology，2013，36（5）：1256–1261.

[3] 刘志敏，张健，夏茜，等 . 脾动脉瘤的手术及微创治疗 [J]. 中华普通外科杂志，2012，27（2）：134–136.

[4] 宋进华，顾建平，楼文胜，等 . 脾动脉瘤的介入治疗 [J]. 临床放射学杂志，2012，31（6）：868–871.

[5]Balderi A，Antonietti A，Ferro L，et al.Endovascular treatment of visceral artery aneurysms and pseudoaneurysms：Our experience[J].La Radiologia Medica，2012，117（5）：815–830.

[6]Belli AM，Markose G，Morgan R.The role of interventional radiology in the management of abdominal visceral artery aneurysms[J].Cardiovasc Intervent Radiol，2012，35（2）：234–243.

[7]Ruffino MA，Rabbia C.Endovascular repair of peripheral and visceral aneurysms with the cardiatis multilayer flow modulator：One–Year results from the italian multicenter registry[J].Journal of Endovascular Therapy An Official Journal of the International Society of Endovascular Specialists，2012，19（5）：599–610.

第十六章　颈动脉、弓部动脉瘤的治疗

第一节　颈动脉瘤

颈动脉颅外段动脉瘤（extracranial carotid artery aneurysm，ECAA）多由动脉硬化变性、外伤、解剖、局部感染等引起，也可能是颈动脉内膜切除术（CEA）的术后并发症。ECCA 发病率仍不明确，在所有颈动脉疾病中的比例小于 1%。

一、定义

一般情况下，动脉瘤被定义为“病变段动脉直径较正常动脉直径扩张 50% 以上”，而在正常情况下，颈动脉分叉处直径较颈内动脉（ICA）远端直径扩张 40%。显然，根据动脉瘤的定义，颈动脉球部轻度扩张即可达到动脉瘤标准，从而容易引起 ECAA 概念的歧义，因此 deJong 等把 ECAA 定义为球部直径较 ICA 远端直径扩张 200% 或较颈总动脉直径扩张 150% 以上。这一严格的规定有利于人们把颈动脉球部正常的生理扩张与 ECAA 区分开来，正越来越多地被接受并在实践中得到应用。

二、流行病学

目前尚无有关颈动脉瘤确切发病率的研究，关于颈动脉瘤的病例集中在少数几个大型转诊中心，由此得出 ECAA 在颈动脉疾病中相对发病率为 1.31%，而真实数据可能更低。

在抗生素出现之前，梅毒、结核，扁桃体感染是引起颈动脉瘤的最常见病因。目前，动脉硬化粥样变性、解剖、外伤、既往颈动脉手术史已取代感染成为 ECAA 最常见的病因。颈部钝挫伤、手术解剖、穿通伤均可导致颈动脉假性动脉瘤形成，并且在年轻患者中更常见。而因颈动脉闭塞性疾病行 CEA 治疗后引起的假性动脉瘤在 60 ~ 79 岁高龄患者中较为常见。

三、发病机制

1．变性 / 动脉粥样硬化　目前，变性和动脉粥样硬化已经成为 ECAA 最常见的病理学改变（40% ~ 70% 的病例）。这类动脉瘤多为“真性动脉瘤”，组织学特征为动脉粥样硬化的典型表现（变性），并伴有内弹力膜的破坏和中膜变薄。这些动脉瘤在形态上往往呈梭形，并且主要位于粥样硬化斑块的常见部位——颈总动脉分叉或颈内动脉近端。而不累及颈动脉分叉的粥样硬化性动脉瘤多为囊形，并且患者多有严重高血压。

2．创伤

（1）穿透伤：颈动脉穿透伤可导致两个严重的后遗症——动静脉瘘和假性动脉瘤形成。颈内静脉置管过程中产生的颈动脉医源性损伤是引起假性动脉瘤的另一种常见病因，假性动脉瘤的瘤壁主要由周围的筋膜和软组织结构构成。

（2）颈部钝性损伤：很罕见，但可产生严重后果。颈动脉钝性损伤常为多发伤的一部分，通常累及 ICA 远端近颅底部分，与创伤性脑损伤难以鉴别。导致其漏诊率及死亡率居高不下。

颈动脉钝性损伤可产生一系列后果，包括血管痉挛、内膜和中膜撕裂、血栓形成、动脉局部或完全横断，也可导致颈动脉夹层和壁间血肿形成，从而导致颈动脉不同程度管腔阻塞。

四、内膜切除术后动脉瘤

CEA 导致的假性动脉瘤是一种最常见的颈动脉颅外段动脉瘤。CEA 术后发生假性动脉瘤与缝线质量或局部感染有关。

1．病理学　大部分 ECAA 继发于动脉壁的变性过程，产生的是真性动脉瘤。由于颈动脉颅外段闭塞性疾病与动脉瘤的发生率存在巨大差异，因此，很难说动脉粥样硬化是 ECCA 的唯一原因。然而，ECCA 的组织学中有许多动脉粥样硬化表现：破碎的弹力膜、载脂泡沫细胞、胆固醇在细胞外沉积、含铁血黄素沉积，中膜变性及新生血管形成。在变性的动脉壁中，还可见中膜变薄、内弹力膜破碎。因此，正如许多学者在腹主动脉瘤中提出的一样，动脉粥样硬化可能是一种共存的表现，而不是最主要的原因。

2．临床表现　症状和体征如下几方面。

（1）搏动性肿块：ECAA 的症状与其位置、大小及病因密切相关，最常见的症状是颈部出现搏动性肿块。小的颈内动脉瘤可以无症状，但大多数颈动脉瘤是因在下颌角的下方出现一个搏动性肿块而被诊断，这一部位的动脉瘤可能有肿痛的表现，也可以无明显症状。局部出现红肿、疼痛，尤其是有发热的表现时，要高度怀疑感染性动脉瘤的可能。

颈内动脉瘤向内侧的咽喉部生长，而颈总动脉瘤向外侧的颈部表面生长。由于颈内动脉在前外侧有致密的颈深筋膜及附着于茎突的肌肉包绕，后方有颈椎的支撑，因此大部分颈内动脉瘤在颈部没有肿胀表现，而其内侧的咽上缩肌及黏膜不能提供强有力的阻挡作用，因此搏动性肿块向扁桃体窝生长。颈动脉分叉的位置对临床症状也有一定的影响，当颈动脉分叉位置较低时，在颈部可以触及搏动性的颈内动脉瘤。

（2）神经症状：许多研究显示颈动脉瘤的首发症状是异常的神经症状。得克萨斯心脏研究所 Cooley 等报道的 65 例病例中，28 例（43%）有神经症状，包括一过性黑矇、短暂性脑缺血发作（TIA）等。大部分神经症状的产生是由动脉瘤内栓子脱落导致脑血管栓塞引起的。部分可能是由巨大动脉瘤压迫 ICA 造成血流减少引起的。TIA 的发生率几乎是卒中的 2 倍。

（3）颅神经功能障碍：相对于 ICA 近端动脉瘤，ICA 远端动脉瘤更易发生颅神经功能障碍，显然这也取决于肿瘤的大小。ICA 穿过颞骨岩部的颈动脉管，并通过破裂孔进入颅内，颈丛交感神经纤维伴随 ICA 走形，肿瘤压迫这些神经纤维可导致霍纳综合征，主要表现为同侧上睑下垂、瞳孔缩小、面部无汗、眼球内陷及面颊部血管扩张。更近端的动脉瘤可压迫迷走神经或喉返神经导致声音嘶哑，面神经受压可引起严重的面部疼痛，同样也有三叉神经及展神经受压的报道。

（4）吞咽困难：巨大动脉瘤偶尔可引起吞咽困难。动脉瘤突入咽括约肌内可产生吞咽困难，并能压迫参与吞咽动作的神经，这些动脉瘤有时就是在吞咽困难就诊时被发现的。

（5）出血和破裂：颈动脉瘤的出血和破裂是一种罕见现象。破裂引起大出血之前一般有“先兆出血”或多个较小的出血过程。感染性动脉瘤容易破裂和出血，但是随着抗生素的问世，这一现象变得极其罕见。

3. 鉴别诊断　对于颈部搏动性肿块的鉴别诊断要全面考虑，弯曲扭结或是卷曲的颈动脉是颈部搏动性肿块最常见的原因。有时需要多普勒超声和 CTA 来将这一生理现象与 ECAA 进行区分。

对于发生在颈部较低位置的 ECAA，多普勒超声室诊断的首选影像学方法，但超声非常容易漏诊位于 ICA 远端的高位动脉瘤，此部位的动脉瘤需要进一步行 CTA 或 MRA 成像明确诊断。MRA 的优点在于能够分辨新旧血栓，对于鉴别颈动脉夹层非常有帮助。CTA 的优点在于能够提供与病变部位有关的骨性解剖标志，这对于判断病变能否行手术治疗和腔内治疗有着重要的参考作用。当 MRA 与头颅及脑实质一同成像时，可获得 Willis 环及脑侧支循环的基本信息。

诊断性血管造影目前仅适用于一些罕见的病例，例如不考虑行开放手术或血管腔内治疗，而必须实施颈动脉结扎的病例。在颈动脉结扎之前，一般建议行非侵入性检查明确 Willis 环解剖，并实施同侧 ICA 球囊阻断实验。球囊阻断实验主要利用一个末端带孔的球囊导管阻断 ICA，此时患者保持清醒状态，并全身抗凝，血压维持在基线水平。实验过程中可以通过导管末端孔测量颈动脉残端压，残端压如果超过平均动脉压的 50%，表明颈动脉球囊阻断时脑内有足够的循环血流。通常在清醒的状态下阻断 ICA 30 分钟，观察患者有无神经系统体征变化，也可通过药物将血压降低到一定水平以评估患者对低血压耐受程度。

4. 自然病程　对 ECAA 仅予以临床观察而获得的自然病程难以界定，目前还缺乏单一机构大宗病例的临床经验，最大宗的病例是由德克萨斯心脏中心研究所报道的 65 例病例。目前的研究包含各种类型及病因的动脉瘤，而且由于病例数量少，很难将动脉瘤的最终预后与病因做出具体分析。但现有文献表明，无症状 ECAA 自然病程不甚理想。1926 年，Winslow 报道的 35 例未治疗的病例中，有 71% 的病例最终因破裂、血栓形成或远端栓塞而死亡。最近，密歇根大学报道了 19 例颈动脉瘤，13 例出现了一过性黑矇、TIA、卒中或不明确的神经系统症状。考虑到永久性神经系统损害的症状和风险，在绝大多数情况下对 ECAA 采取保守措施是不可取的。

5. 治疗

（1）开放手术治疗：ECAA 的治疗主要目的是预防因栓塞和血栓形成导致的永久性神经功能损害，理想的处理方式是完整切除动脉瘤并恢复前向血流（图 16–1）。治疗方案的选择应个体化，要以肿瘤的部位、代谢和成因作为基础，结合患者的整体状况考虑。

1）结扎：在 Matas 提出动脉瘤内缝合术前，近端结扎，偶尔加上远端结扎和切除一直是动脉瘤的主要治疗方式。随着现代血运重建技术的发展，结扎作为 ECAA 的标准治疗方法已被摒弃，仅动脉瘤破裂等紧急情况下，仍需要采取颈动脉结扎。

并发症：结扎可引起颈内动脉从中断处到颅内段第一主要分支水平血栓形成，从而引起卒中产生。因此建议颈动脉结扎后用华法林抗凝治疗一段时间，以预防远端栓塞。

2）肿瘤切除：切除动脉瘤并恢复前向血流已成为目前 ECAA 的标准治疗方案，

此种方法适用于累及颈总动脉和颈内动脉近 1/3 的病变。而对于涉及颈内动脉远端的动脉瘤需要行辅助手术以获得更好的远端控制。对于颈外动脉瘤通常行结扎处理，不需要单独重建。

并发症：完整切除颈动脉瘤存在损伤颅神经的风险，包括面神经、迷走神经、副神经、舌下神经和舌咽神经，其中迷走神经、喉上神经和舌咽神经肌支损伤可以造成吞咽障碍。尽管这些症状通常是暂时的，但他们对患者造成的痛苦非常大。

重建方案：颈动脉瘤切除后，有多种重建方案可供选择。对于直颈动脉瘤，可直接切除后行血管端 – 端吻合或补片修补。弯曲的颈动脉被拉直后有时也直接行端 – 端吻合。

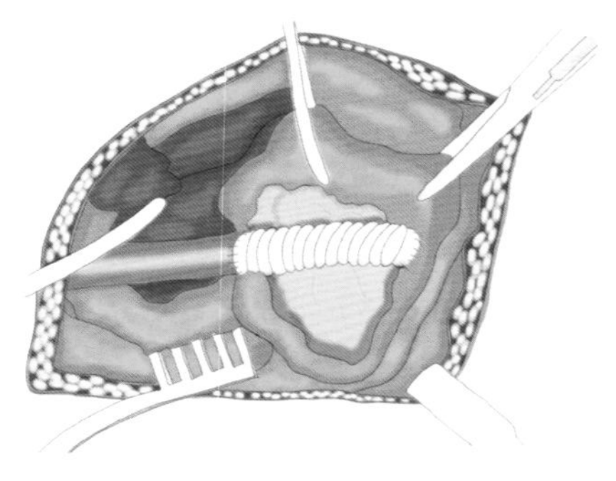

图 16–1　颈动脉瘤切除 + 人造血管重建术

（2）腔内治疗：ECAA 腔内治疗的优点在于避免了分离瘤体和高位暴露颈部的手术操作，从而减少了对颅神经的损伤及其他手术相关并发症。已有多种关于 ECAA 腔内治疗技术的报道，包括金属裸支架的置入，双支架的置入、自体静脉覆膜支架、腔内栓塞、球囊阻断以及支架移植物的置入。对于有开放手术禁忌证的患者，采用血管腔内治疗优于观察随访。动脉瘤疑似感染的或已明确感染性动脉瘤一般为血管腔内治疗的禁忌证，除非特殊情况，一般不推荐应用腔内治疗。

1）经支架栓塞：第一步是通过囊状动脉瘤颈部释放一个自膨式支架，释放远端栓子保护装置，双导丝轨道技术通过支架的网孔进入瘤腔内，沿导丝置入 3F 微导管，进而可利用可解除弹簧圈或铂金弹簧圈栓塞瘤腔，支架自身可以阻止弹簧圈进入颈动脉远端。

2）支架移植物覆盖：对于一个颈部不明显的梭形动脉瘤，只要近、远端锚定区有足够的长度，支架移植物腔内治疗是一个较好的选择。然而，对于近、远端锚定区多长才算足够还没有统一意见。

6．治疗效果

（1）近期疗效

1）开放手术治疗：随着现代血管外科技术的发展，大部分 ECAA 可以通过开放手术获得修复，并且拥有很高的成功率和可接受的神经系统并发症发生率。颈动脉瘤的类型 / 大小和位置不同，开放手术的疗效差异很大。最近资料显示，颈动脉结扎术卒中和死亡的合并发生率已降至 12%，而血运重建手术的卒中和死亡合并发生率约为 10%，这个比例明显高于治疗颈动脉分叉处粥样硬化性闭塞疾病手术引起的并发症发生率。

2）腔内治疗：与开放手术相比，ECAA 的腔内修复显示出满意的近期疗效，大多数小宗病例报道腔内治疗过程中均未发生卒中并发症，也没有引起颅神经功能的损害。虽然已发表的文献存在选择性偏倚的可能，但是总体数据还是令人鼓舞的。

（2）远期疗效

1）开放手术：ECAA 开放手术的远期疗效一般都很好，术后动脉瘤复发或继发假性动脉瘤的概率很低。

2）腔内治疗：ECAA 腔内治疗的中期随访结果表明，用于替代传统开放手术，腔内治疗是可行的。根据现有的小宗病例的证据，腔内手术的卒中和死亡合并发生率至少与开放手术相当。但是这些结果存在发表偏倚，如果将血管腔内治疗的疗效与开放手术相比较，还必须进行长期随访。

第二节　弓部动脉瘤

一、概述

无名动脉、颈总动脉和锁骨下动脉瘤通常由退行性变引起，其他病因包括创伤、肌纤维发育不良、梅毒、囊性中层坏死、侵犯血管壁的淋巴结核，以及一些特发性或先天性因素，但较少见。锁骨下动脉瘤和无名动脉瘤仅占外周动脉瘤的 1%。弓部动脉瘤多见于 60 岁以上男性，男女均可发病。

二、临床表现

1．症状　最初的临床症状包括：①瘤体急性扩张或破裂引起胸、颈、肩部疼痛；②血栓栓塞导致上肢急性或慢性缺血症状；③压迫臂丛神经引起上肢疼痛和神经系统功能障碍；④压迫右侧喉返神经引起声嘶；⑤压迫气管导致呼吸功能不全；⑥椎动脉和右侧颈动脉循环系统逆行性血栓栓塞引起短暂性脑缺血发作和脑卒中；⑦迷走右锁骨下动脉压迫食管引起吞咽困难；⑧病变侵犯肺尖引起咯血。

2. 体征 无症状的患者可能要依靠影像学检查进行诊断、排除与动脉瘤无关的情况。锁骨下动脉瘤患者可能发现锁骨上搏动性肿块，但该区域大多数无症状的搏动性肿块提示颈总动脉或锁骨下动脉扭曲延长，不一定为退行性动脉瘤。常使用多普勒超声或其他非侵入性影像学检查区分这些肿块和真性动脉瘤。除锁骨上肿块外，其他体征包括：①锁骨上杂音；②上肢动脉搏动减弱或消失；③搏动正常但合并微栓塞体征（蓝指综合征）；④压迫臂丛神经导致感觉和运动功能障碍；⑤声带麻痹；⑥ Horner 综合征，由压迫星状神经节和颈根部交感神经链引起。

3. 影像学检查 胸部 X 线平片可显示上纵隔肿块，提示存在新生物。超声扫描、磁共振成像及计算机断层扫描有助于诊断。传统的弓部和上肢血管造影以及 MRI 和 CT 血管造影对明确动脉瘤范围和血栓栓塞的位置十分重要，对评估椎动脉起源于动脉瘤瘤腔是对侧椎动脉通常情况以及评估动脉瘤的解剖结构是否适合腔内治疗也很重要。这些要点是选择治疗方法（如手术重建或腔内治疗）的关键。

三、治疗

1. 无名动脉瘤 真性无名动脉瘤十分少见，Kieffer 等人报道了 27 例无名动脉瘤，其中 6 例为退行性病变，其他包括真菌性动脉瘤、夹层、结缔组织性动脉瘤、弓部主动脉瘤的延续以及创伤性和医源性假性动脉瘤。Brower 等人也报道了 40 年来对 73 例头臂动脉瘤的治疗经验，其中仅 4 例为真性动脉瘤。虽然大多数患者继发于上肢或椎动脉系统血栓栓塞并发症，但 Kieffer 等人报道了 1 例破裂患者。无名动脉瘤不经治疗会产生严重后果，必然发生破裂或血栓栓塞。因此 Brower 等人建议，不管患者有无症状，只要能够耐受手术治疗，都应该采取手术治疗，从而避免其最终导致栓塞或破裂的自然进程。

Kieffer 等人提出根据动脉瘤的累及范围进行解剖学分类，从而指导无名动脉瘤的外科治疗。A 组局限于无名动脉起始端以远，B 组累及无名动脉及其起始端，是最常见的类型，C 组累及无名动脉及升主动脉。

通常做胸骨正中切口并延长至右侧颈部以显露无名动脉和近端锁骨下动脉。在主动脉弓附近控制近端无名动脉，暴露并解剖右锁骨下和右颈总动脉至无名动脉远端，行动脉瘤切除术＋人造血管重建术。对于 A 型和 B 型动脉瘤，一般将人造血管近端与无名动脉开口近端的升主动脉吻合，远端与正常的无名动脉相吻合。C 型无名动脉瘤患者常常要在体外循环或者低温停循环的条件下行主动脉弓和无名动脉人造血管置换术。

2. 锁骨下动脉瘤　真性锁骨下动脉瘤多为退行性病变，常见于老年患者，假性动脉瘤常常有钝性或者穿透性外伤引起，例如：锁骨下动脉插管损伤等。

锁骨下动脉瘤可分为近端和远端动脉瘤。近端动脉瘤通常是退行性病变，而远端动脉瘤主要与胸廓出口综合征相关。在右侧近端锁骨下动脉瘤患者中，为了充分显露并控制瘤体近心端，一般做胸骨正中切口并延长至锁骨上窝。锁骨上下联合切口可游离锁骨下动脉近远端，锁骨切除也能很好地显露锁骨下动脉。为了避免损伤锁骨下静脉，通常需要切断内侧第三段锁骨以利于显露。左侧近端锁骨下动脉瘤患者要行左侧开胸手术并显露锁骨上窝。

四、结果

动脉瘤切除＋人造血管置换术用于临床已久，并有良好的远期效果。一份大宗临床病例报道的结果显示，该术式能维持正常的上肢血液循环，且平均随访 9.2 年，没有发生手术相关性并发症。根据一个近期的报道，事实上无名动脉瘤患者开放手术的住院死亡率高达 11%，并有 18% 的患者需要延长呼吸机上机时间。由于年龄大、合并症多，许多真性动脉瘤患者并不适合开放手术，所以必须认真选择患者从而提高手术效果。

1. 腔内治疗　由于具有较低的发病率和死亡率，对于不适合行开放手术的患者，腔内治疗是一种更好的选择。事实上，有许多关于弓部动脉瘤腔内治疗的报道，尤其是累及无名动脉和锁骨下动脉。腔内治疗特别适合血流动力学不稳定以及有多重内科合并症且不适宜行开放手术的患者。有活动性出血或凝血疾病，合并医源性损伤、穿刺伤或其他穿刺性弓部血管损伤的患者也适合腔内治疗。另外，腔内治疗更适合结缔组织病变引起的动脉瘤，可避免直接切除瘤体和吻合病变血管。

2. 解剖结构　近端和中端锁骨下动脉瘤最适合腔内治疗。但存在几点解剖结构的限制：要有足够的近远端锚定区；越过第一肋的支架容易受到外在的压迫；右锁骨下动脉支架植入术有另一个严重的并发症，就是血栓脱落到右颈总动脉导致脑卒中。

锁骨下动脉内支架的远期寿命尚不清楚。平均随访 7 ～ 29 个月，近期通常率 83% ～ 100% 不等。支架的受压、变性、断裂及内膜增生引起的狭窄都有报道，这可能会限制腔内治疗在该区域的应用。因此，开放手术仍然是无名动脉瘤和锁骨下动脉瘤低危患者的首选治疗方案。

（杨　乐　金　星）

点评专家：王玉琦教授，简介见第十五章。

点评意见：颅外段颈动脉及其他弓上分支动脉动脉瘤在临床上并不常见，临床医生往往对其诊治要点缺乏经验。本章节作者对该类疾病进行了详尽探讨，引证了国际上主要报道，给出了该疾病全面的治疗选择，为临床医生在该类疾病中的诊治提供了参考。特别是，近年来开展起来的腔内治疗为该类疾病的诊治提供了新的思路，甚至可以解决一些传统开放手术操作困难或无法完成的病例，值得当代血管外科医生学习。

参考文献

[1] 杜国智，李登维，王麒，等 . 多层螺旋 ct 血管成像在肾动脉瘤诊断中的价值 [J]. 医学影像学杂志，2011，21（5）：708-710.

[2] 刘凌晓，王建华，王小林，等 . 经导管弹簧圈漂流法治疗脾动脉瘤的疗效与安全性 [J]. 中国临床医学，2011，18（2）：188-190.

[3]Fankhauser GT，Stone WM，Naidu SG，et al.The minimally invasive management of visceral artery aneurysms and pseudoaneurysms[J].Journal of Vascular Surgery，2011，53（4）：966-970.

[4]Etezadi V，Gandhi RT，Benenati JF，et al.Endovascular treatment of visceral and renal artery aneurysms[J].Journal of Vascular & Interventional Radiology，2011，22（9）：1246-1253.

[5] 李刚，曹景源，张翠莲，等 . 复杂性肾动脉瘤诊治 [J]. 中华泌尿外科杂志，2010，31（4）：249-252.

[6] 李明明，倪才方，刘一之，等 ."三明治法" 栓塞治疗巨大脾动脉瘤六例的疗效分析 [J]. 介入放射学杂志，2010，19（5）：365-368.

[7]Sachdev OU.Visceral artery aneurysms：Review of current management options[J]. Mount Sinai Journal of Medicine A Journal of Translational & Personalized Medicine，2010，77（3）：296-303.

[8]Pulli R，Dorigo W，Troisi N，et al.Surgical treatment of visceral artery aneurysms：A 25-year experience[J].Journal of Vascular Surgery，2008，48（2）：334-342.

第十七章　主动脉腔内移植物术后的监控和感染后的处理

第一节　主动脉腔内移植物术后的监控

监控是主动脉腔内移植物植入治疗过程中最为关键的一环。目前主动脉腔内移植物植入后的监控尚无统一的指导标准。一般来说，最常用的是以时间来评估，包括术后 1 个月、6 个月、12 个月和术后第 2 年以后每年 6 个月、12 个月的影像学检查和临床复诊。最好是建立电子数据库来随访和跟踪这些患者的特定数据，以便更好地管理这部分患者。

术后的监控内容除了病史、查体和影像学检查之外，对于动脉瘤（腹主动脉瘤和胸降主动脉瘤等）而言，主要是瘤体的大小、有无内漏，而对于主动脉夹层而言，主要是内漏及假腔的变化。

瘤体大小的持续监测是判断动脉瘤腔内移植物术后成功与否的重要直观标志。有两种方法可以采用：一种是二维的直径测量，一般在同一个轴面直径的改变大于或等于 5mm 认为是典型改变，具有临床意义；另一种方法是瘤体的三维容积。

内漏是指影像学证据提示有造影剂泄露或外渗至移植物腔外且不超出动脉瘤腔范围内。内漏可分为原发性（术中或术后 30 天内发生）和继发性（术后 30 天以后发生）两类。根据血流进入瘤腔的途径，White 等将内漏分 4 种类型：Ⅰ型：因支架型血管与自体血管无法紧密贴合而形成内漏。Ⅱ型：漏血来自侧支血管血液的反流，包括腰动脉、肠系膜下动脉、骶中动脉、髂内动脉等。Ⅲ型：因支架型血管自身接口无法紧密结合或人造血管破裂而形成内漏。Ⅳ型：经覆盖支架的人造血管编织缝隙形成的渗漏。术中任何程度的Ⅰ型、Ⅲ型内漏均应积极处理，力求达到手术结束无Ⅰ型、Ⅲ型内漏发生。对移植物近端、远端或移植物主体与短肢连接处、移植物近端瘤颈部的内漏可用顺应性球囊适当扩张；远侧附着点内漏多是由于主动脉和移植物不匹配造成，可延长一段移植物解决。近端内漏是术中需要解决的重点，其存在会使瘤囊处于高张力状态，数日内即可引发动脉瘤明显扩大至破裂。对近端内漏量大、经扩张或附加 Cuff 不能消除者，瘤腔压力无下降甚至增高，应果断采取开放手术；对于Ⅰ型内漏，国外研究表明术后经动脉应用氰基丙烯酸酯液体试剂栓塞得到不错的成效。术中发现的Ⅱ型、Ⅳ型内漏可以不处理，术后超声密切观察随访。对自身破损所致的内漏，应采用再内衬一段移植物的方法封闭。

定期随访病史包括询问任何非典型的腹痛或背痛、新出现的间跛、高血压、持续发热或不适等，这些症状可能提示腔内移植物植入后急性内漏、腔内移植物分支急性闭塞、肾动脉狭窄或迟发性腔内移植物感染等。体格检查的重点在于触诊瘤体的搏动和股动脉的搏动。

第二节　主动脉腔内移植物术后感染的处理

感染性主动脉移植物是血管外科医生所面对的一个最困难的问题，合适的治疗通常需要一些创意。幸运的是其总体的发病率相当低。治疗目标包括控制任何可能发生的脓毒症、感染移植物的取出、躯干或者下肢的血管重建以及控制主动脉肠道瘘（AEF）的出血。大多数和最重要的移植物感染包括肾下腹主动脉，其治疗将在此章中详细介绍。感染的肾上 / 胸腹主动脉移植物的治疗选择是有限制的，通常需要原位置换。

一、诊断

感染性主动脉移植物患者可表现出非特异性症状及脓毒症的任何症状。在有引流窦道和（或）暴露的移植物存在的情况下易于诊断，但这些情况很少见。仅有 5% 的患者在发病时血培养阳性。大多数患者表现出非特异性的症状，包括低热、白细胞计数轻度升高，血沉升高、不适及全身症状，因此早期诊断很困难。低毒性的表皮葡萄球菌在这些感染中占有显著的比例。必须注意的是，一旦移植物感染的可疑性增高，应立即进行评估来明确诊断。仔细调阅前次的手术记录和术后恢复过程，来明确可能的感染易发因素。所有伴有胃肠道出血的人工主动脉移植物患者都应考虑到主动脉肠道瘘存在的可能，除非有明确的证据来排除该诊断。另外，主 – 股动脉旁路术后的股动脉假性动脉瘤和肢体血栓可能是由移植物的感染所引起，需要特别注意。

增强 CT 扫描时敏感性和特异性均大于 90% 的诊断性检查。提示主动脉移植物感染的特殊征象包括移植物周围液性聚集和（或）软组织水肿、异位气体、假性动脉瘤（主动脉或股动脉吻合口）、腹膜后脓肿、肠壁增厚或输尿管积水。特别注意的是，在没有其他征象时发现输尿管积水提示移植物感染，而且通常具有特异性。但是在术后早期诊断移植物感染是比较困难的，因为很多正常的术后改变与移植物感染表现相似。正常情况下，移植物周气体的吸收多在术后 2 周以内，而移植物周的积液可以持续至 3 个月以上。

其他的影像学手段也可用于明确移植物感染的诊断。由于 MRI 对软组织具有更好的分辨率，其可能较 CT 更具有优势。超声可以辅助明确移植物外周积液，特别是在腹股沟区，还可确定假性动脉瘤的存在。造影剂可以尝试从任何行程接近移植物腔道注入（如窦腔 X 线照片），明确是否与移植物本身存在交通。许多放射性核素功能的研究已经应用于这些影像诊断，铟 – 标记的白细胞应用最多，但炎症区域可能导致假阳性结果。动脉造影不能用于移植物感染的诊断，但是可常规用于手术计划中。必要时行外科探查，以便确诊，如果发现移植物与周围组织没有粘连，则可以确定存在感染的。

主动脉肠道瘘（AEF）发病率较低，代表移植物感染一个小的类型。与大多数普通的、无明显异常的感染性主动脉移植物不同，AEF 患者有胃肠道出血的临床表现。通常表现为中等“自限性的”或“前哨性”出血，很少出现大出血。除非可以明确排除，所有的接受人工主动脉移植物的胃肠道出血患者应当认为继发 AEF，应立刻进行相关的检查以明确诊断。大约 40% AEF 患者将在首次出血的 24 小时内再次出血。出血的来源或者与感染移植物的交通可能发生于胃肠道的任何部位，但是越过主动脉移植物处的十二指肠段（第 3、第 4 部分结合处）是最常见的部位，大约 75% 的病例出现此处的出血。应当进行食管、胃、十二指肠镜（EGD）检查来明确诊断和（或）确定其他出血来源，并与内镜医师及时沟通。检查应当包括一个对十二指肠的 3、4 段完全的排查，并且可能需要使用儿科的结肠镜。如果确定胃或近端十二指肠出血部位（如胃炎、胃溃疡）后，不宜过早结束检查。有大量出血证据的患者应当尽可能在手术室进行检查，而且需要保持黏附的血凝块的稳定，以防止再次出血。但正常的上消化道内镜检查不能排除 AEF 的诊断。应当结合 EGD 进行增强 CT 扫描来帮助确诊。必要时需行剖腹探查，在控制主动脉近、远端后完全游离十二指肠，使之离开主动脉或主动脉移植物。使用结肠镜检查结肠可以帮助完成胃肠道出血的评估。

二、病因

人工主动脉移植物感染率在肾下型主动脉重建中为 1% ~ 2%。腹腔内移植物（主 – 主旁路、主 – 髂旁路）感染的发生率为 0.5% ~ 1%，累及腹股沟部移植物（主 – 股旁路）感染发生率为 1.5% ~ 3.0%。

移植物感染的病因包括围术期外科切口或移植物感染。移植物感染可来自于菌血症的移植物种植，肠道或泌尿生殖道的腐蚀，以及邻近感染过程的累及。围术期移植物的污染是最常见的病因与无菌技术的破坏有关，常发生于足部感染、腹部切口裂开及急诊手术。需要特别注意的是，15% ~ 40% 的腹主动脉瘤患者可将细菌隔离在附壁血栓和动脉粥样硬化的血栓中，但是附壁血栓对移植物感染的隔离作用是否有效仍不明确。AEF 可以由缝线的直接接触、吻合口假性动脉瘤接触或者人造血管侵蚀至肠腔内引起。在大多数病例中，移植物感染发生在 AEF 之前。

大多数（约 60%）人工主动脉移植物感染由金黄色葡萄球菌、表皮葡萄球菌和大肠杆菌引起，伴随存在的病原体包括革兰阴性杆菌、拟杆菌和非溶血性链球菌等。病原体随着感染时间而改变，如金黄色葡萄球菌在术后早期占据优势，而后期则是表皮葡萄球菌占有优势。在明显存在移植物感染的病例中，超过 25% 的患者未能检测出病原菌。大多数的这种病例可能由表皮葡萄球菌引起，需要特殊的培养技术去破坏其表面生物膜并分离病原菌。

讨论人工移植物感染的病因有利于评价各种预防策略。这些策略有标准的外科技术组成，包括严格的无菌技术、围术期的皮肤准备、术中必要的预防性抗生素的应用，以及防止人工移植物与皮肤和移植物与肠道之间的后腹膜组织的接触。

三、适应证和禁忌证

所有的主动脉移植物感染患者均需手术治疗。特别是作为唯一的治疗方案，长期抗生素治疗无明显效果。未治疗的 AEF 的死亡率为 100%。

四、术前评估

感染的主动脉移植物患者通常具有明显的并存疾病，应给予积极治疗。所有的患者应进行无创的踝肱指数检查，包括阶段性上肢压力和速度波形的检测，以确定腋动脉是否合适作为流入道，以及隐静脉、股腘浅静脉的测量。应当进行标准的主动脉造影和双侧下肢动脉造影以制订血管重建手术。简单的排除移植物而不重建下肢血供是不可行的。因为感染的移植物通常已位于最佳的解剖位置，因而补救性血管重建往往是复杂的。应对同侧的股深动脉行单独斜位摄片。如果采用腋－股动脉旁路，则应进行相应的主动脉弓造影。术前根据经验预防使用抗生素，之后根据培养结果进行调整。

五、手术技术

治疗感染性主动脉移植物的措施包括不行血管重建的移植物取出、移植物取出伴解剖外旁路及移植物取出伴原位置换。在这些选择中，解剖外旁路可以单独进行手术或分期进行，而人造血管、低温保存的同种异体移植物及自体静脉可以用于原位置换。术前需要结合医疗设备全面考虑，根据不同的个体及临床特点进行合适的选择。由于担心下肢缺血，很少单纯取出移植物而不行血管重建。影响手术选择的因素是广泛的，并且包括解剖外旁路的可行性（腋动脉和股腹股沟下的流量情况）、患者的并存疾病、生存预期、脓毒症的存在、可能的病原体感染、AEF 的存在、AEF 患者中出血的严重程度以及不同手术的远期成功率。

分期行解剖外旁路，其后数天行移植物取出代表了治疗移植物感染患者最保守、传统的方法。由于分期手术具有明显的安全性，现在已经放弃行一期联合手术（解剖外旁路合并移植物取出）。尚无证据表明分期手术时解剖外旁路移植物出现感染的可能性较大，但由于血流动力学不同于解剖旁路，解剖外旁路血栓形成的风险较大。解剖外旁路的构型由感染性主动脉移植物决定，腋－双股动脉旁路适合于仅在腹部使用的移植物，而双侧腋－股动脉旁路适合于那些通过腹股沟的移植物。腋－股旁路的流出道为股深动脉或者股深－浅动脉，腋腘动脉旁路的通畅率不佳，应被淘汰。

由于长期通畅率较高，对年轻的、健康的患者或者不适于使用解剖外旁路的患者（如严重腋动脉闭塞性疾病）而言，使用自体股浅－腘静脉或者新主髂系统进行原位替代感染性移植物更为合适。虽然移植物感染复发的可能性很大，但是对伴多种并存疾病和（或）低毒性的病原体的患者来说，人造血管或者同种异体移植物原位替换时合理地选择。实际情况是，在移植物成功获救与感染过程的强度/毒性之间表现出相反的关系。

AEF 患者的治疗选择在本质上与非 AEF 患者是一致的。但是，是否进行治疗取决于出血的严重性和患者的血流动力学条件。如果患者血液循环稳定并且没有出血，最好选择分期的解剖外旁路伴移植物取出。对此类患者使用股浅－腘静脉进行原位替换也是合理的选择，但应该注意旁路的耐用性及出血复发和主动脉破裂的潜在影响。对 AEF 伴血流动力不稳定的患者首先要关心的是控制出血的来源。治疗上建议包括单独修复瘘的手术、纠正出血的来源以及立即行解剖外旁路术后取出感染物。对此类患者吸引人的选择是原位使用人造血管纠正出血来源和修复瘘管，此措施基本上可以将AEF患者的不稳定状态转变成带有感染移植物的半选择性状态，而感染的移植物可以在稍后处理。这种方式强调了处理主动脉移植物感染患者的一个重要原则，那就是采用系列的小的手术而不是独立的大手术来处理患者通常更加安全。

分期行解剖外旁路，术后取出感染物：腋股动脉旁路手术在相关章节会有详细叙述。取出感染性主动脉移植物的方法与补救行主双股动脉旁路术是相似的。但是，许多技术要点需要进一步的支出和（或）强调。

手术患者的术中体位为仰卧位同时上肢外展90°，准备手术野并常规消毒铺巾，皮肤消毒范围自下颌至脚趾。

游离腋动脉，首先于锁骨中1/3段下1cm做切口，沿皮肤切口向下切开胸大肌浅面的软组织及筋膜，钝性分离肌肉纤维。游离腋静脉并用血管拉钩将其拉开，腋静脉的多条分支需要横断以便游离。腋动脉位于腋静脉的后方头侧，通常可轻易触及。大约需要游离3cm腋动脉以便进行吻合，同时需要钳夹近远端血管以便阻断血流。与静脉相似，有许多小动脉分支于腋动脉发出，可将其结扎。操作过程中需要将腋动脉游离充分，使其与胸壁分离以便尽可能将吻合口置于中间部位，以减少肩部运动所致的吻合口破裂的可能。

股部切口的位置由主动脉移植物感染的范围和是否累及腹股沟决定。当主动脉重建限于腹部（即主－主或主－髂重建）时，位于股总动脉之上的标准切口可以用于准备行腋股旁路的股－股部分。腹股沟移植物感染是最常见情况，常沿缝匠肌外侧缘切口显露股深动脉，位于标准腹股沟切口的后外侧。股浅动脉更浅表可见，也更易游离暴露，常被误认为股深动脉。应当充分游离股深动脉，保护和控制其小分支。

腋股旁路至股深的隧道应当位于髂前上棘的后外侧。皮下隧道可以通过于腹股沟切口沿腋前线推进8mm的隧道器建立，术者位于患者对侧，更利于操作。隧道器应当通过外侧腹壁的皮下组织并且沿前外侧胸壁推进，以防止不小心进入腹膜腔和（或）胸膜腔。隧道器沿胸肌下胸壁推进并且穿过腋切口。从腋窝切口使用另外一只手的手指钝性分离胸肌深面引道隧道器的头端，这一过程可以被简化。8mm带环的PTFE人造血管可以通过这一隧道。

根据人造血管所能取得的最佳位置，腋部吻合口可以定位于动脉的前面或者前下面，人造血管可自腋静脉前面或者后面穿过。通常在腋静脉后方做隧道，因为看上去吻合的更好。另外，人造血管的近端应当采用柔和的曲线走行，先向外侧在向下方走行。

这样增加了少许人造血管长度，但可以允许体位改变时不增加吻合口的张力。人造血管无环的部分被用来进行吻合，靠近吻合口的环应置于适当的位置。腋动脉质脆且容易受到损伤，吻合完成后需特别进行保护。

股深动脉的吻合口应当沿用标准技术来重建。股浅动脉通常也应进行重建。潜在的选择包括游离近端股浅动脉、将其吻合于股深动脉的吻合口部，或者使用 8mm PTFE 人造血管间置于股深吻合口与股浅动脉构建旁路。这两种方法均实用，且其临床效果优于吻合于股总动脉分叉的情况。从外侧方法吻合于股深动脉的特点是缝匠肌能提供软组织覆盖于人造血管上方，并且可以作为缝匠肌瓣来保护移植物。

二期手术或者说感染的主动脉移植物切除术应当在患者从解剖外旁路术中恢复之后进行，常需 2 ~ 3 天。在此间隔期内应行抗凝治疗，以防止腋股动脉旁路人造血管血栓形成，因为竞争性的血流大量通过直接的主髂和主股动脉重建通路。二期手术的创伤相当大，术前必须准备充分的血制品和自体输血装置，并且正确使用辅助控制体温设备设施。

在感染的主双股旁路中，二期手术很有挑战性。应当首先进行人造血管、髂外动脉、股浅动脉和股深动脉的血管控制。在该过程中，注意有大出血的风险。股动脉吻合口应当完全闭合并且切除所有的移植物。管腔的处理根据软组织感染的范围和动脉闭塞病变的程度而定。理想的股动脉应当使用宽大的静脉补片重建，以通过腋股人造血管至髂外动脉维持倒流的盆腔灌注。但常需要结扎股动脉。人造血管应从周围组织进行分离，尽可能向头侧做广泛分离并深至腹股沟韧带下方。

腹部切口的选择根据初始手术、先前的手术切口及外科医师的偏好而定。类似于腹主动脉瘤开放手术步骤，游离暴露术后病变段。人造血管上方的主动脉应在切开移植物上的后腹膜组织之前进行阻断。分离及阻断主动脉的目标位置（即肾下、肾上）由近端吻合口的位置决定。当近端吻合口起始处紧邻肾动脉下时，必须在肾上控制主动脉。通过完全游离左肾静脉，并且游离肾上腺静脉、性腺静脉和腰静脉，可有助于在肾上控制主动脉。膈肌脚可以从双侧切开以利于钳夹的使用。

六、术后治疗

采用分期解剖外旁路术及移植物取出的患者，如果移植物形成血栓的风险较大，以及远端流出道欠佳，可考虑长期抗凝治疗。抗生素治疗至少 6 周，且根据可能的病原菌或药敏试验结果来选择抗生素种类。定期复查外周动脉闭塞性病变和感染情况。

总之，主动脉腔内移植物的监控应当维持终生，因为腔内修复术成功还是失败的概念还很模糊，所有的患者需要长期的监护以确定腔内修复术的远期成功率。腔内移植物感染十分棘手，临床上应该十分警惕和慎重处理。解剖外旁路和分期取出移植物是目前最主要的处理方法。具体治疗情况，根据病变部位和血管条件进一步确定。

（王　默　吴学君）

点评专家：王玉琦教授，简介见第十五章。

点评意见：现有的证据提示，解剖条件理想的主动脉疾病行腔内治疗具有优于开放手术的近期疗效，以及与开放手术相当的远期疗效，但腔内治疗后的中远期再干预率明显高于开放手术。这就对腔内治疗后的随访工作提出了严格的要求。近年来，我国血管外科工作者对腔内治疗的技术和策略不断提高，但腔内治疗后的中远期随访及治疗工作尚存不足。本章节作者总结了主动脉腔内治疗后的随访要点，为临床医生开展主动脉的腔内治疗提供了一定的参考。同时，腔内移植物感染是血管外科医生面临的棘手问题，由于其处理涉及腔内移植物的取出及吻合口的处理，其手术复杂程度往往高于传统人造血管移植物感染，成为腔内时代对血管外科医生的严峻考验。作者总结了相关文献，对这一问题做了充分论述，对临床医生的工作具有较大的帮助。

参考文献

[1] 丁焕宇，江敏纯，罗淞元，等．主动脉夹层腔内修复术后血管移植物感染 1 例 [J]. 血管与腔内血管外科杂志，2017，3（3）：825–826.

[2] 殷恒讳，王冕，李梓伦，等．腹主动脉瘤腔内修复术后支架感染诊治分析 [J]. 中华医学杂志，2016，96（30）：2410–2414.

[3]Sgroi MD，Kirkpatrick VE，Resnick KA，et al.Less than total excision of infected prosthetic PTFE graft does not increase the risk of reinfection[J].Vascular & Endovascular Surgery，2015，49（1–2）：384–389.

[4]Chun HJ，Kim HW，Jo KH.Thoracic endovascular stent graft infection[J].European journal of cardio–thoracic surgery：official journal of the European Association for Cardio–thoracic Surgery，2015，47（3）：579–580.

[5] 林朝晖，李鸿江，杨维竹．血管移植物在腹主动脉瘤腔内修复术中的应用分析 [J]. 福建医药杂志，2014，36（6）：26–29.

[6]Bozzani A，Arici V，Odero A.Aortic stentgraft in aortobronchial fistula is a bridge solution？ [J].Annals of Thoracic Surgery，2013，95（1）：381-382.

[7]Veger HT，Hedeman Joosten PP，Thoma SR，et al.Infection of endovascular abdominal aortic aneurysm stent graft after urosepsis：Case report and review of the literature[J].Vascular，2013，21（1）：10-13.

[8] 孙岩，张十一，刘洋，等 . 感染性腹主动脉瘤患者的诊断与外科治疗 [J]. 中华医学杂志，2011，91（43）：3071-3073.

[9] 唐骁，符伟国，郭大乔，等 . 腹主动脉瘤腔内修复术后常见问题分析 [J]. 中华外科杂志，2011，49（10）：888-892.

[10]Lichtenfels E，Frankini AD，Cardozo MA，et al.Stent graft infection[J].Jornal Vascular Brasileiro，2011，10（1）：50-54.

[11] 曲乐丰，冯家烜，陆华，等 . 覆银人造血管治疗髂动脉瘤腔内移植物感染：病例报道并文献综述 [A]. 全国血管外科手术及介入并发症的预防与处理学术会议，2010.

[12] 姜涛，杨光，于音，等 . 老年血管移植物感染 54 例外科诊治体会 [J]. 中国老年学，2010，30（13）：1883-1885.

[13]Asif A，Gadalean F，Eid N，et al.Stent graft infection and protrusion through the skin：Clinical considerations and potential medico-legal ramifications[J].Seminars in Dialysis，2010，23（5）：540-542.

[14]Blanch M，Berj ó n J，Vila R，et al.The management of aortic stent-graft infection：Endograft removal versus conservative treatment[J].Annals of Vascular Surgery，2010，24（4）：1-5.

[15]Kan CD，Lee HL，Yang YJ.Outcome after endovascular stent graft treatment for mycotic aortic aneurysm：A systematic review[J].Journal of Vascular Surgery，2007，46（5）：906-912.

第三篇 主动脉闭塞性疾病

第十八章　颈动脉闭塞性病变的治疗

颈动脉闭塞性病变是老年患者中常见血管疾病之一，随着我国老龄化社会的到来，发病人数有逐年增多趋势。该病发病隐匿，早期不易引起人们注意，致残、致死率高,对患者及家庭危害巨大。颈动脉内膜剥脱术治疗颈动脉狭窄已有50多年的历史，国外有较多大型研究，如北美颈动脉内膜切除试验（north american symptomatic carotid endarterectomy trial，NASCET）和欧洲颈动脉外科手术试验（european carotid surgery trial，ECST），已明确证实了颈动脉狭窄内膜剥脱术的有效性及安全性。颈动脉支架成形术（CAS）作为治疗颈动脉狭窄的手段也为众多学者认同，尤其对于存在高危因素的患者。为使该疾病的诊疗能够在我国快速、规范地发展，根据国内外经验提出一套完整的、与现代新技术相适应的诊断和治疗策略，供同道参考。

第一节　颈动脉闭塞性病变的自然病史和血管重建原则

颈动脉闭塞性病变指可引起脑卒中和短暂性脑缺血发作的颈总动脉和颈内动脉狭窄和（或）闭塞。

一、流行病学资料

脑卒中（stroke）是目前我国人群的主要致死原因之一。在总死亡中所占比例，城市为20%，农村为19%。25 ~ 74岁年龄组人群急性脑卒中事件的平均年龄标化发病率男性为270/10万，女性为161/10万，平均年龄标化死亡率男性为89/10万，女性为61/10万，平均年龄标化病死率男性为33%，女性为38%。在脑卒中患者中，缺血性病变和出血性病变的比例为4 ： 1。其中颅外颈动脉狭窄与脑缺血性疾病特别是脑卒中有着十分密切的关系，约30%的缺血性脑卒中是由颅外段颈动脉狭窄病变引起的，症状性颈动脉狭窄＞ 70% 的患者 2 年卒中发生率可以高达 26%。

二、病因学

颈动脉闭塞性病变的主要病因是动脉粥样硬化。流行病学资料显示：90% 的颈动脉狭窄是由动脉粥样硬化所致；其余 10% 包括纤维肌性发育不良（Fibromuscular Dysplasia）、动脉迂曲、外部压迫、创伤性闭塞、内膜分离、炎性血管病、放射性血管炎及淀粉样变性等。

1．动脉粥样硬化　病变形式是颈动脉形成硬化斑块造成狭窄，颅外段颈动脉狭窄的好发部位主要是颈总动脉的分叉处，特别是颈动脉球。按病变的不同发展阶段，斑块可分为纤维性板块和复合性斑块两类。

（1）纤维性斑块：早期的动脉硬化斑块为附着于动脉内膜的脂质沉积，其中主要成分是胆固醇。同时斑块周围的炎症反应又伴发血管壁纤维增生，覆盖于斑块表面。

（2）复合性斑块：纤维性斑块经不断地变化最终成为复合性斑块。引起临床症状的颈动脉复合性斑块通常具有溃疡形成、附壁血栓或斑块内出血等特点。斑块进展造成血管内膜层破裂，粥样物质碎屑释放入血管腔内。随着粥样碎屑的不断脱落，在病变的中心可出现溃疡腔。该病灶可使血小板聚集、血栓形成，成为致栓物质不断脱落的出口。钙盐沉积参与斑块的形成过程，造成病变处有不同程度的钙化。随着动脉粥样硬化过程的进展，斑块逐渐增大，有效血管腔不断缩小。粥样斑块内出血可导致斑块突然增大，引起血管腔急性闭塞。

2．纤维肌性发育不良　是一个非动脉硬化性的病变过程，主要影响中等大小的动脉。病变可以累及到颈动脉。30% 的患者合并颅内动脉瘤；65% 的患者发生双侧病变；25% 的患者同时伴有动脉硬化改变。

3．颈动脉迂曲　多为胚胎发育所致，在生长发育过程中表现出来。在胚胎过程的早期阶段，随着心脏及大血管从纵隔下降时，迂曲的颈动脉被拉直。如果这种发育过程没有完成，部分患者在儿童阶段即可发生颈动脉迂曲，大约 50% 为双侧病变。在成人，颅外段颈动脉迂曲多伴有动脉硬化。在进行脑血管造影检查的患者中，颅外段颈动脉迂曲的检出率为 5% ～ 16%。动脉迂曲由于血流减慢或斑块形成伴远端栓塞而产生症状，当两个动脉段之间角度小于 90° 时可认定为动脉迂曲。

三、病理学

1．病理生理　良性的脂纹病变进展成纤维斑块。脂质在动脉壁持续浸润导致巨噬细胞聚集、生长因子生成，同时引起炎症反应和斑块增大。蛋白溶解酶释放引起巨噬细胞溶解，伴随脂质进一步浸润。在脂质聚集部位，坏死碎片、进行性慢性炎症和钙化最终导致复合斑块形成。动脉壁炎症和愈合反复循环造成动脉壁斑块和新生血管形成。若斑块破裂，形成的斑块表面溃疡可以成为血小板聚集和其他血栓碎片堆积的部位，造成更多的血管栓塞事件。

2. 致病机制　颅外段颈动脉硬化病变引起脑缺血症状主要通过下述两种机制。

（1）斑块或血栓脱落形成栓子，造成颅内动脉栓塞：颈动脉硬化斑块在进展过程中，表面可有碎屑不断脱落，碎屑本身可形成栓子流至远端颅内血管形成栓塞；碎屑脱落后，斑块内胶原等促血栓形成物质暴露，血栓形成后不断脱落导致远端血管反复栓塞。

（2）狭窄造成远端脑组织血流低灌注：既往认为颅外颈动脉直径减少 50% 时可以使压力降低，流向同侧半球的血流量减少，引起脑缺血症状。近年来研究表明，颈动脉管腔狭窄引起缺血、低灌注导致脑卒中的发生率极低，绝大多数脑缺血病变为斑块成分脱落引起脑栓塞所致。许多患者伴有颅外颈动脉严重狭窄甚至闭塞时临床上并不出现症状。某些病变特别是严重狭窄的病例（直径减少 80%）易于血栓形成，导致颈内动脉完全闭塞。此时大脑血供突然减少，侧支循环无法于短时间内有效建立，可导致缺血症状，特别是当 Willis 环不足以维持大脑半球血供的情况下。

四、颈动脉闭塞性病变的自然进程

颈动脉硬化预示着患者有可能发生 TIA 或者卒中，发生的风险和颈动脉病变的严重程度有关。Chambers 对 500 例经超声提示有不同程度狭窄的颈动脉疾病的患者随访中发现 TIA 或者卒中的情况如下：狭窄率 0 ~ 29% 的患者中有 2.1%，狭窄率 30% ~ 74% 的患者中有 5.7%，狭窄率 75% ~ 100% 的患者中有 19.5%。也有研究表明，颈动脉狭窄程度和心脏缺血事件的发生率有关。

药物治疗能改变无症状颈动脉疾病的自然病程。他汀类药物可以减慢胆固醇水平正常患者颈动脉斑块的进展并减低 TIA 和卒中的发生率。阿司匹林和其他抗血小板药物被证实在预防无症状的颈动脉粥样硬化患者发生心血管事件方面有效。

五、颈动脉闭塞性病变的诊断

1. 颈动脉闭塞性病变影像学检查方法的选择和应用

（1）多普勒超声检查：是将多普勒血流测定和 B 超的实时成像有机地结合起来，为目前首选的无创性颈动脉检查手段，具有简便、安全和费用低廉的特点。它不仅可显示颈动脉的解剖图像，进行斑块形态学检查，如区分斑块内出血和斑块溃疡，而且还可显示动脉血流量、流速、血流方向及动脉内血栓。诊断颈动脉狭窄程度的准确性在 95% 以上，多普勒超声检查已被广泛地应用于颈动脉狭窄病变的筛选和随访中。

超声检查的不足之处包括：①不能检查颅内颈内动脉的病变；②检查结果易受操作人员技术水平的影响。

（2）磁共振血管造影（magnetic resonance angiography，MRA）：是一种无创性的血管成像技术，能清晰地显示颈动脉及其分支的三维形态和结构，并且能够重建颅内动脉影像。颈部血管有着直线型的轮廓，是特别适合于 MRA 检查的部位。MRA 可以准确地显示血栓斑块，有无夹层动脉瘤及颅内动脉的情况，对诊断和确定方案极有帮助。MRA 突出缺点是缓慢的血流或复杂的血流常会造成信号缺失，夸大狭窄度。在显示硬化斑块方面亦有一定局限性。对体内有金属潴留物（如金属支架、起搏器或金属假体等）的患者属 MRA 禁忌。

（3）CT 血管造影（CT angiography，CTA）：是在螺旋 CT 基础上发展起来的一种非损伤性血管造影技术。方法是经血管注射对比剂，当循环血中或靶血管内对比剂浓度达到最高峰期间进行容积扫描，然后再行处理，获得数字化的立体影像。颅外段颈动脉适宜 CTA 检查，主要原因是颈部动脉走向垂直于 CT 断面，从而避免螺旋 CT 扫描时对于水平走向的血管分辨力相对不足的缺点。CTA 的优点能直接显示钙化斑块。

目前三维血管重建一般采用表面遮盖显示法（surface shaded display，SSD）和最大密度投影法（maximum intensity projection，MIP）。MIP 重建图像可获得类似血管造影的图像，并能显示钙化和附壁血栓，但三维空间关系显示不及 SDD。但 SDD 不能直接显示密度差异。CTA 技术已在诊断颈动脉狭窄得到较多应用，但该技术尚不够成熟，需要进一步积累经验加以完善。

（4）数字减影血管造影：目前虽然非创伤性影像学手段已越来越广泛地应用颈部动脉病变的诊断，但每种方法都有肯定的优缺点。高分辨率的 MRA、CTA、多普勒超声成像对初诊、随访等具有重要的价值。虽然血管造影不再是普查、初诊和随访的方法，但在精确评价病变和确定治疗方案上，数字减影血管造影（digital subtraction angiography，DSA）仍是诊断颈动脉狭窄的“金标准”。颈动脉狭窄的 DSA 检查应包括主动脉弓造影、双侧颈总动脉选择性造影、颅内段颈动脉选择性造影、双侧的椎动脉选择性造影及基底动脉选择性造影。

DSA 可以详细地了解病变的部位、范围和程度，以及侧支形成情况；帮助确定病变的性质如溃疡、钙化病变和血栓形成等；了解并存血管病变如动脉瘤、血管畸形等。

动脉造影能为手术和介入治疗提供最有价值的影像学依据。动脉造影为创伤性检查手段,且费用昂贵,文献报道有 0.3% ~ 7% 并发症的发生率。主要的并发症有脑血管痉挛、斑块的脱落造成脑卒中、脑栓塞和造影剂过敏。肾功能损害、血管损伤及穿刺部位血肿、假性动脉瘤等。

2. 颈动脉狭窄度的测定方法 颈动脉狭窄度是决定其治疗策略的重要依据，在获得完整的病史和影像学资料后应尽快做出综合判断。尽管超声、计算机 X 射线断层成像（computerized tomography，CT）、磁共振成像（magnetic resonance imaging，MRI）等无创性检查在颈动脉狭窄诊断中的作用日益提高，但目前动脉造影仍是诊断颈动脉狭窄的“金标准”。颈动脉狭窄程度的判定依据动脉造影结果。

不同研究部门采用了不同的测量方法，国际上常用的测定方法有 2 种，即北美症状性颈动脉内膜切除术试验协作组（north american symptomatic carotid endarterectomy trial collaborators，NASCET）标准和欧洲颈动脉外科试验协作组（european carotid surgery trial collaborators group，ECST）标准。

NASCET 狭窄度＝（1 －颈内动脉最窄处血流宽度 / 狭窄病变远端正常颈内动脉内径）×100%

ECST 狭窄度＝（1 －颈内动脉最窄处血流宽度 / 颈内动脉膨大处模拟内径）×100%。

上述两种方法都将颈内动脉狭窄程度分为 4 级：①轻度狭窄，动脉内径缩小＜30%；②中度狭窄，动脉内径缩小 30% ~ 69%；③重度狭窄，动脉内径缩小 70% ~ 99%；④完全闭塞。

六、颈动脉闭塞性病变的处理

1. 临床表现 颈动脉闭塞性病变可以没有症状或有不同程度的症状。

（1）短暂性脑缺血发作（transient ischemic attacks，TIA）：是脑血管某一供应部位或视网膜血管的局灶性缺血引起的症状，例如短暂的偏瘫，短暂性单眼失明或单眼黑朦、失语、头晕、肢体无力和意识丧失等，临床症状持续时间在 24 小时以内，通常小于 1 小时，无脑梗死迹象，能完全消退。

（2）可逆性缺血性神经功能障碍（reversible ischemic neurologic deficit，RIND）：指神经功能缺损持续在 24 小时以上，但于 1 周内完全消退的脑缺血发作。

（3）缺血性卒中（ischemic stroke）：脑缺血性神经障碍恢复时间超过 1 周或有卒中后遗症，并具有相应的神经系统症状、体征和影像学特征。

2. 体征　部分患者颈动脉区可闻及血管杂音。神经系统检查可有卒中的体征，偶可发现精神和智力异常。眼底检查可在眼底动脉分叉处见到微栓，多为胆固醇结晶。同时伴有锁骨下动脉或者下肢动脉硬化闭塞者可有相应体征。

3. 治疗　目的：①药物治疗：稳定斑块，限制、延缓其进展；②内膜切除：取出斑块，扩大管腔、清除栓子来源；③支架成型：重构斑块，扩大管腔、覆盖栓子来源。

（1）非手术治疗

1）抗血小板聚集：是非手术治疗的核心内容，对没有禁忌证的患者，无论手术与否都应给予抗血小板聚集药物。目前常用的抗血小板聚集药物包括：阿司匹林和氯吡格雷。阿司匹林、氯吡格雷都可以作为初始治疗。与单用阿司匹林相比，阿司匹林联合氯吡格雷虽能更有效地抗血小板聚集，但有增加出血的风险。可根据患者的经济状态、耐受能力等情况酌情选择。推荐用法用量：阿司匹林 50 ~ 325mg/d，使用肠溶阿司匹林可以降低胃十二指肠溃疡的发生率，缓释剂型拜阿司匹林 100mg/d 口服增加患者依从性；氯吡格雷 75mg/d，急诊手术时可给予负荷量氯吡格雷。

2）他汀类药物：能起到降低血脂水平、恢复内皮功能和稳定斑块的作用。对无禁忌证患者应给予他汀类药物，无脂质代谢紊乱的患者亦能获得益处，应常规给予。常用药物有：阿托法他汀（立普妥）：初始剂量 10 ~ 20mg/d，剂量范围 10 ~ 80mg/d；普伐他汀（普拉固）：初始剂量 40mg/d，剂量范围 10 ~ 80mg/d；辛伐他汀（舒降之）：初始剂量 10 ~ 40mg/d，剂量范围 5 ~ 80mg/d。

3）危险因素的控制：①高血压：推荐对伴有血压升高患者进行降压治疗，血压降低 10/5mmHg 即能获得益处。应根据患者的具体情况确定目标降压值和选择降压药物；②糖尿病：控制血糖接近正常水平以降低微血管并发症，治疗期间糖化血红蛋白应＜ 7%；③高脂血症：通过以下三方面控制血脂：生活方式改变、食物构成改变、药物治疗。推荐使用他汀类药物，血脂目标水平是 LDL-C ＜ 100mg/dl，对于高危患者应控制 LDL-C ＜ 70mg/dl；当患者为三酰甘油血症时，可考虑给予烟酸类或者贝特类降脂药；④戒烟：立即戒烟，同时避免被动吸烟；⑤限酒：降低酒精摄入量，严重颈动脉狭窄者应戒酒；⑥减肥：通过平衡饮食、锻炼和生活方式改变等途径来减肥，控制基础代谢率（BMI）为 18.5 ~ 24.9kg/m^2；⑦锻炼：能正常运动者，每天应该进行至少 30 分钟中等强度的体育锻炼；对于不能正常运动者，应进行有指导的恢复训练。

（2）手术治疗

1）颈动脉内膜切除术（carotid endarterectomy，CEA）：是切除增厚的颈动脉内膜粥样硬化斑块，以预防由于斑块脱落引起的脑卒中。颈动脉内膜切除术是防治缺血性脑病的有效方法。①去除导致动脉狭窄的斑块，通畅血流，改善脑供血；②动脉粥样硬化斑块的去除防止了斑块的脱落，预防颅内动脉栓塞。

2）颈动脉狭窄血管成形和支架植入术（carotid artery angioplasty and stent placement，CAS）：是指通过微创介入手段将通过扩张血管狭窄区域，并使用支架将破裂的斑块固定于血管壁，使大脑供血得到改善的方法。

第二节 颈动脉闭塞性病变的开放性血管重建

颈动脉内膜剥脱术治疗颈动脉狭窄已有50多年的历史，国外有较多大型研究，如北美颈动脉内膜切除试验（north american symptomatic carotid endarterectomy trial，NASCET）和欧洲颈动脉外科手术试验（european carotid surgery trial，ECST），已明确证实了颈动脉狭窄内膜剥脱术的有效性及安全性。

一、外科治疗的适应证及时机

1．绝对指征

（1）6个月内1次或多次短暂性脑缺血发作，且颈动脉狭窄度≧70%。

（2）6个月内1次或多次轻度非致残性卒中发作，症状或体征持续超过24小时且颈动脉狭窄度≧70%。

2．相对指征

（1）无症状性颈动脉狭窄度＞70%。

（2）症状性狭窄度范围是50%～69%。

（3）无症状性颈动脉狭窄度＜70%，但血管造影或其他检查提示狭窄病变处于不稳定状态。同时要求有症状患者围术期总卒中发生率和死亡率＜6%；无症状患者围术期总卒中发生率和死亡率＜3%；患者预期寿命＞5年。

3．手术时机的选择

（1）新发性脑梗死在发病6周后手术较为安全，但是对于近期出现症状发作，影像学检查提示为不稳定斑块时可推荐选择于2周内手术。

（2）如为双侧病变，两侧手术间隔至少2周，狭窄严重和（或）有症状侧优先手术。

（3）颈动脉完全长段闭塞者且无临床症状者不推荐手术。

（4）对于颅外颈动脉和颅内段虹吸部动脉等处的串联狭窄病变，目前尚无手术是否受益相关研究。

二、手术方式的选择

颈动脉内膜剥脱术手术方式包括纵切式内膜切除术（standard carotid endarterectomy，sCEA）（图 18–1）和外翻式内膜切除术（eversion carotid endarterectomy，eCEA）。ESVS 指南报道：sCEA 和 eCEA 在围术期卒中 / 死亡发生率及随访期间的卒中风险无显著差异。eCEA 在随访期间再狭窄（＞ 50%）发生率显著较低，然而与使用补片的 sCEA 两者在再狭窄发生率方面无统计学差异。两者在神经系统事件，局部并发症发生率上也无统计学差异。

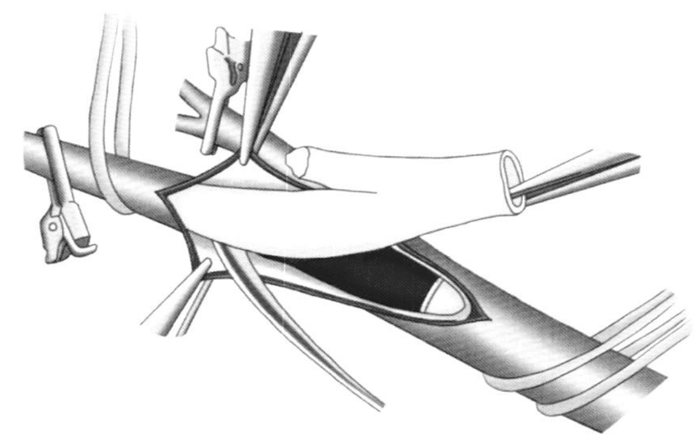

图 18–1　纵切式内膜切除术

支持外翻式颈动脉内膜剥脱术的学者认为 eCEA 的优点在于：①在颈总动脉分叉处斜形横断颈内动脉，口径较粗，加之动脉内膜剥脱后，吻合口直径可达 10mm 以上，缝合起来十分方便，不易造成术后吻合口狭窄；②在颈内动脉较细和狭窄段较长的情况下，不需补片修复，大大减少了颈动脉阻断时间，降低了血栓形成、微血栓脱落、血管破裂和假性动脉瘤的发生率，避免了人工补片感染的可能；③可很容易地处理 sCEA 难以解决的颈内动脉延长扭曲问题，据统计有 10% ~ 16% 患者伴有颈内动脉扭曲。

支持标准式颈动脉内膜剥脱术学者认为 eCEA 的中、远期疗效并不优于使用补片的 sCEA，且 eCEA 不适合病变长、分叉高和需要转流的患者，也不适用于颈动脉远端广泛性狭窄。

三、转流管应用指征

CEA 是否应该放置转流管，于何种情况放置转流管，长期以来一直存在争议。颈动脉转流管的使用缩短脑缺血时间、减轻术者压力，但也存在增加栓塞风险及操作难度、延长手术时间等弊端。Bastounis E 等研究结果显示术中是否使用转流管术后脑卒中等并发症并无显著差别。Halsey 研究发现，建立转流可显著降低围术期卒中发生率。ESVS 指南：目前还没有足够证据支持还是反对 CEA 术中常规或者选择性使用转流术，而且也几乎没有证据支持哪种监测技术更好地帮助选择需要性转流术的患者。目前大部分学者认为根据患者及术者经验等情况综合考虑是否使用转流管，做到个体化治疗（图 18-2）。

目前认为以下几种情况应使用转流管：①影像学证据提示术前有卒中；②对侧颈内动脉完全闭塞；③颈动脉反流压＜ 50mmHg；④术中不能耐受颈动脉阻断试验者；⑤术中脑功能检查出现异常者；⑥术中经颅 TCD 检查显示脑血流减少者；⑦颅内 Willis 环代偿不全者。

常用的监测方法有：①颈动脉阻断试验：用于颈丛阻滞麻醉，一般在清醒状态下，患者能耐受 5 ~ 10 分钟的阻断而不出现感觉或运动障碍，则可以不用行转流术。术中反流压测定：阻断颈总动脉及颈外动脉后测颈内动脉反流压，若反流压在 50mmHg 以上，可不行转流术；②持续术中脑电图监测（electroencephalography，EEG）；③经颅多普勒（transcranial doppler，TCD）监测脑血流速度变化，若阻断后血流速度下降超过 60%，则需行转流术。

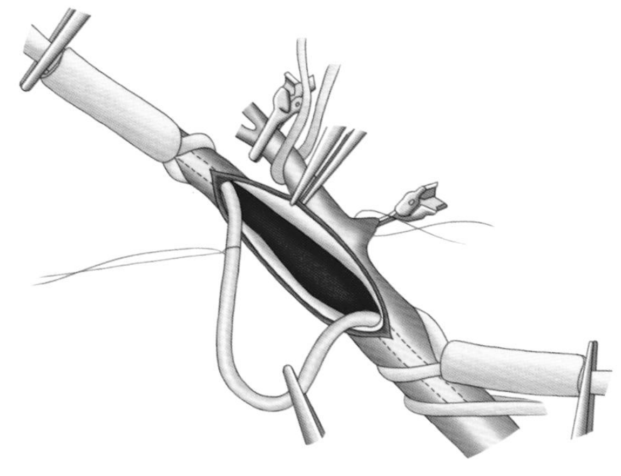

图 18-2　颈动脉转流管的应用

四、补片

Kittipan Rerkasem 通过研究 23 个随机对照试验结果后发现补片能够降低卒中及再狭窄风险。

1. 应用指征

（1）颈内动脉直径＜ 5mm。

（2）动脉扭曲成角。

（3）动脉切开长度＞ 3cm，或远端超出颈动脉球范围。

（4）术后再狭窄，二次手术者。

2. 缺点

（1）增加缝合时间。

（2）有补片使用后动脉瘤样扩张、感染性假性动脉瘤、补片破裂、出血和感染等风险。

3. 常用材料　自体静脉、多聚四氟乙稀（PTFE）、涤纶（Dacron）和牛心包。

（1）自体静脉：作为补片材料优点是没有人工移植物感染风险，急性动脉血栓风险较人工材料风险小。缺点是取自体静脉增加患者创伤，并且对将来可能取静脉做冠脉搭桥的患者不太适合。自体静脉补片的动脉瘤样扩张及破裂风险较其他补片材料高。

（2）多聚四氟乙稀（PTFE）：优点是吻合口不易形成血栓，围术期卒中风险及远期再狭窄风险较低，缺点是缝合针眼出血风险高。

（3）涤纶（Dacron）：优点是缝合出血风险小，缺点是较易形成血栓，并且人工移植物感染风险较高；一种新型超薄的涤纶材料和 PTFE 比较在血栓形成及感染方面没有显著差异，有待进一步证实。

（4）牛心包：作为一种新的补片材料，在卒中及再狭窄方面与其他人工材料比较没有显著差异，但在吻合口出血及感染方面有明显优势，但目前关于牛心包材料和其他人工补片材料比较的研究有限，有待进一步探索。

五、麻醉方式的选择

关于 CEA 的麻醉选择目前有较大的争议，全身麻醉有利于呼吸道管理，可以使用有脑保护的麻醉药物，局部麻醉更利于术中脑功能监护和血流动力学稳定性的维护。

1. 颈丛神经阻滞　在颈丛神经阻滞下可以以患者的意识作为检测神经功能的手段，减少使用转流管的机会，从而避免转流管带来的危害。优点是患者能在清醒状态下接受手术，术中能反复评估神经功能，如：意识水平、说话和对侧手握力等，而且术后恢复快，医疗费用低。但需患者的配合。颈丛神经阻滞选用一针法以达到深浅丛神经同时阻滞，使用 0.25% 布比卡因深丛注射 7ml，浅丛注射 8ml，术中可给以小剂量镇静药物。

2. 全身麻醉　伴有严重心脏疾患等重症患者、CEA 术后二次狭窄等患者的麻醉方式仍首选全身麻醉，另外局部麻醉效果不佳、躁动、心脑血管意外等原因也要改为全身麻醉。

药物选择：对循环干扰小、作用时间短、具有脑保护作用。故诱导镇静药一般选用丙泊酚或咪达唑仑等，肌松药应选择短效肌松药如：阿曲库铵等，镇痛药可食用芬太尼或瑞芬太尼。术中维持采用平衡麻醉法，可以选用吸入麻醉药物如：恩氟烷、七氟烷等肌松药，也可单用丙泊酚、芬太尼加阿曲库铵。

六、术后并发症

1. 颅脑神经损伤　是 CEA 中最常见的术后并发症，发生率约为 3.2%，北美颈动脉内膜切除试验（north american symptomatic carotid endarterectomy trial，NASCET）报道的颅脑神经损伤发生率为 7.6%。

2. 伤口血肿　CEA 术后较为常见，国内统计发生率为 3.1%，北美颈动脉内膜切除试验（north american symptomatic carotid endarterectomy trial，NASCET）报道的伤口血肿发生率为 5.5%。大部分血肿范围较小，症状较轻，可以观察，较大范围的伤口血肿或引起压迫症状的伤口血肿则需要紧急手术干预。

3. 脑过渡灌综合征（cerebral hyperperfusion syndrome，CHS）　国内 CEA 术后 CHS 的发生率为 2.4%。是 CEA 术后较为危险的并发症，临床症状包括头痛、癫痫发作、谵妄、局灶性神经功能缺损等，影像学表现为颅内水肿、颅内出血等。CEA 术后一定要严格控制血压，密切观察患者有无过渡灌注症状，及时给予药物等相关治疗。

4. 术后再狭窄　有文献报道 CEA 术后再狭窄的发生率为 10% ~ 32%。

5. 心脏事件　颈动脉狭窄患者很多合并有冠心病，应注意 CEA 术后心脏事件如：急性冠脉综合征。

6. 卒中 / 死亡　是 CEA 手术最严重的并发症。

第三节　颈动脉闭塞性病变的腔内治疗

随着近些年比较 CEA 及 CAS 手术的多中心 RCT 的展开及结果的相继公布，CAS 的安全性及预防卒中的有效性越来越得到学界的认可。微创优势使得该项技术成为外科手术的替代治疗措施。不过，关于 CAS 在未来颈动脉疾病中的治疗地位仍有争议，有待于一些尚在进行的临床随机对照实验来验证。

一、腔内治疗的适应证及时机

1. 绝对指征

（1）6 个月内 1 次或多次短暂性脑缺血发作，且颈动脉狭窄度＞ 70%。

（2）6 个月内 1 次或多次轻度非致残性卒中发作，症状或体征持续超过 24 小时且颈动脉狭窄度≥ 70%。

2. 相对指征

（1）无症状性颈动脉狭窄度＞ 70%。

（2）有症状性狭窄度范围是 50% ～ 69%。

（3）无症状性颈动脉狭窄度＜ 70%，但血管造影或其他检查提示狭窄病变处于不稳定状态。同时要求有症状患者围术期总卒中发生率和死亡率＜ 6%；无症状患者围术期总卒中发生率和死亡率＜ 3%；患者预期寿命＞ 5 年。

3. 选用 CAS 指征　当患者存在以下心脑血管合并症或者特殊情况时，并且术者具备足够 CAS 操作技巧时，应选择 CAS 作为手术方式。

（1）心脑血管合并症：①充血性心力衰竭（纽约心脏协会分级Ⅲ / Ⅳ）和（或）各种已知的严重左心功能不全；② 6 周内需行开胸心脏手术；③近期的心肌梗死史（4 周以内）；④不稳定的心绞痛（加拿大心血管协会分级Ⅲ / Ⅳ）；⑤对侧颈动脉阻塞；⑥继发于肌纤维发育不良的颈动脉狭窄。

（2）特殊情况：①对侧的喉返神经麻痹；②颈部放疗史或颈部根治术后；③ CEA 术后再狭窄；④外科手术难以显露的病变，颈动脉分叉位置高 / 锁骨平面以下的颈总动脉狭窄；⑤严重的肺部疾病（COPD、FEV_1 ＜ 20%）；⑥年龄＞ 80 岁；⑦患者拒绝行 CEA 术。

4．CAS 相对禁忌证

（1）颅内血管畸形。

（2）亚急性脑梗死。

（3）血管造影禁忌证（严重的造影剂反应、慢性肾衰竭）。

（4）严重钙化性病变，扩张困难者。

5．CAS 绝对禁忌证

（1）颈动脉内附壁血栓形成。

（2）腔内方法无法到达的病变（主动脉弓分支严重扭曲、无合适导入动脉、主动脉弓解剖特殊）。

（3）严重的狭窄（＞99%）。

（4）颈动脉瘤附近的病变。

二、围术期药物治疗

1．术前、术后用药　①抗血小板药物；②抗凝治疗；③他汀类药物（详见第一节药物治疗）。

2．术中用药

（1）充分的补液治疗：是降低造影剂肾病和术中低血压风险的基本措施。

（2）抗凝治疗：肝素的使用必不可少，穿刺成功后，导管在主动脉弓操作前，应给予普通肝素（70U/kg 或 100U/kg），保持活化凝血时间为 250 ~ 300 秒，以避免再灌注后颅内出血的风险。手术结束后一般不需要中和肝素。

（3）阿托品：在支架植入和球囊扩张前静脉给予阿托品（0.4 ~ 1mg）抑制颈动脉压力感受器牵张导致的血流动力学反应。

（4）血管扩张剂：操作过程后期，颈内动脉远端可能出现痉挛，若持续存在，就应该给予血管扩张剂。通常直接经颈动脉鞘向颈内动脉注入 100μg 硝酸甘油，以后每 3 ~ 5 分钟追加相同剂量。

三、围术期检测

1．连续的心电图检测、脉搏氧饱和度测定，以及经动脉鞘侧阀进行动脉有创测压。

2．若为局部麻醉，术中不断向患者提问，或让患者用对侧手挤压塑料玩具来反复评估患者的清醒程度、语言和运动功能。

3．经颅多普勒超声可用于 CAS 术前和术后立即检测。若 CAS 过程中出现局灶性神经损害症状，最好先完成操作，撤出导管后再重新评估患者。

四、技术细节

1．入路　右股动脉逆行，植入 5 ~ 8F 血管鞘。左股动脉或肱动脉入路可作为备选。

2．主动脉弓造影　猪尾巴导管行主动脉弓造影评估弓的解剖形态，45° ~ 60°左前斜。

3．选择性颈总动脉置鞘　“鞘平台”技术和“套筒”技术。

4．通过狭窄段　一般使用 0.014in 导丝，远端滤器应置入 ICA，达颅底岩部（C3 段）前水平。

5．预扩张和支架置入　狭窄非常严重时应使用 2.5mm 或 4.0mm 球囊预扩张。多选用自膨式支架，直径 6 ~ 10mm，长度 2 ~ 6cm。锥形或者圆柱形。

6．后扩张　5 ~ 6mm 直径的短球囊（2cm）。

7．回收 CPD，造影　回收前、后两次造影，评估支架位置，有无痉挛、夹层以及颅内循环情况。

8．入路血管止血　可使用经皮封闭装置。

五、术后并发症

1．术中并发症　①心率、血压下降：明显者给予升压药和阿托品治疗；②急性脑缺血：与球囊扩张相关，严重颈动脉狭窄者，支架植入前可球囊预扩张；③血管痉挛：术中遇到血管痉挛时给予罂粟碱等解痉药物；④斑块脱落：应用颈动脉支架术中保护装置（EPD）；⑤血栓形成：术中全身肝素化，一旦形成给予溶栓治疗。

2．术后并发症　①低血压和心率降低：术后可给予多巴胺等药物升高血压、阿托品等药物维持心率；②卒中：术后可选择性抗凝，口服抗血小板聚集药物；③高灌注综合征：术后注意控制血压，应用脱水药物减轻脑水肿；④支架内急性血栓形成：可行溶栓治疗；⑤支架移位、成角和断裂：术前选择合适患者和支架；⑥支架内再狭窄：术后口服抗血小板聚集等药物；⑦动脉穿刺并发症：防治方法同其他介入操作。

第四节　再发性颈动脉闭塞性病变的治疗

再发性颈动脉闭塞性病变多见于颈动脉支架内再狭窄，是颈动脉支架术后较常见、较严重的并发症，是临床较为棘手的难题。支架置入术后再狭窄的出现在一定程度上制约了支架置入术在临床上的应用。因此，近年来关于支架置入术后引起再狭窄的相关因素及危险因素的报道逐渐增多。支架置入术后再狭窄除了与手术操作技术及支架材料有关外，患者本身的危险因素、血管造影下的病变特征和支架术中的技术参数也会影响支架置入术后再狭窄的发生。

一、流行病学资料

国外进行了部分临床实验，其中 SAPPHIRE 实验显示，CAS 组 12 个月再狭窄率为 0.6%，CEA 组为 4%。CEA 术后再狭窄、既往颈部外照射或肿瘤会增加 CAS 术后再狭窄的风险，并认为药物洗脱支架再狭窄率较金属裸支架低。尽管药物洗脱支架(drug eluting stent，DES ）的出现减少了支架内再狭窄（ in stent restenosis，ISR ）的发生，但迄今 ISR 仍高达 10% ~ 15%。然而针对 ISR 的药物和机械干预策略均收效甚微，ISR 极大地限制了 CAS 的获益。

二、病因学

目前，ISR 的发生机制尚不明确，可能与临床、生理、生化、病变特性和遗传等多种因素有关。传统观点认为：血管支架内的再狭窄是由于支架植入使病变血管扩张，引起血管内皮的损伤，而在受损处引发血液中蛋白质的吸附和血小板的黏附与聚集，形成血栓；同时，支架植入使血管壁发生急、慢性炎症反应，诱发多种细胞增长因子，使血管中层的平滑肌细胞增殖，迁移到血管内膜，引发内膜增生。ISR 晚期血管壁中层内大量纤维组织增生，使血管壁硬化，顺应性降低，进一步促进了 ISR 的发生。

三、致病机制

再狭窄可分为支架内再狭窄和病变内再狭窄，病变内再狭窄除包括支架节段外，还包括支架近端和远端 5mm 内的狭窄。从病理生理学角度看，ISR 是机体对损伤的全身生物学反应在局部血管的表现。病变内再狭窄的机制主要是血管的负性重构，部分是新生内膜的增生。然而在组织学上，ISR 与病变内再狭窄截然不同。事实上，血管内超声（intravascular ultra sound，IVUS）研究发现，ISR 的机械支撑作用可消除远期血管的负性重构，ISR 主要是血管平滑肌细胞（vascular smooth muscle cells，VSMCs）增殖的结果，而支架后扩张的高压作用又加速了血管平滑肌细胞的增生。从再狭窄的这些作用中可看出，有两个主要的过程：动脉血管重构和新生内膜增生。ISR 几乎 100% 是平滑肌细胞增殖，而未发生血管重构。病变内再狭窄的机制主要是血管的负性重构，约占 75%，而平滑肌细胞增殖和新生内膜形成约 25%。但人们对 ISR 的发病机制尚未完全明了，目前多认为，ISR 是一复杂病理生理过程，与多重因素相关。

四、ISR 的因素分析

1．血管支架的设计、材料及临床应用对支架内再狭窄的影响　支架植入后将受到血管的弹性回缩力，慢性弹性回缩促使了支架内再狭窄。同时，支架也受支架设计、材料和临床应用的因素影响，从而引起再狭窄。临床应用上则存在着支架匹配、支架断裂、支架展开与扩张等问题。

2．支架设计和材料对支架内再狭窄的影响　大多数支架含有镍、铬、锰、钼等多种金属。支架置入人体可能引起过敏反应。lijima 等的临床研究认为金属过敏与最初支架植入后的再狭窄没有任何联系。但是，由于金属过敏经常在重发再狭窄的患者身上观察到，因此金属过敏可能为一种促进支架内再狭窄不断重现的机制，但与最初支架植入后的再狭窄无关。

3．支架匹配对支架内再狭窄的影响　一般来说，支架的长度能把夹层或病灶完全覆盖为宜。现在研究表明植入支架长度越长，出现 ISR 概率越大，支架通常应比狭窄的长度长 2cm，支架的大小应比血管的直径大 1.0 ~ 2.0mm，支架选择偏小，血管扩张不充分，术后 ISR 发生率高；支架选择偏大，易造成血管壁的严重损伤，而后者是 ISR 发生的重要因素之一。

4．支架断裂对支架内再狭窄的影响　支架十分纤细，在某些时候，植入体内过程中可能发生支架的断裂。最近，多篇文章报道了支架在植入体内后出现了断裂，支架断裂被认为可能是一种新的再狭窄诱因。

5．支架展开与扩张对支架内再狭窄的影响　临床观察发现，支架植入人体后病变部位应力和张力发生改变，诱发血管壁重塑，导致血管重构。

6．内皮细胞功能影响支架内再狭窄的发生　内皮细胞是血管壁的重要组成成分，对于维持血管的正常生理功能具有重要的意义。内皮细胞层能通过释放多种细胞因子来控制内膜成分的过度增长。病变血管的内皮功能已经受损，支架植入进一步引起了血管内皮的损伤，加重内皮细胞功能障碍。

7．组织因子的暴露刺激血栓的形成　一般认为支架植入导致血管内膜的损坏以及中膜层的撕裂，结果导致内皮下组织的暴露，引起血小板的黏附和聚集，血小板聚集主要受膜糖蛋白受体，尤其是血小板膜糖蛋白Ⅱb/Ⅲ（GPⅡb，Ⅲa）受体调节。血小板激活会引起GPⅡb/Ⅲa受体发生构象转变，使GPⅡb/Ⅲa受体易于与纤维蛋白原结合，促进更多的血小板被纤维蛋白原交联从而引起血小板的聚集。血小板能够释放大量的血管平滑肌细胞有丝分裂原以及趋化性因子，促进平滑肌细胞向血管损伤部位的迁移并在损伤部位增殖。

8．新生内膜的形成引起支架内再狭窄　每一个支架植入后局部会发生血管内膜增生反应，当这种增生超过一定限度时就发生ISR，严重时ISR病变可堵塞整个管腔。新生内膜形成与急、慢性炎症反应，细胞增长因子，平滑肌细胞增殖有关。增生内膜成分主要是平滑肌细胞。

9．炎症反应　是影响支架内再狭窄的一个重要因素。支架作为异物进入体内，将不可避免引起排斥反应，使血管壁发生急、慢性炎症反应。

五、ISR的定义与分类

临床上ISR是：患者临床症状的复发及靶血管缺血的再次发生；而造影ISR是：造影上显示其血管内径再次狭窄≥50%，可以伴或不伴临床症状，不良心血管事件（死亡、脑梗死、再次血运重建等）。这一定义最为经典，但不能反映管腔直径的恶化程度，也不能反映血管对损伤的反映。根据狭窄程度（长度）和支架的关联，一般将其分为5型：Ⅰ型是局灶型，病变长度＜10mm；Ⅱ型为弥漫支架内型，病变长度＞10mm，但在支架内，未超出支架边缘；Ⅲ型为弥漫增生型，病变长度＞10mm，并超出支架边缘；Ⅳ型为完全闭塞型，TIMI血流等级为0。

六、ISR的临床处理手段

对于ISR的治疗应首先判读再狭窄的程度。如果造影发现仅轻度再狭窄（如管腔直径减少50%～60%）而无明显颅脑缺血症状或证据时，应予以强化药物治疗。如果是中重度再狭窄病变（如管腔直径减少≥70%）或伴有与再狭窄有关的临床症状，应在强化药物治疗的同时考虑再次介入治疗。DES ISR的治疗主要包括单纯球囊扩张术、切割球囊扩张术、冠状动脉斑块旋磨术、再次支架植入及血管内放射治疗等。由于目前有关 DES ISR 治疗的循证医学证据尚少，目前的治疗主要是基于经验考量。

1. 近距离放射治疗　目前证实，近距离放射治疗对 BMS 再狭窄有一定的临床疗效。以往已经研制了两种放射源用于治疗 ISR：① β 射线：释放后形成电子，在靶病变几毫米内被吸收；② γ 射线：由光子释放，有很强的穿透性，需对医务人员严密防护。这两种射线被认为可以抑制细胞的有丝分裂，因为它可以诱导双链 DNA 的断裂从而抑制血管平滑肌的分裂和复制。即近距离放射治疗对于 ISR 具有抗增生作用，可以抑制 ISR 内膜增生。但有两项随机研究比较了近距离放射治疗与 DES 治疗，BMS ISR 患者作用后，发现近距离放射治疗靶血管失败率高，远期疗效明显不如 DES，而且近距离放射治疗对设备要求高，靶血管晚期血栓形成和支架边缘再狭窄风险高，存在“晚期追赶现象”。而且在冠脉动物实验模型已经证实亚治疗剂量的血管内照射反而刺激内膜增生。至此近距离放射治疗几乎被摒弃。

2. 单纯球囊扩张　是治疗 ISR 的一种常用方法，单纯球囊扩张治疗支架内再狭窄，管腔扩大 62% 是由于斑块被压缩。单纯球囊扩张可使最初支架置入术后的 85% 的最小管腔横截面积得到恢复，但是支架内残余新生内膜组织明显，残余狭窄高达 18%。因此，对于局限性支架内再狭窄使用单纯球囊扩张虽然安全、易行、初期效果好，但是长期效果并不理想。特别是弥漫性支架内再狭窄单纯球囊扩张，6 个月再狭窄率高达 54%。此外，使用合适的球囊以及充分的扩张压力对最后疗效至关重要。当然，要注意不能过度扩张以防夹层形成，尚应避免球囊滑脱移位，导致动脉夹层，特别是在弥漫性病变或使用过大的球囊时。

3. 切割球囊血管成形术　切割球囊外形与普通球囊类似，不同的是切割球囊表面有 3 ~ 4 个金属刀片。扩张时，刀片会沿着血管纵轴方向成辐射状切开 3 ~ 4 个切口，由内向外依次切开：内膜，斑块纤维帽，弹力纤维和平滑肌，即切割球囊将斑块纵行切开与扩张同时进行，既可获得较大的管腔开放，又减少了对血管壁的损伤。与普通球囊比较，切割球囊可以获得较大的即刻血管内径，手术成功率高达 90% 以上，失败的主要原因是血管扭曲和严重钙化，再狭窄率也高达 30%。

4. 裸金属支架（bare metal stent，BMS）植入对部分患者是有价值的，如不适合长期双重抗血小板治疗的患者，或大血管病变、支架边缘再狭窄以及再次介入疗效欠佳的患者。

5. 斑块切除术　目前外周及冠脉中应用较多，介入治疗前后进行的血管内超声（intravenous ultrasound，IVUS）分析表明，单纯斑块切除扩大管腔的机制包括支架的再扩张和新生组织挤压至支架外，但残留在支架内的新生内膜造成相对高的残余狭窄。理论上，采用斑块切除技术可以减少支架内残余组织，扩大管腔初始容积，从而降低临床复发率。尚有研究显示，与普通球囊扩张术相比，定向性冠状动脉斑块旋切术早期并发症增多，临床获益并不明显。

6. DES　对于（drug eluting stent，DES）再狭窄，目前比较有效的方法为再次植入 DES。对于局限性再狭窄特别是边缘性再狭窄，建议再次植入 DES，对于弥漫性再狭窄建议先进行血管内超声检查，如存在支架贴壁不佳建议用非顺应性球囊扩张后植入不同种 DES，如果是内膜增生建议直接植入不同种 DES，对于再次 DES 选择同一种还是另一种支架尚无定论，目前对 DES 支架内再狭窄尚无最佳治疗策略，对 DES 再狭窄病变再次行 DES 支架置入再次再狭窄率高达 50%。

七、ISR 防治进展

DES 在发挥预防 ISR 作用的同时，也影响了损伤血管再次内皮化的过程，导致了迟发性血栓及不良血管事件的发生。因此，目前 ISR 治疗的重点在于：①寻找一种新的药物洗脱，既能够特异性地发挥抗血管平滑肌增殖的作用，同时又不影响受损血管的再内皮化；②寻找一种新的药物释放途径，可在早期发挥抗炎、抗增生作用的同时亦不增加晚期血栓形成的发生率。

冠脉治疗领域中出现了以下几种方案：①第 2 代 DES；②药物洗脱球囊；③可降解聚合物支架。此外，针对目前人们所了解的 ISR 发病机制，从抑制血管壁 RAAS 系统，减少胶原合成，促进血管内皮化，选择性抑制平滑肌等方面已研制出许多其他药物洗脱支架，如缬沙坦洗脱支架、金属蛋白酶抑制剂洗脱支架、血管内皮生长因子洗脱支架、雌二醇洗脱支架等，期待从不同的途径阻断 ISR 的发生与发展，但其有效性及安全性尚待后续的进一步研究。

（韩宗霖　金　星）

点评专家：曲乐丰，主任医师，教授，博士研究生导师。系国际知名的中青年血管外科专家，我国血管外科专业首位博士后，上海市高校“东方学者”特聘教授，上海领军人才，享受军队优秀专业技术人才岗位津贴。2005 年 5 月至 2007 年 9 月，作为执业医师（德国执业医师注册号：Nr.620-2411.2-Qu）在德国纽伦堡医院（Klinikum Nuernberg）血管外科工作。

现担任国家卫生部脑卒中筛查与防治工程全国中青年专家委员会常务委员，国家卫生部指定颈动脉内膜切除术首席技术指导专家，中国医师协会外科医师分会血管外科医师委员会委员，中华医学会血管外科与组织工程专业委员会中青年委员，中国医师协会心血管外科医师分会大血管学组委员，上海市医学会脑卒中专科分会青年委员，德国外科医师协会会员，国际血管联盟中国分会青年委员会副主任委员，国际静脉联盟中国静脉分会委员，国际“F1000（Faculty of 1000 Medicine，千名医学家）委员，国际腔内血管外科专家协会（ISES）会员，美国社团管理者协会会员，世界中医药学会联合会伦理审查委员会会员；国家自然科学基金及教育部留学回国基金评审专家，国际及国内多本杂志的编委及审稿专家，国内多家三甲医院的客座教授。

曲乐丰教授主要从事血管系统性疾病（除颅内和心脏）的微创诊治和培训，以及相关器具研发。颈动脉手术是最大特色，个人手术例数3200余例（为国内完成此术式最多的术者），开创了“中华颈动脉网”，在国内率先开展多项新的颈动脉手术，使得手术时间缩短1/2至2/3，并发症率由3%～6%降低至1%以下；并打破传统时间窗，率先开展急诊颈动脉内膜剥脱术；率先探索颈动脉闭塞、颈动脉支架术后狭窄/闭塞、颈总动脉斑块逆行切除术、放疗后颈动脉狭窄以及近颅底巨大颈动脉瘤的手术治疗。同时对颈动脉狭窄和脑梗死的发病机制进行研究，在国际上首次建立了幽门螺杆菌感染高脂血症大白兔所致兔颈动脉粥样硬化模型。在国际上首创腹主动脉瘤腔内治疗中支架移植物“解剖固定”的新概念，使支架移植物远端移位的并发症发生率由30%～50%降至0；使困难瘤颈腹主动脉的腔内修复成功率由30%～40%提高到80%～90%，获军队医疗成果二等奖。对下肢静脉血栓栓塞症，探索出“造影确诊明类型”—“导管碎栓治肺梗”—“腔静脉滤器防肺梗”—“多途径入路置管溶栓”—“球囊、支架除狭窄”—“抗凝、压力防复发”等一站式、个体化、综合性的微创治疗方法。被德国静脉学杂志作为封面论文约稿发表，并受邀参加国际专著相关章节的编写。

获全军医疗成果一、二、三等奖各1项，国家发明专利5项，为11项基金的项目负责人，发表论文100余篇，英文27篇（IF 0.86--3.77分）SCI论著12篇，累计20.71分。主编专著3部，主译、副主译2部，应邀参编国际专著4部。

点评意见：本章较为系统地介绍了颈动脉闭塞性病变，从病因、流行病学、病理等多个方面对颅外段颈动脉狭窄/闭塞性疾病进行阐述，重点讨论了颅外段颈动脉疾病的诊断及治疗，深入探讨颈动脉疾病术后再狭窄的发生、发展、表现及处理。

颅外段颈动脉疾病与缺血性脑卒中有着密切的关系，其发病亦逐年增高。颅外段颈动脉包括颈内动脉、颈总动脉及颈外动脉，而颈外动脉的病变及其导致卒中亦不可忽视，对于一些颈内动脉完全长段闭塞的患者，颈外动脉狭窄的处理亦可达到一定治疗效果。文中详细讲解了颈动脉狭窄诸多病因。除了高血压、糖尿病等传统高位因素外，一些不具备以上传统高位因素患者亦可患病，提示颈动脉狭窄病因复杂，国外研究甚至提示刷牙次数少、不刮胡须等个人卫生差者易患心血管疾病，且我们也在颈动脉斑块中找到幽门螺杆菌（Hp）感染迹象，说明感染与免疫可能是其重要原因。文中准确指出颈动脉狭窄所致脑卒中重要原因主要是由于斑块脱落所致，这就提示我们明确颈动脉斑块的性质非常重要，现代诸多手段可帮助我们判断斑块性质，传统的颈动脉彩超、CT、MRI 均可不同程度给我们以提示，而 HR-MRI 等一批新型影像学手段将给我们更为准确的资料。根据检测手段的不同，颈动脉斑块的分类有很多，我们常讲有根据斑块回声强度区分的扁平斑、软斑、硬斑、复合斑，以及更为常用的以斑块是否稳定分为稳定型和不稳定型。在临床实践中，我们查看取出的颈动脉斑块有的松软如泥沙，有的黏稠如粥，有的坚硬如鼓，有的柔韧如橡胶，但这些均会导致缺血性脑卒中。所以，颈动脉狭窄及斑块性质的判断是重要而有待提高的问题。

对于颅外段颈动脉狭窄的治疗，文章中对最佳药物治疗、内膜切除、支架成型三大治疗手段的总结非常准确。颈动脉狭窄的治疗确实是需要个体化综合治疗，最佳药物治疗是基础，外科治疗是其重要手段，而其手术指征在 ASA/ACCF/AHA 等权威机构指南中已经得到认可，必须严格参照。外科手段中颈动脉内膜切除术是公认的“金标准”，而颈动脉支架成形术是重要手段。近年来颈动脉外科治疗不断发展，对手术指征和时机的讨论越趋激烈，如颈动脉完全闭塞性病变以及急性脑梗时颈动脉的处理时机。部分学者认为，我们的临床实践也证实，对于有复通概率的 CTO 病变，其复通有利于患者临床症状、神经功能等的恢复。急性脑梗死，在时间窗内及时复通颈动脉有利于患者神经功能的恢复和预后。

对于手术方式的选择，目前国内外大量文献已经得到共识，传统的方式由于再狭窄率高，不推荐使用，补片式 CEA 和外翻式 CEA 是目前 CEA 重要方式，其围术期并发症率、死亡率等均可达到理想效果，但在再狭窄发生率上外翻式 CEA 更占优势，前提是实施外翻式 CEA 时是否严格、标准地做了吻合口成形术。尽管每种术式各有特点，我们更倾向于外翻式 CEA，因其操作简捷、手术及阻断时间短，无需补片及转流管，费用低廉，更适合国情。对于转流管、补片是否使用，麻醉方式选择等问题，历来讨论较多，意见不一，我们认为主要根据术者的习惯，正确地操作和使用，合理选择即可。

颈内动脉支架术一经出现，与 CEA 的比较便成为无法逃避的课题，20 多年来不乏已经完成和正在进行的国际知名临床试验如 NASCET/ECST/ACST 等和大量的临床研究。对其评价不同中心和学者意见不一，观点各异，篇幅所限不予赘述。但就其在世界以及国内的推广速度之快，不得不对这项不是很新的新技术给予正视。无论各家如何看待，我们认为，颈动脉支架成形术以其简捷、微创，和值得肯定的疗效，确实是治疗颈动脉狭窄的重要手段，尤其在不适合 CEA 的情况下。但如文章中指出支架术后再狭窄是阻碍其发展的重要问题，其发生率随着支架植入数量增多以及时间的推进越来越高。本文对于支架术后再狭窄的处理文章给予大量阐述，从病因、病理、治疗等多方面进行分析，非常详细，给读者带来了很多新的视角。正如文中指出支架成型的作用机制：重构斑块，扩大管腔、覆盖栓子来源，导致狭窄的颈动脉斑块本质上并未清除，加上起治疗作用的支架本身作为"异物"对血管内膜的刺激和损伤，重塑后颈动脉斑块的进一步发展，支架本身的因素如断裂等均是重要原因，尽管再次使用介入手段可以不同程度地解除再狭窄，但并未改变颈动脉斑块和支架始终存在的事实，处理后是否复发值得考虑和研究。新材料的使用以及涂药支架的使用，再狭窄分子机制的研究和运用均是有前景的方法。而传统的开放手术治疗是否反而成为支架术后再狭窄的"新"途径呢？我们对 30 多例支架术后再狭窄的患者进行开放手术，取出颈动脉斑块以及再狭窄的支架，恢复颈动脉管腔，均达到较好的疗效，该方法在国际上亦不乏报道。

参考文献

[1] 丁焕宇，江敏纯，罗淞元，等 . 主动脉夹层腔内修复术后血管移植物感染 1 例 [J]. 血管与腔内血管外科杂志，2017，3（3）：825–826.

[2] 殷恒讳，王冕，李梓伦，等 . 腹主动脉瘤腔内修复术后支架感染诊治分析 [J]. 中华医学杂志，2016，96（30）：2410–2414.

[3]Sgroi MD，Kirkpatrick VE，Resnick KA，et al.Less than total excision of infected prosthetic PTFE graft does not increase the risk of reinfection[J].Vascular & Endovascular Surgery，2015，49（1–2）：384–389.

[4]Chun HJ，Kim HW，Jo KH.Thoracic endovascular stent graft infection[J].European journal of cardio–thoracic surgery：official journal of the European Association for Cardio–thoracic Surgery，2015，47（3）：579–580.

[5] 林朝晖，李鸿江，杨维竹 . 血管移植物在腹主动脉瘤腔内修复术中的应用分析 [J].

福建医药杂志，2014，36（6）：26-29.

[6]Bozzani A，Arici V，Odero A.Aortic stentgraft in aortobronchial fistula is a bridge solution？ [J].Annals of Thoracic Surgery，2013，95（1）：381-382.

[7]Veger HT，Hedeman Joosten PP，Thoma SR，et al.Infection of endovascular abdominal aortic aneurysm stent graft after urosepsis：Case report and review of the literature[J].Vascular，2013，21（1）：10-13.

[8] 孙岩，张十一，刘洋，等 . 感染性腹主动脉瘤患者的诊断与外科治疗 [J]. 中华医学杂志，2011，91（43）：3071-3073.

[9] 唐骁，符伟国，郭大乔，等 . 腹主动脉瘤腔内修复术后常见问题分析 [J]. 中华外科杂志，2011，49（10）：888-892.

[10]Lichtenfels E，Frankini AD，Cardozo MA，et al.Stent graft infection[J].Jornal Vascular Brasileiro，2011，10（1）：50-54.

[11] 曲乐丰，冯家烜，陆华，等 . 覆银人造血管治疗髂动脉瘤腔内移植物感染：病例报道并文献综述 [A]. 全国血管外科手术及介入并发症的预防与处理学术会议，2010.

[12] 姜涛，杨光，于音，等 . 老年血管移植物感染 54 例外科诊治体会 [J]. 中国老年学，2010，30（13）：1883-1885.

[13]Asif A，Gadalean F，Eid N，et al.Stent graft infection and protrusion through the skin：Clinical considerations and potential medico-legal ramifications[J].Seminars in Dialysis，2010，23（5）：540-542.

[14]Blanch M，Berjón J，Vila R，et al.The management of aortic stent-graft infection：Endograft removal versus conservative treatment[J].Annals of Vascular Surgery，2010，24（4）：1-5.

[15]Kan CD，Lee HL，Yang YJ.Outcome after endovascular stent graft treatment for mycotic aortic aneurysm：A systematic review[J].Journal of Vascular Surgery，2007，46（5）：906-912.

第十九章　颈动脉体瘤的治疗

颈动脉体瘤为化学感受器瘤，发病率低，人们在开始对其认识不足，故早期误诊率较高。近年来，随着血管外科的发展，以及磁共振血管造影（magnetic resonance angiography，MRA）、CT血管造影（computed tomography angiography，CTA）等影像学检查技术的迅猛发展，使我们可以在疾病的早期做出准确的诊断，颈动脉体瘤的治疗意见也在不断地变化。为了使该疾病的诊疗疾病能够在我国快速、规范地发展，我们根据国内外经验提出一套完整的、与现代新技术相适应的诊断和治疗策略，供国内同道参考。

第一节　概述

颈动脉体瘤（carotid body tumor，CBT）又称化学感受器瘤（chemodectoma）或副神经节瘤（paraganglioma），发生于颈总动脉分叉部位的颈动脉体，起源于颈动脉体副神经节的化学感受器，是临床上少见的肿瘤，约占头颈部肿瘤0.22%，发病率约0.012%。任何年龄均可发病，多数生长缓慢，表现出良性肿瘤的特征，但也有2% ~ 7%的恶变率，女性较男性略常见。

一、病因学

CBT发病机制尚不明确，可能与长期慢性缺氧和高海拔有关，长期持续性或间歇性慢性缺氧可引起颈动脉体增生和肥大改变。有文献显示10% ~ 50%的颈动脉体瘤患者具有家族遗传性的特点，是一种常染色体显性遗传疾病，其发生与线粒体复合体Ⅱb（即琥珀酸脱氢酶SDH）编码基因突变有关。另外，部分患者有长期吸烟史，可能与尼古丁长期刺激肺泡，影响肺内血氧交换，致慢性缺氧。

二、病理生理学

1．解剖生理学　正常颈动脉体常为粉红色卵圆形的 4mm×4mm×5mm 左右大小，依附在颈总动脉后壁的结构，位于颈动脉分叉处外膜和中膜之间，多数由颈外动脉分支供血，少数由颈内动脉或其他动脉分支供血。颈动脉体含有丰富的毛细血管网和感觉神经末梢，对血液中的氧和二氧化碳含量极为敏感，属于化学感受器的一种。显微镜下颈动脉体由密集的球形细胞构成。

2．临床病理学　Shamblin 等根据肿瘤与颈动脉的黏连程度将颈动脉体瘤分为三种临床类型：Ⅰ型局限型，在分叉处黏连程度较轻，容易手术分离；Ⅱ型包裹型，肿瘤包绕神经和血管生长，在分叉处黏连较紧密，但不累及血管壁的中层和内膜，瘤体分离相对困难，有神经损伤的风险，特别是喉上神经、舌下神经和迷走神经；Ⅲ型巨块型，肿瘤巨大生长已超出颈动脉分叉范围，可压迫颈部血管、神经、气管和食管等，手术难度大。

3．组织病理学　颈动脉体瘤的主细胞和支持细胞呈巢状排列，周围形成丰富的网状血窦结构，因此颈动脉体瘤的血运比较丰富，而且颈动脉体肿瘤细胞仍保留正常的副神经节的功能结构，故颈动脉体瘤的肿瘤细胞可能对氧和二氧化碳含量敏感，感受血液氧及二氧化碳分压和酸碱平衡调节机体呼吸及循环系统，故有时可作为化学感受器瘤。因此，CBT 肿瘤具有以下特点：①血运丰富；②颈动脉体瘤多呈膨胀性向外生长，沿鞘内神经血管生长，且生长缓慢；③肿瘤包膜与动脉外膜之间有微小交通血管；④可累及颈动脉外层，但较少累及神经及大动脉中膜；⑤可压迫颈部血管及神经；⑥肿瘤在分叉处黏连较紧密。

三、临床表现

颈部下颌角无痛性肿物，典型的体征是下颌角肿物，呈类圆形或椭圆形，长轴与血管走形一致，一般沿血管走行方向上动度较小，即可左右移动，不能上下移动，触诊质韧，实性边界清楚。患者偶尔可出现肿物疼痛并伴头部及肩部放射痛，肿物一般可扪及搏动感，部分可闻及连续性的血管杂音，肿瘤可侵犯邻近器官和脑神经，并出现相应压迫症状：声音嘶哑、呛咳、吞咽困难、霍纳综合征等，有报道显示部分 CBT 患者改变头位，可出现头晕、头痛、耳鸣，甚至血压下降、心律减慢、晕厥等症状颈动脉窦综合征现象，考虑为肿瘤压迫颈动脉窦有关。当肿瘤累及第 9、第 10、第 11 及第 12 对脑神经时，可出现吞咽困难，声音嘶哑，伸舌时舌尖向同侧移位。有文献显示大概 5% 的颈动脉体瘤具有分泌儿茶酚胺的内分泌功能可出现波动性高血压、面部潮红、阻塞性睡眠呼吸暂停和心悸等症状，因此有时也可能作为内分泌肿瘤的一部分。CBT 常为良性，有 2% ~ 7% 的恶变率，其转移率约为 5%，主要转移至颈部淋巴结转移，而远处转移则以骨转移和肺转移常见，并出现相应的临床症状。

四、辅助检查

影像学检查是颈动脉体瘤目前诊断的重要手段，包括 B 超、CT、CT 血管造影检查（computer tomography angiography，CTA）、磁共振血管造影（magneticresonance angiography，MRA）、数字减影血管造影术（digital subtractionangiography，DSA）等。因各自的优缺点，因此常常合并应用，对术前颈动脉体瘤的诊断、肿瘤性质、整个手术方案的制订起到了较好的作用。

1. CTA　随着 CT 及血管三维重建成像技术的不断发展与临床应用，CTA 逐渐作为检查颈动脉体瘤的重要检查方法，有时可作为 CBT 的首选检查，其准确率与 DSA 相当，还能够通过三维重建提供瘤体与周围组织空间位置关系；同时相比于 DSA，CTA 还具有创伤小、风险较低、费用较低、操作较简便等优点。

2. B 超　临床广泛应用诊断颈动脉体瘤的检查，其存在诊断准确率较高，无创可重复检查，成本较低的优点。B 超上可显示颈总动脉及其分叉明显增粗，有团块状弱回声，并富含血流。

3. DSA　以前是诊断颈动脉体瘤的金标准，特征表现为：颈动脉分叉处异常血管团，染色早，颈动脉分叉角度增大，与肿瘤形成握球状。DSA 检查不仅可以评估大脑 Willis 环及颅脑侧支循环情况，同时可以行滋养血管栓塞介入治疗，有报道显示术前 48 小时行滋养血管栓塞介入治疗能够减少术中出血量，有效地降低手术难度，尤其对于较为复杂的 Shamblin Ⅱ型、Shamblin Ⅲ型颈动脉体瘤，术前栓塞不仅可以简化手术进行操作和减少血液流失，有利于解剖显露，提高肿瘤的切除率和减少并发症，同时不影响手术本身对颅神经损伤的概率，但 DSA 是一种创伤性检查方法，具有一定风险。

4. MRA　无创，可从任意角度显示颈动脉体瘤的大小以及与周围的毗邻关系，其缺点是扫描时间较长；另外，磁场周围有磁性金属时干扰成像，因而不适用于体内有金属植入物的患者。

5. 活组织检查　有可能确诊，但颈动脉体瘤具有丰富的血运，缺点是出血多，易形成黏连，给手术造成困难，应尽量避免此检查。

五、诊断与鉴别诊断

1．诊断　根据 Goldbery 提出的诊断依据：①多年生长的颈部肿物，生长缓慢；②位于颈总动脉分叉；③可左右移动，无法上下移动；④有传导性搏动。

2．鉴别诊断　颈动脉体瘤发病率低，临床上易误诊，常需与以下疾病鉴别。

（1）颈动脉瘤：肿物为搏动性，听诊可扪及收缩期杂音，压迫颈总动脉近端，肿块明显缩小。

（2）颈交感神经鞘瘤：实质性肿物，多表面光滑，质地较硬，常位于颈动脉后方，将颈动脉推向前方。

（3）颈神经鞘瘤：位于颈总动脉分叉后方，位置常比颈动脉体瘤偏低。

（4）恶性淋巴瘤或转移淋巴结：肿瘤常为多发，质地硬，活动性差，全身查体常可发现原发灶。

（5）腮腺囊肿：一般位于耳下，质硬，生长快，分叶，活动性差。

第二节　颈动脉体瘤的治疗

外科手术切除是治疗 CBT 的首选方法，推荐尽早行手术治疗，手术目的是切除肿瘤以免肿瘤恶变、转移增加手术难度及延误手术时机。

一、手术适应证

1．血管、神经压迫。

2．恶变倾向。

3．严格来说一经发现就有手术指征。

二、手术禁忌证

1．不能耐受手术。

2．双侧颈动脉体瘤建议分次手术。

3．Shamblin Ⅲ型，对侧颈动脉结扎。

三、手术术式的选择

Shamblin 分型是选择术式的主要依据，对大多数 Shamblin Ⅰ型或少数Ⅱ型中肿瘤不大，血供不丰富的病例，采用单纯性的肿物剥离术是一个适当有效的选择，单纯肿物剥离术手术难度相对较小，手术时间较短，术中出血较少。多数 Shamblin Ⅱ型或少数血供较丰富的 Shamblin Ⅰ型颈动脉体瘤，则颈外动脉连同颈动脉体瘤切除术较为适用，降低了手术难度，相对缩短了手术时间，减少了术中出血，降低手术风险及并发症。然而 Shamblin Ⅱ型，Shamblin Ⅲ型或肿瘤较大（直径＞5cm）、血供丰富的颈动脉体瘤，特别是 Shamblin Ⅲ型，与颈动脉粘连紧密，强行剥除不仅造成术中大量出血，且可能增加颈动脉阻断时间，增加偏瘫的发生率，因此颈动脉体瘤切除、颈总动脉与颈内动脉重建术较为适用，移植血管首选大隐静脉，也可用人造血管（图 19-1）。

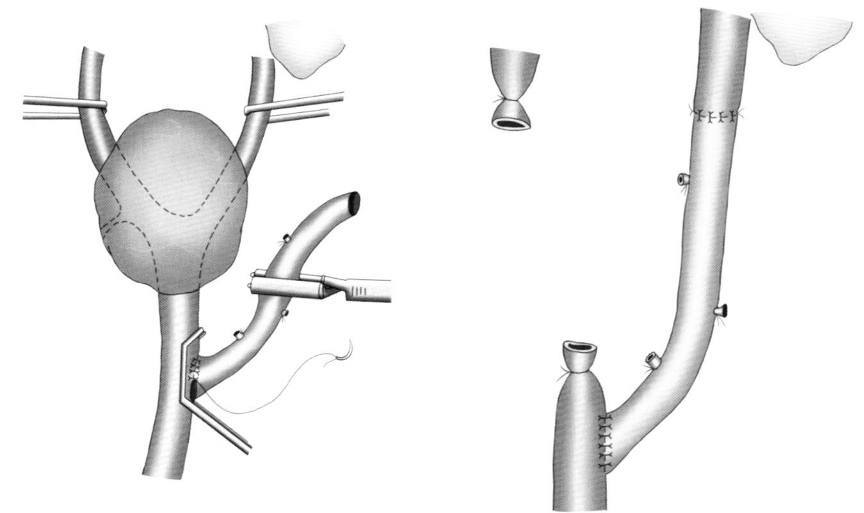

图 19-1　颈动脉体瘤切除、颈总动脉与颈内动脉重建术

介入栓塞治疗作为颈动脉体瘤的辅助治疗，其目的是减少瘤体供血，减少术中出血，有利于分离，从而尽量保留颈内动脉。但是有学者认为术前栓塞可能引起颈动脉体瘤周围炎症，使 Gordon-Tayler 白线的间隙模糊，影响术野的清晰度，增加手术难度，同时颈外动脉系统侧支吻合丰富，存在一些危险的解剖变异，栓子可进入颈内动脉和椎动脉系统等有可能发生严重并发症，故颈动脉体瘤术前栓塞一直有争议。

对于颈动脉体瘤无条件行手术或术后复发者，可采取放射治疗，具有一定效果。

四、术前准备

1. Matas 试验　指压颈总动脉根部，先由 5 ~ 10 分钟开始，延长到 20 ~ 30 分钟，每日 2 次，直至无头晕、眼花等脑缺血症状。

2. CTA　穿颅多普勒综合评估 Willis 环。

五、麻醉

一般采用全身麻醉，如考虑术中可能进行颈动脉阻断时，低温麻醉，降低脑氧耗。

六、并发症

1. 伤口渗血及血肿形成　严重者有呼吸困难、呛咳等症状。

2. 脑神经损伤　术后最为常见的并发症，发生率 19.2% ~ 41.2% 不等，脑神经损伤多为暂时性，其中以迷走神经和舌下神经损伤较为常见。神经损伤的原因包括术中牵拉、切割、肿瘤浸润等导致的黏连、解剖紊乱和二次手术等原因，尤其 Shamblin Ⅲ型颈动脉体瘤通常包裹神经和血管，肿瘤和神经粘连很紧，切除肿瘤时神经很难保留，从而引发一系列神经系统症状。减少神经损伤的关键在于良好的术野暴露，减少手术创面渗血，熟悉颈部神经走行，术中注意识别，避免误切、钳夹、牵拉过度等。同时早期或肿瘤较小时，一次性手术切除可能会明显降低脑神经损伤并发症发生率。

3. 偏瘫　为颈动脉体瘤手术较为严重的并发症，若术中阻断动脉时间过长，术中钳夹动脉使斑块碎裂致远端血管栓塞（尤其是老年人），血管血栓形成，结扎颈总动脉结扎等情况，皆可能导致术后发生偏瘫或昏迷。

预防措施：①术前颈动脉压迫训练（Matas 实验）；②术中注意保持有效的脑灌注量；③手术操作应轻柔、细致，以免颈内动脉或移植血管扭曲，导致脑缺血；④对于需要颈总动脉结扎的病例，需在切除手术的基础上行血管重建手术，以保证术后有效地脑灌注；⑤术中、术后适当抗凝预防血栓形成；⑥术后 2 周内避免颈部的剧烈活动。另外有资料显示有条件的术前栓塞治疗可缩简化手术操作、利于瘤体分离、尽量保留颈内动脉，也可达到一定预防效果。

（韩宗霖　金　星）

点评专家：曲乐丰教授，简介见第十八章。

点评意见：本章介绍了颈动脉体瘤及其诊治，对该病的发病、病因、病例、病理生理、组织学等多方面进行讲解，详细描述了疾病的临床症状、检查方法及诊断标准，以及治疗方法。可使读者对该少发病有较为深刻的认识，避免临床对该病的误诊、漏诊，具有很好指导作用。

颈动脉体瘤，发病率较低，男女均可发病，青年患者好发，少数可为恶性。目前多数患者可经影像学手段确诊，三维重建技术可帮助全面评估颈动脉体瘤的分型，对治疗起到关键指导作用。

颈动脉体瘤的治疗，早期对该病认识不够，有学者采用颈动脉结扎的方式，该方法对于青年患者是不合适的，缺血性卒中的发生率也高。随着对疾病的认识加深和手术方式的改进，切除颈动脉体瘤，保存颈动脉正常结构得到共识。对于该病治疗时机文中明确指出要早期治疗，因为早期的颈动脉体瘤或者为 Shamblin Ⅰ型，少数 Shamblin Ⅱ型患者由于对颈动脉尤其是颈内动脉侵犯较少，容易切除，而 Shamblin Ⅲ型颈动脉体瘤或完全包裹的颈动脉，手术难度增大。必须指出的是，不同于颈动脉狭窄的手术治疗，颈动脉体瘤患者多数颈动脉管腔未受到影响，患者对脑缺血耐受力较低，对于术中是否需要颈动脉阻断，术前必须做好充分评估和准备。对于确实需要阻断颈动脉者，根据术者经验可行文中介绍的 Matas 试验，对于需要切除颈动脉，血管重建者颈动脉转流管可起到临时转流作用。

颈动脉体瘤血供异常丰富，出血是手术切除的主要难点，颈动脉造影可帮助了解颈动脉体瘤的血供情况，颈外动脉栓塞或可减少出血，但亦带来介入及栓塞相关并发症，并非常规手段。本章节详细介绍了颈动脉体瘤手术技巧及并发症防治，对临床实践非常具有指导意义。在手术切除中要注意瘤体剥除的切入点选择和剥除顺序，千万避免颈动脉扭转等情况。针对颈动脉体瘤血供丰富，术中出血、渗血严重的情况，我们可使用双击电凝逐步止血、游离，可大大减少渗血，保持术野清晰，提高手术安全性并缩短手术时间。

参考文献

[1]Hua Q，Xu Z，Jiang Y.Diagnosis and surgical treatment of carotid body tumor：A retrospective analysis of 58 patients[J].Oncology Letters，2017，14（3）：3628.

[2] 曹罡，杨震，张森林，等 . 颈动脉体瘤治疗中保全颈动脉连续性的处理 [J]. 医学研究生学报，2015，28（6）：604-607.

[3] 高金辉，蔡铭智，林小雷，等 . 颈动脉体瘤的外科治疗：附 24 例报告 [J]. 中国普通外科杂志，2015，24（6）：843-846.

[4]Fudim M，Groom KL，Laffer CL，et al.Effects of carotid body tumor resection on the blood pressure of essential hypertensive patients[J].Journal of the American Society of Hypertension，2015，9（6）：435-442.

[5]Bercin S，Muderris T，Sevil E，et al.Efficiency of preoperative embolization of carotid body tumor[J].Auris Nasus Larynx，2015，42（3）：226-230.

[6]Paridaans MP，Ke VDB，Jansen JC，et al.Results from craniocaudal carotid body tumor resection：Should it be the standard surgical approach？ [J].European Journal of Vascular & Endovascular Surgery the Official Journal of the European Society for Vascular Surgery，2013，46（6）：624.

[7]Gemmete JJ，Pandey AS，Chaudhary N，et al.Paradoxical embolus to the brain from embolization of a carotid body tumor[J].Journal of Neurointerventional Surgery，2012，4（4）：e12.

[8]Power AH，Bower TC，Kasperbauer J，et al.Impact of preoperative embolization on outcomes of carotid body tumor resections[J].Journal of Vascular Surgery，2012，56（4）：979-989.

[9] 胡绍童，皮厚山，华道亮，等 . 颈动脉体瘤 CT 和 DSA 的影像学表现对比研究 [J]. 中国临床医学影像杂志，2010，21（4）：271-273.

[10] 郝大鹏，满风媛，王振常，等 . 颈动脉间隙内颈动脉体瘤和神经鞘瘤的影像学鉴别诊断 [J]. 中国医学影像技术，2010，26（2）：258-261.

[11] 陈智勇，何明长，杨爱国，等 . 颈动脉体瘤的手术治疗及围手术期处理 [J]. 中国普通外科杂志，2010，19（6）：638-641.

[12] 胡敏，张立海，杨舸，等 . 选择性血管栓塞术辅助颈动脉体瘤切除术 [J]. 华西口腔医学杂志，2010，28（4）：387-390.

[13]Ma D，Liu M，Yang H，et al.Diagnosis and surgical treatment of carotid body tumor：A report of 18 cases[J].Journal of Cardiovascular Disease Research，2010，1（3）：122.

[14]Li J，Wang SC，Yang J，et al.Preoperative angiography and transarterial embolization in the management of carotid body tumor：A single-center，10-year experience[J].Neurosurgery，2010，67（4）：1448.

[15]Wiegand S，Kureck I，Chapot R，et al.Early side effects after embolization of a carotid body tumor using Onyx[J].Journal of Vascular Surgery，2010，52（3）：742–745.

[16]Zeitler DM，Glick J，Harel G.Preoperative embolization in carotid body tumor surgery：Is it required？[J].Annals of Otology Rhinology & Laryngology，2010，119（5）：279–283.

[17]Vogel TR，Mousa AY，Dombrovskiy VY，et al.Carotid body tumor surgery：Management and outcomes in the nation[J].Vasc Endovascular Surg，2009，43（5）：457–461.

第二十章　无名动脉和锁骨下动脉闭塞性疾病的治疗

无名动脉和锁骨下动脉闭塞性疾病是指无名动脉或锁骨下动脉分出椎动脉之前的近心端发生部分性或完全性闭塞时，由于虹吸作用，引起患侧椎动脉血液逆流，反向供应缺血的患侧上肢，结果会导致椎－基底动脉缺血性发作和患侧上肢的缺血症状。

主动脉弓最常见的解剖形态为弓上分为三个主要动脉分支：无名动脉、左颈总动脉、左锁骨下动脉。他们负责供应双上肢和脑部的血液，统称为头臂动脉系统。当动脉粥样硬化累及这些动脉导致动脉管腔狭窄和远端动脉栓塞时可出现各种临床表现。

第一节　无名动脉和锁骨下动脉闭塞的开放性血管重建

一、病因

绝大多数锁骨下动脉病变是动脉粥样硬化造成的。由于左锁骨下动脉是由主动脉弓直接发出，所以病变多位于左侧。其次是各种动脉炎、先天性动脉畸形（主动脉弓狭窄，锁骨下动脉发育不良）、外伤，以及牵涉到锁骨下动脉的血管手术等。锁骨下动脉闭塞后，在基底动脉和锁骨下动脉之间，存在着一种逆向压力差，当压力差相当于体循环收缩压的10%时，椎动脉血液停止并逆流向锁骨下动脉，以至于不但上肢而且脑部供血有不同程度下降。

随着病情的发展，机体代偿血流自椎动脉或颈动脉由 Willis 环送至基底动脉，但当肩部、上肢活动时增加了额外的血供需要，就会自椎－基底动脉“窃取”更多的血液，间接造成脑血供不足，从而产生一系列上肢和脑缺血的临床表现。

二、临床表现

头臂动脉闭塞的临床表现和多种因素相关，包括病因、病变累及单支动脉还是多支动脉、病变解剖位置等。

最常出现的症状是短暂性脑缺血发作，表现为突然发生的头晕、一侧面部、肢体无力或麻木，或者短时期内言语困难、眼前发黑（常为一过性的单眼黑矇），或者出现一过性的意识丧失、遗忘等。当累及无名动脉时可表现为脑卒中、短暂性脑缺血发作或右上肢缺血症状，三种症状可单独出现，也可同时出现。无名动脉起始处闭塞还可导致右侧颈总动脉逆向血流而出现大脑前循环系统缺血症状，可表现为失语、偏瘫等症状。对于既往曾行内乳动脉－冠状动脉搭桥术的患者，同侧锁骨下动脉闭塞可出现冠脉窃血，而导致心绞痛发作。多发性大动脉炎常同时累及头臂动脉三分支，好发于动脉起始段，随着病程的进展常表现为椎基底动脉供血不足的表现。

轻度的锁骨下动脉狭窄一般无明显的临床症状，但狭窄达到一定的程度后，由于血供不足或者微小斑块、血栓脱落会出现相应的临床表现。

三、诊断

1．体格检查　如患者出现无力、麻木、肢体发凉等上肢缺血症状，或出现头晕、眩晕等椎基底动脉缺血症状，应引起注意。如发现一侧脉搏减弱或消失，双侧血压不对称，差异超过 20mmHg 提示一侧锁骨下动脉狭窄或闭塞，有时听诊可发现血管收缩期杂音。

2．超声多普勒检查　对于闭塞性病变，多普勒检查可以发现远端锁骨下动脉血流流速减慢以及椎动脉的反向血流，提示椎动脉窃血。对于狭窄性病变，可发现狭窄远端血流流速加快，有时亦可通过压力试验诱发椎动脉窃血。彩色多普勒诊断椎动脉窃血的准确性超过 95%。另外，介入治疗术后也应该做超声多普勒检查对患者进行随访，观察血管的通畅性及椎动脉血流。颈动脉、椎动脉及锁骨下动脉超声检查可对颈部血管病变的部位、范围、严重程度以及颅外脑循环异常做客观评估。

3．CTA 和 MRA 检查　是明确诊断的重要手段，其可以清晰判断病变部位、狭窄程度及闭塞远端血管的情况，对于钙化病变的诊断优于 DSA 动脉造影，其诊断的特异性达到 99%，同时对椎动脉的发育情况可做出明确判断，为下一步治疗方案的制订提供重要参考。

4．DSA 动脉造影　动脉造影检查是动脉疾病诊断的金标准，DSA 检查可以在检查局部病变，明确诊断，同时可以进行颅内血供的详细评估，但由于其有创性，患者常不易接受，一般不作为常规诊断手段。但在可疑的病例及介入术前判断证实椎动脉窃血逆流有重要价值，应进行检查。由于头臂动脉疾病合并冠状动脉粥样硬化改变者发生率约 40%，因此应对患者进行心脏方面的相关检查，尤其是在经胸血运重建术前应准确地评估心功能。

5．经食管超声心动图 TEE　是另一项重要的检查手段，它能够准确评估升主动脉根部和降主动脉的粥样硬化改变。TEE 的不足之处在于准确的结果依赖于经验丰富的超声专科医生，且检查过程中患者需要清醒镇静。

四、治疗

1．内科治疗　其目的是减轻脑缺血的症状，降低脑卒中的危险，很好地控制现患的疾病，如高血压、糖尿病、高脂血症及冠心病等。内科保守治疗包括以下几个方面：

（1）降低体重，戒烟，限制酒精消耗。

（2）抗血小板聚集治疗。许多随机的、前瞻性多中心的大型临床试验已证实，抗血小板聚集的药物可以显著降低脑缺血性疾病的发生率，临床上常用的药物为阿司匹林、噻氯匹定等。

（3）改善脑缺血的症状。定期的超声检查，动态监测病情的变化。

2．外科手术治疗

（1）适应证：头臂动脉血运重建术的适应证包括引起临床症状的各种头臂动脉病变，临床症状主要包括大脑缺血症状、椎基底动脉供血不足症状和上肢缺血症状。主要表现为卒中和短暂性脑缺血发作；椎基底动脉供血不足由颅内持续低血流量状态引起，表现为眩晕、恶心、呕吐、失衡等，无名动脉和锁骨下动脉起始端闭塞引起的盗血综合征可导致椎基底动脉供血不足、心肌缺血大脑前循环缺血症状（如偏瘫、失语）等，上肢缺血症状可表现为活动后上肢疼痛，远端动脉栓塞可出现指端缺血等。目前缺乏无症状头臂动脉病变治疗的研究数据，部分学者认为存在无名动脉或颈总动脉重度狭窄（$>75\%$）的无症状患者应进行血运重建手术，术前详细告诉患者手术风险。锁骨下动脉重度狭窄（$>75\%$）无症状患者如拟行同侧内乳动脉–冠状动脉旁路术时应进行血运重建手术，治疗锁骨下动脉动脉重度狭窄，这一观点已经达成共识，许多锁骨下动脉起始端闭塞的患者虽然存在椎动脉的逆向血流但没有椎基底动脉供血不足的临床表现，这类患者可以继续观察。如有症状出现再进行血运重建手术。

（2）手术方式的选择

1）预后较好的多头臂血管病变患者首选解剖学血运重建手术（经胸入路），无名动脉和锁骨下动脉起始端的动脉瘤和动脉损伤也适用于经胸入路进行血运重建，术中行升主动脉至病变动脉远端的旁路术。

2）非解剖学血运重建手术（经颈入路）适用于单一锁骨下动脉病变患者或存在开胸手术禁忌证的患者。经颈入路血运重建手术常与血管腔内治疗联合治疗胸主动脉瘤。左锁骨下动脉转位术或颈动脉 – 锁骨下动脉旁路术可在主动脉腔内覆膜支架的近端锚定区延伸至左颈总动脉开口位置；右颈动脉 – 左颈动脉旁路术可在覆膜支架的近端锚定区延伸至无名动脉开口左侧。

（3）解剖学血运重建术：正中开胸入路，显露升主动脉和主动脉弓，切开心包显露心脏、主动脉、无名静脉、头臂动脉。头臂动脉的解剖学血运重建手术包括动脉内膜切除术和旁路术。

1）动脉内膜切除术：可有效地治疗无名动脉起始端或锁骨下动脉起始端的局灶性病变。但当动脉粥样硬化病灶位于头臂动脉开口处时，术中常累及主动脉弓，在该部位进行动脉内膜切除术有较高的栓塞、不完全的动脉内膜切除术和主动脉夹层的风险，故不应该选择该术式；牛角状主动脉弓的患者也不适合行动脉内膜切除术，因为阻断无名动脉时会引起双侧颈动脉血流阻断而导致双侧大脑半球缺血。

2）人造血管旁路术：升主动脉无粥样硬化病变累及时可行升主动脉至头臂动脉的旁路术来重建血运，术中 TEE 或经动脉表面超声可明确升主动脉有无粥样硬化。静脉给予患者肝素 1mg/kg 使全身肝素化应用侧壁钳钳夹部分升主动脉侧壁，选择直径为 12mm 或 14mm 的胶原或明胶涂层的涤纶人造血管与升主动脉行端 – 侧吻合，应用 4–0 聚丙烯血管缝线。患者在 Trendelenburg 体位解除侧壁钳。用血管钳夹闭人造血管远端。在无名动脉病变部位远心侧横断动脉，近心端残端封闭，远心端残端与人造血管用 4–0 或 5–0 聚丙烯血管缝线行端 – 端吻合。

如果左颈总动脉受累，可选择分叉型人造血管，或应用单臂人造血管，一端与原人造血管行端 – 侧吻合，另一端与颈总动脉行端 – 端吻合。如果左锁骨下动脉起始端同时存在病变，可建立人造血管侧臂，以相似的方式重建血管。术中以一定的力度向下牵拉升主动脉和主动脉弓，可显露左锁骨下动脉的起始端，这种方法可以完成左锁骨下动脉的横断和端 – 端吻合。在所有的吻合完成后，予鱼精蛋白中和抗凝，留置两根 32F 或 36F 胸腔引流管行纵隔引流。

对于升主动脉和主动脉弓部存在严重粥样硬化斑块的患者，在进行病变血管的任何处理都可能导致斑块碎屑脱落而存在发生脑梗死的危险。这类患者需要进行解剖学血运重建术，用分支型工血管置换升主动脉和主动脉弓并进行头臂动脉的血运重建。此类手术术中需要体外循环、深低温和心脏停搏。术中鼻咽部温度应维持在 20℃以下使脑电图达到等电位。升主动脉和主动脉弓动脉瘤的传统开放修复手术也应用同样的方法。

3）术后的管理：术后 24 小时患者应在监护室密切观察。纵隔引流量低于 200ml/d 时拔出引流管。患者出院时应给予严格的开胸术后宣教。除术后早期随访外，每 6 个月需行颅外颈动脉及人造血管多普勒检查，1 年后每年复查一次。

（4）非解剖学血运重建手术：适用于单一头臂动脉受累的患者或应用正中开胸手术存在高风险且可能危及生命的患者。手术方式可选择在颈动脉和锁骨下动脉之间，两颈动脉之间、两锁骨下动脉之间或两腋动脉之间行旁路术。最常见的病变是单一锁骨下动脉狭窄，该部分的血运重建有多种术式可供选择。

1）锁骨下动脉 – 颈动脉转位术：直接行锁骨下动脉 – 颈动脉转位术的优点在于避免了应用人工合成血管，但它需要术中更广泛剥离锁骨下动脉，并分别剥离椎动脉和内乳动脉。进行转位术时，经胸锁乳突肌两头之间行锁骨上横切口，显露锁骨下动脉和颈总动脉，切断肩胛舌骨肌，仔细将颈总动脉与周围组织分离，将颈内静脉和迷走神经向外侧牵拉。显露锁骨下动脉及起始端各分支直至椎动脉开口位置游离并控制椎动脉和内乳动脉后，予患者全身肝素化，将锁骨下动脉起始端切断。锁骨下动脉起始端近心残端的处理很重要，要缝合结实，确保无渗血、漏血，如果仅单纯结扎残端，一旦出现线结脱落会导致严重的后果。将锁骨下动脉远心端与颈总动脉用 5–0 或 6–0 的聚丙烯血管缝线行端 – 侧吻合（图 20–1）。锁骨下动脉 – 颈动脉转位术的禁忌证包括椎动脉开口距锁骨下动脉及起始端过近的患者和内乳动脉 – 冠脉旁路术后内乳动脉桥仍通畅的患者。

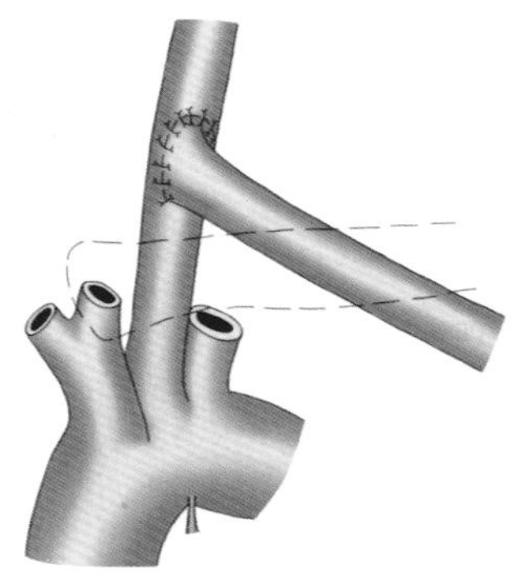

图 20–1　锁骨下动脉 – 颈动脉转位术

2）颈动脉 – 锁骨下动脉旁路术：术式较简易且可达到良好的手术效果。它不需要过多的游离锁骨下动脉近心端，但必须应用血管桥。通常选择人工合成血管，术中做锁骨上横切口，向内侧延伸至胸锁乳突肌锁骨头，显露颈动脉及锁骨下动脉。切断颈阔肌，将胸锁乳突肌向内侧牵拉，游离颈静脉并分别控制其远心端及近心端。游离、切断前斜角肌显露锁骨下动脉，应仔细确认膈神经，避免神经损伤。谨慎游离周围组织避免结扎胸导管及分支。可切断甲状颈干以便游离锁骨下动脉。一旦获得可进行阻断及动脉切开的足够长度的动脉段，予患者全身肝素化。首先用 5–0 或 6–0 的聚丙烯血管缝线行人造血管与锁骨下动脉行端 – 侧吻合，然后人造血管经颈静脉后方，修剪合适长度，用 5–0 或 6–0 的聚丙烯血管缝线行人造血管与颈动脉的端 – 侧吻合。对颈总动脉起始端病变合并溃疡型斑块的患者行锁骨下动脉 – 颈动脉旁路术时，应于颈动脉斑块稍远侧横断颈动脉，将人造血管与颈动脉端 – 端吻合（图 20–2）。

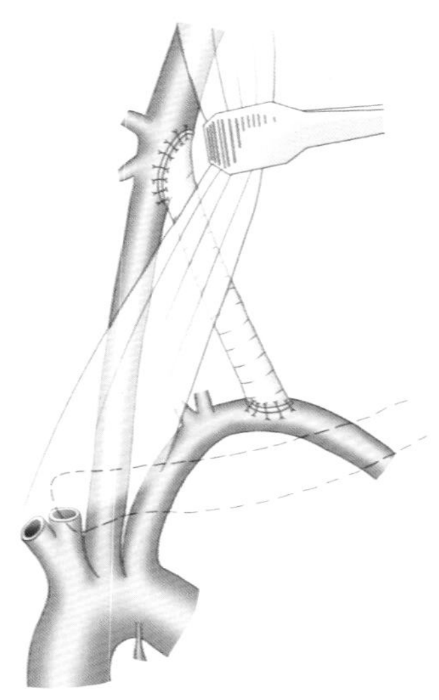

图 20–2　颈动脉 – 锁骨下动脉旁路术

3）腋 – 腋动脉和锁骨下 – 锁骨下动脉旁路术：锁骨下动脉血运重建手术的另一种可选择的术式为腋 – 腋动脉旁路术。术中沿锁骨外三分之一位置分别行双侧锁骨下横切口，显露腋动脉，钝性分离胸大肌纤维，于锁骨下方、胸壁深筋膜后方确认腋动脉。在双侧腋动脉之间建立皮下隧道，应用人造血管分别与两侧腋动脉行端 – 侧吻合（图 20–3）。但存在移植物感染和皮肤破溃的潜在风险，如将来需开胸手术，将受到人造血管的影响。以上因素限制了该手术的广泛应用。

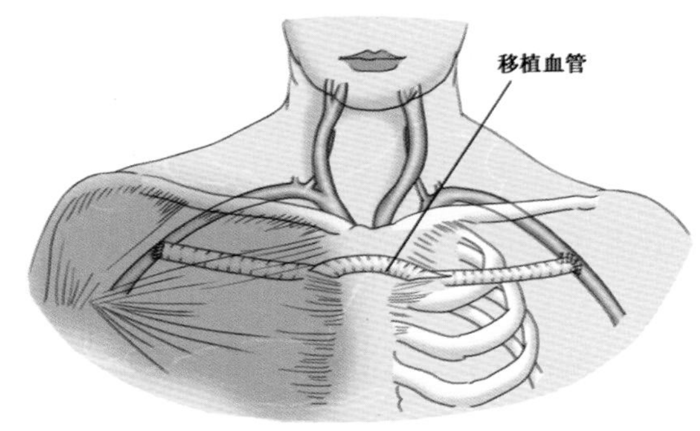

图 20-3　腋 - 腋动脉旁路术

4）颈 - 颈动脉旁路术：头臂动脉病变需要行血运重建术时，若同侧动脉不合适作为供血血管，如果对侧颈动脉能够为患侧颈动脉或锁骨下动脉提供血流，同样可行血运重建。术中于双侧胸锁乳突肌前缘行纵切口，显露双侧颈动脉，打开颈动脉鞘，仔细游离颈动脉，咽部位于颈动脉内侧，于咽部后、椎前筋膜前进行钝性分离建立皮下隧道，Berguer 和 Gonzalez 提出的这种咽后隧道降低了术后皮肤破溃的风险，允许进行颈动脉的转位，并可以安全植入各种类型的血管移植物而不影响将来可能进行的气管切开术，隧道建立后，全身肝素化，先进行健侧颈总动脉与人造血管行端 - 侧吻合，然后将血管移植物穿过隧道，松开夹闭的颈动脉血管阻断钳，夹闭血管移植物的远端，再用血管阻断钳控制靶颈动脉，以 5-0 或 6-0 的聚丙烯血管缝线行血管移植物和靶颈动脉的端 - 侧吻合。如果靶颈动脉近心端存在溃疡型斑块，则在斑块病变稍远侧切断颈动脉并缝合其近心端的残端，用 5-0 或 6-0 的聚丙烯血管缝线行血管移植物和靶颈动脉的端 - 端吻合。

5）杂交手术：随着胸主动脉瘤腔内治疗的发展，头臂动脉血运重建的潜在需要也逐渐增加。确切地说，各种不同的主动脉弓上血运重建手术和胸主动脉支架手术，使得解剖结构不适合行单纯腔内治疗的胸主动脉瘤病变可能行杂交手术。主动脉弓分支血管的血运重建术，不论是经胸入路还是胸腔外入路，都可能安全进行，并发症发生率低，并已经证实长期有效。头臂血管开放手术的选择取决于腔内血管移植物所要求的近端锚定区位置和患者的一般身体状况。尽管大多数研究报告描述了主动脉弓疾病进行腔内血管移植物治疗时杂交手术的应用，但降主动脉瘤的治疗中左锁骨下动脉开口覆盖的发生率近 20%，越来越多的证据表明降主动脉动脉瘤腔内修复术中左锁骨下动脉开口被覆盖而不进行血运重建时会增加围术期脑卒中和截瘫的风险。当降主动脉内血管支架移植物近端锚定区需要覆盖左锁骨下动脉开口时，应考虑分期行锁骨下动脉－颈动脉转位术或颈动脉－锁骨下动脉旁路术。对全主动脉弓进行治疗时，应经胸入路行主动脉－无名动脉旁路术，并应用单独的分支到左颈总动脉，二期或同期行左颈总－左锁骨下动脉旁路术。这样就可以将主动脉支架近端释放到升主动脉。如果主动脉支架未覆盖无名动脉，可通过右颈总动脉－左颈总动脉、左颈总动脉－左锁骨下动脉序贯旁路完成。

第二节　无名动脉和锁骨下动脉闭塞性疾病的腔内治疗

主动脉弓上血管病变的早期治疗以外科手术为主，包括应用人造血管移植物进行血运重建或对病变血管行动脉内膜切除术。尽管开放血管修复手术的早期报告显示了较好的临床效果，但由于其他手术技能要求较高，以及潜在的手术意外风险，促使人们寻求更安全有效的治疗手段。主动脉弓上血管疾病的腔内治疗，越来越多病例证实这是一种安全有效的治疗方法。

一、术前

在进行主动脉弓上血管腔内治疗前，先了解弓部血管的解剖结构及各分支血管的起始位置，对腔内治疗的治疗方案设计起到关键作用。因此，术前需要提供完整详细的影像学信息。目前常用的影像学检查主要有 CTA、MRA、DSA 及经食管超声。

1. 计算机断层扫描 CT 和磁共振血管成像 MRA　评估主动脉弓血管解剖最常用的检查手段为计算机断层血管成像 CTA、磁共振血管成像 MRA 和血管造影技术。CTA 和 MRA 的优势包括不需要向主动脉弓及头臂动脉血管植入导管导丝即可了解弓部血流情况，评估弓部病变程度，明确其是否存在动脉瘤样病变累及弓部。此外，这些检查可以评估头臂血管起始部的钙化情况，当成像区域包括脑部时还可同时了解颅内循环的情况。在多数情况下，主动脉弓及其分支的原始图像可以进行三维血运重建，以便更清晰地得到弓部及弓上血管的解剖成像。通常在进行传统动脉造影之前，即可通过影像学检查获取信息制订完整的治疗计划。

主动脉弓的正常解剖包括三个主要分支动脉：无名动脉、左颈总动脉和左锁骨下动脉。然而，人群中约 20% 个体的主动脉弓上仅有两个主要动脉分支，左颈总动脉起自无名动脉，约 6% 的个体左椎动脉直接起自主动脉弓，开口在左颈总动脉和锁骨下动脉之间。治疗弓上血管病变时准确了解患者病变血管的解剖结构是非常重要的。在进行正式血管造影和介入治疗前，CTA 和 MRA 成像能够提供这些信息。

2. 动脉血管造影　主动脉弓造影常在影像学检查之后进行，以评估主动脉弓及分支血管的病变程度。造影过程应仔细谨慎，因为弓上血管闭塞性病变常累及主动脉弓，简单的输送导丝的动作即可能导致弓部粥样斑块碎屑脱落而随血流漂动。主动脉成像常使用猪尾导管而不选择直头导管，因为在应用高压造影剂时直头导管可能会导致主动脉弓部形成夹层。左前斜位造影可使主动脉弓在成像屏幕上充分展开并得到最佳成像。通常，导丝送至主动脉弓部时旋转成像臂改变角度有助于得到最佳的投射以完整显示主动脉弓。主动脉造影显像有助于评估弓上血管是否存在主动脉弓血管起始部位、血管狭窄程度，选择合适类型的导管进行分支动脉的造影成像。

选择性地向无名动脉起始端置入导管进行造影可得到右颈总动脉和右锁骨下动脉起始端成像，选择右前斜位 20° 投射，这种体位能够展开无名动脉的各个分支，为各分支的治疗提供理想的显影。血管造影的显像图像与 CT 三维血运重建相比，可获得血管病变部位更详细的信息。

但是，因为血管造影为有创检查，存在一定的风险及并发症，一般往往与行腔内治疗时同时进行。

3. 经食管超声心动图检查　是另外一种评价主动脉弓上血管病变的方法并有助于设计介入方案，但在临床中的应用较少。这种特殊的成像方式能够提供是否存在主动脉弓夹层及其累及范围的实时信息，以及了解主动脉弓上血管起始端动脉粥样硬化斑块的性质。尽管该检查不常应用，但它能够提供重要的信息，尤其是对复杂主动脉疾病的定位诊断。

二、腔内治疗方法

1. 血管成形　常见于腔内治疗早期报告中，手术的成功率 80% ~ 90%，即时成功的病例中，在 1 ~ 2 年的复发率高达 8% ~ 25%。目前已很少病例行单纯的血管成形术。

2. 血管支架　于 20 世纪 90 年代开始应用于主动脉弓上血管闭塞性病变，现在它已经逐渐成为大多数外科医生治疗此类病变的主要介入方式。此类病例报告显示技术成功率为 91% ~ 100%，仅少数血管闭塞性病变病例未能成功开通病变部位。大部分病例报告随访结果显示 18 ~ 24 个月的血管通畅率为 77% ~ 100%。血管支架植入术是否有益于所有弓上血管病变仍存在争议，一些学者认为应当选择性应用血管支架。

目前的病例报告中最常见的治疗方式是常规应用血管支架治疗这些血管病变，报告显示首次治疗闭塞性病变或复杂性血管狭窄病变时适合选择血管支架植入术。弓上血管主干闭塞性病变应用药物支架的报告仍较少，而且目前尚未出现专为此类病变设计的药物支架。

3. 覆膜支架 弓上血管病变介入治疗中，覆膜支架多用于动脉瘤和动脉创伤性损伤，但目前尚缺乏覆膜支架在血管闭塞性疾病中应用的有指导意义的研究数据。应用覆膜支架的病例报告显示了令人满意的早期成功率和远期通畅率，尽管支架出现扭曲或成角时可能需要重复多次介入治疗。应用覆膜支架治疗闭塞性疾病可能有助于降低血管内膜增生性再狭窄的发生率，但目前尚缺乏足够的证据推荐它们在该方面的临床应用。

4. 技术要点 进行主动脉弓造影之后，必须对弓上各血管主干进行选择性造影以得到准确的成像，便于介入治疗的进行。大多数情况下能够以较小的角度应用前向导管，常选择 VER 导管、Headhunter 导管和弯头 Glide 导管进行造影。对于解剖结构简单的弓上血管，这些普通导管可顺利进入相关开口且便于进一步向前输送。当弓上血管起始端存在成角时应选择头端弯度较大的导管，如 C2/JR4 和内乳动脉导管。反复选择多种导管或在主动脉内使导管反向成形，会增加动脉栓塞的风险并使进入弓上血管的过程复杂化。尽管如此，当弓上血管起始端存在成角时，这些反弯导管的应用仍是必要的。一旦成功进入血管开口，即行该血管的选择性造影并进行介入治疗。

5. 左锁骨下动脉的介入治疗 这里介绍的许多技术可同时应用于弓上其他血管的介入治疗。与左锁骨下动脉相比，弓上其他血管的闭塞性疾病发生率较低，其介入治疗的应用也相对较少。然而，随着发现越来越多的弓上血管起始端存在成角，该部位的介入治疗也越来越具有挑战性，尤其是经股动脉入路时难度增加。

主动脉弓上三支主要血管中，左锁骨下动脉的进入最简单，常可以通过一个小角度的导管即可完成，而且在多数介入治疗中通过一个长鞘即可完成，不需要有角度的导引导管。一般来说，应用 4F 或 5F 主动脉造影导管进行主动脉弓造影后，选择合适的导管经交换后进入锁骨下动脉开口，应用 0.035 英寸的导丝穿过病变部位达到远心端血管腔。如果使用的是加硬导丝，可直接自腹股沟经导丝输送 6F 长鞘。如果使用的导丝缺乏支撑力，可以应用 Rosen 或 Storq 导丝进行交换，然后经导丝输送长鞘，鞘的位置应在左锁骨下动脉开口内、病变位置以下。在成像屏幕视野中心定位血管开口及病变部位，以减少视觉误差。测定病变部位的大小后，应用直径 4mm 或 6mm 的介入球囊进行预扩张，以保证有足够的空间输送支架。通常，进行预扩张的长度应大于病变长度，以保证球囊在狭窄病两端以远与正常的血管贴壁。预扩张时选择球囊的直径应小于病变远心端血管的直径，以避免引起远心端血管夹层的形成，也可降低损伤椎动脉开口处的潜在风险。该方法同时能够进行病变部位远端的造影成像，以评估是否累及椎动脉和内乳动脉的开口部位，因为治疗中必须保护这些动脉的开口部，尤其是椎动脉开口部。血管支架长度和直径的选择应足以完全覆盖整个病变长度，而不是球囊扩张节段的长度，并且管腔应扩大至其原始大小。血管支架末端不能超过椎动脉开口位置。最理想的结果是，支架的近心端突入主动脉 1 ~ 2mm，完成腔内支架充分扩张后，如果支架近心端部分位于主动脉腔内，可以应用较大直径的球囊进行扩张使其呈喇叭形展开，这将进一步打开锁骨下动脉起始端并减少支架前突进入主动脉的发生率，支架前突可能会影响患者将来进一步行主动脉弓血管系统或冠状动脉系统的介入治疗。

6．无名动脉的介入治疗　带给患者的风险包括颈动脉和椎动脉栓塞，因为右锁骨下动脉和右颈总动脉均起自无名动脉。然而，发生栓塞的风险较低。有许多可以降低栓塞的方法，包括介入治疗中的保护措施，但大多数情况下，经股动脉入路完成的无名动脉介入治疗很少有用保护装置。

治疗无名动脉病变时很重要的一点是要了解该血管各分支开口的位置和疾病的发展进程。通常需要经左前斜位进行血管造影以得到无名动脉的起始端的显影，有时可能需要在右前斜位的基础上增加偏向足位或偏向头位的角度来显露这些分支动脉的开口。然而，必须了解支架释放后支架远端和无名动脉分支处的关系。

无名动脉分支血管的病变常发生在分支血管的起始端，在很多情况下需要应用对吻支架技术以避免累及邻近血管的开口部位。治疗方式可以选择仅从股动脉入路进行，但此时需要内径较大、能够容纳两套支架输送系统的导管鞘。另一种方法是同时应用股动脉入路和肱动脉入路，分别引用两套输送系统；自股动脉入路将导丝送至颈动脉内，而自肱动脉入路将导丝送至锁骨下动脉，同时于血管起始端植入支架，分别经导管鞘造影观察各血管病变部位近心端和远心端的图像。两支架的同时释放能够保证两支血管开口部位血流的通畅。

7．左颈总动脉的介入治疗　左颈总动脉介入治疗最常见的病变是起自主动脉弓部的左颈总动脉起始端病变，但也有部分病例的左颈总动脉起自无名动脉。当左颈总动脉起自主动脉弓时，介入治疗的方法与前面提到的经股动脉入路治疗左锁骨下动脉的方法类似。也有角度较小的导管即可达到进入左颈总动脉的目的，选择应用导引导管或长鞘输送支架装置。在一些情况下，左颈总动脉与主动脉成角，动脉起始端纤细，此时可以应用双导丝技术，将一个导丝置于颈外动脉远端，以维持导管或长鞘位置在血管开口处，再向颈内动脉置入并释放保护装置，经保护装置导丝进行介入治疗，然后捕获和撤出保护装置，最后再将另一个导丝撤出，这可保证导引导管或长鞘在治疗过程中的稳定性。

当进入左颈总动脉开口遇到困难时介入治疗医师必须决定是否尝试通过切开显露颈总动脉进行逆行介入的方法或者选择进行外科血运重建手术。决定前应考虑多种因素，包括弓上其他血管有无病变，尤其是有无左锁骨下动脉病变；了解同侧颈动脉分叉部位有无病变，以选择是否同期行颈动脉内膜剥脱术和介入治疗；了解患者颈部的既往手术史和放射治疗史。当进行左颈总动脉的介入治疗时应记住：选择另一种入路可能比在主动脉弓腔内反复尝试进入一个病变严重的弓上血管更安全。

8．入路

（1）肱动脉入路：肱动脉逆向穿刺入路有助于开通左锁骨下动脉近心端的闭塞病变。对于锁骨下动脉开口处的闭塞性病变，不可能放置导管经锁骨下开口穿过闭塞段。此时，经肱动脉逆行介入治疗进行血管再通可作为唯一合适的方法。在某些复杂的情况下，可能需要导管导丝结合的方法以确保能够病变部位并在管腔内交换支架输送系统。经肱动脉入路的方法如前所述，置入 5F 或 6F 长鞘并送达至闭塞段病变的远端，联合应用导引导丝和直头导管或有轻度角度的导管穿过闭塞病变段。很重要的一点是要确保导丝导管进入主动脉腔内，因为可能会在主动脉弓平面形成夹层。一旦导丝穿过闭塞段进入主动脉弓或降主动脉腔内，即引入导管，撤出导丝，应能够观察到血液经导管回流。如果没有血液回流，应假定导管处于血管腔外的平面内，此时需要通过建立其他的路径以进入主动脉腔内。一旦顺利进入主动脉腔，可通过肱动脉入路完成病变部位的介入治疗。这种情况下，必须将支架置入主动脉腔内 1 ~ 2mm，因为这是锁骨下动脉开口部病变，支架须超过病变位置展开。定位支架位置时，经肱动脉入路进行主动脉造影有一定难度，此时，经股动脉入路进行主动脉鞘造影非常必要，自股动脉经导管输送导丝至主动脉弓，导丝为主动脉壁创建一个透视下的标记，以便确定锁骨下动脉开口的位置。这种方法有助于识别主动脉弓上各血管开口的位置且尤其适用于逆向介入治疗。

（2）股动脉入路：在正常的解剖结构中，经股动脉入路进行弓上血管介入治疗时无名动脉是最具挑战性的。当左颈总动脉也起自无名动脉时左侧大脑前循环栓塞的风险增加。必须确保无名动脉起始端植入的支架不影响左颈总动脉开口的血流。在某些情况下，最好先进行左颈总动脉的非解剖学血运重建手术，然后再进行无名动脉的介入治疗。这种选择可以避免左颈总动脉血流因无名动脉支架而受阻的风险。

由于无名动脉起自主动脉弓时常存在一个难度很大的角度，在进行介入治疗时有时会很难进入无名动脉开口。此时与左锁骨下动脉的治疗类似，通过肱动脉入路能够顺利地进行介入治疗和观察远端斑块。这里也可以应用导管导丝交替技术捕捉另一入路的导丝，并使其通过病变部位。

三、围术期处理

目前关于弓上血管主干介入治疗应用抗血小板药物的研究数据仍很少。多数治疗建议是基于这些药物在外周血管疾病和脑血管疾病患者的应用和在颈动脉分叉处介入治疗应用的经验。外周血管疾病患者应用阿司匹林的益处已广泛被文献证实，并且文献建议外周血管疾病和脑血管疾病患者应持续应用阿司匹林。介入治疗急性期必须常规应用阿司匹林，主动脉弓介入治疗中也应把阿司匹林的治疗作为标准化治疗的一部分。氯吡格雷目前也被证明是一种安全有效的抗血小板药物，与阿司匹林相比，氯吡格雷在人群中应用的风险降低。联合应用氯吡格雷和阿司匹林治疗有症状颈动脉疾病有效降低了血栓事件，经颅多普勒超声检查报告显示颈动脉支架术后联合应用氯吡格雷和阿司匹林抗血小板治疗有效。因此，主动脉弓介入治疗建议的标准抗血小板治疗方案为阿司匹林和氯吡格雷联合应用，不用加用其他抗血小板药物。

（孙维策　吴学君）

参考文献

[1] 佟铸，谷涌泉，郭连瑞，等 . 复杂锁骨下动脉闭塞性病变的腔内治疗 [J]. 介入放射学杂志，2015，24（3）：188-192.

[2]Salman R，Hornsby J，Wright LJ，et al.Treatment of subclavian artery stenosis：A case series[J].International Journal of Surgery Case Reports，2015，19（12）：69.

[3]Maiodna E，Ambekar S，Johnson JN，et al.Dialysis arteriovenous fistula causing subclavian steal syndrome in the absence of subclavian artery stenosis[J].Case Reports in Vascular Medicine，2015，2015（1）：1-4.

[4] 王云，蒋国民，蒋利强，等 . 腔内治疗锁骨下动脉盗血综合征的临床应用 [J]. 介入放射学杂志，2014，23（7）：626-629.

[5] 李远志，段传志，李西锋 . 锁骨下动脉闭塞或重度狭窄血管内治疗疗效及安全

性分析 [J]. 中国动脉硬化杂志，2014，22（12）：1263–1267.

[6]Reyna J，Peguero JG，Elmahdy HM，et al.Subclavian artery stenosis：A case series and review of the literature[J].Reviews in Cardiovascular Medicine，2014，15（2）：189–195.

[7]Iared W，Mourao JE，Puchnick A，et al.Angioplasty versus stenting for subclavian artery stenosis[J].Cochrane Database of Systematic Reviews，2014，11（5）：D8461.

[8]Fanari Z，Qureshi W.Percutaneous angioplasty of critical subclavian artery stenosis in a patient with coronary subclavian steal syndrome with the support of impella percutaneous left ventricular assist device[J].Journal of the American College of Cardiology，2014，63（12）：A646.

[9] 金旻，杜彬，康伟民，等 . 锁骨下动脉狭窄和闭塞病变的支架成形治疗 [J]. 介入放射学杂志，2013，22（8）：634–637.

[10]Wang L，Zhao X，Luo W，et al.Clinical research of angioplasty and stenting in the treatment for symptomatic severe subclavian artery stenosis[J].Chinese Journal of Contemporary Neurology & Neurosurgery，2013，13（3）：237–241.

[11]Chatterjee S，Nerella N，Chakravarty S，et al.Angioplasty alone versus angioplasty and stenting for subclavian artery stenosis−−a systematic review and meta−analysis[J].American Journal of Therapeutics，2013，20（5）：520.

[12]Ochoa VM，Yeghiazarians Y.Subclavian artery stenosis[J].Springer US，2012，241–254.

[13]Sakima H，Wakugawa Y，Isa K，et al.Correlation between the degree of left subclavian artery stenosis and the left vertebral artery waveform by pulse Doppler ultrasonography[J].Cerebrovascular Diseases，2011，31（1）：64–67.

[14]Derkacz A，Bezubka J，Sze Emej R.Subclavian artery stenosis as a cause of acute coronary syndrome in a patient after coronary artery bypass grafting[J].Archives of Medical Science Ams，2011，7（5）：905–908.

[15]Ghetie D，Rudinskaya A，Dietzek A.Polymyalgia rheumatica with bilateral subclavian artery stenosis[J].American Journal of Medicine，2010，123（3）：e1–e2.

[16]Rughani A，Visioni AR，Tranmer B.Subclavian artery stenosis causing transient bilateral brachial diplegia：An unusual cause of anterior spinal artery syndrome[J].J Neurosurg Spine，2008，9（2）：191–195.

[17] 王克勤，苑超，张望德，等．血管腔内技术与手术治疗锁骨下动脉闭塞症 [J]. 中华外科杂志，2006，44（9）：584-587.

[18]Ballotta E，Da GG，Abbruzzese E，et al.Subclavian carotid transposition for symptomatic subclavian artery stenosis or occlusion.A comparison with the endovascular procedure[J].International Angiology A Journal of the International Union of Angiology，2002，21（2）：138.

[19]Wang L，Zhao X，Luo W，et al.Clinical research of angioplasty and stenting in the treatment for symptomatic severe subclavian artery stenosis[J].Chinese Journal of Contemporary Neurology & Neurosurgery，2013，13（3）：237-241.

[20]Chatterjee S，Nerella N，Chakravarty S，et al.Angioplasty alone versus angioplasty and stenting for subclavian artery stenosis--a systematic review and meta-analysis[J]. American Journal of Therapeutics，2013，20（5）：520.

[21]Ochoa VM，Yeghiazarians Y.Subclavian artery stenosis[J].Springer US，2012，241-254.

[22]Sakima H，Wakugawa Y，Isa K，et al.Correlation between the degree of left subclavian artery stenosis and the left vertebral artery waveform by pulse Doppler ultrasonography[J].Cerebrovascular Diseases，2011，31（1）：64-67.

[23]Derkacz A，Bezubka J，Sze Emej R.Subclavian artery stenosis as a cause of acute coronary syndrome in a patient after coronary artery bypass grafting[J].Archives of Medical Science Ams，2011，7（5）：905-908.

[24]Ghetie D，Rudinskaya A，Dietzek A.Polymyalgia rheumatica with bilateral subclavian artery stenosis[J].American Journal of Medicine，2010，123（3）：e1-e2.

[25]Rughani A，Visioni AR，Tranmer B.Subclavian artery stenosis causing transient bilateral brachial diplegia：An unusual cause of anterior spinal artery syndrome[J].J Neurosurg Spine，2008，9（2）：191-195.

[26] 王克勤，苑超，张望德，等．血管腔内技术与手术治疗锁骨下动脉闭塞症 [J]. 中华外科杂志，2006，44（9）：584-587.

[27]Ballotta E，Da GG，Abbruzzese E，et al.Subclavian carotid transposition for symptomatic subclavian artery stenosis or occlusion.A comparison with the endovascular procedure[J].International Angiology A Journal of the International Union of Angiology，2002，21（2）：138.

第二十一章　胸廓出口综合征的治疗

胸廓出口综合征是指支配和供养上肢的神经血管在通过胸廓出口处被压迫而产生的上肢神经血管的临床综合症状，并影响上肢的功能。胸廓出口的含义：顾名思义，即第一肋上方，由 C 形的第一肋，包括部分胸骨和第 1 胸椎部分所组成。而真正的含义应该是第一肋与前中斜角肌组成的间隙，包括其中的臂丛神经、锁骨下动脉及邻近的锁骨下静脉。因此胸廓出口综合征（thoracic outlet syndrome，TOS）是源于臂丛神经血管在根干部受压而产生的一系列症状的疾病，而臂丛神经血管受压的主要原因则是前、中、小斜角肌的腱性纤维的压迫，第 7 颈椎横突过长，颈肋的变异也是由于起于或止于这些骨性变异使得斜角肌间隙变小及前、中、小斜角肌起止的腱性纤维质地和位置变化更容易产生对臂丛神经的压迫，所以由第一肋与前中小斜角肌组成的间隙是真正的胸廓出口。

第一节　概述

胸廓出口综合征是边缘学科性疾病，从各自学科角度出发，在对胸廓出口综合征的认识过程中，曾用过许多名称：颈肋综合征（cervical rib syndrome）、前斜角肌综合征（scalene anticus muscle syndrome）、过渡外展综合征（hyperabduction syndrome）、肋锁压迫综合征（costoclavicular compression syndrome）、胸小肌综合征（pectoralis miner syndrome）和第一胸肋综合征（first thoracic rib syndrome）。1956 年，peet 首次提出并使用胸廓出口综合征这一名称。1958 年，Rob 和 Standeven 共同提议胸廓出口综合征应为已往各个综合征的共同名称。自此之后，胸廓出口综合征这一名称很快被广大学者和临床工作者所接受并广泛应用于临床。

胸廓出口综合征的认识历史是经过一个漫长的临床认识过程。最早是在 1818

年 Cooper 已经注意到由颈肋压迫产生的上肢症状，并开始设法进行治疗。1860 年 Willshire 报告了颈肋对锁骨下动脉搏动的影响，从而确立了颈肋综合征的诊断要点。次年 Coote 第一次用切除颈肋的方法来解除颈肋对锁骨下动脉压迫所产生的症状。到 1869 年 Graber 从解剖学观点对颈肋进行基础理论学研究，探讨颈肋综合征的发病机制。1896 年 Conrad Koentgen 发明了 X 线检查技术，给外科医生提供了对颈肋诊断的手段。在 1921 年 Low 提出胸廓出口部位的软组织异常结构可以构成对神经血管的压迫因素，从而产生神经血管受压的症状。1927 年 Adson 明确指出前斜角肌的畸形和肥大可以压迫神经血管产生症状，并认为单纯切除前斜角肌可以解除锁骨下动脉的压迫。同年 Briokner 首次提出第 1 胸肋对上肢神经血管的压迫作用。1935 年，Ochsner Gage 和 De Bake3r 又强调提出前斜角肌是构成胸廓出口神经血管受压的唯一因素。1937 年，Telford 和 stoptord 阐述了第 1 胸肋对锁骨下动脉压迫的病因学。而第一次施行第 1 胸肋切除的是由 Thomas Murphy 经锁骨上切口进行的。1938 年，Naffziger 和 Grant 将由于前斜角肌压迫上肢神经血管产生的临床症状定名为前斜角肌综合征。1939 年 Falconer 和 Weddll 提出“肋锁压迫”一词,并指出肋锁压迫与斜角肌综合征有明显差别。1943 年 Wright 把当上肢过度外展时产生的上肢神经血管受压症状，称为过度外展综合征，并阐述了发病机制。1948 年 Kirgis 和 Reed 又提出中斜角肌在胸廓出口的作用，他们认为中斜角肌的收缩状态是构成神经血管受压的重要因素。提出中斜角肌综合征，相继又提出最小斜角肌的存在及压迫因素。1956 年 Peet 将上肢神经血管受压产生的临床症状，统称为胸廓出口综合征。1962 年 Clagatt 报告用单纯切除第 1 胸肋方法解除胸廓出口的压迫症状，并提出第一肋是构成胸廓出口各通路的共同结构。1966 年 Roos 报告经腋路切口切除第一肋的经验和解除胸廓出口综合征的效果，受到广泛关注。

一、病因学

胸廓出口是指支配供养上肢的神经血管经过胸廓上方开口达到前臂的一个狭窄弯曲通路。解剖学上可分为 5 个狭窄段：①上胸廓出口：由后方脊柱、外侧第一肋和前方胸骨柄构成较宽大的通路，主要有锁骨下动脉和锁骨下静脉经过；②斜角肌前间隙：由前斜角肌前缘与第一肋构成狭小的间隙，仅有锁骨下静脉通过；③斜角肌间隙：由前斜角肌后缘与中斜角肌前缘和第一肋骨构成三角间隙，也称斜角肌三角。其中有锁骨下动脉和臂丛神经通过；④肋锁间隙：第 1 胸肋与锁骨构成扁平状间隙，有臂丛神经下干，锁骨下动脉和静脉通过；⑤胸小肌间隙：胸小肌腱及喙突筋膜与第 1 胸肋构成间隙，有臂丛神经、锁骨下动脉、静脉通过（图 21-1）。

胸廓出口综合征的发病机制是多种因素的综合作用，多由于解剖上的结构异常使神经血管在胸廓出口狭长通路上的某一段受到刺激和压迫而产生临床症状。而构成胸廓出口通路狭窄和压迫因素通常分为骨性结构异常和软组织结构异常两大类。

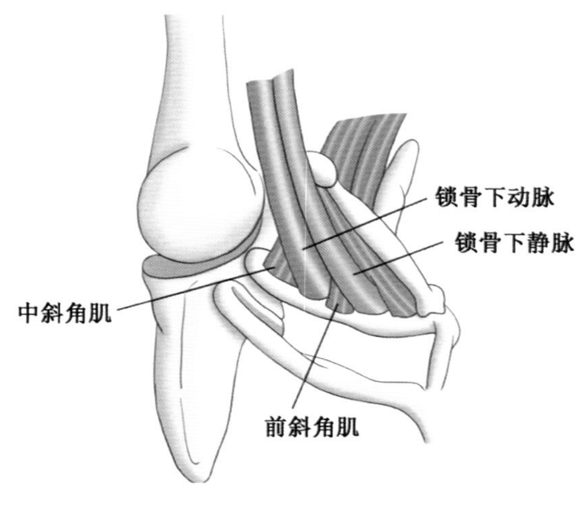

图 21-1　锁骨下解剖关系

1. 骨性结构异常　较常见于颈肋畸形，第 7 颈椎横突过长，第一胸肋畸形和锁骨畸形。

（1）颈肋畸形：早在 1860 年 Willshire 确认其压迫上肢的神经血管产生临床症状，称之为颈肋综合征。1869 年，Graber 从解剖学基础阐述了颈肋综合征的发病机制。颈肋的存在，大小和形态异常都可造成通过斜角肌间隙的神经血管受压，同时颈肋多半有异常纤维韧带附着更是压迫神经血管的机械因素。颈肋发生率为 0.5% ~ 1.0%，但只有 10% 患者有症状（Hill 报告）。Haisted 报告颈肋往往有纤维带附着占据着斜角肌间隙产生压迫作用。颈肋患者中产生神经症状占 68.3%，神经血管混合症状占 29.4%，单纯血管症状仅 5.3%。

（2）第 7 颈椎横突过长的病理机制类似于颈肋作用：它常常伴有纤维带附着，造成斜角肌间隙狭窄，对通过胸廓出口的神经血管产生压迫。第 7 颈椎横突过长可分为双侧性，也可为单侧。

（3）第一胸肋畸形常见形态变异：肋骨宽扁，弧度变小，肋骨结节增生肥大，而肥大的结节上有异常韧带或纤维索条附着，直接影响着胸廓出口各段通路间隙。1927 年 Briokner 首次指出第一肋可能是神经受压的因素。1937 年 Telford 和 Stopford 提出在肩胛下垂位时，锁骨下动脉受压同时尺侧神经也受压，第一肋是产生症状的一个因素。因此如能切除第一肋就可以使胸廓出口各段通路的一侧结构束缚得到解除。以此机制，Thomos Murphy 第一次从颈部切口切除第一肋治愈后出现没有颈肋的颈肋综合征患者。1962 年，Clagett 强调阐述了用切除第一肋方法解除胸廓出口综合征的理论基础和临床效果。

（4）锁骨畸形：多见于锁骨骨折愈合后产生的大块骨痂，使肋锁间隙变小，对通过肋锁间隙的神经血管产生压迫症状，Ribbe 报告 17 例锁骨骨折愈合不良者中，有 9 例存在上臂神经血管症状。

2. 软组织结构异常　见于前斜角肌肥大，中斜角肌肥大变形，最小斜角肌的存在和异常韧带和纤维索条。

（1）前斜角肌形态异常主要是肌纤维增生肥大，肥大的肌束使斜角肌间隙缩窄，压迫神经血管产生症状。1927 年 Adson 首次提出前斜角肌在颈肋综合征中的作用，并认为单纯切除前斜角肌可以解除锁骨下动脉的受压。1935 年，Gage 和 Bakey 提出前斜角肌是引起神经血管受压的唯一因素的观点。1938 年，Nattziger 和 Grant 提出前斜角肌综合征（Nattziger 综合征）名称。1951 年，Adson 修正了单纯前斜角肌压迫的见解。在胸廓出口综合征发病因素中，前斜角肌形态变化和位置异常确实占据着一定位置。

（2）中斜角肌在决定斜角肌间隙大小上起着重要作用，Ochsner、Teford、Mothershead、Rogers 和 Stammers 都在文献中提到中斜角肌存在着对神经血管产生压迫的可能性，1948 年 Kirges 和 Reed 提出在中斜角肌收缩状态时，可压迫刺激神经血管产生症状。另外，中斜角肌痉挛、肥大增生或有隆起锋利肌腱都可能引起神经血管症状。

（3）最小斜角肌是存在于前、中斜角肌间隙中的异常肌束，Daseler 和 Adson 报告它直接影响斜角肌间隙通路。最小斜角肌多数发起于第 6、第 7 颈椎横突，通过神经束和动脉之间附着于第一肋。可将神经束和动脉压到前斜角肌，也可将神经束压到中斜角肌产生临床症状。

（4）异常韧带和纤维索条的存在是导致胸廓出口综合征的重要因素，近年来临床工作者更重视这个因素的存在。早在 1921 年 Low 就曾提出过这个问题。这些异常韧带多数发起于第 7 颈椎横突，通过斜角肌间隙，抵达第一肋或肋锁关节。或者横过斜角肌间隙，压迫神经血管产生症状。异常的韧带可为单一的，多数为几条同时存在的。据文献报道临床上常见的异常韧带有 9 种形式：①起始于颈肋尖端抵止于前斜角肌附着在第一肋结节处；②起于第 7 颈椎横突抵于前斜角肌附着第一肋结节的后方；③起于第一肋结节伸向臂丛神经根和锁骨下动脉间的韧带；④从中斜角肌前缘和臂丛神经后缘抵止第一肋的韧带；⑤最小斜角肌横于前、中斜角肌间隙；⑥相似于最小斜角肌止于第一肋筋膜；⑦从前斜角肌前缘到第一肋前缘胸骨后；⑧从中斜角肌到第一肋骨缘；⑨从第一肋内后弧的骨缘到筋膜。另外，Sibsens 筋膜索带近年来临床上也被广泛重视。还有散在包绕臂丛神经下干和锁骨下动、静脉周围的纤维条索，都是直接产生症状的原因。

3. 功能性狭窄　是相继 1939 年 Eden 提出间接压迫概念之后，才引起学术界注视。胸廓出口综合征的病因除骨性结构和软组织结构异常的机械因素之外，而上肢功能位置变化，尤其是下垂位和外展位时，可以引起胸廓出口通路暂时性狭窄，而产生症状。尤其是肋锁间隙。1943 年 Foleonner 和 Weddeu 提出当上臂处于某种姿势时，锁骨与第一肋类似剪刀的 2 个刀叶作用，压迫神经血管，因为肋锁间隙中没有其他组织存在，产生症状就是因为肋锁间隙变窄造成的。1931 年 Wright 和 Later 证实过度外展姿势时，有 83% 正常人桡动脉搏动消失，孙衍庆等报告正常青年人的 Adson 试验桡动脉消失率 12.8%，Allen 征试验桡动脉消失率为 11%，夸张军人姿势为 13.7%。因此，Adsen 征、Allen 征、肋锁压迫试验和过度外展试验只是间接反映胸廓出口 3 个间隙的大小程度。

二、分型

胸廓出口综合征的临床分型，依据神经血管受压后产生的临床主要症状分为神经型、动脉型、静脉型和混合型。通常报告中动脉型占多数（49%），近年来由于临床上对神经症状的重视，尤其是关于神经滋养血管供血不全产生的神经缺血性症状机制的探讨，神经型报道比例增加（85%）。而有的报道混合型为多，其中以动脉神经混合型为主。

三、临床诊断

1. 胸廓出口综合征的临床表现　主要是上肢的神经血管受压后产生的临床症状和体征。由于发病机制差异而神经血管受压程度不同，所产生的症状也有很大的差别。神经、动脉和静脉可能单独受压，也可能同时受压；可能以某一单独受压为主，也可能程度一致。臂丛神经受压后常常出现上肢疼痛、感觉障碍、麻木、肢体软弱无力、肌肉营养障碍和肢体冷凉等症状。主要表现为尺侧神经分布部位。锁骨下动脉受压后出现上肢疼痛、无力，不能持续持物，感觉凉冷，手和前臂肌肉营养不良，主要表现在尺侧肌群和手部肌肉。锁骨下静脉受压后出现上肢胀痛、肿胀、青紫及浅静脉怒张等。患者就诊常见的主诉是上肢疼痛、沉重无力感和感觉异常。症状出现时，上肢往往处于某种姿势时，而改变姿势后可缓解。疼痛多出现在上肢及肩部（80%）和肘部

（52%）。麻木多见于手指（81%）和手掌（70%）。而且以尺侧明显（60%）。体格检查时，锁骨上有时可扪及肿物，锁骨上以臂丛神经干处有压痛（80%），而且沿臂丛神经走行放射。患侧手握力减弱（50%），上肢肌肉营养状况是非常重要的体征，尤其是肱三头肌，前臂尺侧肌群、小鱼际肌和掌骨间肌的肌张力减退和萎缩。

（1）动脉受压的症状

1）感觉异常：患肢麻木，怕冷，上臂上举时手苍白。

2）典型的雷诺现象或锁骨下动脉闭塞，如动脉栓塞发生可表现有手指缺血，甲下出血，指尖出血斑，溃疡，或罕见的坏疽。血栓通常起源于卡压受损部位的局灶动脉炎、狭窄后的扩张。血栓部位可造成部分或完全堵塞，有时可扪及锁骨上肿块或触痛（颈肋或狭窄后的扩张）。

3）体征：①桡动脉搏动减弱，上肢外展位时桡动脉搏动进一步减弱或消失；② 90° 外展时血压下降＞ 15mmHg；③锁骨下动脉杂音；④上举时肢端苍白；⑤上举时肌肉疲劳；⑥雷诺现象；⑦锁骨下动脉血栓，肢体远端动脉栓塞。

（2）静脉受压的症状

1）上肢水肿，手指僵硬，血栓性静脉炎表现。

2）当上肢外展或处于某个位置时可能出现静脉怒张。

2．体格检查

（1）上肢疲劳试验：是诊断的可靠依据；上肢外展 90°，前臂屈曲 90°，双手做快速握拳伸指运动，3 分钟内有疲劳感或失控下垂为阳性。

（2）90° 外展外旋试验：上肢外展外旋 90° 时，肩胛上静脉怒张，锁骨下出现收缩期杂音，桡动脉搏动消失，手指苍白则为阳性。

（3）锁骨上臂丛神经压迫征：当压迫锁骨上臂丛神经干处 15 ~ 30 秒出现手指尖刺痛，颈肩部疼痛，上肢麻木乏力为阳性体征。

（4）体位性桡动脉搏动试验：虽然在正常人也有一定的阳性率（5% ~ 15%），但从传统观念上仍然还有一定参考价值，尤其是胸廓出口综合征的动脉型，临床常用 Adson 试验、Aller 试验、夸张式军人姿势试验和过度外展试验。

1）Adson 试验：也称斜角肌压迫试验。被检查者双臂水平位外展，抬头挺胸吸气，下颌转向检查侧时，若桡动脉搏动消失或减弱，为 Adson 征阳性。

2）Allen 试验：主要用于检查手部的血液供应，桡动脉与尺动脉之间的吻合情况。具体步骤如下：①术者用双手同时按压患者一侧桡动脉和尺动脉；②嘱患者反复用力握拳和张开手指 5 ~ 7 次至手掌变白；③松开对尺动脉的压迫，继续保持压迫桡动脉，观察手掌颜色变化。

若手掌颜色＜ 10 秒迅速变红或恢复正常，即 Allen 试验阳性，可以经桡动脉进行介入治疗，一旦桡动脉发生闭塞也不会出现缺血；相反，若 10 秒手掌颜色仍为苍白，即 Allen 试验阴性，这表明手掌侧支循环不良，不应选择桡动脉行介入治疗。

3）夸张式军人姿势的试验：即肋锁压迫试验。受检查者直立，挺胸抬头，双手向后下垂，双肩向下，若桡动脉搏动减弱或消失，则为夸张式军人姿势征阳性。

4）过度外展试验：即胸小肌试验。双上肢过度外展位，挺胸抬头吸气，若桡动脉搏动消失或减弱，则为过度外展征阳性。

胸廓出口综合征的诊断：详细的病史和发病诱因，适宜的物理检查和临床体征，对确诊胸廓出口综合征是非常重要的。相应的辅助检查更能为胸廓出口综合征的诊断提出客观依据。

3．影像学检查

（1）常规 X 线摄片：是最有效的检查方法。颈椎正侧位及胸片可以发现颈肋、第 7 颈椎横突过长，异常的第一肋，锁骨畸形愈合，颈椎病变，以及侵犯胸廓出口的肿瘤。事实上绝大多数的动脉型 TOS 都表现不同程度的骨性异常。三维 CT 更能立体地显示异常的颈肋和过长的第 7 颈椎横突的形态。

（2）动脉造影：可以直观地显示整个上肢血循系统，因此也是最可靠的检查手段。发现栓塞的起源及远端血循环状况，并可估计血流量。动脉造影可以非常精确地诊断卡压的部位和范围，但血管造影本身可能发生一些并发症，因此这项检查主要用于治疗必需的情况下，特别是为手术提供重要的参考。

（3）彩超：可以帮助确定动脉闭塞的位置及程度，确认静脉卡压的范围。可比较清楚判断血管闭塞、狭窄后扩张、血栓及动脉瘤的形成，以及受压近远段血管的状况，是一项安全可靠的辅助检查。

（4）电生理检查：神经传导速度测定，有一定意义，但对近端神经根检查有一定困难。肌电图（EMG）检查有助于对肌肉功能状况的观察，可证实是否同时存在臂丛神经受压。

（5）特殊检查：常规 Wright 及 Adson 试验最常被用于检查锁骨下动脉是否受压，但在健康人群中存在假阳性结果，而在患者中又可能检查不到阳性的结果，使其诊断价值受到质疑，但是在血管型 TOS 中可表现为极强的阳性，严重的患者稍稍外展肩关节就可能出现这两个试验的阳性。

4．鉴别诊断

（1）雷诺现象：当TOS的患者伴有肢体发凉、无力、手及前臂苍白时，容易认为雷诺现象是臂丛神经卡压造成的。特别是锁骨下动脉受压型TOS，有时无感觉障碍，更易认为是雷诺现象，雷诺氏病为血管神经功能紊乱所引起的肢端小动脉痉挛性疾病，以阵发性四肢肢端（主要为手指）对称的间歇发白与发绀为其临床特点，易为寒冷及情绪激动所诱发。而胸廓出口综合征的神经血管压迫症状常与长期使用震颤性工具、颈肋及前斜角肌综合征、拐杖使用不当压迫腋部或（和）肿瘤压迫臂丛神经及锁骨下血管等有关，多在患肢过度外展、转头或提重物时突然发生，有时对寒冷敏感，其症状累及一个或几个手指，导致手指苍白、皮肤寒冷感，随后手指发绀、发红。但其实雷诺现象往往是可能存在潜在的疾病或一些异常生理状态所致。故在鉴别诊断时应该全面考虑。

（2）主动脉弓综合征：患者存在更重要的部位——脑的供血不足，通常都没有意识到或忽略了上肢的问题，但一定会有脑供血不足的症状。左锁骨下动脉和无名动脉、颈动脉在主动脉弓的部位可能部分或全部闭塞，当颈动脉未受累时，这种情况被称为锁骨下动脉窃血综合征。Wright试验（+）和锁骨下动脉受压症状在主动脉弓综合征和TOS中都会出现。根据年轻人发生的缺血性脑血管病或晕厥、无脉症，并可闻及大血管杂音者，应高度怀疑本病；再经脑CT或MRI、MRA，特别是脑血管造影，显示主动脉弓及其主要分支不同程度的狭窄或闭塞，在临床上可予以确认。动脉活组织检查可证实诊断。

（3）肿瘤的压迫

1）原发性肺尖癌：可由下而上拱顶臂丛神经下干和锁骨下动脉。

2）转移性恶性肿瘤：可能转移到肺尖，第一肋等处。虽很少见但临床上有时亦能见到，应警惕。原发病灶可能来自妇科肿瘤、前列腺肿瘤，以及骨与软组织肿瘤。

（4）颈椎关节病：也可引起上肢疼痛，这种疾病为椎间盘和相邻的椎体边缘的退行性病变，椎体边缘形成骨刺、进入椎管或椎间孔所致。颈椎的X线、CT、扫描及肌电图检查有助于诊断。

（5）劳力性血栓形成（Effort Thrombosis）：又称Paget-Sehroetter综合征。在胸廓出口存在某些可能压迫神经或（和）血管的病因时，继发于上肢不正常地或过度用力，导致腋-锁骨下静脉劳力性血栓形成。“劳力”是指用力后直接或间接压迫静脉；“血栓形成”指其原因为创伤或与某种需要重复肌肉运动的职业有关，如职业运动员、排版机操作员、画家，以及美容师等。寒冷及创伤，如雪橇运动，会导致血栓形成。表现为患肢上臂水肿、静脉充血，肢体颜色改变，可出现钝痛或刺痛。在劳力性血栓形成的患者中，12% 可出现肺栓塞，静脉性肿胀占 18%，晚期疼痛、水肿、表浅性血栓性静脉炎占 68%。患肢抬高及口服华法林（warfarin）可缓解病情。若症状复发，则应切除第一肋，也可同时摘除血栓，以及切断前斜角肌，去除胸廓出口受压迫的病因，如颈肋或异常纤维（肌）束。链激酶介入治疗具有脲激酶的局部作用，与手术并用，可降低症状的复发率、不施行或少施行静脉血栓切除术，改善临床结果。撤除导管前应给予肝素。

第二节　胸廓出口综合征的治疗

一、内科治疗

早期没有明显运动和感觉障碍的胸廓出口综合征，对其颈肩部不适、手部麻痛的症状，可先行非手术治疗。其目的是增加胸廓出口处的空间，减轻对胸廓出口内神经根的压力，恢复颈肩部肌肉的平衡，逐渐消除对神经血管的压迫。可分为三个步骤：①通过体疗纠正患者的不良姿势；②通过各种方法放松斜角肌、肩部及胸部的肌肉，增加锁骨和第一肋骨的活动范围；③进行生理性功能锻炼，以增加斜方肌和肩胛带肌的力量。对有明显疼痛的患者应及早给予镇痛。

1. 体疗

（1）纠正不良姿势：很多体位和姿势可诱发或加剧 TOS 患者的症状，所以体疗首先要纠正患者的不良姿势。对文职人员，首先要指导其工作时的体位，调节好椅子和办公桌的高度，以前臂能舒适地置于办公桌面为佳，肩部不应有上抬或下沉感。并给予一些防护用具。颈部疼痛不适者可建议患者在乘车和看电影、电视时戴颈托，每天戴 2 ~ 3 小时，可使部分患者的症状在短期内得到缓解。手麻痛的患者，可于睡眠时用小夹板将腕部固定于中位。部分患者需要调整好枕头的高度。胸部前屈可能导致肋锁间隙缩小，上肢带放松，上肢下垂，矫形带可帮助患者保持挺胸直立位，但不能使胸部处于过伸状态，应自然一些，同时还应注意通过适当的功能锻炼来矫正姿势。

（2）功能锻炼：是保守治疗的重要一部分，其主要目标是恢复颈肩胛区的肌肉平衡，即恢复它们的正常张力、活动范围和肌力。在这些肌肉上存在扳机点，可引发局部疼痛和放射痛。消除了这些扳机点，就有可能恢复肌肉的正常长度和活动范围。在此过程中应注意循序渐进，以不引起疼痛为限，过度的活动会加重症状并引发肌肉痉挛。下面是作者常用的提高肩部肌力的锻炼方法。

1）耸肩运动：双臂下垂，两肩耸肩向后旋，同时做头颈前伸，吸气。两肩下降放松还原，呼气。反复20次，每日4次。

2）提拉小杠铃：弯腰提拉小杠铃，再直腰使肩向后并带动肩胛骨一起向上（杠铃重量因人而异，从较轻的杠铃开始）。

3）仰卧于长凳，推杠铃向上并使肩部升起离开凳面。

4）摆动练习：弯腰手提重物前后摆动。

5）爬墙练习：患者以患侧手扶墙，用手指在墙上从低向高处爬动。

6）滑车练习：正常的手协助患侧肩向上提升。

2．理疗　包括经皮电刺激疗法、干扰电疗法、氦氖激光照射、红外线照射等。这些治疗还可用于临时性镇痛和解痉，消除肌肉和筋膜的疼痛扳机点，增加患者对锻炼的依从性。此外，全身性温水浴不失为一个良好的解除症状的方法。

3．药物治疗　一旦患者确诊为TOS，减轻颈肩背部疼痛和患侧上肢麻痛成了首先要解决的问题。口服镇痛药、局部痛点封闭、肌松药、神经营养药常可取得一定的效果。

（1）镇痛药物的应用：颈肩痛手部麻痛需要服用镇痛药时，应根据WHO有关镇痛药的三阶梯用药原则，合理使用。将颈肩痛分为3个等级，即轻度疼痛、中度疼痛和重度疼痛。分别归纳到3个阶梯中去选择镇痛药物。

第一阶梯：轻度疼痛即有疼痛但可忍受，生活正常，不干扰睡眠。

第二阶梯：中度疼痛即疼痛明显，不能忍受，要求服用镇痛药，睡眠受干扰。

第三阶梯：重度疼痛则表现为疼痛剧烈，不能忍受，需要服用镇痛药，睡眠受严重干扰，可伴自主神经紊乱或被动体位。

1）第一阶梯常用药物：非阿片类药，可单一使用镇痛药，如对乙酰氨基酚（扑热息痛）；亦可用非甾体类抗炎药（NSAIDs），常用的有COX-2选择性抑制剂：塞来昔布（西乐葆），非选择性抑制剂：阿司匹林、布洛芬、奈普生。

2）第二阶梯常用药物：主要为弱阿片类药，常用的有：盐酸曲马多缓释片（奇曼丁）、双氢可待因。此外还有强痛定（盐酸布桂嗪注射液）。

3）第三阶梯常用药物：盐酸曲马多缓释片（奇曼丁）、双氢可待因、强痛定、盐酸羟考酮控释片（奥施康定）、硫酸吗啡控释片（美施康定）、吗啡等。

但是三阶梯治疗原则不是机械的不可改变的，也不是一级阶梯一级阶梯地更换药物，应根据患者当时的疼痛情况，既往对药物的疗效和反应而定。可能一开始就用中度疼痛或重度疼痛的常用药物，以后又回到中度甚至是轻度疼痛的药物治疗。另外，非甾体药物和阿片类药物或弱阿片类药物合用可加强镇痛效果并可减少阿片类药物的用量。但不要同时使用两种非甾体药物，以免增加药物的不良反应。

塞来昔布（西乐葆）是一种新型非甾体类抗炎药，为目前国内唯一的 COX-2 选择性抑制剂，主要通过抑制 COX-2 达到抗炎、镇痛和解热的作用，具有卓越的全消化道安全性，不影响血小板和肾脏的正常生理功能。第一日 400mg/ 次，1 次，根据情况，晚上可加服 1 粒。第二日起，每日口服 200mg/ 次，1 次或 2 次。盐酸曲马多缓释片（奇曼丁）是一弱阿片类药物，具有阿片受体激动和抑制中枢神经传导部位的去甲肾上腺素和 5- 羟色胺再摄取双重作用机制。该药镇痛作用强，成瘾性低，顺应性好，可从每 12 小时 50mg 开始服用，饭后服用可明显减轻恶心、呕吐、眩晕等症状。

（2）神经阻滞：即局部封闭。通过颈部痛点神经阻滞可以解除颈肩背及上肢的疼痛，改善局部血流，软化瘢痕组织及纤维组织以达到治疗目的，同时颈部痛点阻滞可以根据疼痛消失的情况、肌力和感觉恢复的情况进行诊断和判断神经受压的部位。神经阻滞后，可根据患者的情况选用适当的止痛及肌松药物效果更好。

（3）肌松药：常用的有乙哌立松（妙纳）和复方氯唑沙宗（鲁南贝特）等。乙哌立松起效较快，一般 1 周就有效，1 个月的疗程即可取得较好的效果。通常成人每日口服 3 片（每片 50mg），分 3 次饭后服用。

（4）神经营养药：包括甲钴铵（弥可保）、维生素 B_1、维生素 B_6、地巴唑。可同时服用。常用剂量为甲钴铵 0.5mg 3 次 / 日，维生素 B_1 10mg 3 次 / 日，维生素 B_6 10mg 3 次 / 日，地巴唑 10mg 3 次 / 日。

（5）抗抑郁和焦虑药：颈肩疼痛时间太久又未得到很好的治疗，常可能伴有抑郁症，表现为失眠、焦虑、多疑、情绪低落、表现极度烦躁不安，甚至严重内疚、自责而产生自杀倾向。常用的抗抑郁药物主要是三环类药物。如阿米替林，开始每晚 10 ~ 25mg，隔日增加 25mg，可改善睡眠，5 ~ 7 天达到止痛作用。还有新型抗抑郁药选择性 5- 羟色胺再摄取抑制剂，如左洛复，是目前治疗抑郁、焦虑的首选。口服 50mg/d，7 天见效。

（6）激素类药物：有抗炎、降低炎性介质在组织中的浓度、减轻炎性反应、减轻受压神经根水肿的作用，起效快。常用的糖皮质类固醇有地塞米松 1 ~ 4mg，2 ~ 4 次 / 日，甲强龙小剂量 40mg/d；大剂量 10 ~ 20mg/（kg·d），局部用复方倍他米松（得宝松）1 ~ 2ml/ 次，（1ml 含二丙酸倍他米松 5mg 和倍他米松磷酸钠 2mg）。

（7）糜蛋白酶：具有肽链内切酶的作用及脂酶的作用，有消炎、消肿、净化创面的作用。常用量 4000 ~ 8000U/d 肌内注射或创面用药。

4．治疗结果　如在疾病的早期，保守治疗多可取得一定的效果。颈肩疼痛明显者应及早给予止痛药，有感觉异常、肌力减退者给予神经营养药物。非手术治疗虽然是一种行之有效的方法，但同样需要做出周密的计划，遵守循序渐进的原则，避免负荷过重，造成协同肌的损伤，导致新的肌肉失衡。症状改善后，注意运用保护性措施，预防症状的再复发。

二、手术治疗

1．手术指征

（1）该病经非手术治疗无效，可建议手术治疗。

（2）对有臂丛神经同时受压并有肌萎者，应及早手术。

（3）当有颈肋或第一肋异常，或第 7 颈椎横突过长，或明显的血管受压的症状者应建议手术治疗。

（4）在儿童和青少年，已发现有患侧肢体大小、长短有异常者，应建议积极手术，对尚无肢体异常的患儿应密切随访，如患侧上肢与健侧上肢肌力相差太大，或对学习造成影响者，应建议及早手术治疗，以免影响肢体发育。

（5）受压的锁骨下动脉远端已形成假性动脉瘤，更应及早手术；如果在瘤内发现有栓子存在，只要全身情况许可，应建议立即手术。

2．手术方法

（1）手术目的

1）恢复肢体远端的血液正常灌注（如切开取栓术）。

2）解除造成胸廓出口狭窄的异常解剖结构（通常包括颈肋、第一肋的切除和前、中、小斜角肌的切断及软组织的松解）。

3）狭窄及栓塞部位的动脉移植重建。

（2）手术方法：最简单的手术方式就是部分或全部切断前、中斜角肌。常规做锁骨上切口，Load 认为单纯前、中斜角肌切断术适用于有典型的胸廓出口压迫症状而除了 Adson（+）以外，体检及诊断试验均正常的病例。其他术式包括颈肋切除术、第 7 颈椎横突切除、第一肋切除、锁骨切除等，同神经型 TOS，在此不再赘述。术中解决了造成卡压的结构以后，如发现动脉已有病变，如血栓形成，则应行动脉切开取栓术；如动脉瘤形成则应切除病变段血管，血管端 - 端吻合或用静脉及人造血管移植。如狭窄后扩张或动脉瘤较小患者可单纯行第一肋切除，而动脉瘤直径大于动脉直径2倍以上的患者可在切除第一肋的基础上行动脉旁路术或做血管移植。Hebrarg等报道经皮腔内血管成形术应用于动脉型TOS，临床随访29个月患肢血压正常。近年来，血管成形术已成为一项比较成熟的技术，并且收到良好的效果，尤其对于那些手术指征不强、症状相对较轻的患者。但时至今日，对于表现为急性动脉症状的TOS患者，是经皮腔内血管成形术加溶栓治疗还是外科手术干预仍然是争论的焦点。对于术中发现静脉栓塞可行切开取栓术或血管移植术，但必须首先解决外部的卡压因素。术后应常规抗凝治疗7 ~ 10天，至血管愈合。如发生动脉栓塞或闭塞的患者应尽快手术，因为紧接着会发生上肢缺血，组织损伤。动脉造影在术前、术中都有必要。虽然动脉栓塞的部位通过体检也能确定，但可能还存在其他压迫位置。狭窄后动脉瘤，或动脉壁血栓可能是栓子的起源。如果栓子是由于心瓣膜疾病或心肌梗死引起，则术前不能做动脉造影。

原发静脉血栓通常都有急性症状，包括上肢肿胀、疼痛、活动受限。保守治疗包括静脉应用肝素、星状神经节阻滞等可以有效缓解症状。全身抗凝治疗虽然可以控制栓塞的继续发展，但长期疗效很不理想。早期手术干预可使症状快速得到缓解。当血栓堵塞了腋静脉或锁骨下静脉，切开取栓术应在数天内进行，因为受累血管暂时尚能维持在正常状态。静脉的栓塞常由于解剖异常所致，在静脉切开取栓同时应纠正卡压部位。近年来介入引导的溶栓或机械取栓很大程度上扩大了非手术治疗的选择范围。在血管型TOS中，介入治疗的平均成功率为81%。但是这一新技术的缺点也是不容小觑的，首先它不能解除造成卡压的外部因素，其次就是出血。因此，介入治疗后仍然需要外科手术。

伴有雷诺现象的患者要确定有否胸廓出口的卡压，以及卡压是主要的致病因素还是协同作用。如果排除了其他可能导致雷诺现象的疾病，应进一步做TOS的特殊试验，如果检查结果表明神经血管在颈部受压，则应同时行神经血管松解和交感神经纤维或星状神经节切除术。

（3）手术效果可能与以下几个因素密切相关：①适合手术的病例；②神经血管卡压部位能够精确地定位、是否存在双卡；③手术方式是否针对存在的问题；④充分估计可能出现的并发症，并做好处理的准备。

3. 术后处理

（1）予适当静脉补液2 ~ 3天，1000 ~ 1500ml/d液体，用甲强龙40mg或地塞米松10mg加入液体中滴入；如术中患者易出血，可立即用适当止血药，如立止血（血凝酶），术后可继续用止血芳酸（氨甲苯酸）等，预防组织粘连的药物如糜蛋白酶等药。

（2）颈部伤口可置 1 ~ 1.5kg 小沙袋压迫，以减小伤口出血和水肿，注意伤口引流物的性质，是血性的还是淋巴性的，如在左侧还应注意是否可能是乳糜液，如引流物不多，24 小时后可拔除引流条。

（3）术前患肢麻痛、感觉有障碍者，可给予神经营养药，如甲钴铵（弥可保）、神经再生冲剂、维生素 B_1、维生素 B_6、地巴唑等药，对术后早期手麻痛加重的患者可用甲钴铵 0.5 ~ 1mg 在避光的条件下加入液体中静脉滴入。

（4）术前如颈肩部痛较重，术后可给予适当止痛剂，彻底阻断疼痛的恶性循环，如塞来昔布（西乐葆）、盐酸曲马多缓释片（奇曼丁）等药。

4．注意事项

（1）严格掌握手术指征。

（2）保护重要组织，臂丛神经根干部、膈神经、锁骨下动静脉、胸导管和淋巴管，以及胸膜。

（3）手术过程中仔细止血，仔细结扎较大的血管和淋巴管。

（4）术后密切观察伤口情况有无太多渗血或肿胀。

5．胸廓出口综合征的术后并发症　胸廓出口综合征的手术并发症占 5% ~ 10%，常见的有伤口肿胀、切口下出血、淋巴漏、乳糜漏、气血胸、颈丛神经皮支损伤、膈神经损伤、臂丛神经损伤、颈肩部仍痛甚至加重等，分述如下。

（1）伤口肿胀：颈部存在广泛的疏松结缔组织，结缔组织内含有大量的淋巴管及成串的淋巴结。有人曾计算过，估计一侧颈部有 150 余根大大小小的淋巴管，手术对这些淋巴组织的破坏是造成伤口肿胀的主要原因，因此，在打开颈部脂肪垫时应纵行切开，尽可能减少对淋巴管的损伤。对切开的组织，特别是切除的淋巴结两端，应仔细烧灼或结扎，否则容易造成从小淋巴管外溢的淋巴液弥漫在疏松的结缔组织内，而引起组织肿胀，甚至造成手术后伤口处的硬结。术后用糜蛋白酶肌内注射 5 ~ 7 天有助于消肿。

（2）淋巴漏：主要发生在右侧的胸廓出口综合征术后。右侧上肢和颈面部的淋巴液是通过右侧淋巴管汇集流入腔静脉的，而淋巴管流出的淋巴液是无色透明的，常常不引起外科医师的注意，所以即使较大的淋巴管被切断，有时也没有结扎，造成术后淋巴漏。预防方法：仔细止血后，在关闭伤口前，再仔细地检查有无无色的液体渗出，特别检查在切开的脂肪垫两侧以及切除肿大的淋巴结近远端，如有较多的无色液体渗出，甚至是流出，应用 8-0 或 5-0 丝线缝扎。术后用沙袋压迫伤口，也是预防淋巴漏的方法之一。淋巴漏一旦发生，可先考虑非手术治疗，包括压迫伤口，用抗生素，使之闭合成为伤口下淋巴积液，可经反复穿刺吸出淋巴液而愈。如抽出积液后很快又形成积液，可考虑从原切口进入，在囊肿内找到渗液点，予以小心缝扎或电凝。如渗液处较深，剖开渗液道缝扎淋巴管有一定危险性，可在附近取一带蒂的肌肉塞入窦道中。常用的肌肉是胸锁乳突肌或肩胛舌骨肌。

（3）乳糜漏：绝大多数发生在左侧。乳糜漏大多不是损伤了胸导管，而是损伤汇入胸导管的淋巴管，术后即可造成乳糜液的外溢。一般小的乳糜液积聚，不需要手术治疗，术后压迫伤口反复穿刺抽出乳糜可逐渐愈合。最多一次抽出量为 15ml，一般 5 ~ 8ml。穿刺次数最多为 5 次（每周 1 次），最少 2 次。反复穿刺不愈或积液量大的患者则应及早手术治疗，术中可见积聚乳糜液的腔内组织水肿成乳白色，组织嫩、脆无法缝合，清洗后，用胸锁乳突肌肌瓣填塞而愈。预防方法：同淋巴漏。关闭伤口前，反复检查有无无色的液体渗出，彻底结扎烧灼可能的渗液处，术后颈部伤口常规压迫。

（4）胸导管损伤：胸导管在相当于前斜角肌浅层近止点的内侧平面，汇入锁骨下静脉和颈内静脉的交汇处。在切断前斜角肌止点时应将周围软组织小心推开，尽可能不要切断任何不必切断的软组织。应注意胸导管走行可能变异，可能行走到前斜角肌表面，甚至和颈横动静脉一起行走 3 ~ 4cm，此时很容易和颈横动静脉一起被切断结扎。胸导管被切断后，如结扎良好，大部分患者术后可能无任何症状，乳糜液可通过其他侧支流入腔静脉。但有约 30% 的患者可能流出大量的乳糜液，24 小时最多可达 3000ml，这类患者应及早手术，否则，患者将很快耗竭。编者先后处理过 2 例胸导管损伤有大量乳糜液外漏的患者，24 小时白色黏稠的乳糜液漏出量达 2500 ~ 3000ml，术后第 2 天从原伤口进入，均在伤口内立即看到切断的胸导管的近端。由于伤口水肿，胸导管远端无法找到，乃将颈外静脉向头部游离，结扎其分支，较高位切断颈外静脉，结扎远心端，将切断的胸导管远端塞入颈外静脉的近心端约 2cm，将颈外静脉断端与胸导管远端的周围组织缝合。胸导管塞入颈外静脉后，颈外静脉即成白色。术后，乳糜漏消失，伤口 I 期愈合。所以，编者在做颈部切口切断前中斜角肌时，常规保护颈外静脉。

（5）气胸：经颈部切口切断前中斜角肌后，常常见到悬在下干下方的 sibson 筋膜，需将条索状的 sibson 筋膜切断，以完全解除对下干的挤压。但常常有折叠的胸膜顶与 sibson 筋膜紧紧相贴，切断 sibson 筋膜，胸膜顶亦被打开，并看到其下方活动的肺脏。此时应将胸膜的破口缝合，在最后一针打结前，请麻醉师反复做正压呼吸数次，待肺完全扩张后打结，可无需做胸腔引流。如胸膜破口太大或怀疑肺脏可能有损伤，则应在术中立即做胸腔引流，术后安置水封瓶引流 24 ～ 72 小时。作者做胸腔负压吸引的方法是用一根硅橡胶导尿管从胸腔破口处插入胸腔，约 3cm 一段，避开臂丛神经，从伤口外侧另做皮肤小切口将导尿管引出，接水封瓶。有时分破胸膜顶没有及时发现，术后才发现，术后再处理气胸就被动了。因此，在做颈部切断前、中、小斜角肌后，常规在伤口内灌满生理盐水，请麻醉师做正压呼吸，观察有无气泡。如系颈丛麻醉，则令患者咳嗽，有无气泡出现。一旦出现气泡，应怀疑有胸膜损伤，检查胸膜顶，寻找破口，并修补之。

（6）膈神经损伤：根据华山医院手外科做大量膈神经移位治疗臂丛神经根性撕脱伤的临床观察，在成人一侧膈神经完全切断可不产生任何临床症状，但不是说一侧膈神经损伤可以不去理会。在做 TOS 手术时应保护好膈神经，不应该损伤。大多数在做 TOS 手术时的膈神经损伤是牵拉伤，术后极少数患者可能会诉胸闷，胸透可能会看到同时膈肌抬高并有活动度减弱。一般休息数日后自愈。一旦术中发现膈神经断伤应该立即在显微镜下用 9–0 尼龙缝线将之做端 – 端缝接。

（7）臂丛神经损伤：做胸廓出口综合征手术损伤臂丛神经的可能性很小，且绝大多数是拉钩不当造成的牵拉伤。作者先后诊治因胸廓出口综合征手术造成臂丛神经损伤 4 例，其中上干损伤 2 例，下干损伤 2 例，经 2 ～ 3 个月的神经营养药物、功能训练及电刺激治疗，功能均逐渐恢复。在做前中斜角肌切断时，不可做大块肌肉的电刀或双极电凝切断，仍应逐渐分离做薄层切断，这样既安全，止血亦好。

（8）伤口出血或血肿形成：由于颈部近心脏，血管内血压高，很小的血管损伤就可能出现喷射样出血。所以颈部出血必须小心止血，不能太相信电凝止血，稍大的血管，一般指外径大于 1mm 就应该结扎止血。还有些医师缺少使用电凝的经验，将血管拎得很高，电凝后，凝结段血管可能和钳夹部分的血管断离，这是十分危险的，因为被牵拉的血管变细，处于痉挛状态，电凝并不彻底就离断了，但由于痉挛暂时可能不出血了，而被钳夹的血管端也断离了，术后痉挛的血管逐渐扩张，电凝端又不完全，很容易再出血。另外一般颈部手术，外科医师都十分重视止血问题，在关闭伤口前常常是反复观察伤口，甚至用生理盐水灌入伤口，一次又一次观察有无出血迹象，一旦决定关闭伤口，警惕性就不那么高了。须知颈部脂肪垫内的血管也是非常丰富的，特别是在缝合最后 1 ～ 2 针脂肪垫时，缝针刺破血管也不知道，就匆匆打了结，最后造成伤口下血肿，甚至出血。这里要特别提出，颈部脂肪垫的缝合不要太密更不能做大块缝合，缝合后脂肪垫下应常规置橡皮引流条，或小型负压引流。一旦发现出血，立即拆开缝线止血。胸廓出口综合征术后伤口血肿或出血危害很大，直接关系到手术疗效。在分离切断前、中、小斜角肌后，臂丛神经完全裸露在断离肌肉的间隙中，一旦出血，血液必将积聚在游离的间隙中包绕着被游离的臂丛神经根干部。特别是臂丛神经松解之处，如果不及时处理这些积血，凝固的血块就对臂丛神经产生刺激。而日后血肿的机化必然形成新的压迫，以致造成术后症状仍然存在，甚至术后症状非但不见好转，反而逐渐加重，给患者和医师都带来很大的心理压力。因此，一旦怀疑切口内有出血，或发现有出血，手术医师切不可存有侥幸心理，观察、观察再看看，应立即进手术室，打开伤口清除血肿，再次止血。

（9）颈部切口下锁骨区麻木：做颈根部横切口治疗的胸廓出口综合征，术后常见切口下方锁骨区有麻木或针刺痛觉减退，以后又可能发生该区感觉过敏。这是由于颈丛发向该区的皮支被损伤了。术前就应该估计到这种情况，并向患者讲述清楚。颈丛的锁骨上皮支一般以胸锁乳突肌后缘中点附近为中心，从胸锁关节至肩锁关节分 5 ~ 6 支呈扇形行走分布。在切开颈阔肌后即可见到这些皮支,应避开这些皮支切开脂肪垫。这些皮支常常有血管伴行，在有活动性出血，止血时亦应先做分离，避免钳夹、切断或电凝与血管伴行的皮神经。在关闭脂肪垫时应避开这些皮支，切勿将之缝扎。颈丛皮支的损伤无需治疗，大多数患者于术后 6 个月左右症状逐渐改善，乃至消失。

（10）术后颈肩部疼痛不适症状加重：术前有颈肩部疼痛不适的患者，术后诉颈肩部疼痛没有改善，甚至疼痛加重。做胸廓出口综合征的患者，术后 3 ~ 15 年的随访，术前有颈肩疼，术后消失仅 55.8%，还有 7% 的患者术后颈肩痛加重。须知颈肩痛的原因很多，胸廓出口综合征常常有颈肩痛，但颈肩痛不一定完全是胸廓出口综合征所引起。手术前应仔细检查判断胸廓出口综合征患者颈肩痛的根本原因，详细阅读颈椎 X 片、颈椎 MRI 或 CT 是十分必要的。最后做颈部局封，以了解颈肩痛是否消失，是否能够与胸廓出口综合征的其他症状一并消失。颈部局封后，颈肩疼痛不适如能和 TOS 的症状一起烟消云散，常常提示术后颈肩部疼痛将消失或明显减轻的可能性大，而局封后颈肩部症状毫无变化，则提示手术几乎没有解除颈肩疼痛的可能。特别要估计到术后颈肩疼痛，也可能是由于手术创伤造成瘢痕形成产生新的压迫，不但不能消除甚至可能加重，以及日后再发生颈肩痛的可能性。这些都应该在术前向患者及其家属讲清楚。另外对于这类患者要有耐心，术后一方面要仔细从各方面寻找颈肩疼痛的原因，另一方面给予积极的治疗，如适当给予痛点局部封闭、止痛药物及肌松药物、肌内注射糜蛋白酶等。由于这类患者常常病程长，治疗乱杂，患者心理压力亦大，必要时应请心理科医师、神经科医师会诊。而不能轻易诊断为“神经症”。对这类患者，手术医师一定要持有相信患者的态度，积极地找原因，分析原因，取得患者的信任。应该了解这些患者常常颈肩背痛已久，可能其中一些人已发生神经的可塑性变化。还有一些患者已产生了痛敏，还可能伴有抑郁症。如怀疑有这种情况应该请疼痛科专家和精神科专家会诊。

（孔祥骞　金　星）

参考文献

[1] 白晨平，李红卫，王智茹．胸廓出口综合征的诊疗体会 [J]. 中国现代医学杂志，2015，25（13）：111–112.

[2]Chandra V，Little C，Lee JT.Thoracic outlet syndrome in high-performance athletes[J].Journal of Vascular Surgery，2014，60（4）：1012–1018.

[3] 顾玉东．胸廓出口综合征的分型、分度及功能评定标准 [J]. 中华手外科杂志，2011，27（3）：129–130.

[4]Hooper TL，Denton J，Mcgalliard MK，et al.Thoracic outlet syndrome：a controversial clinical condition.Part 1：anatomy，and clinical examination/diagnosis[J].Journal of Manual & Manipulative Therapy，2010，18（2）：74.

[5]Roddy SP.Surgical intervention for thoracic outlet syndrome improves patient’s quality of life[J].Journal of Vascular Surgery，2009，49（3）：635–637.

[6] 林浩东，陈德松，顾玉东．胸廓出口综合征术后并发症临床分析 [J]. 中国矫形外科杂志，2007，15（23）：1795–1797.

[7]Sanders RJ，Hammond SL，Rao NM.Diagnosis of thoracic outlet syndrome[J].Journal of Vascular Surgery，2007，46（3）：601.

[8]Demondion X，Herbinet P，Van SJS，et al.Imaging assessment of thoracic outlet syndrome[J].Radiographics A Review Publication of the Radiological Society of North America Inc，2006，26（6）：1735.

[9]Schneider DB，Dimuzio PJ，Martin ND，et al.Combination treatment of venous thoracic outlet syndrome：open surgical decompression and intraoperative angioplasty[J].Journal of Vascular Surgery，2004，40（4）：599–603.

[10] 魏彦春，张克亮，张增祥．胸廓出口综合征诊治进展 [J]. 中国骨伤，2002，15（9）：573–574.

[11]Sanders RJ，Hammond SL.Management of cervical ribs and anomalous first ribs causing neurogenic thoracic outlet syndrome[J].Journal of Vascular Surgery，2002，36（1）：51-56.

[12] 陈德松，李建伟 . 胸廓出口综合征的新认识——解剖学与临床观察 [J]. 中华外科杂志，1998，36（11）：661-663.

第二十二章　主动脉缩窄的治疗

主动脉缩窄是指主动脉局限狭窄，管腔缩小，造成血流量减少。病变可以很局限，也可以累及较长片段，此时称为管状发育不良，两者可单独存在也可同时存在。可以发生在胸主动脉，也可以发生在腹主动脉，表现为不同的症状。

第一节　概述

主动脉缩窄是一种先天性主动脉管径狭窄，缩窄通常位于靠近左锁骨下动脉起始部和主动脉与动脉导管连接处的远端之间。少数病例缩窄也可以发生在左颈总动脉与左锁骨下动脉之间。发生率在活产婴儿中占 0.2% ~ 0.6%，占先天性心脏病的 5% ~ 8%。

一、发病机制

Anderson 发现动脉导管组织与主动脉壁的肌肉和弹力层相延续，因而有认为动脉导管在闭合过程中纤维的收缩可波及主动脉峡部形成主动脉缩窄。也有指出主动脉缩窄的形成可能与胚胎时期血液循环形式有关，在胚胎其左心室泵出的血流主要供应头臂血管，而右心室泵出的血流则经动脉导管进入降主动脉供应下半身。这样主动脉峡部就处于相对少的血流通过状态，腔径细小，若不能随生长而增粗，则可形成缩窄。上述两种推理，尚难以解释远离动脉导管部位的缩窄。

二、发病机制病理解剖和病理生理

1. 病理解剖　主动脉缩窄常为局限性，位于主动脉弓左锁骨下动脉起始部远端，直对动脉导管开口或导管韧带处。狭窄部位也可在动脉导管近端，影响左锁骨下动脉起始部。长段狭窄可累及主动脉弓横部，常并发左心室流出道狭窄及室间隔缺损。主动脉缩窄的病理改变为主动脉后壁突向腔内的嵴状突起，局部的中层增厚，内膜增生，组织结构由平滑肌、胶原、弹性纤维组成。嵴状突起使局部主动脉管壁呈偏心状狭窄，相对于嵴状突起的主动脉外壁呈现凹陷。狭窄远端的主动脉中层变形及内膜增厚纤维化而扩张，与血流改变影响有关。

2. 病理分型　以往将主动脉缩窄分为成人型（导管后缩窄）和婴儿型（导管前缩窄），因不能确切地反映临床与病理的联系，现已少用。按狭窄部位与动脉导管相对关系分为接近导管（juxtaductal）、导管前（preductal）及导管后（postducal）主动脉缩窄。这里的导管前和导管后主动脉缩窄并不等同婴儿型和成人型主动脉缩窄，因为“婴儿型缩窄”即“导管前型缩窄”可发生于大龄儿童，而“成人型缩窄”即“导管后型缩窄”也见于婴儿。为了实用，国际心脏外科命名和数据库规划把主动脉缩窄做如下分类：单纯主动脉缩窄、主动脉缩窄并发室间隔缺损、主动脉缩窄并发复杂心内畸形及峡部发育不良或弓发育不良型。也有根据狭窄范围，分为局限性和管状主动脉缩窄，也有将主动脉缩窄分为单纯型主动脉缩窄（伴或不伴动脉导管未闭）和复合性主动脉缩窄，即并发其他心内畸形（除外动脉导管未闭）。

并发的心脏畸形，常见的有主动肌瓣二叶、室间隔缺损、二尖瓣畸形、主动脉瓣及瓣下狭窄、房室间隔缺损。其他尚有房间隔缺损、大动脉转位、右心室双出口、永存动脉干及左心发育不良等。并发主动脉瓣二叶（25.1% ~ 46%），功能可以正常、狭窄或关闭不全；室间隔缺损（26% ~ 65%）可为膜周型、肌部或漏斗部向后对位不良；二尖瓣畸形可见于半数主动脉缩窄患者，包括乳头肌位置异常、降落伞二尖瓣、瓣后狭窄、双孔畸形等。

3. 病理生理　动脉导管近端缩窄对血流动力学的影响与缩窄的程度有关。胎儿期血流通过动脉导管流向降主动脉，由于不受缩窄的影响，因此侧支循环并不出现。出生后动脉导管开放的新生儿，血液通过动脉导管右向左分流到降主动脉，血流仅轻度梗阻。当导管收缩时通向降主动脉血流只能流经缩窄的主动脉，因此降主动脉血流严重受损，左室后负荷剧烈增高。通常在缩窄的上部表现为收缩期高血压，而在缩窄的下部表现为全身性低血压。新生左心室顺应性相对较差，没有能力克服压力负荷的急剧增高，如梗阻严重可能出现左室衰竭。一般左室衰竭在生后 3 ~ 6 个月未出现者，以后也不会出现。如梗阻相对较轻或发展较慢，则会形成至降主动脉的侧支循环，因此年龄较大的儿童可见左室肥厚和侧支循环的形成。峡部缩窄或主动脉中断者常合并室间隔缺损，降主动脉血流经动脉导管来自肺动脉。严重主动脉梗阻者，如果动脉导管闭合会出现严重酸中毒、少尿或无尿及严重心力衰竭。

侧支血管主要起自锁骨下动脉及其分支，包括胸廓内动脉、肩胛动脉、颈动脉及椎动脉及腹壁上动脉和脊髓动脉等。这些血管持续扩张，一般在4岁以后就可在胸片上见到肋骨下缘的切迹。这些扩大的侧支动脉足够维持下半身器官功能和发育。单纯性主动脉缩窄的左心室舒张末期容量正常，收缩末期容量减少，左心室射血分数正常或增加（无心力衰竭时），左心室舒张功能减低。

三、主动脉缩窄的临床表现与诊断

1．临床表现

（1）症状：婴儿型患者多在儿童期死亡。30岁以前的患者往往无明显的自觉症状，30岁之后症状渐趋明显。主要症状有：

1）头部及上肢血压升高所产生的症状，包括头痛、头晕、耳鸣和鼻出血等，严重时可发生脑血管意外及心力衰竭。后两者在40岁以后尤易发生。

2）下肢血液供应不足而产生的症状，包括下肢无力、冷感、酸痛、麻木，甚至间歇跛行。

3）由于侧支循环而增粗的动脉压迫附近器官所产生的症状，如压迫脊髓而引起下肢瘫痪，压迫臂神经丛引起上肢的麻木与瘫痪等。此外，患者还可能发生感染性动脉内膜炎。

（2）体征：成年患者体格多较魁梧。个别患者有Turner综合征的表现。主要体征为：

1）上肢血压高，下肢血压显著低于上肢，常在10岁以后明显。胸骨上窝和锁骨上窝常有显著搏动，腹主动脉、股动脉、腘动脉和足背动脉搏动微弱或不能触及。缩窄部位在左锁骨下动脉开口的近端患者，左上肢血压可低于右上肢。

2）侧支循环动脉扭曲，显著搏动并有震颤，较常见于肩胛区、腋部、胸骨旁和上腹部。

3）心脏浊音界向左下扩大，沿胸骨左缘、中上腹、左侧背部在收缩中后期有2～3级吹风样杂音；肩胛骨附近、腋部、胸骨旁可听到侧支循环的收缩期或连续性血管杂音。心尖区可有主动脉收缩期喷射音。伴有二叶式主动脉瓣者，主动脉瓣区可有收缩期杂音或兼有舒张期杂音。

2．实验室及其他检查

（1）胸部X线片：随年龄增大而异常征象增多。儿童期时可无异常改变，但

10岁以上患者常显示心影增大，左心室更为明显，且进行性增大，肺血管明显充血。主动脉弓阴影减少，在主动脉结处可呈现扩大的左锁下动脉和缩窄段下端胸降主动脉狭窄后扩大所形成的“3”字征。扩大迂曲的肋间动脉侵蚀肋骨后段下缘而形成的切迹是主动脉缩窄病例的特殊X线征象。肋骨切迹仅见于5岁以上的病例，最常见于第四至第九肋骨，一般累及双侧肋骨。但如缩窄病变累及锁骨下动脉，则受累的一侧不显现肋骨切迹。食管钡餐检查常显示在主动脉缩窄区，狭窄后扩大的胸降主动脉或扩大的右侧肋间动脉，在食管左壁形成的压迹，称为“E”字征。

（2）心电图：其改变取决于缩窄病变和高血压的轻重程度和病程的长短。童年期病例心电图检查可无异常发现，年龄较大者则常显示左心室肥大和劳损。伴有其他心脏血管病变者，则可显示双心室肥大或右心室肥大。成年病例，如心电图检查显示心肌损害或束支传导阻滞，应慎重考虑患者能否耐受手术治疗。

（3）二维超声心动图：超声心动图对主动脉缩窄的诊断有较好的敏感性。二维超声心动图经胸骨上窝探察可显示主动脉弓长轴全貌，判断主动脉缩窄的部位及长度。彩色多普勒超声心动图可见血流通过狭窄部位时呈五彩高速血流，连续多普勒可测出高速血流的速度，并推算缩窄段两端的压差。严重的主动脉缩窄，胸骨上窝主动脉长轴观察，有较强回声的纤维条索状连接，而无血流通过，称为主动脉弓闭锁。超声心动图的检查同时可发现合并的心内畸形。

（4）主动脉造影及心导管检查：主动脉造影可确定缩窄的部位、范围。并可显示有无主动脉峡部及弓部发育不全，主动脉弓分支及侧支循环情况以及有无动脉瘤样扩张等情况。心导管检查可测定心排出量及缩窄部位的压力阶差，有助于判定缩窄程度。

（5）CT、MRI和电子束微探针（EBT）检查：使用对比增强对主动脉弓降部进行连续扫描，可以显示主动脉缩窄的位置，并可观察头臂血管和侧支循环血管。电子束CT和螺旋CT可以通过三维重建技术显示主动脉缩窄的解剖外形，可部分替代心血管造影，但对血管腔内的改变观察有限，亦不能评价血流动力学改变。MRI对侧支循环血管的显示更好。

3. 诊断与鉴别诊断　本病的临床表现及各项检查均有一定的特征性改变，如能提高对本病的警惕，诊断一般无困难。典型的上下肢血压的显著差别及胸部杂音可提示本病的诊断，超声心动图检查可确诊。鉴别诊断应考虑多发性大动脉炎、主动脉瓣狭窄及动脉导管未闭等。

（1）多发性大动脉炎：临床表现典型者诊断并不困难，但不典型者则需与其他疾病进行鉴别。凡年轻人尤其女性具有下列一种以上表现者，应怀疑或诊断本病。

1）单侧或双侧肢体出现缺血症状，伴有动脉搏动减弱或消失，血压降低或测不出或两侧肢体脉压大于 1.33kpa（10mmHg）或下肢收缩压较上肢收缩压低于 2.67kPa（20mmHg）（相同宽度袖带）者。

2）脑动脉缺血症状，伴有单侧或双侧颈动脉搏动减弱或消失以及颈部血管杂音者。但有些人，由于脉压增大或心率增快，于右侧颈部可闻及轻度血管杂音，应与病理性杂音相鉴别。诊断根据以下特点：40 岁以下，特别是女性，而出现典型症状和体征一个月以上，肢体或脑部近期发生的高血压或顽固性高血压，伴有上腹部二级以上高调血管性杂音。

3）不明显低热、血沉快，伴有血管性杂音、四肢脉搏或血压有异常改变者。并可累及肺动脉或冠状动脉引起相应的临床表现。

4）无脉病眼底改变者。

（2）主动脉瓣狭窄：大多数主动脉瓣狭窄患者为成年人，多无风湿病史，常于查体时发现心脏杂音。由于左心室的代偿能力很强，临床可能没有任何症状或仅主诉容易疲劳，这类患者称为无症状性主动脉瓣狭窄。由于病情发展，逐渐出现症状，当左心室舒张末期压力升高后，运动时出现呼吸困难、头目眩晕，但是相当时期内，由于运动后心搏增加，左心房收缩压增强，尚能维持一定的心排血量，故上述症状相对稳定不变。一旦出现运动后晕倒、心绞痛等症状，则表明病情恶化。

（3）动脉导管未闭：动脉导管是胎儿血循环沟通肺动脉和降主动脉的血管，位于左肺动脉根部和降主动脉峡部之间，正常状态多于出生后短期内闭合。如未能闭合，称动脉导管未闭。动脉导管未闭的症状取决于导管的粗细、分流量的大小、肺血管阻力的高低、患者年龄，以及合并的心内畸形。足月患婴虽导管粗大，需出生后 6 ~ 8 周，待肺血管阻力下降后才出现症状。早产婴儿由于肺小动脉平滑肌较少，血管阻力较早下降，故于第一周即可有症状，往往出现气促、心动过速和急性呼吸困难等。于哺乳时更为明显，且易患感冒以及上呼吸道感染、肺炎等。此后小儿期得到代偿，很少有自觉症状，只是发育欠佳，身材瘦小。有些儿童仅在劳累后易感到疲乏、心悸。未闭导管中等大小患者一般都无症状，直至 20 多岁剧烈活动后才出现气急、心悸等心功能失代偿症状。肺动脉高压虽然可在 2 岁以下出现，但明显的肺动脉高压征候大都在年龄较大才表现出头晕、气促、咯血。活动后发绀（多以下半身发绀明显）。若并发亚急性心内膜炎，则有发热、食欲缺乏、出汗等全身症状。心内膜炎在儿童期很少发生，而以青年期多见。

第二节　主动脉缩窄的治疗

一、内科治疗

内科治疗主要是针对高血压和心力衰竭。预防感染性动脉内膜炎、心力衰竭和脑血管并发症，对未手术治疗的患者很重要。

二、外科治疗

1. 适应证和禁忌证

（1）适应证

1）缩窄段切除端－端吻合术适用于单纯性主动脉缩窄的患儿，一般认为缩窄段的压力阶差超过 30mmHg 就具备手术适应证。合适手术年龄为 4 ～ 8 岁。因为 4 ～ 8 岁患儿的主动脉腔的横切面积已超过成人的 50%，术后发生再缩窄的机会较少。而年龄过大手术，术后易残留高血压而影响疗效。

2）婴幼儿症状严重伴呼吸困难、顽固性心力衰竭，经积极内科治疗无效者应立即手术治疗。

3）缩窄病变较局限，不超过 2.5cm。

4）并发心内外畸形的处理原则：①新生儿并发大型室间隔缺损，应先解除主动脉缩窄同时行肺动脉环缩术，以减少肺血流量，延缓发生肺血管阻塞性病变。二期修复室间隔缺损；② 1 个月以上的婴儿可同期手术修补室间隔缺损及解除主动脉缩窄；③并发主动脉瓣狭窄或动脉导管未闭时应同期手术矫正。

（2）禁忌证

1）主动脉严重发育不全伴有弥漫性硬化或钙化病变。

2）严重心肌损害。

2. 术前准备

（1）有充血性心力衰竭的患儿，应予吸氧及强心、利尿治疗，控制心力衰竭。

（2）严重心力衰竭伴酸中毒及体循环灌注不足的患儿应予机械辅助呼吸，输入碳酸氢钠以纠正酸中毒。并可应用前列腺素 E_1 以延迟动脉导管闭合或扩张未闭动脉导管，改善体循环灌注。前列腺素的用量从 0.1μg/（kg・min）开始，逐步降低到能维持其作用的最小剂量为止。

（3）伴肾衰竭者术前应行透析治疗，以纠正电解质失衡。

3．治疗方法和选择

（1）介入治疗：20 世纪 80 年代初 Lock 和 Lababidi 等先后报道应用经皮球囊扩张术成功治疗先天性心脏病主动脉缩窄及手术切除后的再狭窄病例，开创了介入性治疗先天性心脏病的先河。随后，1986 年 Mar Vin 等发现在扩张术后 1 年内 11 个患者中 4 例发生了动脉瘤，镜检显示内膜和弹力层破坏，导致外膜变薄。于是应用球囊血管成形术治疗主动脉缩窄的安全性和时效性一度受到质疑和存在争议。于是有人提议经皮球囊血管成形术应限于全身情况差、手术风险高、大龄儿童和轻度局限性主动脉缩窄及侧支发育很差者。术后复发性主动脉缩窄，进行介入治疗效果比原发性缩窄好。重症新生儿可在心导管检查的同时进行球囊扩张术，以便迅速缓解梗阻，矫正难治性心力衰竭；尽管术后有再狭窄及局部动脉瘤形成的可能，这部分病例以后可接受再次球囊扩张和血管内支架置入术或外科手术。

1）单纯球囊扩张术

A．方法：经皮球囊血管成形术自从 1982 年在临床应用以来，对于单纯性主动脉缩窄的治疗积累了不少经验。经主动脉球囊扩张大龄儿童和成年人一般均在局部麻醉下进行，仰卧位，股动脉穿刺逆行送入球囊导管，行球囊血管成形术；也有采用房间隔穿刺顺行操作的方式。手术过程肝素化。球囊大小的选择不尽相同，球囊直径应与主动脉峡部相等，如果想获得更理想的跨主动脉缩窄部位压差下降，可选择更大一点的球囊，但不要超过膈肌水平主动脉的直径。球囊由导丝引导穿越狭窄部位，用稀释的造影剂充盈球囊直至腰部出现的“凹陷”完全消失。球囊扩张持续时间应小于 10 秒，球囊血管成形术后不要把无导引的导管穿越扩张部位，避免引起血管壁穿孔，球囊血管成形术前后进行血流动力学和造影检查，记录即刻的治疗效果。

球囊血管成形术解除主动脉狭窄的机制被认为是在扩张时引起了狭窄处血管内膜和中层纵行撕裂，使病变部位内径增大，从而扩大了主动脉缩窄的管腔横截面积。大部分情况下，中膜撕裂是浅层的，但个别情况下撕裂可达到外膜。球囊血管成形术后 8 周或更长时间组织学观察到内膜撕裂的部位愈合，中层略变薄，少数有动脉瘤形成。

B．疗效评价：经皮球囊主动脉成形术：未治疗的单纯性主动脉缩窄，接受经皮球囊血管成形术后，根据很多中心的报道，已取得了满意的即刻效果。一个多中心研究报告对 140 例 3 个月至 29 岁的患者进行了经皮球囊血管成形术，扩张术后跨缩窄段收缩压差由 48mmHg 降至 12mmHg，缩窄处直径由 3.9mm 增至 8.8mm。残余跨缩窄段收缩压差超过 20mmHg 者只占 14%。并对 59 例进行了随访研究，残余跨缩窄段收缩压差超过 20mmHg 者占 27%，其余的患者平均收缩压差为 6mmHg（全组平均 8mmHg）。

由于可能在扩张部位产生残余狭窄、复发或动脉瘤形成，对单纯性主动脉缩窄行经皮球囊血管成形术尚未得到广泛接受。短期随访发现，小于 6 个月婴儿，术后再狭窄发生率达 55%；中期随访发现年龄与主动脉球囊成形术后发生再狭窄密切相关，新生儿、婴幼儿和 2 岁以上儿童术后再狭窄的发生率分别为 85%、35% 和 10%。经皮球囊血管成形术后动脉瘤形成的发生率各家报告不一，可能与动脉瘤的定义界限有关。更大的随访研究表明动脉瘤的发生率小于 10%。Fletcher 等对 102 例患者进行了随访，发现仅 2 例（1.9%）发生动脉瘤，但建议进行更长期的随访，以确认可能出现的晚发性动脉瘤。如果不是婴儿，死亡率很低。一个系列研究报告 140 例中只有 1 例新生儿死亡，发生率 0.7%。最常见的急性并发症是股动脉损伤和血栓形成，这种并发症在婴幼儿易出现，随着更细的扩张导管的开发，这种并发症的发生率下降很快。其他罕见的并发症包括股动脉出血及脑血管事件。

主动脉缩窄经外科手术后再狭窄者，目前认为是主动脉缩窄球囊扩张术的最佳适应证。主动脉缩窄手术后血管周围被纤维组织包绕并形成粘连，手术时组织分离困难，极易出血，而且不易暴露再狭窄部的管腔，即使成功地对再狭窄进行外科手术，术后仍有一定的复发率。球囊扩张术可以避免分离组织粘连及其由此引起的并发症，即使球囊扩张后引起内膜中层撕裂及血管破裂等并发症，但由于血管周围纤维组织包绕也不致引起大量出血。近年来对切下的主动脉再狭窄组织的病理研究发现，动脉内膜及中层增生，缝线部位形成肉芽肿，这种组织学改变与旁路移植的动脉引起的管腔狭窄改变相类似，提示主动脉缩窄术后再狭窄的球囊扩张术可能具有持久性效果。一个大系列注册研究报告对 200 例主动脉缩窄外科手术后再狭窄患者进行了经皮球囊血管成形术，扩张术后跨缩窄段收缩压差由 42mmHg 降至 13mmHg，缩窄处直径由 5.2mm 增至 8.9mm。残余跨缩窄段收缩压差超过 20mmHg 者只占 20%。其他几个中心也得到了相似的即刻效果。但也有报告提出对主动脉缩窄切除端 - 端吻合术后再狭窄者，进行经皮球囊血管成形术的疗效较差。手术后再狭窄接受经皮球囊血管成形术后仍然会发生再次狭窄。Yetman 等 74 例外科手术有较好早期效果的主动脉缩窄术后再狭窄观察，术后平均随访 39 个月，26% 的患者出现了再狭窄，仍需进行经皮球囊血管成形术或外科手术治疗。主动脉弓发育不良是以后再次干预的预报因子。发生率与未治疗的单纯性主动脉缩窄经皮球囊血管成形术后的发生率几乎一样。

一组大型的研究表明，200 例主动脉缩窄外科手术后再狭窄，接受经皮球囊血管成形术患者中有 5 例术中发生死亡，占 2.5%，1 例是由于主动脉破裂引起，1 例是由于脑血管事件导致的，其余的 3 例与并发的心内畸形有关。其他的并发症包括股动脉血栓形成（5.5%）、矛盾性高血压（2%）及短暂的脑血管事件（1.5%）。

2）经皮腔内支架置入术：血管内支架置入术是治疗主动脉缩窄更有效的介入性治疗手段。主动脉腔内支架置入术有助于降低血管弹性回缩引起的经皮球囊血管成形术后再狭窄，也有助于减少动脉瘤的形成。①方法：用球囊扩张术。根据患者年龄和病变情况，并参考球囊扩张程度选适当口径和长度的支架置入缩窄段，并释放；②疗效评价：几个小型的临床实验表明支架置入术治疗主动脉缩窄的可行性，术后跨缩窄段收缩压差明显低于单纯的经皮球囊血管成形术。Delezo（1999 年）报道应用腔内支架治疗主动脉缩窄 48 例，平均年龄（19 ± 12）岁，平均随访（25 ± 11）个月，跨缩窄段压差由（42 ± 12）mmHg 下降至（3 ± 4）mmHg，1 例并发动脉瘤者，腔内支架移植术后亦消失，并发症包括主动脉破裂支架移位和股动脉搏动减弱，不多见。Hamdan（2001 年）报道应用血管内支架治疗主动脉缩窄 34 例（13 例为原发性狭窄，21 例为手术或球囊扩张后再狭窄），置入支架术后即刻跨狭窄段收缩期峰压差由（32 ± 12）mmHg 下降至（4 ± 11）mmHg，无死亡。1 例长期缩窄病例疗效不满意，需再手术。1 例因股动脉穿刺造成腹膜后血肿，另 1 例破裂的球囊造成左腋动脉栓塞。随访（29 ± 17）个月，26%（8/31）需服抗高血压药物治疗。跨缩窄段峰压由（51 ± 26）mmHg 下降至（13 ± 11）mmHg，未有复发动脉瘤形成或支架折断。其结果在原发性和再缩窄病例之间，以及局限性缩窄和管型缩窄病例之间无明显差别。但尚需要更大规模、更长时间的观察以证实主动脉缩窄支架置入术后再狭窄及动脉瘤的发生率。支架置入术后产生一个僵硬的支架化主动脉段对血管壁的生理学影响，特别是对运动时血管壁的生理学影响还需要进一步评价。目前支架置入的问题主要是对于儿童股动脉来说动脉支架鞘较粗，技术上比较困难，如果在儿童期植入较小支架，长大后还需要再扩张。

（2）手术治疗：包括施行锁骨下浮瓣主动脉成形术（subclavian flap aortoplasty）和缩窄段切除术。缩窄段短者切除后做端 – 端吻合（图 22-1），缩窄段长者则施行同种异体血管或人造血管移植。有时主动脉缩窄虽较严重，但由于侧支循环比较发达，血压仍在正常范围内。这类患者如进行运动，则血压不相称地增高，亦应施以手术治疗。手术年龄 10 ～ 30 岁最为合适，30 岁以上因主动脉弹性减弱，可能影响吻合。10 岁以前因主动脉尚在发育中，移植的血管可能因以后两端的主动脉逐渐长大而显得狭窄，以致影响手术的长期疗效。如症状严重，则在儿童期即应施行手术。

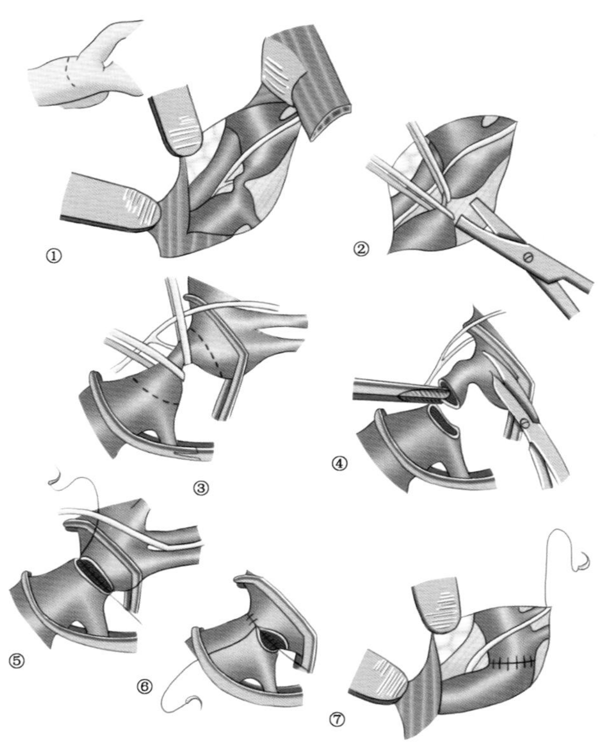

图 22-1　切除病变血管行端 – 端吻合矫正主动脉缩窄

手术方法：

1）一般原则：外科手术途径一般经左后外侧第四肋间进胸，对合并心内畸形需同期手术者则采用正中胸骨切口。监测右桡动脉血压。采用左胸切口。离断背阔肌但保留前锯肌。对大儿童多根侧支需分别结扎离断，防止术中和术后出血。肺组织向前牵开。切开缩窄处纵隔胸膜。将纵隔胸膜向前牵拉和游离保护迷走神经和喉返神经。降主动脉、左锁骨下动脉、主动脉峡部、动脉导管，以及横弓至左颈总动脉进行游离。Abbott 描述的起源于主动脉弓后壁或左锁骨下动脉的侧支动脉偶尔可见到，这一血管在正常病例或标准教科书上看不到，如果存在，需结扎离断，有利于手术。在年龄较大的儿童，大侧支肋间动脉常常进入缩窄远端降主动脉，也需要仔细游离、结扎和离断以松解主动脉缩窄区域。

在主动脉阻断期，保持近段血压较高水平（婴儿 100 ~ 120mmHg，年龄较大的儿童和成人 160 ~ 200mmHg）非常重要，以利于缩窄远端平均灌注压防止截瘫发生，阻断期决不能使用硝普钠，否则可增加截瘫发生率。在年长儿可监测主动脉远端压力如胫后动脉、足背动脉或股动脉压力，在阻断期这些远端压力需要维持在 40mmHg 以上。

在阻断最初的 10 分钟，远端压力至少升高 5mmHg，在阻断期，通过扩容、正性药物如多巴胺或多巴酚丁胺支持、减轻麻醉深度等维持远端压力，其他措施包括调整近端阻断（如果解剖可行）使血流进入左锁骨下动脉或使更多肋间动脉保持开放。一旦远端压力低于 40mmHg 以下。可采用在左心房和降主动脉插管建立体外循环或进行深低温停循环。然而在绝大多数主动脉缩窄根治术不需要这些技术。

2）缩窄段切除端 – 侧吻合术：近年应用逐渐增多，适用于新生儿以及年龄较小患儿，缩窄段局限或合并主动脉弓发育不良者。优点是再缩窄发病率低。一般取左后外侧第三肋间进胸，主动脉弓、左锁骨下动脉、左颈总动脉、无名动脉及缩窄段远端主动脉均需充分游离，用弯主动脉阻闭钳在无名动脉对侧阻断主动脉弓，同时阻断缩窄段远端主动脉，在缩窄段远端切断主动脉，结扎主动脉峡部，纵行切开主动脉弓下壁，注意切口尽可能靠近无名动脉对侧，采用 7–0 或 6–0 缝线将主动脉远侧断端与主动脉弓下壁的切口端 – 侧吻合。吻合时注意要有一定的吻合口径，避免吻合狭窄。

3）缩窄段切除及人造血管移植术：本法适用于 16 岁以上，合并动脉瘤、多发长段主动脉缩窄和缩窄复发的病例。1951 年，Cross 首次应用同种主动脉管道代替长段的主动脉缩窄。目前临床上移植物多为人造血管。基本方法同缩窄段切除端 – 侧吻合术。患者取侧卧位，采用胸腹联合切口，人造血管口径和长度选择应适当，直径尽量选择 18 ~ 20mm，吻合口应尽量做大一些，先吻合近心端，多用 4–0 Prolene 线全周连续缝合法（图 22–2）。有时近端动脉壁发育较差，管壁很薄，则用 5–0 Prolene 线缝合。吻合完成后，将阻断钳移到人造血管上，检查吻合口有无出血及是否需要补针，确认无出血后再吻合远端，用 4–0 Prolene 线全周连续缝合法。开放远端阻断钳，确认无出血后再开放近端阻断钳。该方法缺点是对发育期儿童而言管道不能生长；需进行两个圆形吻合口阻断时间较长，故 16 岁以上的患者才选择该方法。

4）缩窄段血管成形术：基本方法同缩窄段切除端 – 侧吻合术。

A. 人工补片主动脉成形术：由于经典端 – 端吻合术再狭窄率高，人工补片主动脉成形术得到应用。1957 年 Vossschulte 采用人工补片进行峡部成形术，如前所述，该手术通过左侧胸切口，第四肋间进胸。游离血管、结扎动脉导管。在缩窄的近远端用血管钳阻断。缩窄处降主动脉纵行剖开，并延伸至缩窄的近远段以外。近端意味着扩大到左锁骨下动脉。如果峡部发育不良，在左颈总动脉和左锁骨下动脉之间狭窄，补片应延伸至这一区域，并将近端血管钳移至左颈总动脉近端。在最初的手术描述中是将后部缩窄膜以及纤维搁架切除，后来发现这样会破坏内膜，容易形成主动脉瘤而不再使用。采用 PTFE 剪成圆形（稍椭圆）补片沿着动脉切口纵行边缘缝入，将补片最

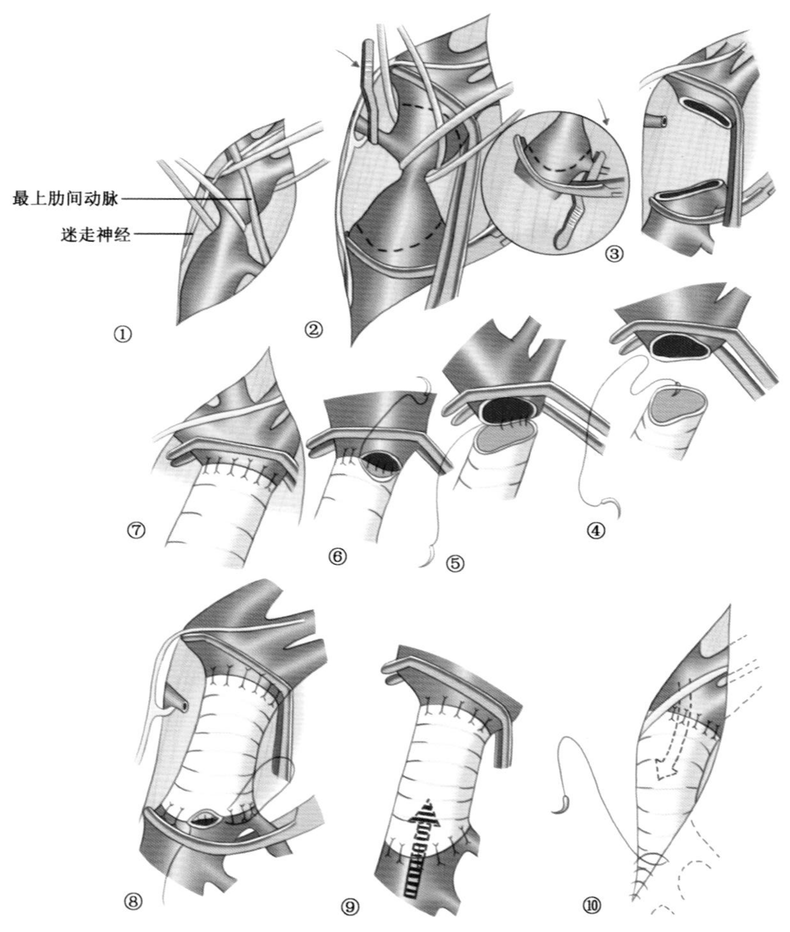

图 22-2 病变段切除人造血管置换矫正主动脉缩窄

宽处缝在缩窄水平。尽可能将胸膜关闭盖在补片上。使用人工补片技术比单纯切除再行端－端吻合有如下优点：①避免广泛游离；②保留侧支动脉，无需结扎和离断；③必要时可同时扩大发育不良的峡部；④吻合口无张力，容易施行。阻断时间短；⑤补片修补后主动脉后壁，甚至发育不良的主动脉弓可生长发育（图 22-3）。

这一技术主要并发症是主动脉后壁动脉瘤形成，有下述几种原因：缩窄膜被切除导致内膜层破坏；由于补片和动脉壁不同的张力强度导致血流动力学变化，前壁韧性小，搏动波完全朝向后壁的主动脉壁。切除缩窄内嵴易导致该并发症。另一理论是主动脉壁在缩窄位置先天异常。

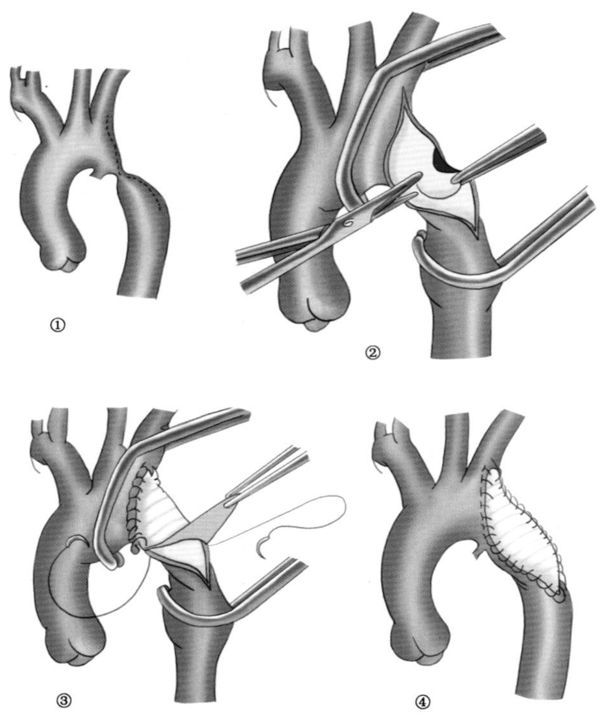

图 22-3　补片成形矫正主动脉缩窄

B．锁骨下动脉翻转主动脉成形术：1966 年 Waldhausen 等介绍了锁骨下的动脉翻转主动脉成形术，成功应用于 3 例 4 个月、6 个月和 3 岁的患儿。手术通过第四肋间进胸，结扎动脉导管或其韧带。主动脉在左锁骨下动脉近端和缩窄远端阻断，左锁骨下动脉远端（近椎动脉处）结扎，锁骨下动脉沿着侧缘切开，于结扎处离断。切口通过峡部、缩窄段延长至狭窄后扩张段。锁骨下动脉向下遮盖在主动脉切口上方，然后将锁骨下动脉片连续缝合，松开阻断钳，锁骨下动脉片在先前缩窄区域形成一"顶"。椎动脉结扎问题决定于个体，保留它提供侧支循环到上肢，但也可能随着患儿成长造成锁骨下动脉窃血综合征。如果可能，乳内动脉、甲状腺颈干保留完整可提供侧支循环到左臂。偶尔需要更长血管跨越缩窄段，必须牺牲这些血管。如果不能延长切口到足够远至缩窄段下游和扩大到狭窄后扩张区域，将会产生远期再狭窄（图 22-4）。对复杂主动脉缩窄有下述几种手术改良：1983 年 Hart 等利用逆向的锁骨下动脉修补左颈总动脉近端的缩窄，Brown 等利用峡部片状动脉成形术代替锁骨下动脉片治疗婴儿长段主动脉缩窄，这就不用牺牲锁骨下动脉。1986 年，Meier 等采用锁骨下动脉重植技术保存左臂动脉血流。Died 等采用联合缩窄段切除加锁骨下动脉片动脉成形术。Allen 等最近采用改良锁骨下动脉片，在缩窄段水平增加侧－侧横向主动脉吻合。Kanter 等使用逆向锁骨下动脉片修补发育不良的横弓。

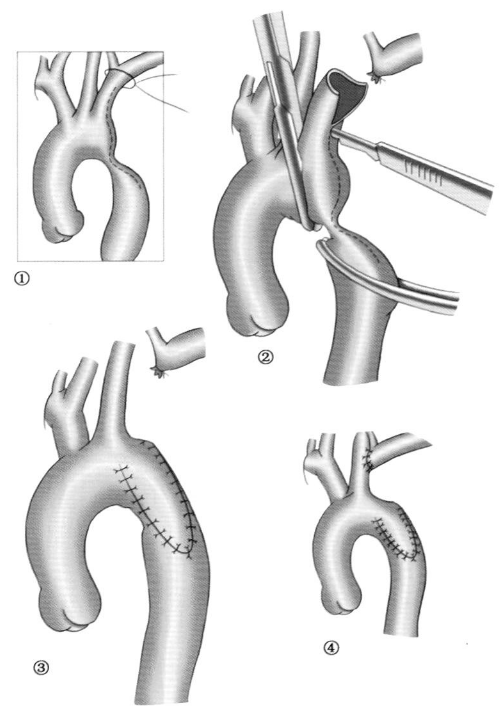

图 22-4　左锁骨下动脉翻转成形矫正主动脉缩窄

5）左锁骨下动脉－胸降主动脉吻合术：适用于小儿的主动脉缩窄段较长、较纤细，而左锁骨下动脉较粗的重症病例。20 世纪 50 年代 Blalock 和 Clagett 曾用此法治疗主动脉缩窄。结扎切断左锁骨下动脉，将其近段下转与狭窄远端的胸主动脉做端－侧吻合术，或同时切除缩窄段，用近段锁骨下动脉与胸主动脉做对端吻合术。由于绝大多数病例左锁骨下动脉口径较主动脉小，且下翻后锁骨下动脉在根部易发生扭曲，影响血流通畅，疗效不满意，故很少被采用。

6）人造血管旁路移植术：适用主动脉缩窄段病变位于左锁骨下动脉近端的主动脉弓，或降主动脉长段缩窄的病例（图 22-5）。①升主动脉与降主动脉或腹主动脉搭桥术：适用于成人合并主动脉弓发育不全或再次狭窄的病例。用一段人造血管连通升主动脉与降主动脉或腹主动脉，改善下身供血不足。前者应用于合并心脏畸形，需同时在体外循环下手术者。心内畸形纠正后，将心脏翻起切开心包，在膈上游离出降主动脉，上侧壁钳阻断，纵行切开，与直径 16 ~ 18mm 的人造血管相吻合，经下腔静脉前右心房外侧引到升主动脉，与其行端 – 侧吻合。后者在非体外循环下进行，先游离出肾下腹主动脉，于侧壁钳下与人造血管行端 – 侧吻合，将人造血管经左小肠旁沟向上由肝左叶的前方、胃和横结肠的后方引入右心房的前方，于侧壁钳下与升主动脉行端 – 侧吻合；②左锁骨下动脉与胸降主动脉搭桥术：适用于锁骨下动脉较粗，而主动脉弓发育好，侧支血管少以及术后再狭窄的病例。本方法不用解剖及游离血管，避免了局部粘连重等困难，并防止了因肋间血管损伤而发生大出血和脊髓缺血的危险。在左锁骨下动脉近端下一侧壁钳，切开管壁，用 4–0 或 5–0 Prolene 线连续缝合法与人造血管行端 – 侧吻合术，然后将人造血管与缩窄远侧的胸降主动脉行端 – 侧吻合；③缩窄病变楔形切除术：亦即 Walker 手术。楔形切除部分主动脉壁再横向对拢缝合主动脉切口。这种手术仅适用于缩窄病变局限于主动脉外侧壁，病变长度极短且累及主动脉周径不及 50%，缩窄段上、下端主动脉口径均较大且血管壁正常的病例。

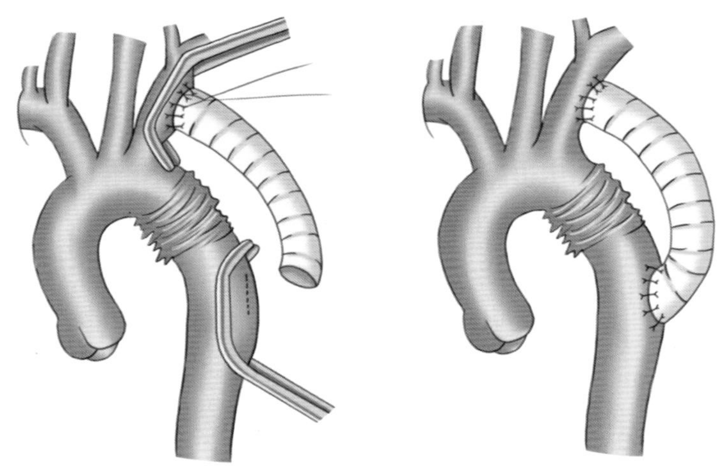

图 22–5　旁路搭桥术矫正主动脉缩窄

（3）术中注意事项

1）主动脉缩窄患者常伴有丰富的侧支循环，进胸时须对胸壁切口的出血点认真止血。

2）行主动脉缩窄段成形术时，应充分切开缩窄段，并应将切口延伸至正常主动脉壁。应将主动脉腔内的纤维膜状组织彻底剪除，以预防再缩窄。并应注意不要损伤主动脉内膜。

3）应彻底剥离导管组织，主动脉缩窄患者的导管组织不仅动脉导管部位有，并且可延伸到主动脉峡部，尤其是大导管，其主动脉壁常覆盖导管组织。此种导管组织在婴幼儿是肌肉组织，年长后变为纤维组织。导管组织的牵拉、纤维化及内膜增生，可进一步加重缩窄。因此，导管组织去除不彻底，术后易致再缩窄。

4）在阻断主动脉或钳闭主动脉侧壁时应注意控制血压，可应用药物或采用左心转流，以免因上半身血压过高而并发脑血管意外，或损伤主动脉壁。

5）应尽量避免结扎肋间动脉，尤其是第 7 对至第 9 对肋间动脉在侧支循环中起重要作用，以免引起脊髓缺血。

6）术中应注意侧支循环发育情况，若发现主动脉阻闭后缩窄段远端降主动脉塌陷，或搏动不明显，或主动脉阻闭后缩窄段远端的压力降至 50mmHg 以下等侧支循环发育不良情况，应即采用左心转流，以保护脊髓及腹腔脏器。

（4）术后早期并发症及处理

1）高血压：是指术后主动脉血流动力学无梗阻，而上、下肢血压仍高于正常。其发生率为 5% ~ 10%，病因不明，有认为与缩窄段解除后肾血流量增多，释放出大量肾素有关，或与颈动脉窦过分受刺激，反射性引起高血压。多见于侧支循环发育不良或手术时年龄较大的患者。在老年患者，在术后 24 小时内采用硝普钠控制患者动脉平均压小于 110mmHg，之后较快减量并停止，如血压收缩压仍高于 150mmHg，则口服 β 受体阻滞剂或卡托普利。在婴幼儿和儿童，术后并不常规处理高血压，需要治疗时可选择钙离子拮抗剂或 β 受体阻滞剂艾司莫尔。

2）腹痛：大多数的患者术后会有轻度腹痛，5% ~ 10% 的患者腹痛明显，查体可发现腹胀和肠鸣音亢进。治疗包括通过胃管进行胃肠减压和药物控制高血压，直至症状消失。

3）乳糜胸：术后要密切观察患者引流出液体的性质，大约 5% 的患者出现大量的血清样或牛奶样乳糜，胸引流管必须保留到引流量很少。如术后 1 周仍未明显减少，则需手术处理。早期没有乳糜胸而拔出引流管的患者在术后 1 周应常规做胸片检查，防止迟发性乳糜胸，必要时行胸腔穿刺引流术。

4）脊髓缺血性损害：主动脉缩窄病例施行手术时，由于需钳夹缩窄段近、远端主动脉，有时尚需钳夹左锁骨下动脉，致使脊髓血供减少，产生缺血性损害，术后呈现轻重程度不一的下肢瘫痪。但绝大多数患者缩窄段近、远端主动脉之间侧支循环丰富，因而脊髓缺血性损害很少见，发生率约为 0.5%。婴幼儿主动脉缩窄病例，缩窄段病变位于左锁骨下动脉近端，伴有左锁骨下动脉根部狭窄；导管前型主动脉缩窄，降主动脉血供来自动脉导管；供应脊髓的血管解剖学异常，以及主动脉缩窄程度很轻等情况，均可引致侧支循环发育不良。术中过多地切断肋间动脉、大量失血、血压降低、钳夹阻断主动脉的时间太长等均增加术后并发脊髓缺血性损害的危险性。

采用低温麻醉（34 ~ 35℃），尽量保留肋间动脉，缩短主动脉阻断时间，维持主动脉阻断近端高血压（婴儿 100 ~ 120mmHg，年龄较大的儿童和成人 160 ~ 200mmHg）和足够远端平均动脉压（＞ 40mmHg），防止术中失血量过多以致血压下降，均可避免术后发生脊髓缺血性损害。对于侧支循环发育不良的病例，可通过左心 – 股动脉转流，或近、远端主动脉之间临时性置放血液分流管道，以维持下半身和脊髓血供。

5）再缩窄：患者接受手术时的年龄是影响再缩窄发生率的最重要因素，从新生儿到年龄较大的儿童，再缩窄率从 42% 至 11%，在成人为 0 ~ 9%，主要见于接受端 – 端吻合术和锁骨下动脉垂片成形术的患者。各文献报道的再缩窄的发生率不同的原因还有对再缩窄的定义不同。再缩窄定义目前大多数为导管检查缩窄段两端收缩压差超过 20mmHg，Bogaert 等定义再缩窄为缩窄段主动脉直径和膈肌平面主动脉直径的比值小于 0.9，还有作者定义为缩窄段内径小于主动脉内径的 50%。无论如何定义，静息时上下肢血压差超过 20mmHg 通常认为是需要再次手术治疗或介入治疗的指征。

6）动脉瘤或假性动脉瘤：是主动脉缩窄矫治术后的严重并发症。在所有类型的主动脉缩窄术后均有真性和假性动脉瘤形成，但在人工补片主动脉成形术后发生真性动脉瘤比任何其他手术都要高，这可能是由于织片质硬，正常的主动脉壁长期承担血流产生的搏动和张力而形成动脉瘤。有的学者认为主动脉峡部纤维膜的切除和动脉瘤的形成有本质关系，而术中后嵴不应被切除。亦有人认为由于中层囊性蜕变导致的主动脉内在缺陷也是发生动脉瘤的原因。而发生在术后早期的假性动脉瘤多由缝合技术不当，缝合口漏血、破裂或吻合口细菌性感染所引致。少数病例因术后近、远端主动脉壁剥离，日后逐渐发展形成动脉瘤。一旦发现动脉瘤，应再次手术治疗。

7）并存的二瓣化主动脉瓣畸形：在主动脉缩窄患者中有报道二瓣化主动脉瓣发生率高达 60% ~ 80%。并认识到二瓣化的主动脉瓣其实是整个主动脉根部的疾病，主动脉中层和主动脉瓣叶易于发生退行性改变，发生钙化造成瓣膜狭窄或关闭不全；在血管发育过程中，主动脉内纤维素 –1 产生不足，主动脉根部薄弱，易于扩张，形成动脉瘤和夹层动脉瘤。应当对二瓣化的主动脉瓣合并主动脉根部扩张的患者积极进行主动脉根部置换手术。

8）心内膜炎：术后发生心内膜炎的部位主要是缩窄段矫治的部位或者合并有畸形的主动脉瓣，Morris 报道总的发生率术后 1 年为 0.8% ± 0.4%，逐年增加，术后 30 年大约为 3.5% ± 1.6%。

9）成龄前冠状动脉粥样硬化：目前认识到即使患者得到了理想的手术治疗，仍有患者出现心血管方面的并发症甚至在成龄前死亡。冠状动脉疾病在 25% ~ 37% 的患者中是晚期死亡的主要原因。遗留的或复发的高血压和冠状动脉粥样硬化可以解释主动脉缩窄术后患者心肌梗死和猝死的发生。对主动脉缩窄早期的手术治疗能够减少该并发症的发生。

主动脉缩窄修复术后影响其长期疗效的其他异常包括主动脉夹层、颅内出血、左臂发育不良或锁骨下动脉窃血综合征。无论修补部位有无主动脉瘤主动脉解离均可发生。导致主动脉解离的因素包括主动脉壁中层囊状坏死、粥样硬化、持续性高血压及扩张的升主动脉（Turner 综合征）。术后颅内出血可在血压正常或增高情况下发生，可能与 Willis 环的小动脉瘤存在有关；一个较大规模的研究表明脑血管事件是晚期并发症及死亡的重要原因，最近研究表明锁骨下动脉补片法后左臂的反应性充血减慢及左臂供血不良，患者可有运动时上肢乏力及左臂发育不良，如果椎动脉完整可发生锁骨下动脉窃血综合征。

总之，近 20 多年来对主动脉缩窄的诊疗技术取得了显著进展，超声心动图、电子束超高速计算机断层扫描及三维成像已成为主要的无创检查和诊断手段。前列腺素 E_1 明显改善了新生儿危重主动脉缩窄的抢救结局，主动脉缩窄一旦确诊应尽早治疗，以避免晚期高血压的发生，经皮球囊扩张术是再狭窄治疗的首选方法，新近发展的经皮主动脉球囊扩张加腔内带膜支架移植术进一步完善了介入性治疗技术，有更大的发展前景。切除加扩大的端 – 端吻合术适用于新生儿和小婴儿，特别是位于弓降部狭窄者，对于并发心内畸形的复杂型主动脉缩窄，有人建议纵劈胸骨经纵隔修复心内畸形和同期采用切除缩窄段加扩大的端 – 端吻合，对 2 岁以上小儿仍主张采用补片加宽术。

（孔祥骞　吴学君）

参考文献

[1] 夏利平，陈江南，姜毅 . 儿童主动脉缩窄 5 例临床分析 [J]. 中国当代儿科杂志，2015，17（7）: 751–752.

[2] 任兴香，王建华，刘梅，等 . 超声心动图与 CT 血管成像诊断主动脉缩窄的价值对比研究 [J]. 中华医学超声杂志（电子版），2014，11（9）: 37–40.

[3] 韩晓峰，黄小勇，郭曦，等 . 覆膜 CP 支架治疗主动脉缩窄的临床应用研究 [J]. 心肺血管病杂志，2013，32（4）: 414–417.

[4]Canniffe C，Ou P，Walsh K，et al.Hypertension after repair of aortic coarctation-a systematic review[J].International Journal of Cardiology，2013，167（6）：2456-2461.

[5]Lantz J，Ebbers T，Engvall J，et al.Numerical and experimental assessment of turbulent kinetic energy in an aortic coarctation[J].Journal of Biomechanics，2013，46（11）：1851-1858.

[6]Arzani A，Dyverfeldt P，Ebbers T，et al.In vivo validation of numerical prediction for turbulence intensity in an aortic coarctation[J].Annals of Biomedical Engineering，2012，40（4）：860.

[7] 姚倩东，王虎，郑敏文，等 . 双源 CT 血管成像在主动脉缩窄中的应用 [J]. 中国医学影像学杂志，2011，19（1）：51-55.

[8]Frydrychowicz A，Markl M，Hirtler D，et al.Aortic hemodynamics in patients with and without repair of aortic coarctation：In vivo analysis by 4D flow-sensitive magnetic resonance imaging[J].Investigative Radiology，2011，46（5）：317-325.

[9]Ladisa JF，Ms RJD，Figueroa CA，et al.Computational simulations demonstrate altered wall shear stress in aortic coarctation patients treated by resection with end-to-end anastomosis[J].Congenital Heart Disease，2011，6（5）：432-443.

[10]Fr ü h S，Knirsch W，Dodgekhatami A，et al.Comparison of surgical and interventional therapy of native and recurrent aortic coarctation regarding different age groups during childhood[J].Eur J Cardiothorac Surg，2011，39（6）：898-904.

[11]Holzer R，Qureshi S，Ghasemi A，et al.Stenting of aortic coarctation：Acute，intermediate，and long-term results of a prospective multi-institutional registry--Congenital Cardiovascular Interventional Study Consortium（CCISC）[J].Catheterization & Cardiovascular Interventions Official Journal of the Society for Cardiac Angiography & Interventions，2010，76（4）：553-563.

[12]Hope MD，Meadows AK，Hope TA，et al.Clinical evaluation of aortic coarctation with 4D flow MR imaging[J].Journal of Magnetic Resonance Imaging Jmri，2010，31（3）：711.

[13]Jr LD，Taylor CA，Feinstein JA.Aortic coarctation：Recent developments in experimental and computational methods to assess treatments for this simple condition[J].Progress in Pediatric Cardiology，2010，30（1）：45.

第二十三章　肠系膜缺血性疾病

肠系膜缺血性疾病是由各种原因引起肠道急性或慢性血流灌注不足或回流受阻所致的肠壁缺血坏死和肠管运动功能障碍的一种综合征。可分为急性肠系膜缺血（acute mesenteric ischemia，AMI）、慢性肠系膜缺血（chronic mesenteric ischemia，CMI）及缺血性结肠炎（ischemic colitis，IC）。早在15世纪后半叶Antonio就描述了肠系膜血管闭塞性疾病，直至1815年Hodgson才报道第2例。此后Tiedman于1843年，Virchow于1847年、1854年分别报道了本病。1875年，Litten出版的经典外科实验著作中介绍了结扎肠系膜血管的效果。1895年Elliot报道了首例外科治疗肠系膜上静脉血栓形成的成功病例，患者行肠切除、肠道双筒造口术，术后2周肠吻合并顺利康复，就此确立了肠系膜血管闭塞性疾病以剖腹探查为诊断方法，以肠切除为治疗方案的原则。

1904年，Jackson总结了214例肠系膜血管闭塞性疾病。1913年Trotter总结了360例肠系膜血管闭塞性疾病，其中53%为肠系膜上动脉梗死，41%为肠系膜上静脉血栓形成，其余6%为肠系膜动、静脉同时受累。他们的工作虽未改变肠系膜血管闭塞性疾病的诊疗方法，但明确了大致分类及组成。1921年Klein回顾当时肠系膜血管性疾病各项实验和临床研究成果后，提出急、慢性肠系膜上动脉梗死症的3种结果：①建立足够的侧支循环，使肠道供血充分，部分由于心血管意外而中断；②肠道供血足以维持其生机但不足以维持其功能，因此出现肠梗阻而无肠梗死；③出现肠梗死，轻则黏膜层受侵，重则肠壁全层坏死。1926年Cokkinis报道了12例肠系膜上静脉血栓形成，其侧支循环虽足以避免肠梗死，但不足以避免肠道功能障碍和轻微肠壁损害，其后血栓扩展蔓延至静脉弓，最终出现肠梗死。1935年，Warren和Eberhard总结并确立为一个临床上相对独立于肠系膜动脉栓塞之外的疾病。

20世纪上半叶，Rendich和Harrington将放射学检查用于诊断肠梗死。Sarnoff、Fine、Poth和McClure等应用抗生素保护缺血肠道。Murray将肝素用于肠系膜上静脉血栓形成的治疗。1950年，Klass提出的诊疗原则标志着肠系膜血管闭塞性疾病现代诊疗方式的开端。此前“早诊断”意味着在患者濒临死亡之前发现并切除梗死肠管，而 Klass 提出“早诊断早治疗”是指在肠梗死之前明确诊断并恢复肠系膜血供。根据这一原则，他开创性地进行了剖腹探查和肠系膜上动脉取栓术，尽管数天后患者死于急性心力衰竭，但尸检证明未发生肠梗死。1957 年 Shaw 和 Rutledge 报道了第 1 例成功的肠系膜上动脉取栓术，患者未发生肠梗死且术后存活。1960 年 Stewart 报道了成功施行肠系膜上动脉取栓术 2 例，其中 1 例切除了部分回肠。此后关于肠系膜上动脉取栓术成功的报道逐渐增多，1964 年 9 例，1966 年 19 例，1971 年达到 37 例。1958 年 Shaw 和 Maynard 报道了第 1 例行血栓内膜剥脱术成功治愈肠系膜上动脉血栓形成，5 年后 Brittain 和 Earley 又报道了 4 例血栓内膜切除术。此后尽管出现了主动脉肠系膜上动脉旁路术、肠系膜上动脉球囊扩张术，但疗效均远不如动脉取栓术。

20 世纪 60 年代末，急性肠系膜缺血性疾病的病死率仍高达 70% ~ 90%，与 1933 年 Hibbard 报道的 70% 相比毫无进展。这可能是由于：①无法在肠梗死发生前明确诊断；②即使肠系膜血供恢复，也无法阻止肠缺血或者肠梗死进一步发展；③相当一部分患者属于非闭塞性肠系膜缺血，除切除梗死肠管外无有效治疗方法，病死率高达 90%。一系列动物实验表明，肠系膜上动脉血流减少首先引起肠系膜血管床阻力降低，随后肠系膜血管痉挛使血管床阻力升高。短时间内恢复肠系膜上动脉血流可解除血管痉挛。如果肠系膜血管痉挛持续数小时以上，即使恢复肠系膜上动脉血流也无法解除痉挛。Laufman 称之为“残余痉挛”。这一现象不但存在于肠系膜上动脉梗死，更可解释非闭塞性肠系膜缺血的机制。因此在肠系膜上动脉取栓术后以及非闭塞性肠系膜缺血时，肠系膜上动脉内灌注罂粟碱都能有效解除肠系膜血管痉挛。

1967 年 Aakhus 和 Brabrand 首先提出应用动脉造影早期诊断，同时 Williams、Britt 和 Cheek、Wittenberg 等人的经验也支持这一诊断方法。由于动脉造影的应用，Boley、Clark 和 Gallant 等尽可能避免了肠梗死，使病死率降低至 50% 以下。在 12 小时内动脉造影明确诊断后得到外科治疗者，存活率可达 67%。20 世纪 60 年代以来，由于动脉造影、肠系膜上动脉取栓、动脉旁路术和肠切除术的诊疗模式无明显变化，国外急性肠系膜上动脉梗死病死率居高不下。近年来，随着我国血管外科的发展，各大医院血管外科及普外科医师，如山东省立医院血管外科金星、吴学君等，逐渐积累了急慢性肠系膜上动脉梗死的诊治经验。

第一节　急性肠系膜缺血的治疗

急性肠系膜缺血包括急性肠系膜动脉栓塞及血栓形成（acute mesenteric arterial thrombosis，AMAT）、肠系膜静脉血栓（mesenteric venous thrombosis，MVT）和非阻塞性肠系膜缺血（nonocclusive mesenteric ischemia，NOMI）。肠系膜上动脉栓塞为其最常见的类型，占40% ~ 50%。肠系膜动脉血栓形成，占25% ~ 30%，几乎所有患者皆有动脉粥样硬化病史。肠系膜静脉血栓形成，发生率占5% ~ 15%，主要发生在肠系膜上静脉。非闭塞性肠系膜缺血约占25%。

一、解剖和病因

胃肠道血供主要来自腹腔干动脉、肠系膜上动脉、肠系膜下动脉。三者之间存在广泛交通：腹腔干动脉与肠系膜上动脉通过胰十二指肠动脉交通；肠系膜上动脉与肠系膜下动脉通过结肠边缘动脉弓交通，这些交通支能够有效地预防胃肠道缺血。肠道的血液循环是由体循环血压以及肠道的局部自律机制控制。静息状态下，肠系膜血流占心输出量25%，餐后增至35%。自主因素包括激素和神经调节：激素调节通过某些血管活性因子，如 α 和 β 肾上腺素能受体激动剂所产生的对血管的收缩和舒张功能。神经调节主要通过内脏自主神经起作用。急性肠系膜血管缺血性疾病主要包括肠系膜动脉栓塞、肠系膜动脉血栓形成、非闭塞性肠系膜血管缺血和肠系膜静脉血栓形成四大类病因。肠系膜动脉栓塞是最常见类型，主要由心房纤颤、风湿性心脏瓣膜病、细菌性心内膜炎、心肌梗死、主动脉粥样硬化、动脉瘤、扩张型心肌病等心血管相关疾病所致。肠系膜上动脉血栓形成占肠系膜缺血的25% ~ 30%，病变位置多集中在肠系膜上动脉起始处，患者有广泛动脉硬化的基础，血管未完全闭塞，在此基础上血栓形成，导致主要供血动脉或侧支循环血管完全闭塞。非闭塞性肠系膜动脉缺血常见于有效循环血量减少及肠系膜血管的广泛痉挛，前者主要由充血性心力衰竭、冠心病、心律失常、低血容量性或感染性休克等原因引起，而后者则与儿茶酚胺类和洋地黄类等血管活性药物的使用有关。肠系膜静脉血栓形成的发病率相对较低，多继发于腹腔感染、肝硬化、门静脉高压、重症胰腺炎、腹部创伤及肿瘤等疾病（图23-1）。

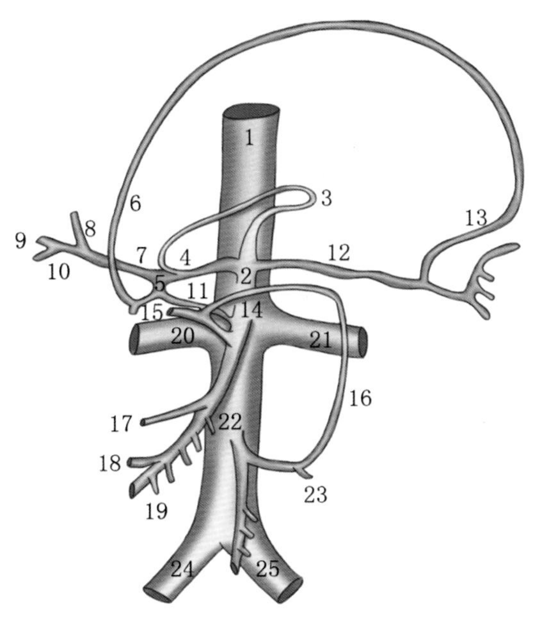

图 23-1　内脏动脉解剖图

注：1. 腹主动脉，2. 腹腔干，3. 胃左动脉，4. 肝动脉，5. 胃十二指肠动脉，6. 胃网膜右动脉，7. 肝固有动脉，8. 肝左动脉，9. 肝右动脉，10. 胆囊动脉，11. 胰十二指肠上后动脉，12. 脾动脉，13. 胃网膜左动脉，14. 肠系膜上动脉，15. 胰十二指肠上前动脉，16. 结肠缘动脉，17. 右结肠动脉，18. 回结肠动脉，19. 空回肠动脉，20. 右肾动脉，21. 左肾动脉，22. 肠系膜下动脉，23. 乙状结肠动脉，24. 右髂总动脉，25. 左髂总动脉。

二、临床表现

急性肠系膜缺血性疾病的临床表现既有相同之处，同时又因其发病机制的不同而具有相应的临床特征。症状和体征与急性胃肠炎、急性胰腺炎、阑尾炎、急性胆囊炎等急腹症无明显区别，剧烈腹痛是患者就诊的最主要症状，其突出的特点是严重的症状与轻微体征不相称，即“症征不符”。之后可出现腹胀、恶心、呕吐、腹泻、脱水等表现，最终出现肠管缺血坏死（图 23-2）后导致的腹部压痛、反跳痛、肌紧张的腹膜炎体征。

1. 肠系膜上动脉栓塞　由于动脉突然阻塞，多呈急性发病，表现为突然出现的剧烈腹痛。缺血早期，因胃肠道急性缺血，强烈收缩，出现呕吐、腹泻；由于肠管黏膜缺血坏死，故呕吐或排泄物呈血样。早期腹部轻度压痛、位置不固定，无腹膜刺激征，肠鸣音增强。缺血 10 小时以上时可出现肠管全层坏死进而出现腹膜炎体征，后期出现肠麻痹、中毒性休克等。

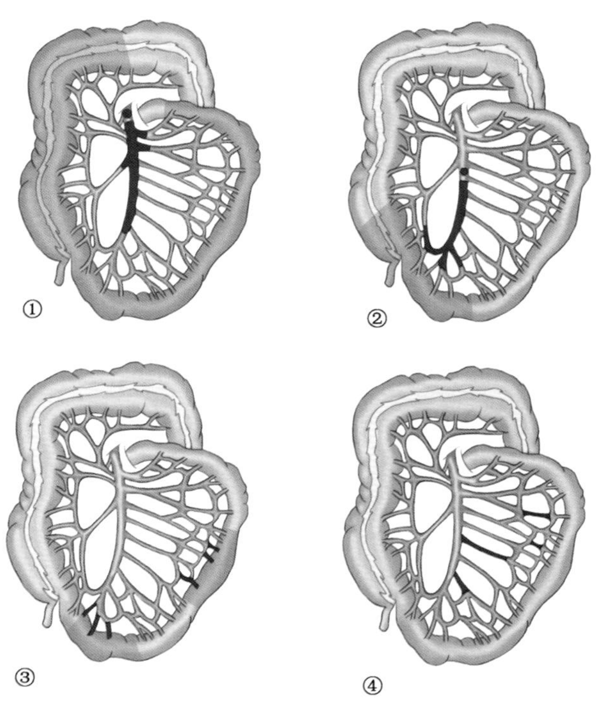

图 23-2　栓塞部位与肠坏死的关系

2. 肠系膜上动脉血栓　常见于老年患者，因有动脉硬化基础，多呈渐进性发展。由于慢性缺血并且有侧支建立,所以缺血症状较轻。早期出现进食后腹痛,即“肠间跛”症状,体重减轻,大便习惯改变。当血栓完全阻塞动脉时,产生严重缺血,腹痛突然加重;腹痛程度轻于动脉栓塞，严重缺血时可导致肠管坏死。

3. 非闭塞性肠系膜动脉缺血　由于本病多发生于老年、有严重疾病的基础上，肠缺血的症状多不典型或为其他症状所掩盖，因此误诊率及死亡率均很高。

三、急性肠系膜动脉性缺血的诊断与鉴别诊断

剧烈腹痛，无明显腹部阳性体征，严重的症状与轻微体征不相符，伴有心房颤动病史，近期有心肌梗死、心力衰竭、动脉栓塞、腹痛等应考虑急性肠系膜动脉性缺血。此病需要与急性阑尾炎、胆囊炎、胰腺炎、绞窄性肠梗阻等相鉴别。

1. 实验室检查　可有白细胞计数增高、代谢性酸中毒、血液浓缩、电解质或酶学改变等。

2. 影像学检查

（1）腹部立位 X 线检查：早期无明显阳性表现，钡剂灌肠检查无梗阻。晚期小肠

可出现气液平，肠壁水肿，肠袢间距增宽、肠壁积气等表现，最典型的征象是肠壁因黏膜下水肿增厚或出血形成的“拇指印痕征”。X 线片在排除其他原因引起的腹痛方面具一定价值。

（2）B 超检查：可了解肠系膜血管血供情况，鉴别动脉或静脉阻塞明确诊断，应尽早进行。但该检查技术仅限于评估较大血管的近端，而肠系膜上动脉血栓常位于血管远端，结果可呈假阴性。且该检查较依赖于操作者，易受周围肠道气体的影响，其诊断价值有一定局限性。

（3）CTA 检查：血管 CT 成像可直接观察肠系膜血管主干及其分支情况；有分析提出，CTA 应成为肠系膜缺血的首选影像学检查。急性肠系膜缺血的 CT 表现包括直接征象和间接征象。直接征象为肠系膜血管内血栓或栓塞，是诊断肠系膜缺血最可靠的征象。间接征象有：肠系膜动脉钙化、肠腔（空肠）扩张、积气、积液，门脉系统内积气、肠系膜水肿、肠壁增厚、肠壁积气、腹腔积液等则提示肠管坏死。

（4）磁共振成像：一般不作为急诊检查方法。MRA 可显示肠系膜血管解剖。

（5）DSA：肠系膜血管 DSA 是诊断肠系膜缺血性疾病的金标准，能直接显示肠系膜血管，是诊断急性肠系膜缺血的重要方法，不但可明确病变部位、病变程度和侧支循环情况，还可进行治疗。血管造影显示肠系膜上动脉和（或）其分支管腔不规则狭窄或闭塞，常伴动脉粥样硬化、腹主动脉迂曲、管腔不规则等。DSA 可提供几个互补或独立的治疗方法，如动脉内溶栓或血管成形术。

四、急性肠系膜动脉缺血的治疗

急性肠系膜动脉阻塞病情发展迅速，如处理不当则预后很差，一旦明确诊断后应马上展开相应治疗。

1．一般药物治疗　一旦明确诊断后应马上展开相应治疗，对于无腹膜炎体征、生命体征尚平稳的患者可考虑首先接受非手术治疗，给予胃肠减压、快速补液、纠正水电酸碱平衡紊乱、预防性应用广谱抗生素等相关支持治疗。

2．抗凝及溶栓治疗　在治疗原发病的同时，应及早开始抗凝治疗，给予低分子肝素抗凝，100U/kg。若行手术，术后可改为口服抗凝剂。可经外周静脉滴注尿激酶行溶栓治疗，出现胃肠道出血者是溶栓治疗的禁忌证。

3．手术治疗

（1）肠系膜上动脉切开取栓：急性 SMA 栓塞早期，可单纯行栓子摘除术，取腹部正中切口，游离并显露肠系膜上动脉至根部，近远端分别套带阻断血流，垂直于动脉长轴做纵行切口，以 4F Fogarty 取栓导管分别向动脉近远端取栓，近端喷血，远端回血良好后缝合管壁，如能恢复 SMA 血流，重新评估受累的肠段生机，切除无生机的肠段并决定是吻合还是外置。即使患者已发生肠梗死也应先行取栓术，改善缺血肠管血液供应，肠切除范围缩小，避免短肠综合征（图 23-3）。

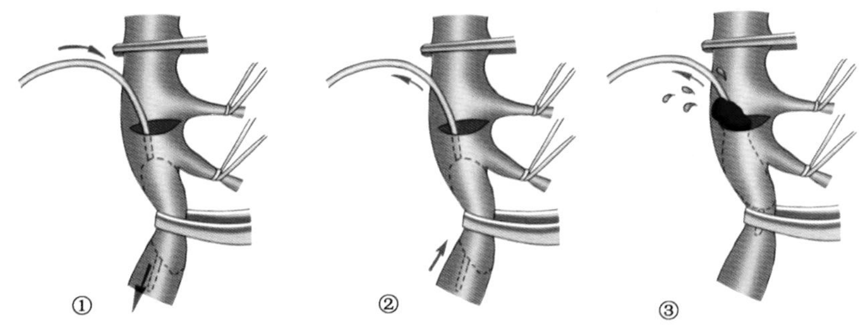

图 23-3　导管取栓

（2）腹主动脉 - 肠系膜上动脉旁路术：适用于血栓形成、肠管无明显坏死，无明显腹膜炎征象者（图 23-4）。

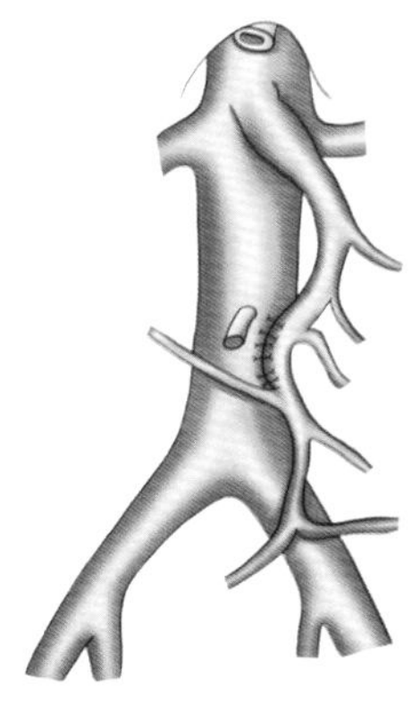

图 23-4　肠系膜上动脉与腹主动脉吻合

（3）肠切除术：患者如果出现腹膜炎体征，则高度提示已发生肠管坏死，此时应立即行手术治疗。具体处理措施包括：立即行坏死肠管切除，但不做一期吻合，而是将肠管的远近两端分别造瘘于腹壁，以便术后观察肠管活力，并可于远端肠管内置管给予肠内营养支持；手术后 24 小时行二次探查，观察急诊手术后是否仍然存在血运障碍，以及新发的坏死肠管，还可以观察原来无法确定其活力的肠管情况。

成功恢复肠管血运后会发生缺血再灌注损伤，应尽快应用清除氧自由基药物。此外后续抗感染与抗凝治疗也极为重要，避免相关并发症和疾病的复发。

（4）介入治疗：对于无外科禁忌证的急性肠系膜上动脉阻塞、无肠管坏死者，是否可选择介入治疗，目前尚存在较大争议。笔者认为对发生于主干的急性栓塞或血栓，可先做导管抽吸并溶栓，或者介入下导管取栓；如果栓塞或血栓清除、临床症状缓解，可继续做保留导管行溶栓治疗。如果经介入治疗后症状无缓解，应考虑手术治疗。

1）经导管溶栓治疗：先行血管造影确认有 SMA 急性栓塞或血栓，可给予经导管溶栓治疗。将溶栓导管插至阻塞处，经溶栓导管持续微量泵入尿激酶 40 ~ 60 万 U/d，交替泵入肝素盐水可以增强溶栓效果，24 小时复查造影有改善、临床症状缓解或稳定时，可继续保留导管溶栓，总量以≤ 300 万 U 为宜，有相对禁忌证者应酌情减少尿激酶用量。治疗过程中出现临床症状加重应考虑选择其他治疗。

2）经导管吸栓：可于导管溶栓前进行导管吸栓，再进行溶栓治疗。用 Guiding 导管抽吸是治疗急性 SMA 栓塞或血栓的有效方法，尤适宜于存在溶栓禁忌证、溶栓治疗无效者。

3）介入下取栓：适用于急性肠系膜动脉栓塞者，先行造影证实诊断，导丝通过阻塞段后，送入双腔取栓导管将栓子拉入腹主动脉。若出现其他动脉栓塞另行处理；如出现下肢动脉栓塞，可行下肢动脉切开取栓，避免开腹手术。

4）支架置入术：经溶栓、抽吸栓子治疗后，对残余狭窄可行支架植入术。对于急性局限性栓塞 / 血栓，为避免治疗过程中栓子向末梢分支移行，当导丝通过阻塞段后可直接置入支架，使支架“挤压”栓子、开通管腔，然后再做溶栓治疗。置入支架的长度以不影响空肠动脉分支为宜。

第二节　慢性肠系膜缺血的诊断和治疗

肠系膜缺血性疾病是由各种原因引起肠道急性或慢性血流灌注不足或回流受阻所致的肠壁缺血坏死和肠管运动功能障碍的一种综合征。可分为急性肠系膜缺血（acute mesenteric ischemia，AMI）、慢性肠系膜缺血（chronic mesenteric ischemia，CMI）及缺血性结肠炎（ischemic colitis，IC）。慢性肠系膜缺血是指在肠系膜血管粥样硬化或其他血管病变基础上出现反复发作的肠系膜血液不足，产生明显的餐后腹部绞痛，可伴有体重明显减轻和腹泻等综合征，又称“腹绞痛”或“肠绞痛”。

一、解剖和病理

小肠和大肠的血液供应包括腹腔干、肠系膜上动脉、肠系膜下动脉3条血管。腹腔干供应食管远端至十二指肠降段。肠系膜上动脉供应十二指肠水平段和升段、空肠、回肠、脾曲近端结肠，后者血管变异较大。肠系膜下动脉供应结肠脾曲远端至直肠血液。以上动脉形成四级动脉弓，末梢肠系膜血管由连续或平行的血管回路构成。3种基本平行血管通路供应固有肌层、黏膜下和黏膜层血液，局部供应血管包括阻力血管、毛细血管前括约肌、毛细血管、毛细血管后括约肌和静脉容量血管。肠系膜上静脉和下静脉平行于同名动脉，引流相应胃肠道区域血液回心。肠系膜下静脉回流至脾静脉，经肠系膜上静脉进入门静脉。由于肠系膜动脉的分支多，侧支循环丰富，慢性肠系膜缺血并不常见。通常认为，至少有2～3个主要的血管受累才会出现临床症状。

轻型肠缺血仅表现为黏膜轻度坏死（黏膜下层和肌层受累或正常），重型则出现肠壁连续性全层坏死，甚至危及生命。肠道缺血灶激活中性粒细胞、血小板、肥大细胞和内皮细胞释放炎症介质，包括细胞因子、血小板活化因子和肿瘤坏死因子，引起肠壁炎症性反应。以上介质损伤肠壁导致坏死，结果肠黏膜屏障破坏，细菌易位致菌血症和败血症。另外，蛋白水解酶、肠腔内细菌和毒素、自由基也引起缺血肠段坏死性病理变化。

二、流行病学

随着人口老龄化、动脉硬化相关疾病发病率增加，缺血性肠病的患病率也有所增加，但目前有关缺血性肠病患病率的流行病学资料尚不多见。国外研究表明，急诊监护病房每1000例患者中就有1例AMI患者；我国90% IC患者为老年患者（≥60岁）。

慢性肠系膜缺血临床虽并不常见，但由于患者往往患有多系统疾病，因而该病常被漏诊。该病获诊断的年龄平均为60岁，通常具有血管疾病的既往史，近一半的患者以前有血管手术史，其他受累及的血管尚有下肢动脉、冠状动脉和肾动脉。脑血管病（如既往脑卒中或短暂性脑缺血发作）以及动脉粥样硬化的危险因素，如抽烟、高血压和糖尿病等也都常见。由于慢性肠系膜缺血常导致营养不良或脂肪吸收不良，因而可造成低胆固醇血症，因此作为动脉粥样硬化另一危险因素的高胆固醇血症在慢性肠系膜缺血患者中并不多见。

95%以上的病例由动脉粥样硬化性血管狭窄所致，糖尿病也可引起。因动脉粥样硬化进展缓慢而有足够时间形成侧支循环，并且经常是轻微的亚临床性狭窄，故而尽管常发生肠系膜动脉粥样硬化，而具有慢性肠系膜缺血症状者并不多见。血管炎包括大动脉炎、系统性红斑狼疮、Wegener’s 肉芽肿、结节性多动脉炎、变应性肉芽肿性血管炎、闭塞性血栓性血管炎（Buerger 病）、白塞病、克罗恩病等亦可累及中、小动脉导致管腔狭窄、闭塞也可引起慢性肠系膜缺血。其他原因包括胸腹段主动脉瘤、肠系膜动脉自发性血管内膜增生、血管壁纤维发育异常、非特异性动脉发育异常、腹部外伤、放射病，以及外在压迫等。另有抗心脂质抗体综合征等高凝状态病等。

三、慢性肠系膜缺血的诊断和治疗现状

1. 临床症状　约半数的患者具有典型临床三联症状：食后腹痛，畏食，体重下降。腹痛为最常见的（90%）症状，其特点为饭后 15 ~ 30 分钟开始，1 ~ 3 小时达高峰，后逐渐减轻，一般位于上腹或脐周，可向背部放射，疼痛发作时抗酸药无效。疼痛性质不一，有时仅有腹部胀满不适，但多数为持续性钝痛和痉挛性绞痛，偶为剧烈绞痛。饭后腹痛的原因为：在胃消化的时相内由于肠血流转流向胃而致肠灌注减少，因而不能满足饭后肠分泌、消化、蠕动增强等高代谢的需求而导致腹痛。疼痛的严重程度和持续时间与进食量的多少及血管狭窄的程度相一致。疾病早期和轻微系膜动脉阻塞时，少量进食并不引起腹痛；而疾病后期或严重血管阻塞时，即使少量进食也可能引起剧烈和持续性腹痛。

消瘦、体重减轻和营养不良随着血管阻塞的进展而加重，因餐后腹痛，患者惧怕进食（恐食症），限制进食量，久之渐渐出现消瘦、体重减轻和营养不良。消瘦程度与腹痛的严重程度和持续时间相平行。一般减轻体重 9 ~ 10kg，常被疑有腹部恶性肿瘤。此外，内脏缺血导致吸收不良也是消瘦的原因。

60% ~ 90% 患者在上腹部可听到收缩期血管杂音，但正常人有时也可听到，故无特殊诊断意义。其他还有恶心、呕吐、便秘、腹胀、消化道出血和腹泻等症状，但是均无特异性。

2. 辅助检查

（1）选择性血管造影：是慢性肠系膜缺血诊断的金标准。动脉造影可了解血管阻塞部位、范围、侧支循环状态，并有助排除腹部其他病变。对于症状性患者而言，在血管造影检查中，如发现至少 2 支肠系膜动脉血流少于正常的三分之一，则具有诊断意义。但对无症状患者来说，则既不具特异性，又无诊断意义。由于有适当的侧支灌注，即使具有两支血管阻塞的患者，也可能无症状。造影显示大血管阻塞时伴有丰富的侧支循环提示缺血由慢性因素引起。罕见情况下，无论腹腔动脉或肠系膜上动脉单一血

管阻塞，患者也可发生症状，这可能由于患者未能很好地建立侧支循环所致。选择性插管至肠系膜上动脉或腹腔动脉或脾动脉进行造影，必要时也可行经皮经肝或经皮经颈静脉行门静脉造影以肯定静脉血栓形成，此法可在做出诊断的同时直接进行血管内的药物灌注治疗和介入治疗。

（2）CTA/MRA：CT已较多的用于缺血性肠病的诊断及鉴别诊断，然而并不适用于疾病早期阶段。多排螺旋CT可更清楚地显示小肠及肠系膜血管的病变情况，具有较高的敏感性和特异性，通过观察血管的形态及内径，对非闭塞性肠系膜缺血可做出早期诊断。近年来，CT血管造影（CTA）越来越多被应用在缺血性肠病的诊断。Kirkpatrick等研究认为，CTA对于闭塞性肠系膜缺血诊断的敏感性可达到96%，特异性可达到94%。CMI在CTA检查中的直接征象为动脉狭窄、动脉不显影、腔内充盈缺损等；间接征象有血管壁钙化、侧支形成、肠腔扩张、肠系膜水肿、肠壁增厚。

MRA一般不作为急诊检查方法。MRA可显示肠系膜动、静脉主干及主要分支的解剖，但对判断狭窄程度有一定假阳性率，而且MRA在评估腹腔干、肠系膜上动脉主干上是有用的，却不能充分显示非闭塞性的低血流状态以及末梢血管的栓塞情况，但其对判断血栓的新旧、鉴别可逆性和不可逆性肠缺血有很高价值。

（3）超声检查：作为一种无创性的检查手段，用于缺血性肠病的诊断越来越受到重视。B型超声能显示腹腔动脉和肠系膜上动脉的狭窄和闭塞，而多普勒超声则可以测定血流速度，因此后者有更高的诊断价值并可通过观察受累肠管的肠壁厚度与血供情况，对缺血性肠病做出诊断。但是，它要求操作者须具备高超的诊断技术，其准确性还受到呼吸运动、腹腔气体、既往剖腹手术及肥胖的影响。

（4）X线检查：无特殊发现，但可排除腹部其他疾患。胃肠钡餐检查有些病例可见小肠蠕动异常，肠袢扩张并因肠系膜增厚而彼此分离明显。有的可见肠狭窄。有炎性病变，单个或多个溃疡，提示急性肠系膜上动脉阻塞后，侧支循环充分，肠未坏死。

（5）实验室检查：一般无异常，可有吸收不良的表现，如D-木糖试验、维生素A耐量试验及^{131}I三油酸甘油脂吸收试验异常和血清维生素B_{12}及β胡萝卜素水平下降，但无特异性。其他还有贫血、白细胞减少、低蛋白血症、低胆固醇血症、粪便潜血试验阳性等。疑有脂肪泻的患者，粪便苏丹Ⅲ染色显示脂肪球；24小时粪便脂肪定量，当粪便中的脂肪量一天大于7g时，有诊断意义。在内镜下用张力测定法测定的肠pH可作为一种缺氧标志物。Boley等报道，食用奶油食物后腹痛的发作与空肠肠壁内pH下降相一致。

3．治疗

（1）治疗原则：改善或重建肠道血供，缓解或消除腹痛，预防急性肠系膜上动脉血栓的发生。

（2）内科治疗：对怀疑本病的患者应予禁食、胃肠减压、静脉营养支持、改善循环治疗。缺血性肠病一经诊断，应积极予抗凝治疗。对于明确有血栓形成的患者可予溶栓治疗。抗凝、溶栓的同时给予抗血小板聚集治疗，给予足量、广谱有效的抗生素，纠正电解质和酸碱平衡失调等。在药物保守治疗中，应严密观察患者的病情变化，准确把握手术时机，以免延误治疗。

（3）手术治疗：外科手术治疗是解除慢性肠缺血、缓解症状、防止急性肠梗死的重要方法。如果非手术治疗效果不佳或血管狭窄严重，患者一般状态较好时，应积极考虑手术治疗。小动脉分支广泛硬化狭窄或广泛小血管炎者不适宜手术。外科手术治疗目的为：①减轻餐后腹痛；②停止或逆转体重减轻、营养不良；③缓解疾病进展和预防肠管坏死的发生。主要术式有动脉内膜剥脱术、血管旁路术（人工材料或自体组织）和内脏血管再植术。

手术适应证包括：①急性肠系膜动脉栓塞；②急性肠系膜动脉血栓形成；③慢性肠系膜动脉闭塞性疾病，内科保守治疗无效；④任何形式的肠系膜动脉缺血性疾病出现剧烈腹痛、腹肌压痛、腹肌紧张、腹腔抽出血性液体者均应急诊手术。若有腹膜刺激征同时伴有难以纠正的代谢性酸中毒和低血容量性休克，说明肠管已经坏死，此时不应为诊断而诊断，应急诊进行手术治疗；⑤具有典型的症状和动脉造影确定肠系膜上动脉或腹腔干显著狭窄或闭塞者；⑥主动脉造影明确肾动脉和肠系膜上动脉狭窄病变同时存在，而施行肾动脉重建时，为预防肠梗死的发生，可考虑预防性主动脉肠系膜上动脉旁路术。

手术禁忌证包括：①年老体弱合并严重的心脑肺血管疾病等重要脏器的功能障碍不能耐受手术者，同时未发现肠坏死迹象者；②动脉造影显示主动脉、肠系膜上动脉和腹腔干动脉病变广泛，预计手术效果差者。

重建血管选择：血管重建应首先选择腹腔动脉，其次为肠系膜上动脉。动脉重建术后观察发现，即使肠系膜上动脉通畅，而腹腔动脉再次闭塞后，也会再次出现明显的症状。单独肠系膜上动脉再次闭塞时可无明显的临床表现。只有在肠系膜上动脉远侧段病变，以及腹腔动脉和肠系膜上动脉血管重建失败后，才考虑做肠系膜下动脉重建术。慢性肠系膜动脉闭塞通常在累及 2 支以上内脏动脉后才出现症状。从理论上说，只要纠治 1 条肠系膜血管的狭窄和闭塞，就可以使症状缓解或消失。但多数作者认为，至少需纠治 2 根血管才有望获得满意的长期疗效。因为只纠治 1 根血管，若术后动脉粥样硬化继续进展，可使手术前功尽弃。

患者在积极保守治疗过程中出现以下情况应积极予以剖腹探查：①经过规范药物保守治疗，病情仍继续进展；②腹膜炎体征明显或出现肠管缺血坏死征象；③持续严重便血，经其他治疗效果欠佳；④体温、白细胞计数持续升高，即使腹部症状体征不明显，也应考虑手术治疗。外科手术的关键是正确判断肠管的组织活力，坏死肠管切除术中应争取最大可能地恢复缺血肠管的血运，保留有生机的肠管，以免术后出现短肠综合征。但手术死亡率也极高，手术的效果与病情轻重、肠黏膜损害程度、切除肠段长短及手术方式有关。

（4）介入治疗：慢性肠系膜动脉缺血性疾病的血管腔内治疗成为一种趋势，予以血管成形术或支架植入术，改善肠系膜动脉狭窄，可解除腹痛、纠正营养不良、预防突发肠梗死。介入治疗的适应证包括：①腹腔动脉或肠系膜上动脉狭窄＞ 70%，且有症状者;②两支及两支以上系膜动脉（腹腔动脉、肠系膜上动脉、肠系膜下动脉）病变，狭窄程度＞ 50% 者；③肠系膜动脉狭窄或阻塞，外科治疗后发生再狭窄；④无症状的腹腔动脉或肠系膜上动脉狭窄，存在胰十二指肠动脉瘤或瘤样扩张者；⑤肠系膜上动脉主干夹层造成管腔狭窄，具有血流动力学意义，无外科治疗指征者；⑥主动脉夹层内膜片或假腔累及肠系膜动脉开口，有肠缺血症状者。

对无症状的腹腔干动脉、肠系膜上动脉狭窄患者是否需要治疗，目前存在争议，一般认为，对无症状的 CA 狭窄多无需处理，而对无症状的 SMA 狭窄、特别是狭窄程度＞ 50%，则应给予积极治疗，因为 SMA 狭窄是急性血栓形成的基础，最终有 15% ~ 20% 患者发生急性血栓形成。

介入治疗的禁忌证包括：①存在肠管坏死或腹腔炎症；②肠系膜动脉主干狭窄合并多发末梢分支分支病变；③肠系膜动脉狭窄，病变同时累及多支空、回肠动脉开口；④大动脉炎引起的肠系膜动脉狭窄，动脉炎处于活动期；⑤存在其他不适宜做血管造影和介入治疗的情况。

此外，一旦确诊为非闭塞性肠缺血，无论有无腹膜炎体征，都可以经造影导管向动脉内灌注血管扩张剂。罂粟碱被证明是一种安全可靠的药物，在用药过程中，应反复进行血管造影来动态观察血管痉挛情况，如果注药后，血管痉挛缓解，腹痛逐渐减轻或消失，可以逐渐停止灌药，一般持续用药＜ 5 天。如果灌药后病情无明显缓解，还出现腹膜炎的体征，则应急诊行剖腹探查术。对于慢性缺血性肠病的患者，在溶栓或取栓的同时，行血管成形术或支架置入术，有助于恢复动脉血流，降低复发的机会。

这种治疗的成功率高，并发症发生率很低，其安全性和开腹血管重建手术相比具有很大优势。介入治疗肠系膜动脉狭窄的技术成功率为90% ~ 95%，临床有效率80% ~ 95%。并发症发生率0 ~ 10%。随访3年以上的通畅率为82% ~ 89%。

确认CMI腹痛是一个复杂的问题，因为导致慢性腹痛的病因较多，即使存在重度腹腔动脉、肠系膜上动脉、肠系膜下动脉狭窄也不一定产生腹痛症状。一般认为，有典型餐后腹痛、发病后体重明显下降、影像学显示血管狭窄程度＞70%者，治疗效果优良。当肠系膜动脉狭窄为多支病变、且累及末梢分支时，单纯开通主干狭窄的疗效有限；糖尿病合并肠系膜末梢血管病变，也是影响疗效的因素。另外，肠系膜动脉缺血同时存在其他可能导致腹痛的原因（如有腹部手术史、早期胰腺癌、系膜根部淋巴结转移等）时，开通系膜动脉狭窄后症状可以持续存在。

四、慢性肠系膜缺血的研究进展

1．实验室检查　近年来，肠型脂肪酸结合蛋白（intestinal fatty acid binding protein，I–FABP）成为研究热点，它是由肠上皮细胞分泌的一种水溶性蛋白质，具有较好的器官特异性，是一个新的有潜力的早期肠黏膜损伤的生化指标，是全身炎症反应综合征或脓毒血症发生前的预警因子。肠道缺血受损时能迅速进入血循环，最终从尿液排出体外，ELISA法易于测定。因此，血和尿I–FABP是肠缺血很好的指标。Kanda等研究显示，血清和尿液I–FABP水平较以往采用的传统的肠缺血指标，如肌酸激酶、乳酸脱氢酶、碱性磷酸酶等的敏感性更高，可作为监测肠缺血、肠坏死的敏感指标，并有望成为监测肠道缺血进展的指标。虽然理论上I–FABP可以作为判断早期肠缺血的比较理想的生物学指标，但是在人的血清中I–FABP与肠道缺血疾病之间的关系还有待于进一步研究。

D–二聚体（D–Dimer）是交联纤维蛋白的降解产物，它能特异性地反映机体的高凝状态和继发性纤维蛋白溶解亢进。在深静脉血栓、肺动脉栓塞、心肌梗死、脑梗死和弥散性血管内凝血时，D–二聚体可明显发生变化，D–二聚体是及时反映这些疾病的严重程度、发展变化以及治疗效果和预后的有用指标。近年来的研究发现血中D–二聚体含量也是急性肠系膜血管病变致肠缺血的早期诊断指标。Acosta等研究肠系膜上动脉闭塞的患者后认为对怀疑肠系膜上动脉闭塞的患者，不管是什么原因导致的肠缺血，D–二聚体水平的升高提示急性肠缺血的准确率高达100%。Aeosta等对大鼠的研究发现，肠系膜血流阻断2小时后血浆D–二聚体即迅速升高，肠系膜缺血时间越长，血浆D–二聚体含量越高。肠系膜血流阻断2小时后血浆D–二聚体即迅速升高，而白细胞计数则在肠系膜血流阻断 12 小时后才有显著升高。Akyildiz 等在 2009 年的研究显示 D- 二聚体检测诊断急性肠系膜缺血的敏感性和特异性分别为 94.7% 和 78.6%，与肠系膜双向 CT 血管造影类似（肠系膜双向 CT 血管造影的敏感性和特异性分别为 92.9% 和 89.5%），而 D- 二聚体检测更简便，因而也更具价值。但是 D- 二聚体与慢性肠系膜缺血的关系尚待进一步研究，其是否能成为慢性肠系膜缺血的敏感的特异性指标尚不明确。

此外，用同位素锝 99（^{99}Tc）和铟 111（^{111}In）放射性核素标记血小板的单克隆抗体，注射人体后行 γ 照相，能显示急性肠系膜血管闭塞的缺血区。目前该技术已逐步用于临床，估计有较好的应用前景。国外近年报道，白蛋白 - 钴结合试验是急性肠缺血的一个新的有用的诊断指标，敏感性达 100%，特异性为 85.7%。

2. 肠缺血再灌注损伤　缺血再灌注损伤包括缺血再灌注原位器官的损伤和远隔器官的次级损伤，原位器官的损伤因素及其机制目前研究较多，主要包括氧自由基损伤、ATP 酶水解钙离子超载及细胞凋亡等。现有资料表明缺血再灌注、远隔器官次级损伤机制认为是由一些细胞介导的炎性反应，并表现为组织细胞的坏死脱落及毛细血管内皮细胞损伤等。

肠的缺血及随后的再灌注导致肠黏膜细胞损伤能够导致肠道屏障（包括机械屏障、化学屏障及免疫屏障）功能受损。肠内细菌、毒素可经细胞或旁细胞通路进入肠黏膜。这个过程不但引发或加重肠黏膜损伤，还可以通过抗力消弱的肠黏膜扩大到肠外器官，引发和扩大全身炎症反应。

TNF-α 是缺血再灌注损伤中关键介质之一，其水平的高低和肠黏膜的损害直接相关，而 IL-6 可能与器官功能损害的严重程度和致死率有关。实验显示出肠道缺血再灌注后，形态学上有明确的黏膜损伤表现，血清 TNF-α 和 IL-6 含量到达高峰时间晚于形态学上的损伤高峰时间，其原因可能是 TNF-α 和 IL-6 早期升高与肠道局部损伤关系较大，而后期则可能与肠道屏障损伤后细菌移位、内毒素入血继发全身的应激炎症反应有关。

研究表明，肠道缺血 - 再灌注损伤可造成肠道细菌易位，空、回肠更易遭受肠缺血 - 再灌注损伤的打击，从而发生细菌易位。而肠缺血再灌注损伤后肠黏膜免疫功能下降，与肠外细菌内毒素移位的发生密切相关。

此外，在肠道缺血再灌注的大鼠的肺组织中发现肺泡Ⅱ型变性坏死及明显的炎症反应，肾小球基膜不规则增厚，肾小管基底破裂上皮坏死脱落，肝脏细胞和心脏细胞中细胞染色质边集固缩等改变，从形态学上说明肠道缺血再灌注可造成肺、肝、心、肾等远隔器官的损伤。实验表明大鼠小肠缺血再灌注后，肺、肝、心、肾等远隔器官组织细胞内 bax、bcl-2、p53 等凋亡相关基因表达增强，血和淋巴液中内毒素、MCP-1、MIP-2、TLR4、HMGB1 的水平增加，并且可能通过“肠 - 淋巴”途径到达远隔组织从而引起远隔器官的次级损伤和炎症反应。

慢性肠系膜缺血发病率低、诊断困难、治疗复杂、病死率较高，早期诊断直接关系治疗效果，现代 CTA 和 MRA 检查技术使肠系膜血管性病变检出率越来越高，并将使诊断性造影检查逐步减少。在治疗手段上血管腔内技术越来越多地应用于肠系膜血管疾病之中，成为该疾病治疗的一种重要选择。但是，目前仍然没有一项能够准确判断肠管缺血程度以及肠管存活状态的检查方法，血清酶学及生化等实验室检查具有无创伤、快速等优势，仍有较多学者致力于研究肠缺血状态下的机体脏器和组织发生病变所引起的体液某些成分的变化，寻找可以判断肠缺血的酶学和生化指标。

（周　华　吴学君）

点评专家：王深明，医学博士，主任医师，教授，博士生导师，现任中山大学附属第一医院院长、血管甲状腺外科首席专家、学科带头人。兼任中华医学会外科学会委员，中华医学会外科学分会血管外科学组组长，国际血管外科学会副主席，美国外科医师学院委员，国际外科学会委员，亚洲血管外科学会理事，国际内分泌外科学会委员，国际脉管学会中国区主席，亚洲内分泌外科学会委员，国际自然科学基金评审委员，国家科技成果奖评审委员，全国高等院校博士学科点专业科研基金评审委员，中央保健局会诊专家，广东省、广州市保健办会诊专家，广东省医学会副会长，广东省医学会血管外科分会主任委员，中国医师协会外科分会副会长，广东省医师协会外科分会主任委员，中国医院协会医疗保健专业委员会副主任委员，医疗质量管理专业委员会常务委员，广东省抗癌协会乳腺癌专业委员会委员，《中华普通外科学文献（电子版）》主编，《中国血管外科杂志（电子版）》主编，《中国实用外科杂志》副主编，《中华医学杂志》副主编，《Ann of Vascular Surgery》编委，《中华普通外科杂志》副主编，《中华实验外科杂志》副主编，《中华外科杂志》编委，《国际外科杂志》副主编，《中华乳腺病杂志（电子版）》副主编，《中国普外基础与临床杂志》编委等。

点评意见：该章节编写者是金星教授所在的团队，他们对于肠系膜缺血疾病的诊治有着丰富的临床经验，不仅在国内的专业期刊发表了多篇关于肠系膜缺血性疾病的论著，也曾多次在全国性的学术会议做类似专题的发言。该章节的编写融合了当前肠系膜缺血疾病的具体情况，参考了当前国内外肠系膜缺血性疾病的研究进展，并注重结合自己的临床经验、体会和科研成果，充分体现了编者扎实的理论基础，丰富的临床经验以及良好的学术研究背景。该章节的编写能够结合实际，合理的结构设计以及分明的线索始终贯穿全文，通俗易懂的背后是反复斟酌的用词以及更多样的阐述方式，深入浅出，可读性强。该章节的优点具体表现在：

1. 在结构方面，该章节的结构设计合理，条理清晰；按照从概述到分述，以及定义－病因和解剖－临床表现－诊断及鉴别诊断－治疗的逻辑顺序进行阐述。在每一部分的开头，都有一个小标题进行说明，让人一目了然；将平素最晦涩难懂的病理生理机制置于文章的末尾，有利于读者根据自己的实际情况进行选择性的阅读。

2. 在内容方面，除了参考国内外知名学者的观点，也充分结合了自身的诊治经验进行阐述。值得一提的是，在历史回顾部分，非常清晰地阐述了人们对于肠系膜缺血疾病的认识过程，让读者对于肠系膜疾病的诊治有了一个比较直观的认识。

3. 在细节方面，行文过程非常注重用词的准确性和简洁性，论述的严谨性以及连贯性；在一些比较抽象的手术部分，除了文字的叙述之外，也附有一些典型的插图进行解说，使文章更加通俗易懂。

4. 编者同样注重内容的新颖性，在文章的最后，也回顾了当前对于肠系膜缺血疾病的一些比较前沿的研究进展，对于缺血性的疾病进行了更深层次的剖析和论述。

肠系膜缺血性疾病临床上较为罕见，死亡率高。近年来，随着人口老龄化及心血管疾病的增加，影像学技术的进步，此类疾病的报道越来越多。与此同时，随着腔内治疗及其辅助技术的发展，腔内治疗由于其创伤小和可重复性的特性，也逐渐尝试用于治疗缺血性疾病。然而，对于该病的临床诊断和治疗，仍存在许多尚未解决的问题。该文作者针对这些问题提出了自己的见解。该文将有利于提高临床工作者对肠系膜缺血性疾病的认识，规范肠系膜缺血性疾病的诊治，对于临床工作者及学术研究者都是大有裨益的。我在此热烈地予以推荐。

参考文献

[1] 苏浩波，顾建平，楼文胜，等．裸支架腔内血管重建术治疗孤立性肠系膜上动脉夹层动脉瘤 [J]. 介入放射学杂志，2011，20（12）：948–952.

[2]Park YJ，Park KB，Kim DI，et al.Natural history of spontaneous isolated superior mesenteric artery dissection derived from follow–up after conservative treatment[J].Journal of

Vascular Surgery，2011，54（6）：1727-1733.

[3] 许永乐，熊江，郭伟，等 . 孤立性肠系膜上动脉夹层的治疗策略 [J]. 介入放射学杂志，2010，19（9）：694-697.

[4] 方征东，符伟国，王玉琦，等 . 孤立性肠系膜上动脉夹层的诊治分析 [J]. 中华外科杂志，2009，47（15）：1199-1200.

[5]Gobble RM，Brill ER，Rockman CB，et al.Endovascular treatment of spontaneous dissections of the superior mesenteric artery[J].Journal of Vascular Surgery，2009，50（6）：1326-1332.

[6]Krimmel GA，Baker R，Yanowitz TD.Blood transfusion alters the superior mesenteric artery blood flow velocity response to feeding in premature infants[J].American Journal of Perinatology，2009，26（2）：99.

[7]Yun WS，Kim YW，Park KB，et al.Clinical and angiographic follow-up of spontaneous isolated superior mesenteric artery dissection[J].European Journal of Vascular & Endovascular Surgery the Official Journal of the European Society for Vascular Surgery，2009，37（5）：572.

[8] 王雷，辛世杰，张健，等 . 急性肠系膜上动脉缺血 37 例诊治转归 [J]. 中华外科杂志，2008，46（11）：816-819.

[9]Sakamoto I，Ogawa Y，Sueyoshi E，et al.Imaging appearances and management of isolated spontaneous dissection of the superior mesenteric artery[J].European Journal of Radiology，2007，64（1）：103-110.

第二十四章　肾动脉闭塞性疾病的治疗

肾动脉闭塞性疾病是一组因肾动脉严重狭窄、甚至完全闭塞，使受累肾血流量减少和肾缺血，从而引起肾的尿生成和内分泌功能异常，最终可导致高血压。在临床高血压病患者中，分为原发性高血压和继发性高血压，以前者最为常见。其中肾性高血压为最常见的继发性高血压，而这类由肾血管病变引起的高血压称为肾血管性高血压，占所有高血压患者的 5% ~ 10%。

第一节　肾动脉闭塞性疾病的自然病史和治疗原则

肾动脉闭塞性疾病的主要病因为动脉粥样硬化，其次为纤维肌性结构不良（fibromuscular dysplasia，FMD）。在我国及亚洲其他地区，还常见由多发性大动脉炎（takayasu arteritis）引起。在发病率方面，国内与西方国家学者所见有较大差异：休斯敦心脏研究所资料，动脉硬化占 73%，纤维肌性结构不良占 12%，两者共占 85%；伦敦 St.Mary 医院 209 例经外科治疗的患者，动脉硬化 157 例，占 75%，纤维肌性结构不良 46 例，占 22%，两者共占 97%；而熊汝成的 177 例肾血管性高血压，其中大动脉炎 122 例，占 69%；薛兆英的 46 例中，大动脉炎占 45.7%。但 2005 年，王克勤等 33 例中动脉硬化上升（占 95%），说明国人饮食结构改变后，本症的常见病因也随之改变。

一、病因学

1. 动脉粥样硬化　大多数为 50 岁以上男性，是全身性血管病变的一部分。发生部位多位于肾动脉近端，包括主动脉。病变可为单侧或双侧，并可累及第 2 及第 3 级肾血管。病变主要在内膜，有粥样斑块形成，使内膜破坏，管腔狭窄。

2. 纤维肌性结构不良　好发于儿童和青年，以青年女性多见；病变为平滑肌和纤维组织真性增生，病变主要在动脉血管中、远段，呈现多处狭窄和狭窄后扩张，在肾动脉造影片上可出现串珠状改变。其病理变化可分为4种：①内膜纤维增生：内膜增厚，有胶原沉积，可见原始成纤维细胞，内弹力膜有断裂和修复；②中膜纤维肌肉增生：中膜中纤维与肌肉组织同时增生，致使动脉壁同心性增厚。有时内弹力膜破溃形成壁间血肿，在血肿周围有大量胶原形成；③中膜纤维增生：是最常见的病理变化。纤维组织增生，内弹力膜破坏，平滑肌细胞被胶原所代替，因管壁变薄而呈囊状扩张。病变多在动脉中、远段；④外膜下纤维增生：外弹力膜破坏、大量胶原包绕着肾动脉，使其严重狭窄。以上四种病理变化中，以中膜纤维增生型最为常见，Snell于1992年引述Stanley统计，4种病变的出现率依次为5%、1%、54%及10%。

3. 大动脉炎　多见于青年女性，本病最早由日本眼科医生Taka-yasu报道，被称为Takayasu病。最初发现炎性病变累及胸主动脉及其弓上的三条动脉；随后又发现该病变也可发生在腹主动脉及其内脏分支。累及肾动脉时可为一侧或双侧肾动脉，位于肾动脉开口处，当肾动脉开口部发生狭窄时，即导致肾缺血和高血压。本病病因未明，多属自体免疫性疾病，其基本病理变化为动脉中层弥散性肉芽肿样增生、弹力纤维破坏或断裂。

二、病理改变

1. 患肾病理变化

（1）患肾因缺血而逐渐萎缩、变硬、表面不平。显微镜下可见肾小管萎缩和间质纤维化，入球动脉和叶间动脉等动脉壁增厚、管腔狭窄或闭塞，肾小球萎缩和代偿性肥大同时存在。当肾动脉完全闭塞后，整个肾脏为瘢痕所代替，失去一切正常的结构。

（2）患肾内球旁结构的变化：①球旁细胞（juxtaglomerular cell），即入球小动脉壁内皮细胞，是产生、储存和分泌肾素的场所；②致密斑（macular densa）：即化学感受器，当尿钠浓度低时，激发肾素分泌，尿钠浓度高时抑制肾素分泌；③球外系膜细胞（goormaghtigh cell）：即神经末梢小体，通过儿茶酚胺的分泌使入球动脉收缩，减少血流量，刺激球旁细胞产生肾素。当肾动脉狭窄后，肾内压降低，球旁结构发生改变，主要为球旁细胞增生，细胞内颗粒增加，从而分泌更多的肾素，使全身血压增高。

2. 对侧“健肾”病理变化　对侧正常肾脏长期受到高压灌注的冲击及高肾素、高醛固酮的影响，出现球旁细胞减少和细胞内颗粒减少。如病程延续，“健肾”内将出现小动脉硬化，甚至广泛的坏死性动脉炎，继而构成肾缺血和高血压。这时即使将患侧肾动脉行成形术矫正，甚至行肾切除，血压仍不下降。这种构成第二个高血压病源的“健肾”，称为Floyer肾。Floyer肾概念的提出有重要的临床意义，对于肾血管性高血压的处理应及时而不应过久延误，以保护对侧肾脏，避免发展为 Floyer 肾。

三、生理变化

1836 年，Bright 首次提出高血压与肾功能有关，之后由 Tigerstedt 等于 1898 年发现肾素在升高血压方面的重要作用。1940 年，Page 充分阐明了肾素的产生及作用，其中肾缺血导致肾内肾素分泌增加，是产生肾血管性高血压的重要因素。其后的研究发现肾脏不但产生加压物质，也产生减压物质。肾缺血后，加压物质分泌活跃而减压物质受抑制，使血压升高。具体机制如下：

1. 肾素 – 血管紧张素 – 醛固酮系统（renin–angiotensin–aldosterone system） 肾素由肾皮质球旁结构中球旁细胞所分泌，是一种蛋白水解酶，本身不具加压作用，其分泌后由肾静脉进入全身，使肝脏释放一种 a2 球蛋白，又称血管紧张素原（angiotensinogen）——一种 14 肽的肾素底物；肾素作用于该底物，使其水解，释出 10 肽的血管紧张素Ⅰ（angiotensin Ⅰ）。该物质亦无加压作用，当其流经肺循环时，受到转换酶(con–verting enzyme)的作用,释出 8 肽的血管紧张素Ⅱ。血管紧张素Ⅱ(angiotensin Ⅱ）是一种强有力的血管收缩剂，可通过以下机制使血压升高：①直接收缩血管，其加压作用较去甲肾上腺素强 10 ～ 40 倍；②通过激活交感神经系统而间接收缩血管；③刺激肾上腺皮质分泌醛固酮，保钠排钾，使细胞外液中钠盐增多，渗透压升高，刺激血管升压素分泌，促进水在肾小管内的再吸收，从而使血容量增加，导致血压升高。

2. 激肽释放酶 – 激肽 – 前列腺素系统（kallikrein–kinin–prostaglandin system）主要分布于肾皮质的激肽释放酶作用于肝脏的激肽原，使其转变为激肽。激肽可以：①使外周小动脉扩张，周围血管阻力下降；②肾内小动脉扩张，肾血流量增加，改善肾皮质缺血从而促进钠、水排出，使血容量减少。最终导致血压下降。激肽除具上述作用外，还可刺激前列腺素合成，通过前列腺素的：①扩张血管，并使血液在肾内重新分配，肾皮质血液增多面肾髓质血液减少；②促使钠、钾、水排出；③使近曲小管对水、盐再吸收能力下降而产生利尿；④拮抗儿茶酚胺的作用；⑤抑制血管升压素；⑥拮抗血管紧张素Ⅱ，近而降低血压。

肾血流减少后，一方面使肾素 – 血管紧张素 – 醛固酮系统的作用增强；另一方面使激肽释放酶 – 激肽 – 前列腺素系统的作用受到抑制，因而产生高血压。

四、临床表现

1. 肾血管性高血压　常呈如下特点：①年龄多在 35 岁以下和 55 岁以上，以年轻人发病较多见；②病史短，常为新近发病且病情急剧，特别是年轻女性；③原有长期高血压，但突然加重；④重症患者可出现恶性高血压，舒张压超过130mmHg，眼底呈高血压3或4期改变；⑤不应用抗RAAS药物如血管紧张素转换酶抑制剂（ACEI）、血管紧张素Ⅱ受体拮抗剂（ARB）、β受体阻断剂，高血压常难以控制；⑥部分患者因血浆醛固酮增多可出现低钾血症。

2. 缺血性肾脏病　此时可伴或不伴肾血管性高血压，肾脏病变主要表现为肾功能缓慢进行性减退，由于肾小管对缺血敏感，其功能减退常先表现出来，表现为夜尿多，尿比重及渗透压减低等远端肾小管浓缩功能障碍。之后肾小球功能受损，出现肾小球滤过率下降，进而血清肌酐增高。通常尿改变轻微，可有轻度蛋白尿，常小于1g/d，少量红细胞及管型。后期肾脏体积缩小，两肾大小常不对称，从而反映两侧肾动脉病变程度不等。

五、诊断

诊断主要依靠如下5项检查，前两项检查仅为初筛检查，后3项检查为主要诊断手段，尤其肾动脉血管造影常被认作诊断“金标准”。

1. 血管彩色多普勒超声检查　用超声双功仪（duplex）检查不但可以提供解剖学信息如血管的大体形态、肾体积大小、肾皮质厚度等，而且可以提供血流动力学参数如血流速度等。检查实施方便，无创伤，价格低廉，是筛选诊断的极佳方法。目前肾动脉收缩期峰值流速（peak systolic ve-locity）备受关注。一般认为流速＞220cm/s，可诊断为肾动脉狭窄，敏感性91%，特异性85%。

2. 放射性核素检查　选用能被肾脏浓聚和排泄的放射性核素标记化合物静脉注射，在体外扫描或照相，显示两侧肾影。然后分析肾脏的位置、形态、大小及放射密度。患肾显影较正常缩小，放射分布稀疏且不均匀。标志物目前多用^{99}mTc-二硫丁二酸钠（^{99}mTc-DMSA）。仅做核素肾显像意义不大，阳性率极低。需做卡托普利肾显像试验：服用卡托普利25～50mg，比较服药前后肾显像结果，患侧肾脏对核素摄入减少，排泄延缓，从而提供间接诊断信息。

3. CT血管造影（CTA）及磁共振血管造影（MRA）　CTA是在螺旋CT基础上发展起来的血管造影技术，需用碘造影剂，可获得数字化的立体影像。能清楚显示肾动脉及肾实质影像，并可三维成像，对诊断肾动脉狭窄敏感性及特异性均高，不过它们对肾动脉狭窄程度的显示常有夸大。由于螺旋CT血管造影的碘造影剂对肾脏功能有一定损害，故血清肌酐＞221μmol/L的肾功能不全患者应慎用，此类患者可选用磁共振血管造影。MRA 可不用造影剂，但为提高影像质量，目前推荐用钆作为对比，称为对比增强 MRA（CEMRA），但是近年发现造影剂钆体内蓄积可引起严重的肾源性系统性纤维化（nephrogenic systemic fibrosis），这尤其值得注意。CTA 与 MRA 皆为无创性检查，而且后者无放射性损伤。由于仪器和技术处理不断更新，其影像鉴别已接近数字减影血管造影（DSA），可作为一线筛选检查。

4. 肾动脉血管造影　需经皮血管内插管做主动脉－肾动脉造影，以免遗漏肾动脉开口处病变，也可为手术重建提供参考。选择性肾动脉造影，能准确地显示肾动脉狭窄部位、范围、程度及侧支循环形成情况，是诊断“金标准”。近 20 年来兴起的数字减影血管造影（DSA）已被广泛采用，其优点是消除了与血管图像无关的其他影像，使血管图像更为清晰，所需造影剂用量较少。缺点是分辨率稍差，容易漏显肾动脉分支及其他细微病变。

5. 血浆肾素活性　表现为肾血管性高血压者，还可通过检验外周血血浆肾素活性（PRA），并做卡托普利试验进行诊断：服用卡托普利 25 ~ 50mg，测定服药前及服药 1 小时后外周血 PRA，服药后 PRA 明显增高为阳性。

六、治疗原则

对肾动脉闭塞的治疗，应追求两个目标：①控制长期高血压对靶器官（脑、眼、肾、冠状及周围动脉）的损害；②维持和改善肾功能。由于新药的不断涌现，目前用内科药物治疗可使大多数患者的血压降低到满意水平，消除高血压对靶器官的损害，但肾动脉狭窄和肾缺血依旧，且血压下降后，患肾血灌注不足进一步加重，加以药物本身对肾组织的不良影响，导致肾功能严重受损。因此，从远期效果来看，要想取得较高的长期存活率要兼顾降压和护肾两个方面。

1. 内科药物治疗　具体适应证为：①患者不愿或有严重心、脑等疾病而不能手术；②已有严重氮质血症或肾衰竭，或病因为大动脉炎仍在活动期；③已经手术但疗效不满意；④作为手术前准备和手术后处理的一项措施。

控制肾血管性高血压的首选药物为 ACEI 或 ARB 类药物，最常见的为卡托普利开始剂量为 25mg，每日 3 次，于餐前 1 小时口服。1 周后若降压不显著，改服 50mg，每日 3 次。以后可根据病情需要，继续增量至极限量，每次 150mg，每日 3 次。如需急速降压，可每日增量，直至每日极限量达 450mg。理想的控制是使舒张压稳定在 12.0kPa（90mmHg）以下。该药可长期服用而不降低其疗效，但需监测肾功能变化。因该药可使肾小球滤过率降低，长期应用有可能出现血肌酐升高。

为有效控制血压，常需多种降压药物配伍应用。其他可用的降压药有交感神经抑制剂如普萘洛尔、α－甲基多巴，血管扩张剂如肼屈嗪，钙拮抗剂如硝苯地平以及利尿剂如氢氯噻嗪、呋塞米等。其中交感神经抑制剂可抑制肾素分泌，故常与卡托普利合并应用，以提高疗效，利尿剂等也为常用的辅助降压药。

2. 外科手术治疗　详见本章第二节。

3. 腔内治疗　详见本章第三节。

第二节　肾动脉闭塞性疾病的手术治疗

原则上凡不适合内科治疗适应证范围的肾血管性高血压患者，均应行外科手术治疗。对药物治疗反应不佳、有明显不良反应、肾动脉有进行性狭窄以及有肾脏缩小或肾功能减退趋势者，应及早改行手术。如患者有双侧肾动脉狭窄或单侧狭窄而对侧肾有实质性病变或仅有一肾（对侧肾先天缺如或已被切除）者，其肾脏特别易受转化酶抑制剂的损害而致肾衰竭，对此类患者，切不可进行较长期的药物治疗。在考虑手术适应证时，还应根据各种检查结果预测手术的疗效。

一、术前准备

术前逐渐减少降压药的用量至最低水平，使术中的血压较易控制。如不能停药，可选用α－甲基多巴或普萘洛尔，不致影响术中血压控制。如舒张压高于16.0kPa（120mmHg），手术宜延期进行。对于血压较难控制的患者，术前可静脉滴注硝普钠，待血压平稳控制24小时后再进行手术治疗。

二、切口

自剑突至耻骨联合的中线切口最常用；另有较少用的一种脐上横切口，中间稍向上弯曲使略呈弧形，切断两侧腹直肌。

三、显露

1. 左肾动脉显露　沿腹主动脉纵行切开后腹膜，游离肠系膜下静脉推向左侧及十二指肠推向右侧；肠系膜下静脉如有碍显露，可以切断；分离左肾静脉，其上缘的肾上腺静脉及下缘的生殖腺静脉需结扎切断，使其游离可向上牵引达 6 ~ 7cm，以便显露位于其后上方的肾动脉。也可将游离后的左肾静脉向下牵引，显露更佳。有时另有一支较大的静脉由左肾静脉后方发出，斜向下内连接下腔静脉，也需结扎切断，才能充分游离左肾静脉（图 24-1）。

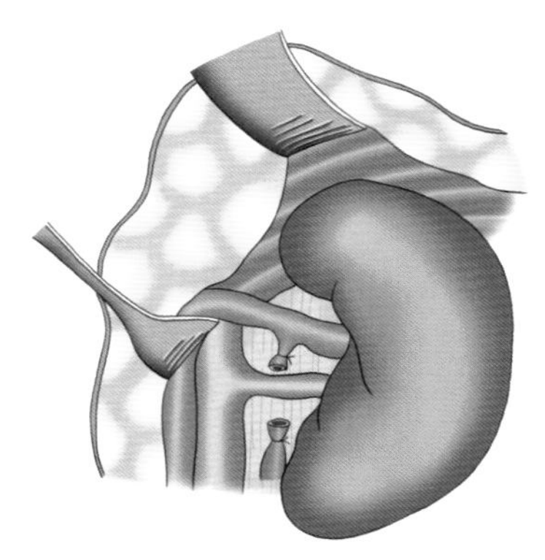

图 24-1　显露左肾动脉

2. 右肾动脉显露　右肾动脉相当一部分行经下腔静脉后方，显露不如左侧者方便。

（1）右肾动脉近段显露：也需先游离左肾静脉，用牵引带向上提拉。可能要结扎切断 3 条腰静脉，将下腔静脉向右侧迁移，显露右肾动脉近侧。

（2）右肾动脉中、远段显露：先游离左肾静脉，向上牵引，游离下腔静脉向左侧牵引，下腔静脉后面分离右肾动脉的中段和远段。也可采用先显露右肾动脉的中、远段，切开十二指肠降段及右结肠外侧的后腹膜，将两者向内侧游离和推移，再分离右肾静脉向上牵引，显露右肾动脉（图 24-2）。

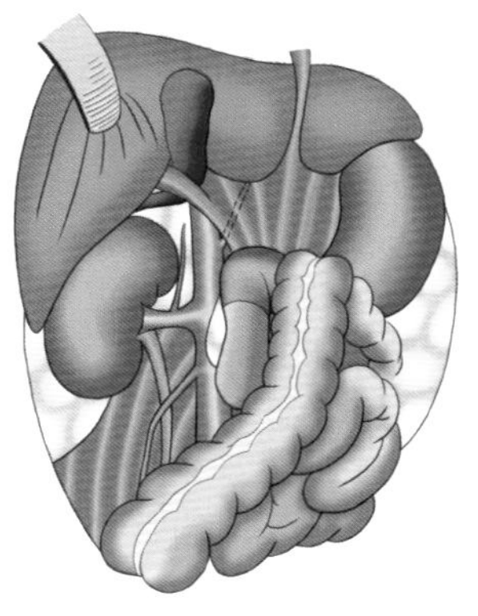

图 24-2　显露右肾动脉

四、手术方式

手术方式有肾血管重建术、体外重建术及肾切除术三类。

1. 血管重建术

（1）动脉内膜切除术：适用于动脉硬化性肾动脉开口部附近的狭窄，不适用于纤维肌性结构不良的病变。部分阻断主动脉后，纵行切开肾动脉开口部，直达主动脉，分离并切除增厚的带有斑块的内膜，如为双侧病变，可横行切开主动脉，向两侧延伸至超越狭窄部，在直视下行内膜切除，动脉切开处单纯缝合或加用补片缝合（图 24–3）。

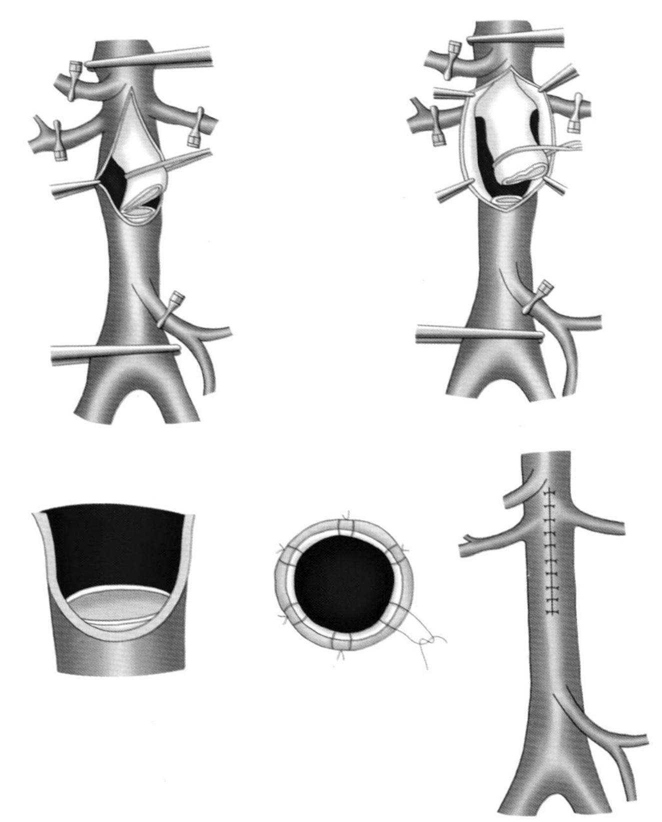

图 24–3　切断内膜、剥离肾动脉内膜、固定内膜残端、缝合动脉切口

（2）主 – 肾动脉旁路术：适用于肾动脉近侧狭窄的患者，是目前治疗肾血管性高血压最常用的手术。移植物首选大隐静脉，如其口径太小，可用髂内动脉或人造血管。先将移植物与肾动脉做端 – 侧吻合或端 – 端吻合，然后将移植物与腹主动脉端 – 侧吻合；移植物不可过长而扭曲，也不可过短而张力过大。对于双侧病变，可用两支移植血管

分别做两侧旁路术，也可用一支“Y”形人造血管，将两个分支分别与左、右肾动脉吻合，再将其主干与腹主动脉吻合。

（3）人造主动脉－肾动脉旁路术：肾动脉狭窄常伴有腹主动脉瘤或主－髂动脉闭塞性疾病。此时，可先切除动脉瘤或在适当平面切断腹主动脉，用人造血管替代主动脉重建，然后在狭窄远端切断肾动脉，将其再植于人造主动脉上，如长度不足，可加用移植物间置（图 24-4）。

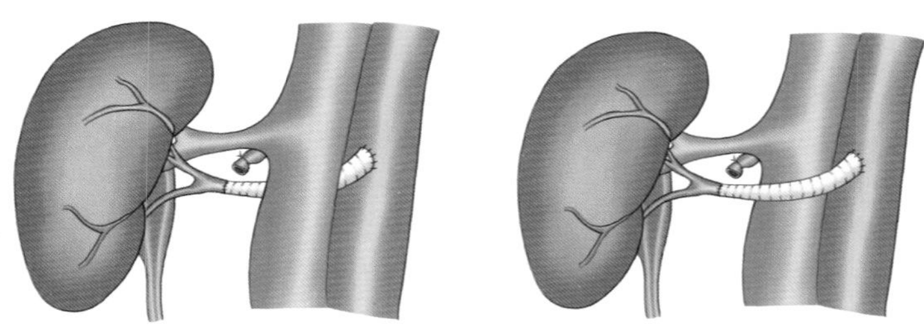

图 24-4 移植血管经腔静脉后与肾动脉吻合与自体静脉移植置于腔静脉之前

（4）肾动脉狭窄段切除术：如狭窄段小于 2cm，将其切除后做适当游离，有可能做端－端吻合；如病变靠近肾动脉开口处，可将肾动脉远端直接与腹主动脉做端－侧吻合；超过 2cm 的狭窄段切除后，需用移植物间置。

（5）脾、肾动脉吻合术：适用于左侧肾动脉狭窄同时伴有腹主动脉病变，不适合做主－肾动脉旁路术者。游离脾动脉至其根部，结扎切断其所有通往胰腺的分支。将脾动脉远端切断后，拉下与左肾动脉做端－侧或端－端吻合。因有胃短血管的供应，此时脾脏通常不需切除（图 24-5 至图 24-7）。

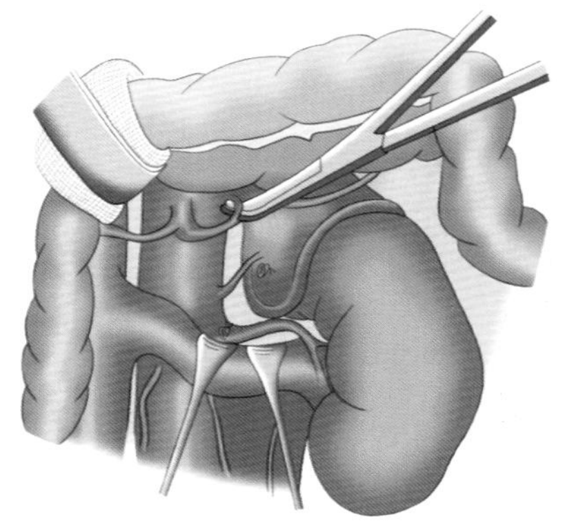

图 24-5 结扎脾动脉分支并游离主干

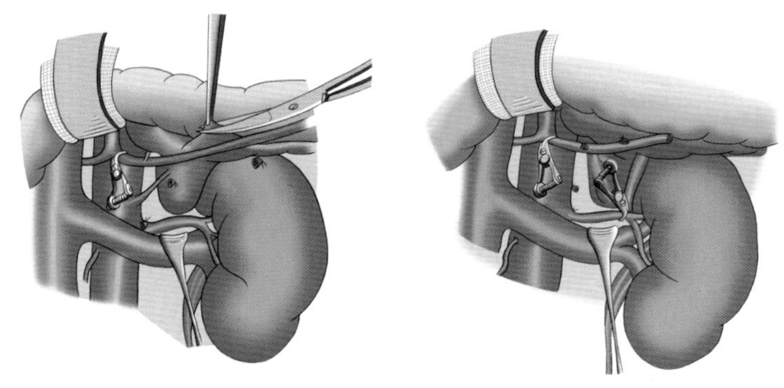

图 24-6　脾动脉远端切断

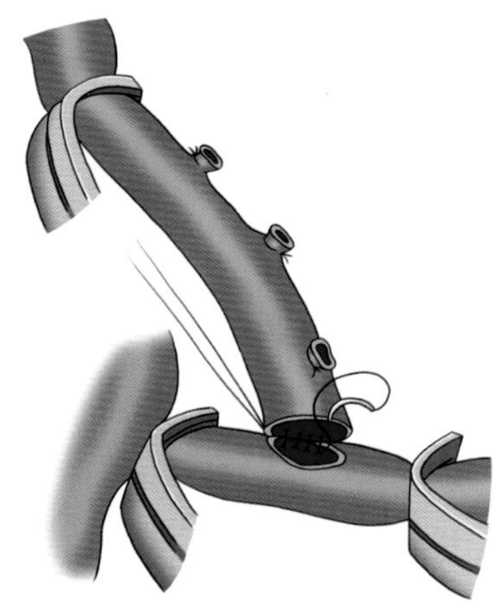

图 24-7　脾肾动脉端 - 侧吻合

（6）肝 - 肾动脉旁路术：适用于右肾动脉狭窄同时伴有腹主动脉病变，患者一般状况差，不能耐受腹主动脉置换术者。用一段大隐静脉，上方与肝总动脉或胃十二指肠动脉端 - 侧吻合，下方与右肾动脉端 - 端吻合。

（7）髂 - 肾动脉旁路术：适用于肝、脾动脉因故均不能应用，腹主动脉有广泛病变，患者又不能耐受包括腹主动脉重建在内的大手术。取大隐静脉或人造血管与髂总动脉做端 - 侧吻合，另一端与肾动脉做端 - 端吻合。

2. 体外重建术　肾动脉分支病变无法在原位进行切除、重建等操作，以前唯一处理的方法是做肾切除。近年来，随着肾移植及显微外科的飞速发展，体外重建术得到了广泛的开展，减少了肾切除的例数。体外重建术的适应证主要是肾动脉的分支病变，包括分支的狭窄、栓塞、动脉瘤、动静脉瘘等；靠近分支的肾动脉远端的病变，有时也难以在原位处理，可进行体外重建。

切口最常为腹壁中线切口，其优点是可同时处理腹主动脉病变及进行髂窝肾移植，也可做腰部长切口。游离肾脏，切断肾血管；输尿管如不影响肾外置可以不切断，否则必须切断。将肾脏外置于腹壁上冷却液内，用冷却的肾保存液进行肾动脉灌洗，至肾表面呈苍白及肾静脉流出液澄清，同时在显微镜下进行病变的切除和修复。最后，将肾脏还纳于原位再植：肾动脉及肾静脉分别与腹主动脉及下腔静脉做端-侧吻合，输尿管如已切断，做相应的修复。也可将肾脏自体移植于盆腔内，肾血管与髂血管做吻合。

3．肾切除术　其适应证为：①患肾萎缩，长径小于 7cm；②肾动脉病变广泛、复杂，无法行血管重建；③肾血管重建或肾部分切除术失败；④患者情况差，不耐较大的手术。以上皆有一个共同的前提，即对侧肾功能良好。部分肾切除术适用于局限性肾梗死，不能矫正的肾动脉分支病变及肾内动脉瘤等。

除肾切除术外，其余重建性手术在手术开始后动脉钳夹控制前，均需静脉滴注甘露醇 12.5g，静脉注射肝素 1mg/kg。少数情况下，术终需静脉滴注鱼精蛋白 1.5mg/kg，以抵消肝素的作用。

第三节　肾动脉闭塞性疾病的腔内治疗

肾血管疾病（RVD）的治疗正处于变革时期，手术是肾血运重建后长期通畅的“金标准”。遗憾的是，即使是经验丰富的医师，血管重建手术的并发症率和死亡率也比较高。因此，作为肾动脉闭塞性病变血管重建的另一种选择——肾血管腔内治疗应运而生。与传统开放手术相比，植入或不植入支架的经皮腔内血管成形术（PTA）具有并发症率低、死亡率低、患者恢复快等优势。但其也存在不足，包括达不到预期效果和长期通畅率低。

肾动脉腔内重建（RA-PTAS）在临床表现和症状方面的治疗原则与开放手术是一致的，有血流动力学明显改变的肾动脉狭窄合并有或无肾功能不全、难治性高血压应当进行治疗，而腔内治疗最常用于肾动脉开口或主干近侧的动脉粥样硬化性病变，分支血管动脉粥样硬化少见，很少需要行血管腔内治疗。

一、造影剂相关并发症的预防和处理

通过血管造影显示动脉狭窄程度是肾血管疾病诊断和腔内治疗的基础。因此，制订诊疗计划时应包括评估造影剂肾病的可能性及对造影剂肾病高危患者施行保护措施。除并发的肾功能不全和高血压外，患者易发生造影剂相关肾病的常见危险因素包括糖尿病、充血性心力衰竭、贫血和休克，上述基础病上应用利尿剂导致慢性血容量不足也是一个危险因素。术中危险因素包括造影剂用量、渗透压和造影剂浓度等。

预防造影剂肾病的措施包括增加肾灌注、减少氧自由基引起的应激反应和抑制血管收缩。水化是公认的预防措施，是否常规使用N-乙酰半胱氨酸、碳酸氢钠或抗坏血酸，尚无定论。对于肾功能不全患者，可采用二氧化碳作为辅助造影剂行初期主动脉造影和选择性置管，减少碘造影剂的用量。

二、入路

股总动脉入路安全、用途多，最常用于肾动脉腔内治疗入路。当要选择性肾动脉插管时，由于导管倾向于沿对侧主动脉壁走行，选择与待处理肾动脉对侧的股动脉作为入路，更便于开口插管。主髂动脉闭塞、肾动脉与主动脉中轴线呈明显向下的锐角或经股动脉选择性插管失败者，可以选择肱动脉作为入路。与股动脉相比，肱动脉入路的缺点包括插管并发症率高和导管鞘管直径受限。

三、造影体位选择

肾动脉开口于腹主动脉侧面，与主动脉中轴线相比，其近侧通常斜向走行。因为主动脉造影采用正位，主动脉和肾动脉近侧重叠，故易导致肾动脉开口病变显示不清，斜位常是肾动脉造影或治疗的最佳成像位置。

四、血管成形术和支架植入术

行主动脉造影后，给予患者全身肝素化，选择合适的导管插入待处理的肾动脉，导管和鞘管通过0.035in导丝交换为长鞘，长鞘为导丝交换提供支撑、便于治疗器材输送到病变部位。有多种角度的长鞘，6F导管鞘适合多数血管成形和支架系统。长鞘头端置于肾动脉开口处或插入开口内；然后导丝通过狭窄部位。一般认为细导丝对肾动脉的损伤较小，更易于通过严重狭窄部位。一般首选头端柔软且显影好的0.014in导丝通过病变部位，一旦导丝通过狭窄部位，应避免推进非锥形头端的鞘管或导管，以免损伤肾动脉内壁。

1. 术中远端栓塞保护装置的选择　RA-PTAS 术中发生粥样斑块栓塞可能影响术后肾功能的变化。已经证实脱落栓子的数量与支架直径、病变预扩张及术前应用抗血小板药物之间有一定的相关性。尽管这些发现支持术中应用远端栓塞保护装置，但是还没有前瞻性研究证实远端栓塞保护装置对患者有益。目前，美国 FDA 未批准远端栓塞保护装置用于肾动脉病变治疗。假如需要栓塞保护装置，远端阻断球囊或滤网沿导丝通过病变，然后置于肾动脉远端。若使用阻断球囊，通过手推造影剂证实肾动脉完全阻断，然后行血管成形和支架植入，再抽吸病变远端淤滞的血液，灌以肝素盐水并反复抽吸，然后抽瘪远端阻断球囊，最后行动脉造影。滤网在释放状态下不会阻断肾动脉血流，多孔膜可捕捉栓子，血管成形和支架植入后，滤网撤出前缩回非释放状态，包裹所有捕捉到的栓子，多数滤网的膜孔≥ 100μm，故术中大多数脱落的微小碎屑不能被捕捉。因此，一般首选球囊阻断用于远端保护。

2. 术中交换系统、球囊及支架的选择　同轴系统（需要沿导丝交换和推进导管）和快速交换系统（一个操作者可控制导丝和更快速地交换导管）都可用 RA-PTAS。对于严重病变，先进行预扩张，再植入支架。血管成形需要的球囊直径应当参照血管造影的测量结果；若行一期 RA-PTAS，球囊直径与相邻正常动脉一致；若需要预扩张，选择直径偏小的球囊；预扩张时，球囊应当达到额定压力并持续 30 ~ 45 秒，注意球囊完全扩张前的“掐腰”位置，有助于支架植入定位。血管成形时患者常感到疼痛或不舒服，但是球囊抽瘪后，症状通常消失；球囊抽瘪后症状持续存在表明有肾动脉损伤。在球囊抽瘪和撤出过程中导丝保持不动，若不行支架植入，血管造影后结束手术。

RA-PTAS 术最常用球扩支架，因为其径向支撑力更大和释放相对准确；自膨支架顺应性好，但较少使用。开口或近端有病变时，支架近端突入主动脉 1 ~ 2mm；过度向远侧植入支架不能支撑真正的肾动脉开口，会增加技术失败和狭窄复发的风险及随后开放手术重建（如果需要）的技术难度；应当使用能够足够覆盖病变的最短支架，不断经导管或鞘管手推小剂量造影剂定位，完全扩张球囊释放球扩支架。目前应用的支架预置在细输送系统中，通常能够行一期 RA-PTAS 而不用预扩张。如果支架植入后透视或血管造影见残余“掐腰”，则可用球囊扩张狭窄。

3. 术中手术效果的评估　行 RA-PTAS 后，可通过血管造影、血管内超声或压力梯度测定评估手术效果。当 RA-PTAS 术中应用了阻断球囊保护，可以通过抽吸导管测量压力梯度，在球囊抽瘪前，导管已经置于病变远端。在回撤过程中，利用抽吸导管测量压力梯度避免导管再次通过支架，否则容易导致支架变形、移位或导丝脱出。

一旦效果满意，撤出导丝和导管鞘，止血。治疗结果良好的证据包括血管造影显示残余狭窄＜ 30%，肾动脉收缩期峰值流速＜ 180cm/s，远端肾动脉与主动脉的压力梯度＜ 10mmHg。

五、术后管理

术后当天监测穿刺点有无并发症、生命体征是否平稳；术后第一天常规检测血清肌酐；术后开始服用氯吡格雷，最少 30 天；长期服用阿司匹林和他汀类药物。术后 1 个月行多普勒超声检查，2 年内每 6 个月复查一次，此后每年一次。我们认为肾动脉收缩期血流峰值＞ 180cm/s 预示病变复发。病变复发要结合临床表现进行评估是否需要处理，对于病变复发但血压和肾功能稳定的患者，可缩短临床随访和影像学检查的间隔时间，出现临床表现时再进行干预。当病变复发需要再次干预时，常行腔内治疗。由于内膜增生导致的支架内狭窄可能是病变复发的早期表现，常规的球囊扩张很难处理这种病变，使用切割球囊进行扩张可提高技术成功率。

六、并发症

主要并发症包括出血、穿刺点假性动脉瘤、肠道或肢体缺血、心肌梗死、肾动脉血栓形成和急性肾衰竭。肾动脉腔内治疗后生命体征不稳定，在确诊其他原因前必须警惕是否有出血，CT 有助于确诊和定位出血。出血最常见于动脉穿刺点，但是球囊扩张或导丝穿透导致的肾动脉破裂也可发生致命性出血。体格检查不能发现的腹膜后或肾周血肿可通过平扫 CT 确诊。假如确定无明显出血，应当查找其他原因（如心肌梗死、心力衰竭、造影剂过敏反应等）。

当疑有股动脉穿刺点假性动脉瘤时，多普勒超声是常用的筛查手段。因肾动脉穿透导致的出血大多数能够通过腔内技术（如覆膜支架植入）或保守治疗解决，故很少需要手术探查。手术引起的肾动脉血栓形成也有溶栓成功的报道。对于穿刺点出血且容量复苏和肝素中和后血流动力学仍不稳定的患者，应立即手术探查。

七、结论

肾动脉狭窄的腔内治疗虽是此类疾病治疗的新进展，但仍存在较多争议。目前大宗前瞻性研究表明腔内治疗并不优于单纯药物治疗。严格地把握手术或腔内治疗适应证、规范技术操作、加强围术期管理及合适的药物治疗才能保证治疗的效果，减少手术并发症，使患者最大限度获益。目前仍有许多亟待解决的问题需要更多的经验积累和前瞻性研究，来逐步加以阐明。

（李 刚 金 星）

参考文献

[1] 叶子兴，陈跃鑫，游燕，等 . 第 393 例双肾动脉闭塞 – 腹膜后肿物 – 反复假性动脉瘤形成 [J]. 中华医学杂志，2017，97（2）：146–149.

[2]Cooper CJ，Murphy TP，Cutlip DE，et al.Stenting and medical therapy for atherosclerotic renal–artery stenosis[J].N Engl J Med，2014，370（1）：13–22.

[3]Navaravong L，Ali RG，Giugliano GR.Acute renal artery occlusion：Making the case for renal artery revascularization[J].Cardiovascular Revascularization Medicine，2011，12（6）：399–402.

[4]Almut G，Hong JH，Alexander B，et al.Use of a hanging–weight system for isolated renal artery occlusion[J].J Vis Exp，2011，292（53）：1217–1232.

[5] 郭连瑞，谷涌泉，张建，等 . 经皮腔内肾动脉支架成形术治疗动脉粥样硬化性肾动脉狭窄的疗效分析 [J]. 中国修复重建外科杂志，2010，24（9）：1037–1040.

[6]Subedi SK，Lee AM，Landis GS.Suprarenal fixation barbs can induce renal artery occlusion in endovascular aortic aneurysm repair[J].Annals of Vascular Surgery，2010，24（1）：113–117.

[7]Investigators A，Wheatley K，Ives N，et al.Revascularization versus medical therapy for renal–artery stenosis[J].Journal of Vascular Surgery，2010，51（2）：1953.

[8]Raggio J，Welch WJ.Renal artery occlusion[M].Springer Berlin Heidelberg，2009.

[9] 符伟国，吴元兵，王玉琦，肾动脉闭塞性疾病的腔内治疗 [A]. 北京全国血管外科学术会议，2005.

[10]Kerr D，Tattersall R.Renal artery stenosis[J].New England Journal of Medicine，2001，344（6）：431.

[11]Plouin PFO，Chatellier G，Darn é B，et al.Blood pressure outcome of angioplasty in atherosclerotic renal artery stenosis a randomized trial[J].Hypertension，1998，31（3）：823.

第二十五章　主髂动脉闭塞性疾病的治疗

第一节　主髂动脉闭塞性疾病的开放性血管重建

肾下腹主动脉和髂动脉是动脉硬化闭塞症常见的部位，可导致不同程度的下肢缺血性症状。Leriche 曾观察到一组男性患者的症状，其中包括双下肢间歇性跛行、股动脉搏动减弱或消失、性功能障碍等，后来这组症状被称为 Leriche 综合征，其于 1923 年首先提出用手术治疗方式缓解继发于主 – 髂动脉病变的缺血症状。他同时也认为，应用动脉移植物重建动脉的连续性是治疗该综合征最理想的方法。Dos Santos 于 1947 年最先完成动脉粥样硬化内膜剥脱术，并由 Wylie 于 1952 年将这种方法应用于治疗主 – 髂动脉段的病变；Gross 是应用同种移植物行动脉移植的先驱者；1952 年，Voorhees 引进了纤维动脉移植物，人造血管替换和旁路移植的手术正式开始，从这以后，这一领域疾病的治疗发生了巨大的变化。

一、分型

主髂动脉闭塞性疾病根据病变部位及范围可分为以下 3 种类型：Ⅰ型：动脉粥样硬化局限于腹主动脉远侧和髂动脉；Ⅱ型：腹主动脉、髂动脉广泛性病变；Ⅲ型：多平面、多阶段动脉硬化性病变（图 25–1）。

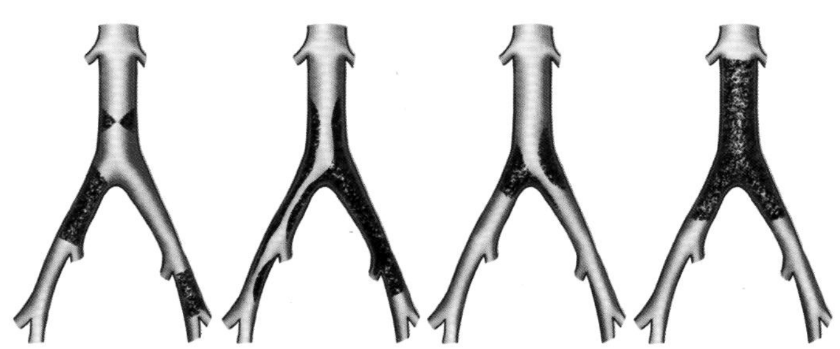

图 25–1　主髂动脉闭塞病变分型

二、临床表现

患者的临床症状和体征主要决定病变部位及范围，其典型症状是不同程度的间歇跛行。间歇性跛行最常发生于大腿的近端、腹部和臀部。症状有时可双下肢同时出现，但通常一侧肢体比另一侧肢体更严重。严重的缺血症状通常较少见，除非近侧动脉出现动脉血栓形成。若病变局限于主－髂部位即：Ⅰ型患者很少出现威胁肢体存活的缺血症状。但对于男性患者，阳痿是一个常见的主诉，30% ~ 50% 的主－髂动脉病变男性患者表现为不同程度的阳痿。在所有有症状的患者中，患者年龄往往较大，多为男性，多伴有高血压、糖尿病以及脑血管、冠状动脉、内脏动脉、颈动脉等多部位动脉粥样硬化性病变，这类病变非常严重。

主动脉闭塞时，在主－髂动脉之间潜在的侧支循环开放，其侧支循环包括：①乳内动脉与腹壁下动脉之间的侧支循环；②肋间动脉、腰动脉与旋髂动脉和股深动脉之间的侧支循环；③腹壁下动脉、臀动脉的分支与股总动脉和股深动脉之间的侧支循环；④肠系膜上动脉、肠系膜下动脉与直肠上动脉之间的侧支循环。患者有无临床症状及体征也取决于侧支循环的建立程度。

三、诊断

大部分患者通过详尽的病史和仔细的体格检查能明确主－髂动脉病变的诊断。有下肢间歇性跛行、男性性功能减退、股动脉搏动减弱或消失等称 Leriche 综合征。多平面病变者可出现静息痛及足趾坏疽。对某些患者，应做好与椎间盘突出、椎管狭窄、糖尿病性神经炎和其他神经肌肉病变的鉴别诊断。使用无创伤检查可以提高诊断的精确性，而且可以评定病变的严重程度。节段性动脉测压和运动前后踝肱指数的测量，也有诊断价值。近年来，双功彩超已广泛地用来评判主－髂动脉闭塞性病变，包括明确诊断、病变定位及评估动脉的血流动力学变化等；影像学 CTA 或 MRA 检查的广泛应用，也给诊断带来更多的信息和直观的证据。

四、手术适应证

静息痛、缺血性坏死被认为是动脉重建的绝对适应证。高龄不是影响手术的因素，即使年龄大、身体虚弱，或伴有其他脏器严重性疾病者，即使不能手术行主－髂动脉重建，也可选择腔内血管外科技术来重建血液循环。

目前，对于仅有间歇性跛行者是否需要手术，观点尚不一致，手术应根据患者的个体情况加以考虑，如年龄、合并症、工作需要和生活方式等。一般如果间歇性跛行已严重地影响患者的生活，同时无显著手术危险者可选择手术治疗，大多数学者都认为主-髂动脉重建术可以取得较好的长期疗效。此外，少数因近侧动脉溃疡斑块脱落，引起肢体远侧动脉栓塞的患者，也是做主-髂动脉重建的手术适应证。

主-髂动脉闭塞性病变尚无真正有效的药物，非手术治疗的目的仅是延缓病变的进展、增加侧支循环的形成、防止局部组织损伤或足趾感染、改善男性患者的性功能等。

五、手术方式

主髂动脉闭塞性疾病的外科治疗方案包括主髂动脉内膜切除术、主-双股动脉旁路术、股-股动脉旁路术、腋-股动脉旁路术、胸主-股和腹腔干上腹主-髂股动脉旁路术等。主-双股动脉旁路术由于其远期通畅率良好，是当前首选的血管重建方案。

手术前仔细评估影响开放手术的风险和术后并发症是主动脉闭塞性疾病外科治疗的重要组成部分。术前应对患者的伴随疾病、功能限制和预期寿命，以及心、肝、肾等功能评定。对于已知肾功能不全的患者，择期主髂动脉外科手术应推迟到诊断性血管造影后肾脏造影剂的毒性作用消失之后进行，而尽量避免造影后立即进行。如果存在肺储备能力受损，术前积极给予类固醇和支气管扩张药对肺疾病进行康复治疗，以改善围术期状态。

1．主髂动脉内膜切除术　20世纪50、60年代，动脉内膜切除术是严重主髂动脉闭塞性疾病的标准术式（图25-2至图25-4）。

适应证：大口径、高流量血管局部狭窄的患者；年轻患者以及由于血管细小不适合腔内治疗或主-双股动脉移植术的患者；髂内动脉近端闭塞引起的勃起功能障碍的患者。

禁忌证：有动脉瘤样扩张性病变者，术后在内膜切除处可继续发生瘤样退行性变化；如果主动脉完全闭塞，已达到肾动脉水平，于肾动脉以下植入人造血管操作简单，并且效果更好；累及髂外动脉及其远侧动脉（Ⅱ型和Ⅲ型）的患者，非但难以将病变内膜完全切除，并且术后有较高的血栓形成和再狭窄的发生率。

动脉内膜切除术是一种直接去除阻塞斑块的切除技术，横行或纵行切开动脉后，内膜切除范围应包括管壁外弹力层，病变内膜需全部剥落，必要时可将剥落边缘的内膜予以缝合固定。一般可以直接关闭动脉的切口，必要时可用补片防止管腔狭窄。随着人工移植物材料的应用，动脉内膜切除术逐渐被主动脉旁路移植术所替代。

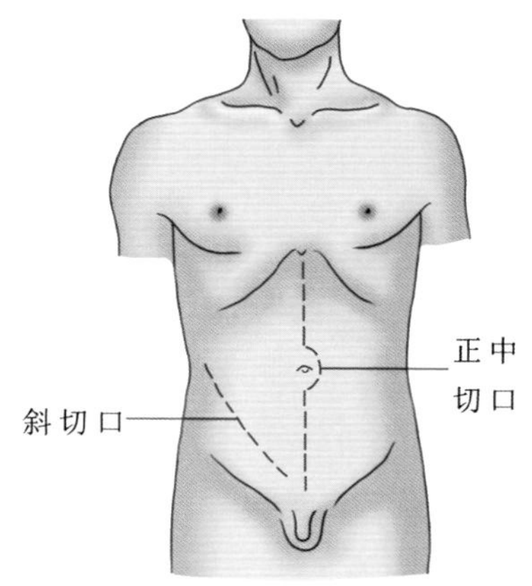

图 25-2　显露腹主动脉

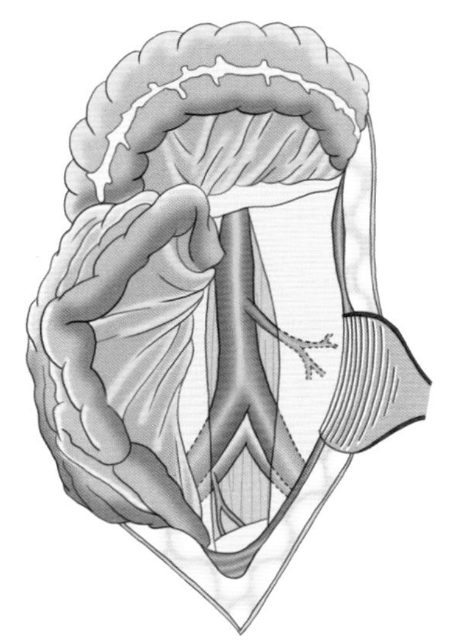

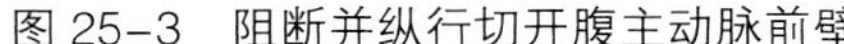
图 25-3　阻断并纵行切开腹主动脉前壁

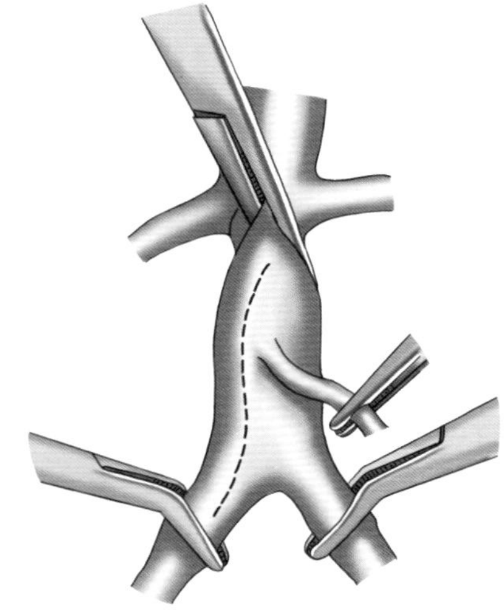

图 25-4　剥离腹主动脉内膜

2. 主 - 双股动脉旁路术　目前，从肾下腹主动脉到腹股沟区的股动脉采用人造血管做旁路移植，已成为治疗主 - 髂动脉闭塞性病变的标准术式。主 - 股动脉移植是血管重建手术中最确切、持久及有效的术式。

腹部通常采用从剑突到耻骨联合的腹正中切口。切开肾动脉以下腹主动脉前面的后腹膜（在十二指肠与肠系膜下静脉之间），显露肠系膜下动脉的开口，并沿着腹主动脉的前壁直到左肾静脉。远侧后腹膜切开直达腹主动脉的分叉部位，使后腹膜的隧道能通到双侧腹股沟区切口。在这个部位应仔细地解剖，以免损伤自主神经纤维。从腹膜后至每侧腹股沟切口的通道，可由钝性分离形成，通常位于髂总动脉的前面及其外侧。为了减少压迫输尿管的机会，保证人造血管位于输尿管的后侧，用一把长的血管钳通过腹股沟切口与手术医师钝性分离的手指相会合，即可引导血管钳进入腹部。然后用 1 根引流条从隧道通过，以帮助人造血管通过隧道，在少数情况下采用后腹膜左髂窝切口，可使隧道的建立更安全和容易。

在全身肝素化之前，要选择好合适管径的人造血管，必要时应该用非肝素化的血液进行预凝。当系统肝素化后，再用血管钳轻轻地阻断股动脉，在阻断腹主动脉时，应尽量预防斑块脱落引起远侧动脉栓塞。腹主动脉近侧阻塞应尽可能地靠近肾动脉（在左、右肾静脉骑跨的水平）。偶尔有严重钙化的腹主动脉闭塞性病变，可扩展到腹主动脉上段，必要时将左肾静脉向头侧牵开，甚至予以结扎，使阻断钳能紧挨着肾动脉平面放置。腹主动脉远端可用有角度的血管钳，在腹主动脉分叉部位以上几厘米处阻断。

主动脉近端的血管吻合，可用端－端吻合，也可做端－侧吻合。端－端吻合通常适用于瘤样病变，或者腹主动脉完全闭塞已累及到肾动脉水平的患者。如果选择端－端吻合方法，在近、远侧血管钳阻断间切除腹主动脉 2 ～ 3cm，后侧一些腰动脉可缝扎，腹主动脉近端的残端距离通常在动脉阻断钳 1 ～ 2cm。远端腹主动脉残端缝扎后，可除去阻断的血管钳。近端血管吻合可用 Prolene 缝线，如果腹主动脉病变较严重、脆弱，可做间断缝合，如果血管条件尚好，则用连续性缝合。如果将人造血管与腹主动脉做端－侧吻合，可用血管钳部分阻断腹主动脉，也可用两把血管钳，在需要吻合部位的近、远端分别完全阻断腹主动脉。一般认为，后者不但便于吻合，而且有利于清除该段腹主动脉内的致栓塞物质。

在股部一般采用端－侧吻合。当股浅和股深动脉均无明显病变时，可在股总动脉上切开 2cm 长的切口进行吻合；当股浅动脉闭塞，特别在触摸到股深动脉开口有明显病变时，可将股总动脉上的切口，斜向延长到股深动脉的近侧段，然后将人造血管形剪成斜面与其吻合。如果股深动脉存在广泛性的病变，则需要做股深动脉成形术。移植物应确保合适的长度，如过短，则可因张力过高而于导致术后发生吻合口动脉瘤；移植物过长时，可因扭曲引起血栓形成或栓塞。完成人造血管与股动脉吻合后，应先去除股深动脉的阻断钳，再去除股浅动脉的阻断钳，保留腹主动脉远端的阻断钳，以保证逆向血流灌注。

最后缝合关闭人造血管上面的后腹膜，确保人造血管与十二指肠弯曲分开，腹股沟的切口最少应分两层予以缝合，以促进伤口愈合和减少移植物感染的机会（图 25-5）。

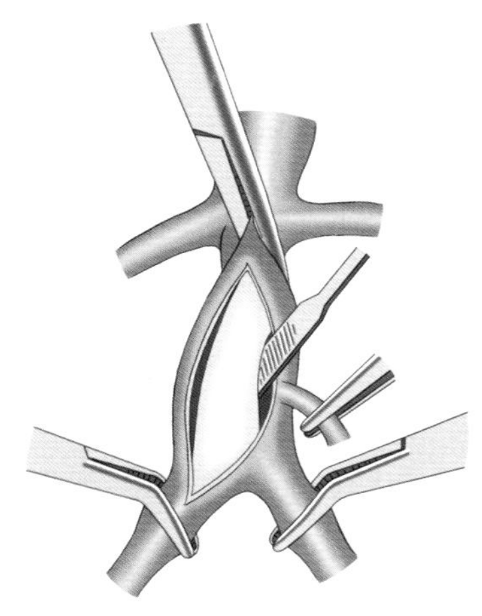

图 25-5　腹主 - 双股动脉旁路术

3. 股 - 股动脉旁路术　依靠一侧的髂动脉系统为双侧下肢提供足够的血流。该术式是单侧髂总或髂外动脉狭窄、闭塞患者出现症状时的一种有效的血运重建方式。血流动力学研究证实，只要作为供血动脉的健侧髂动脉没有影响血流的严重病变，至少在下肢静息的情况下，该侧髂动脉足以供应双下肢的血供。另外，当其他术式因创伤较大而不宜采用时，即使供血侧髂存在病变，也可先行腔内技术处理供血侧髂动脉，再进行有效且创伤较小的股 - 股动脉旁路术。

股 - 股动脉旁路术中患者取仰卧位。尽管手术可以在局部浸润麻醉下完成，但通常会选择脊髓麻醉或全身麻醉。手术区域应包括腹股沟区及大腿前侧以备术中有意外发现时需进腹探查。通常取纵向切口显露并控制双侧股动脉。也可做斜行切口，但如需显露包括股动脉分叉以远的部分，斜行切口可能并不具有优势。

术中完成血管解剖分离后，移植物将由一侧腹股沟区通过腹壁内耻骨上方的隧道到达另一侧腹股沟区。隧道可以用手指钝性分离而成，也可用大血管钳或管型隧道器建立。对于大多数患者，移植物隧道的合适部位是皮下浅筋膜层；但对于存在诸如既往腹部手术史、放射性皮肤损伤史及其他皮肤改变、皮下脂肪层菲薄或肥胖导致与移植物几何形态不相合等腹壁异常情况的患者，也可选择腹膜前层隧道。建立腹膜前隧道时必须特别谨慎，应注意避免损伤肠道或膀胱。另外，部分患者进行旁路移植时，需在对侧髂动脉建立流入道，此类移植物通常被置于腹膜外。

根据患者的活动习惯，移植血管大致被限制在冠状面并略向前上方倾斜。常在股动脉及其分支上吻合，几乎所有病例都选择端 - 侧吻合，因此移植血管基本纵向走行至吻合口。无论移植血管走行为“倒置 C”或“倒置 U”，还是“大 S”，移植血管均会在上述皮下平面内形成两个突然地转向。以下方法可以降低移植血管打折的可能性：适当地在移植血管吻合口部预留一段移植物以减少吻合部打折的可能；尽可能使移植血管在腹股沟切口及吻合口上方数厘米区域内连续柔和地走行转向，以增加移植物走行弧线的半径，并使走行于双侧腹股沟区域间的弧线由偏向纵行转为偏向横行。另一个需要单独考虑的问题是，如何预防移植物在矢状面上打折，尤其是肥胖患者，患者越肥胖，腹部越膨隆，则移植血管与冠状平面的夹角越大。这种情况可导致移植血管与患者自身血管之间的夹角变得更大，继而导致标准大小的端-侧吻合口在矢状面上打折的可能性越大。为预防该问题，通常可以通过减小吻合口直径或者将移植血管吻合至更远端的股动脉来使移植血管与股动脉的走行更平行、也更理想。将吻合口至少部分延伸至股深动脉，也同样可减少移植血管在矢状面及冠状面上打折的倾向（图25-6至图25-8）。

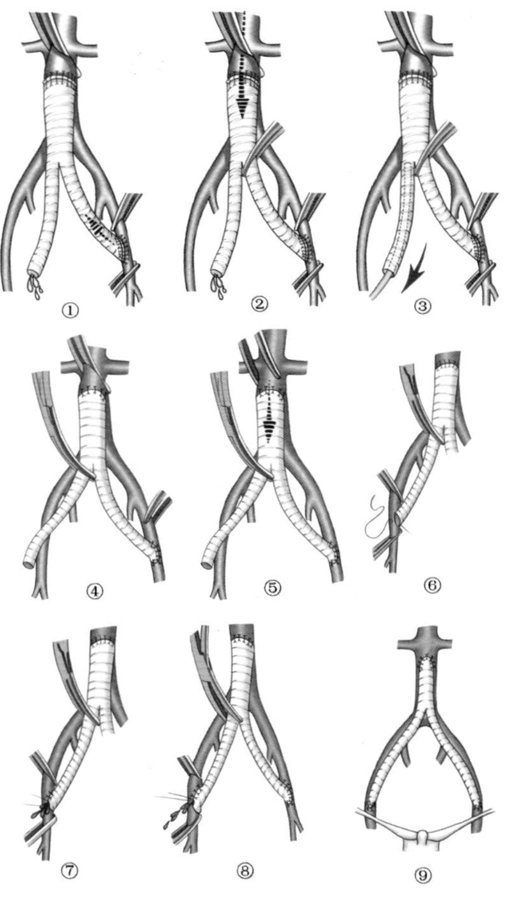

图 25-6　建立耻骨上方皮下隧道

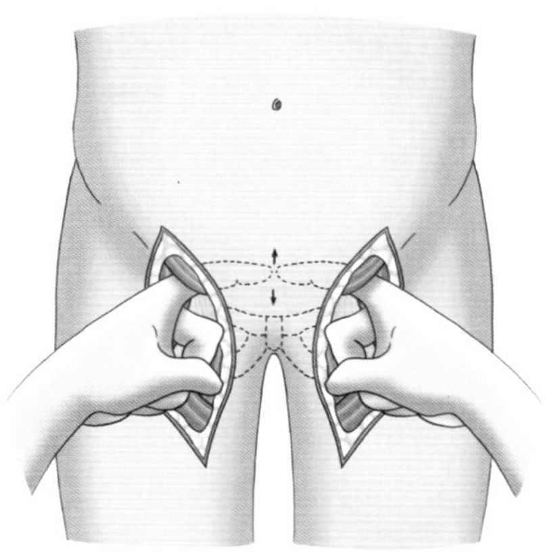

图 25-7　人造血管通过隧道至对侧

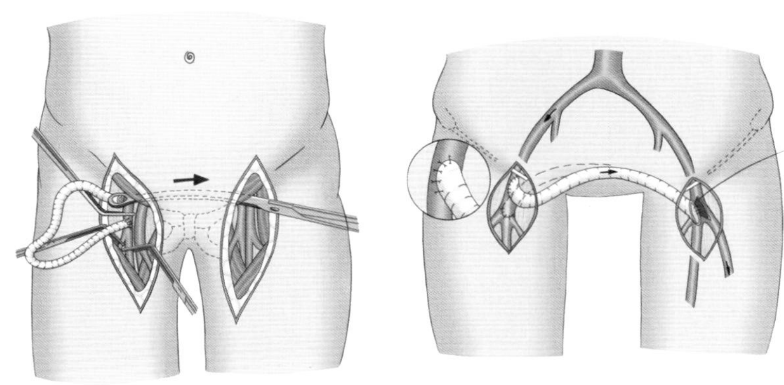

图 25-8　人造血管与股动脉行端－侧吻合

4．腋－股动脉旁路术　其成功取决于腋动脉是否能为同侧上肢及一侧或双侧下肢提供足够的血供（至少在静息状态下）。该术式除了偶尔用于治疗主动脉缩窄外，几乎都用于肾下主动脉或髂动脉的原发或继发性病变。选择腋－股动脉旁路术前需要与腹主－股动脉旁路移植术进行比较：腋－股动脉旁路术适用于大多数感染性主动脉病变，或人造血管移植物感染及主动脉－肠瘘的患者，尽管此时尚可选择其他手术方式。早期经验证明，腋－股动脉旁路术可作为双侧髂动脉闭塞的年老体弱患者、合并既往多次腹主动脉手术史、有腹部吻合口及（或）既往有放射治疗史的患者的最佳选择。

腋－股动脉旁路术大多在全身麻醉下进行，偶可在局部麻醉加镇静的情况下进行，但如此操作时，在探查腋动脉及建立腋－股移植物隧道时将会比较困难。两组医师同时进行可加快手术，尤其是在进行腋－双股动脉旁路术的情况下。除非存在锁骨下动脉或腋动脉病变，任意一侧的腋动脉都是合适的供血动脉。但对于存在主动脉感染的病例，通常首选右侧腋动脉，因为后续的手术可能会通过左侧入路开胸。在选择供血动脉时，先测量双上肢血压并记录双侧肱动脉的连续多普勒波形，如果双侧血压相差10mmHg及以上，则选择血压较高的一侧腋动脉。由于需要进行腋－股动脉旁路术的患者常伴有隐匿的腋动脉－锁骨下动脉系统病变，有些学者推荐在术前常规进行主动脉弓及锁骨下动脉的动脉造影检查以明确病变。如果双侧腋动脉血流动力学方面都足以支持腋－股动脉旁路术，通常选择动脉病变较重肢体同侧的腋动脉作为供血动脉。当然，根据临床需要，另一侧的腋动脉也同样适合作为供血动脉。在少数情况下，需要进行双侧腋－单股动脉旁路术或腋－膝下动脉旁路移植术，以避免感染伤口。临床中为了绕过肠道造瘘口及其他病灶，或者为了避免因患者的侧卧习惯而压迫移植血管，也会选择这样的术式。对于血液透析患者，一般不主张选择动静脉瘘侧的腋动脉作为供血动脉。术中有创动脉压监测导管应置于非手术侧的上肢。

关于体位选择，多选择仰卧位、术侧上肢外展，并垫手术巾，有利于显露腋动脉的最内侧部分，在建立移植物隧道时可以更好地显露侧腹部及外侧胸壁。使用长隧道器可以避免在躯干中间另做切口，可较容易地在身体侧面建立腋－股动脉旁路血管的皮下隧道。可以采用单纯股－股动脉旁路移植的手术方法进行股－股动脉旁路移植术。为避免发生严重出血等并发症，手术时通常会显露足够的范围，并做好开胸、开腹的准备。

手术选择锁骨下横行切口，打开锁胸筋膜，显露胸大肌，向上、下方分离胸大肌纤维束，显露其深面的筋膜。在筋膜下方的脂肪组织中可以发现腋静脉、腋动脉及臂丛神经。向内至锁骨，向外至胸小肌显露腋动脉，通常需要结扎沿途的静脉及动脉小分支。腋动脉－锁骨下动脉通常比股动脉脆弱，所以在分离、牵拉及钳夹血管时需特别谨慎，以免损伤动脉或毗邻的静脉及臂丛神经。同样，由于吻合时缝针较易穿透上述血管，故操作时需格外仔细。

腋－股动脉旁路术的近端吻合口选择在腋动脉的第一段（胸小肌内侧）、腋动脉第二段（胸小肌后方）或第三段（胸小肌外侧），具体选择以易显露、减少吻合口张力及避免移植血管打折为目的。同时为了避免患者躯体屈曲时移植血管打折，腋－股动脉移植物必须在腋中线的皮下隧道内通过。在建立皮下隧道时，必须谨慎以避免损伤腋下的神经血管结构。

建立隧道后应对患者进行全身肝素化，再将移植物近端与腋动脉进行端－侧吻合，远端通常与腹股沟区血管进行端－侧吻合，吻合前必须确定有合适的流出道血管。对于腋－双股旁路的病例，股－股段可采用“背驮”的方式吻合于同侧股－股动脉旁路移植物之上。完成以上两种术式后，如果股 – 股段部分呈现倒“U”形、腋 – 股段维持最大血流，则移植物可达到预期的通畅程度。股 – 股段移植物植入的原则可参考股 – 股旁路移植术（图 25–9）。

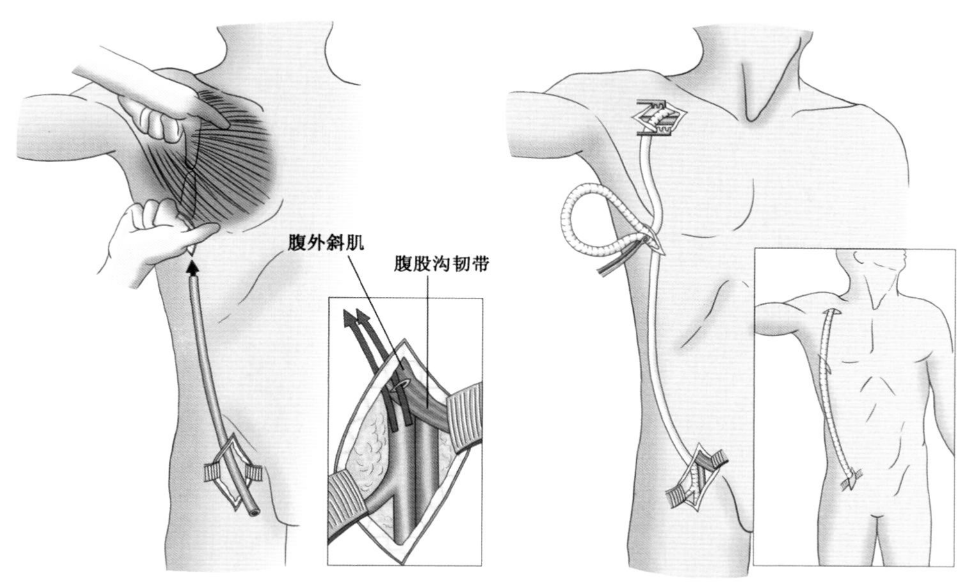

图 25–9　腋中线的皮下隧道建立

做移植血管的隧道，移植血管通过皮下隧道。

5. 胸主 – 股和腹腔干上腹主 – 髂股动脉旁路移植术　这类手术临床应用极少，常用于肾下腹主动脉重建手术失败或术后感染、主动脉病变以外的腹部手术术后、放射治疗后以及其他难以或无法进行传统经腹或腹膜后入路的肾下腹主动脉手术且不适合行腔内治疗的患者。但当体内具有其他活动性感染灶时，植入胸 – 股动脉旁路移植物，其感染风险很高，并非此术式的适应证。

六、并发症

1. 早期并发症

（1）出血：主动脉重建后的早期并发症为严重出血，需要再次手术的患者占 1% ~ 2%。通常是止血不彻底、血管吻合不细致、术毕时没有中和体内的肝素、血液丢失和体液替代所致的稀释性凝血障碍等所引起。

（2）移植物闭塞：急性主 – 股动脉移植物闭塞的发生率占 1% ~ 3%，多见于股动脉的吻合口，主要是操作不当所致；偶尔是后腹膜隧道内的移植物扭曲所致。主 –

股动脉转流手术后并发血栓栓塞时，可通过手术导管取栓得到治疗。预防的措施包括手术中患者完全肝素化、轻柔地放置动脉钳、恢复血流前仔细冲洗移植物等。

（3）急性肾衰竭：择期手术者，术中心脏监测和术后维持充足的血容量，可极大地避免急性肾衰竭发生。

（4）其他：如术后急性肠、骨髓缺血等，其很难预防，也极为少见。

2. 远期并发症

（1）移植物闭塞：这是最常见的远期并发症，5 年发生率为 5% ~ 10%，10 年发生率为 15% ~ 30% 或以上。如果患者情况允许，可重新做一次主 – 股动脉转流术，或者选用解剖外途径旁路转流术。有些患者，因瘢痕或感染等无法做肾下腹主动脉重建，可取腹腔干以上的腹主动脉、降主动脉，甚至升主动脉作为流入道。在大多数情况下，主 – 股动脉转流的 1 条分叉血管闭塞，而另 1 条保持通畅时，取栓常可恢复已闭塞移植物的血流。同时行股深动脉成形术，或者股动脉与其远侧动脉转流，可保持再次手术一侧移植物的通畅。如果不可能做血栓取出术，可选用股 – 股动脉转流术。单侧移植物失败，常不必做直接的腹主动脉手术。

（2）假性动脉瘤：其发生率为 3% ~ 5%，主要是由于动脉壁进行性退化、血管吻合时没有全层缝合、血管吻合技术不当和移植物张力过高引起，感染也是病因之一。大多数假性动脉瘤发生在腹股沟区的吻合部位，体检发现后，可通过动脉造影进一步证实。再次手术时，常需切除病变的部位，再用短段移植物移植到原先吻合口的稍远侧处。

（3）男性性功能不全：手术前性功能不全者很常见，患者多为主 – 髂动脉闭塞。术后医源性阳痿的发生率可高达 25% 以上。注意对主要神经的保护，以及在重建手术时保持髂内动脉和盆腔的血液灌流，可大大减少性功能不全的发生率。

（4）移植物的感染：这是一个致命的并发症，但择期主动脉重建者的发生率很低。预防性抗生素的合理应用，以及完善的消毒技术，明显降低移植物感染的机会。移植物感染一旦确诊，即需手术取出移植物，血管再次重建应在其远侧未受感染累及的部位。

（5）腹主动脉肠瘘：发生率很低，但有较高的病死率和肢体丧失率。瘘的形成通常累及到人造血管与腹主动脉的吻合口和十二指肠，小肠和结肠则很少被累及。一旦发生腹主动脉肠瘘应尽早取出移植物，缝合肾下腹主动脉残端，关闭胃肠道缺损和做解剖外途径血管重建。

第二节　主髂动脉闭塞性疾病的腔内治疗

由于腔内血管技术的发展日新月异，主髂动脉闭塞性疾病的治疗模式发生了巨大的变革。在腔内血管外科发展的早期阶段，血管外科医生曾经对腔内技术治疗主髂动脉疾病持怀疑态度。然而，随着技术的不断发展进步，包括高质量的成像系统、精细的器材、预置的球扩式支架、自膨式支架等的出现及不断完善，如今，大多数主髂动脉闭塞性病变都能安全地通过经皮穿刺血管腔内方法得到治疗。随着技术的不断进步，主髂动脉闭塞病变晚期的复杂病例也能够通过血管腔内途径或开放手术和血管腔内技术相结合的途径进行治疗。

一、适应证

主髂动脉疾病的治疗应考虑患者个体适应证和病变部位适应证两方面的因素。常见患者适应证包括影响生活的间歇性跛行、静息痛和组织坏死等。与病变部位相关的适应证包括血管源性勃起功能障碍和下肢动脉粥样硬化性闭塞等。

二、禁忌证

主髂动脉闭塞性疾病的血管腔内治疗没有明确的绝对禁忌证。相对禁忌证主要与解剖相关，包括近肾动脉的主动脉阻塞、动脉壁的环状重度钙化（＞1mm）、主动脉发育不全、毗邻动脉瘤性病变。肾功能不全也是相对禁忌证，虽然采取预防性措施及减少造影剂损害的技术已经减少了肾功能损伤的发生，但仍不能忽视造影剂肾病。

三、术前评估

1. 股总动脉病变的评估　对股总动脉病变的评估决定着治疗方法的选择，是选择经皮穿刺血管腔内治疗还是选择股动脉切开的方法。对于血管超声、MRA 或 CTA 提示有 50% 以上狭窄的股总动脉，通常需要先行股动脉内膜切除术和补片成形术，同时行支架或人造血管内支架植入的杂交技术。对于股总动脉病变较轻的患者，则可实施经皮穿刺的途径。根据术前影像学资料提供的病变部位和范围，穿刺途径可以选择同侧逆行途径、对侧途径、双侧股动脉途径，也可以选择经肱动脉途径。

2. 肾功能的评估　造影剂诱导的肾病，是指无明确原因的在应用造影剂后 3 天内发生的血肌酐增高 25%，或血肌酐值增加 0.5mg/dl（44.2μmol/L）。它是住院患者新发急性肾衰竭的第三位常见原因。在既往已经存在肾功能损害或有糖尿病或充血性心力衰竭、高龄及同时应用肾损害性药物等危险因素的患者中，造影剂肾病的发生率可高达 25%。造影剂应用前的水化以及选择低渗或等渗的造影剂能够减少造影剂肾病的发生。然而，即使是应用了等渗的造影剂，部分患者还是会不可避免地发生造影剂肾病。

四、术中注意事项

1. 入路的选择　髂总动脉病变通常可以通过同侧逆行途径治疗。如果髂总动脉是闭塞性病变通常需要先通过对侧途径放置造影导管完成造影检查，对侧途径还可以在进行髂总动脉腔内处理时保护对侧髂总动脉。一个完整的动脉造影检查，包括主动脉的评估以除外腹主动脉瘤、盆腔部位倾斜造影以评估髂内动脉的通畅情况及髂内动脉起始部位的情况，以及评估股总动脉及其分叉处的病变情况。一般情况下，向对侧倾斜的投照角度利于显示髂动脉分叉部位，向同侧倾斜的投照角度利于显示股深动脉分叉部位。造影检查还需要了解腹股沟以下流出道的通畅情况，如果在介入操作结束后再做远端的造影，则难以鉴别远端阻塞是否为介入治疗引起的栓塞性病变。髂外动脉病变最好选择对侧入路，因为髂外病变有可能会累及股总动脉。

（1）对侧入路：当尝试经逆行途径开通闭塞的髂动脉时，导丝很容易进入内膜下，而且导丝一旦进入内膜下，就很难再调整进入血管真腔。而从对侧股动脉的顺行途径开通髂动脉则成功率较高，尤其是髂总动脉有残端或未完全闭塞时。应用钩状导管，再配合使用亲水导丝能够通过多数闭塞病变。导丝一旦通过闭塞段进入病变侧的髂外动脉，则经同侧股动脉抓捕导丝，沿导丝逆向引入导管通过病变到腹主动脉的闭塞处近端，回抽导管出血证实位置合适，此时撤除亲水导丝，同侧逆向引入工作导丝以利于下一步的介入治疗。

（2）肱动脉入路：当髂总动脉完全闭塞时，经对侧股动脉途径通过病变也常不能成功，此时经肱动脉入路途径则更有可能成功开通。经肱动脉途径可以减少主动脉夹层形成的风险，并能提供有效的支撑力。如果锁骨下动脉存在明显的闭塞性病变则限制了肱动脉入路。另外，导管或支架的输送系统长度不够也限制着肱动脉入路的应用。

2. 再回真腔技术　近年来，再回真腔导管的发展使得通过完全闭塞性动脉病变的成功率大大提高。例如：Outback 再回真腔导管（LuMend 公司）是一种单腔导管，方便从远端血管进入并经内膜下顺利通过指导导丝到达病变部位；而先锋（Pioneer）

再回真腔导管（美敦力公司）则是在导管的远端安装有超声探头以帮助导管的穿刺针面向真腔。亲水导丝通过亲水导管交换为长度为300cm的0.014in导丝，然后撤除引导导管，在透视下再回真腔导管进入主动脉分叉水平，同时通过对侧进行血管造影，以确认导管头端在主动脉分叉近端闭塞处的横向和纵向位置，借助于透视管球方向的调整精确定位确定出口的位置，透视利用导管头端的可视标志物定向，使导管出口位置朝向内膜面，也可借助对侧引入弯曲导管帮助达到满意的位置，以减少造影次数。然后在透视下使镍钛合金穿刺套管针经过侧口向前推移，固定住导管确认位置后展开穿刺套管进行成功穿刺，使游离的0.014in导丝经穿刺后的套管引入，通过对侧造影证实导丝进入真腔通过闭塞病变。退出导管并交换3mm直径的PTA球囊，扩开内膜穿刺点，以确保交换导管的引入及接下来交换标准的0.035in工作导丝置入支架。

3. 腹主动脉分叉病变的处理　对腹主动脉分叉病变的传统治疗是使用"对吻球囊"技术，即在两个髂总动脉起始处同时行球囊扩张，即使只是单侧病变，以避免出现夹层、斑块移位或继发栓塞。由于腹主动脉分叉处钙化病变的存在使得单纯球囊扩张常常不能获得成功的治疗，此时就需要使用"对吻支架"或"主动脉重建"术。

4. 杂交手术联合股动脉内膜切除术　如果多普勒超声、CTA或MRA检查发现股总动脉存在明显的病变，则建议行髂动脉腔内治疗的同时行股动脉内膜切除术。股动脉的显露范围应从旋髂动脉分支到股深浅动脉分叉。直视下穿刺股总动脉，先通过髂动脉病变，再做股动脉的内膜切除术。这种技术要确保内膜下导丝与内膜切除点相通。对于逆行途径不能开通的病例，可使用对侧股动脉或肱动脉穿刺方法。导丝通过后可以从股动脉被引出，保留导丝，控制近端和远端动脉，纵向切开动脉，行标准的动脉内膜切除术和补片成形术。补片成形术前，在补片的中心用18号穿刺针穿刺，通过穿刺针引出导丝，完成补片成形术后恢复血流，通过导丝放入一个合适的动脉鞘以完成髂动脉支架的置入，必要时支架可以向下延伸到动脉内膜切除术的近端和补片的位置。

5. 术中球囊、支架的选择及手术效果的评估　选择合适的球囊或支架对于介入治疗的成功至关重要。除可能会发生破裂的严重钙化病变外，一般建议扩大5%～10%。最佳血管直径的判断可参照邻近的正常动脉段或对侧相同部位的血管直径。球囊或支架的长度应覆盖病变，尽量不损伤正常血管壁。如果不确定，可选用比血管直径略小的球囊进行扩张，当初始扩张效果不满意时再考虑应用较大的球囊。这一原则在选择支架时不适用，因为如果先释放的支架较小，则无法再更换成更合适的支架。球囊扩张应循序渐进以避免损伤邻近的正常血管壁。扩张时球囊的腰样压迹在病变部位，成功扩张之后腰样压迹消失。球囊扩张过程中由动脉外膜的拉伸引起的轻度疼痛是可以接受的，严重或持续的疼痛预示动脉破裂出血的可能。判断是否成功，不仅要看血管造影的形态，更重要的是测量剩余压力差，小于 20% 的残余狭窄和小于 10mmHg 的收缩压梯度是技术上成功的标准。

支架种类很多，可分为两大类：球囊扩张式和自膨式。球囊扩张式支架的特点包括：可精确定位，X 线透视显影好，径向支撑力好等。然而，它们的柔顺性不如自膨式支架，并且当外力直接加压使之变形时会保持固定不变。球扩式支架的置入越过病变时通常需要动脉鞘，特别是在严重狭窄的病变处，以避免支架脱离球囊。将包裹在球囊上的球扩式支架插入鞘内，在骨性标志或路径的引导下跨越病变，之后回撤鞘管，向球囊充气以展开支架。自膨式支架被压缩安装在一个输送器里，导引鞘不需要到达病变处。支架的释放通过一只手固定输送器，一只手回撤输送器的外鞘完成。髂动脉支架的选择取决于可用性和手术操作者对支架性能的熟悉程度。此外，髂动脉迂曲程度、通过动脉鞘的直径、病变的内在特点等都影响着支架的选择。总之，短段、偏心性、钙化的病变通常发生在主动脉分叉处，最好选择球囊扩张式支架，能够非常精确地定位。与此相反，迂曲的病变或者需要经过对侧跨越主动脉分叉处时，自膨式支架有良好的柔顺性，往往是最好的选择。

五、结论

随着血管腔内技术的不断进步，主髂动脉闭塞病变晚期的复杂病例也能够通过应用人造血管内支架的血管腔内途径或开放手术和血管腔内技术相结合的途径进行治疗。

（李　刚　吴学君）

参考文献

[1]Kontopodis N，Lioudaki S，Chronis C，et al.The use of the profunda femoral artery as the sole target vessel to bypass Aorto-Iliac disease in patients with critical limb ischemia and concomitant unreconstructable Infra-Inguinal disease[J].Annals of Vascular Surgery，2018，48：45-52.

[2]Tomi A，Milovi N，Marjanovi I，et al.Aortobifemoral reconstruction and renal

transplantation in a patient with abdominal aortic aneurysm and occlusion of iliac arteries：A case report[J].Vojnosanitetski Pregled Military Medical & Pharmaceutical Journ，2017，74（1）：81.

[3] 常光其，武日东 . 主髂动脉闭塞症的治疗策略 [J]. 中国血管外科杂志：电子版，2016，8（2）：101–103.

[4]Benetis R，Kavaliauskiene Z，Antusevas A，et al.Comparison of results of endovascular stenting and bypass grafting for TransAtlantic Inter–Society（TASC II）type B，C and D iliac occlusive disease[J].Archives of Medical Science Ams，2016，12（2）：353.

[5] 陈忠，寇镭 . 复杂主髂动脉闭塞症的治疗选择 [J]. 外科理论与实践，2015，（4）：289–293.

[6]Lucas ML，Deibler L，Erling N，et al.Surgical treatment of chronic aortoiliac occlusion[J].Jornal Vascular Brasileiro，2015，14（1）：29–36.

[7]Ilic NS，Koncar I，Dragas M，et al.Influence of the chronic abdominal aortic occlusion on the femoral artery disease pattern[J].Vascular，2014，22（1）：28–34.

[8]Gavrilenko AV，Egorov AA，Kotov AE，et al.Surgical treatment of patients with atherosclerotic occlusion of the aortoiliac segment combined with distal–bed lesions[J].Angiol Sosud Khir Actions Search in PubMed Search in NLM Catalog Add to Search，2012，18（3）：101–105.

[9]Murphy TP，Cutlip DE，Regensteiner JG，et al.Supervised exercise versus primary stenting for claudication resulting from aortoiliac peripheral artery disease：Six–month outcomes from the claudication：Exercise versus endoluminal revascularization（CLEVER）study[J].Circulation，2012，55（3）：886–887.

[10]Varcoe RL，Nammuni I，Lennox AF，et al.Endovascular reconstruction of the occluded aortoiliac segment using "double–barrel" self–expanding stents and selective use of the Outback LTD catheter[J].Journal of Endovascular Therapy，2011，18（1）：25–31.

[11] 张承磊，刘昌伟，刘暴，等 . 解剖外旁路手术治疗高龄患者主髂动脉闭塞症 [J]. 中华普通外科杂志，2010，25（11）：873–875.

[12] 齐加新，邹萍，金星，等 . 腔内治疗在主髂动脉硬化闭塞症中的应用 [J]. 中国普通外科杂志，2010，19（6）：597–601.

[13]Dickinson PH，Mcneill IF，Morrison JM.Aorto–iliac occlusion.A review of 100 cases treated by direct arterial surgery[J].British Journal of Surgery，2010，54（9）：764–

770.

[14]Jongkind V, Akkersdijk GJM, Yeung KK, et al.A systemic review of endovascular treatment of extensive aortoiliac occlusive disease[J].Journal of vascular surgery : official publication, the Society for Vascular Surgery[and]International Society for Cardiovascular Surgery, North American Chapter, 2010, 52 (5): 1376-1383.

[15]Jongkind V, Akkersdijk GJ, Yeung KK, et al.A systematic review of endovascular treatment of extensive aortoiliac occlusive disease[J].Journal of Vascular Surgery, 2010, 52 (5): 1376.

[16]Resnick SA, Eskandari MK.Outcomes of Amplatzer vascular plugs for occlusion of internal iliacs during aortoiliac aneurysm stent grafting[J].Annals of Vascular Surgery, 2008, 22 (5): 613-617.

[17]Greenberg RK, West K, Pfaff K.Beyond the aortic bifurcation : Branched endovascular grafts for thoracoabdominal and aortoiliac aneurysms[J].Journal of Vascular Surgery, 2006, 43 (5): 879.

第四篇 腔静脉疾病

第二十六章　布加氏综合征的治疗

布加氏综合征（Budd-Chiari syndrome）是指由于各种原因所致的肝静脉和（或）肝后段下腔静脉狭窄或闭塞导致肝静脉、下腔静脉压力增高所引起的以下腔静脉高压、肝后性门脉高压为特点的临床综合征。1845 年，Budd 最早描述了肝静脉血栓形成而造成的肝大、腹腔积液等临床表现；1899 年 Chiari 详细描写了小肝静脉闭塞所致的类似临床症状，称之为闭塞性静脉内膜炎。从而形成了最早的 Budd-Chiari 综合征概念，即肝静脉血栓形成，进而出现肝静脉流出道受阻所产生的一系列临床表现。经过百余年来的认识和发展，布加氏综合征的涵义已明显扩展。目前多采用 Ludwig 提出的布加氏综合征概念，即发生在肝脏与右心房之间的肝静脉和（或）下腔静脉阻塞及由此所产生的相应临床表现。

第一节　概述

布加氏综合征是指由于肝静脉流出道阻塞所致的肝后性门静脉高压综合征，依肝静脉流出道阻塞的水平和部位不同，其病理类型也复杂多样，临床表现有很大差异。阻塞部位在肝小静脉和肝静脉主干及分支时，主要表现为腹痛、肝脏肿大、腹腔积液和门脉高压症状。阻塞部位在下腔静脉时，除上述症状外，还有下肢静脉回流障碍的表现。布加氏综合征是一种全球性疾病，高发于中国、日本、印度、南非等国家和地区；而其他国家和地区则相对较少。其发病率、病因、病变类型及临床表现等，均具有一定地域性。在欧美的一些国家，布加氏综合征多由肝静脉血栓所致，并多有明确的基础病因，如骨髓异常增生症、口服避孕药及肿瘤等，临床表现多为肝大、腹痛、腹腔积液等；而在亚洲的一些国家及南非等，布加氏综合征多由下腔静脉膜性阻塞（MOVC）所致，而且多无明确病因，临床上除有肝大、腹痛、腹腔积液等表现外，还伴有下肢水肿、胸腹壁静脉曲张等下腔静脉高压的临床表现。

一、病因学

布加氏综合征的发病因素是非常复杂的，有很多病例的病因还不清楚。本病作为一种综合征，可有许多原因和疾病所致，在病因的探讨上，综合各家意见，主要病因集中在血栓形成、膜性狭窄和局部压迫三方面。下腔静脉膜型阻塞多由于先天性发育异常，而肝静脉血栓形成则由血液凝固机制异常或自体免疫性疾病所致。

1. 先天性因素　Thompson 和 Turnbull 在 1912 年报道了第 1 例肝段下腔静脉膜性梗阻（MOVC），1950 年，Bennett 再次做了报道，此后，关于巴德－基亚里综合征（BCS）时的 MOVC 在许多国家相继做了大量报道，MOVC 的发生是由于先天性病变，还是后天因素所致，目前仍有争论，以往多数学者认为 MOVC 是由于发育缺陷所致的先天性病变，下腔静脉内 Eustachian 瓣的异常发育、下腔静脉异常发育是主要因素。在手术中发现多数患者下腔静脉有膜状阻塞、阶段性狭窄、闭塞或闭锁，在临床上也有一家中有 2 ～ 3 人同时患有该病情况，从而提示和支持该学说，但对于右肝静脉汇入下腔静脉入口处的膜状蹼是先天解剖变异，还是后天形成，尚存争议，以后，Okuda 对 MOVC 的先天发育学说提出了疑问；Terabagashi 等报告一例狼疮抗凝因子阳性患者，经动态观察发现下腔静脉血栓形成转变了膜性梗阻，从而为 MOVC 的后天形成学说找到了证据，较为深入的研究表明，红细胞生成素增加，红系集落形成和狼疮抗凝因子可能在血液凝固性增加－肝静脉血栓形成－肝段下腔静脉膜性梗阻－布加氏综合征中发挥重要作用，也有人提出蛋白 C 缺乏亦与 BCS 有关。在东方国家，如我国、印度、日本和韩国，则以发育异常为多见。在胚胎发育过程中，下腔静脉上段由心、肝、肾诸段连接和再通而面成。若发育到一定阶段而停止，即可导致下腔静脉发育异常，多为隔膜型，或蹼状，或筛状。

2. 高凝状态　本病与高凝、高黏状态有明显关系，其中包括口服避孕药、真性红细胞增多症、血小板增多症、骨髓增生性疾病、阵发性夜间血红蛋白尿、骨髓移植、炎性肠病等。其中报道最多的是真性红细胞增多症和其他髓增生性疾病，Wanless 等报告一组 145 例尸检资料，见真性红细胞增多症和不明原因髓增生性疾病有 1/3 伴有显性门静脉高压，阵发性夜间血红蛋白尿（PNH）也是 BCS 常见的原因之一，BCS 在长期口服避孕药的人群中发生较高，邻近器官炎症性病变如溃疡性结肠炎和 Crohn 病屡有伴发 BCS，总之，各种原因所致血液凝固性增高，均可致肝静脉和（或）下腔静脉肝段血栓形成。至于血栓发生在该部位的原因，其说不一，尚无满意解释。有作者认为膈肌不断地随呼吸运动以及悬挂在下腔静脉上肝脏的重力牵拉，容易造成腔静脉的反复损伤，在此基础上下腔静脉会出现内膜增生、血栓形成。也有人提出此处肝静脉与下腔静脉呈直角，血流形成湍流，而诱发血栓形成。

3．毒素　内源性疾病包括溃疡性结肠炎、溃疡病、局限性回肠炎、盆腔脓肿、克罗恩病、伤寒、猩红热、丹毒等均发现与本病有一定的关系。外源性毒素包括饮用含有一些生物碱的灌木茶和紫草茶等，这些生物碱可以造成肝静脉内膜的损害，引起静脉血栓形成。在印度、埃及已有相关报道。

4．腔内非血栓性阻塞　下腔静脉内皮细胞瘤、平滑肌瘤、平滑肌肉瘤、肝癌、肺癌、肾癌转移所致的癌栓等。

5．外源性压迫　邻近脏器病变，包括炎症、创伤、肝占位性病变或转移性癌肿，压迫或侵犯肝段下腔静脉和肝静脉，或是肝癌沿肝静脉蔓延引起癌栓和血栓形成，能够造成肝静脉或腔静脉压迫的疾病均可以导致该病的出现。如阿米巴肝脓肿、肝癌、肝硬化、后腹膜肿物、肾癌、胃癌、肿大的肝尾叶或妊娠等均可导致本病的发生等。

6．血管壁病变　白塞病、梅毒性血管炎、全身性胶原性血管疾病、下腔静脉机械、化疗、放疗性损伤均可导致本病形成。

综合文献，在西方国家，布加氏综合征多因血流高凝状态导致肝静脉血栓形成而致。在东方国家，如我国、印度、日本和韩国，则以发育异常为多见。

二、分型与病理生理

1．分型　布加氏综合征分为 3 型，即以隔膜为主的局限性狭窄或阻塞（Ⅰ型），弥漫性狭窄或闭塞型（Ⅱ型）及肝静脉阻塞型（Ⅲ型）。1989 年前统计Ⅰ型约占 57%；Ⅱ型约占 38%；Ⅲ型约占 5%。很多学者根据自己的经验对布加氏综合征进行了分型，归纳起来主要有三种类型：① A 型：下腔静肝后段以隔膜为主的局限性狭窄或阻塞（又分成Ⅰ型、Ⅱ型、Ⅲ型）；② B 型：弥漫性狭窄或闭塞型（分成Ⅰ型、Ⅱ型）；③ C 型：肝静脉阻塞（分Ⅰ型、Ⅱ型）。Ⅰ型肝静脉开口上方下腔静脉狭窄，Ⅱ型肝静脉上下腔静脉闭塞，Ⅲ型下腔静脉闭塞累及肝静脉。

2．病理生理　布加氏综合征的主要病理生理变化为肝静脉回流阻，肝静脉压力明显升高致肝中央静脉和肝静脉窦扩张，肝静脉血无路可出，侧支循环代偿不足情况下，血浆流入肝淋巴间隙，导致超负荷的肝淋巴液通过肝包膜漏入腹腔，形成顽固性腹腔积液，这种腹腔积液通常是混浊和黏稠的。由于肝脏充血、压力升高，导致肝与脾大、食管胃底静脉曲张等门脉高压症出现。同时胃肠道淤血肿胀，患者出现腹胀、消化吸收不良、贫血、低蛋白血症。布加氏综合征的肝脏组织学变化与肝静脉或下腔静脉阻塞程度、病因及阻塞急缓有关。急性阻塞时，中央静脉、肝窦扩张、淤血，甚至有出血及急性肝细胞坏死；亚急性阻塞，则可见肝细胞萎缩及小叶中央纤维化；慢性阻塞，可见不同程度结缔组织增生，增生重者出现弥漫性肝纤维化，假小叶和再生结节形成，继发性肝硬化。下腔静脉阻塞可引起双下肢、会阴部肿胀，胸胁、背部静脉曲张，这种静脉曲张非常明显、粗大、范围广，很容易与肝硬化出现的腹壁静脉曲张进行鉴别。此外，腔静脉阻塞后肾静脉回流受阻，导致肾功能不全。由于血液淤滞在下半躯体，回心血量明显减少，心脏缩小，患者常有心悸，甚至轻微活动即可引起心慌气短等心功能不全症状。

三、临床表现

本病以男性患者多见，男女之比约为 2 ∶ 1。发病年龄则视病因不同而异，因先天性发育异常者，发病较早，所见最早者 2.5 岁，但多发于 20 ～ 40 岁。因后天原因致病者，则发病年龄较晚。有学者认为，患者发病的早晚与是否参加重体力劳动及其时间的多寡有关。

布加氏综合征临床表现依阻塞位置、程度及发病急缓而异。肝静脉阻塞者主要表现为腹痛、肝脏肿大、压痛及腹腔积液；下腔静脉阻塞者在肝静脉阻塞临床表现的基础上，常伴有下肢水肿、下肢溃疡、色素沉着，甚至下肢静脉曲张，病变波及肾静脉者，可出现蛋白尿，甚至表现为肾病综合征，轻度阻塞可无明确的症状或为原发病变的症状所掩盖；一旦完全阻塞，症状和体征可很典型。下腔静脉下段的阻塞所引起的症状，主要是下腔静脉高压状态：①下肢静脉淤滞；两下肢以至阴囊明显肿胀，每于行走、运动后加剧，平卧休息后减轻。下肢浅静脉曲张，皮肤出现营养性改变，如皮肤光薄、脱毛、搔痒、湿疹、色素沉着，甚至形成经久不愈的溃疡，尤以两下肢足靴区最为明显；②胸腹壁静脉曲张：大多是竖直长链状，直径可达 10mm 以上，有时也可盘曲成团，似静脉瘤样改变。曲张静脉一般位于胸腹前壁，也可位于胸腹侧壁和后背，血流方向均向上。

布加氏综合征在临床上可分以下类型：①无症状型：虽有肝静脉血栓形成，但无明显循环障碍，仅在肝静脉造影，B 超检查时偶然发现；②急性型：起病急，有上腹剧痛、恶心、呕吐、腹腔积液、黄疸及肝大，短期内可发生死亡；③慢性型：起病和发展缓慢，逐渐出现腹胀、肝区不适、隐痛及肝大，多年后导致肝硬化，发生脾大、腹腔积液、消化道出血等。

布加氏综合征在临床上根据患者病情缓急分为：①急性期：病程多在 1 个月以内，此型患者临床表现非常近似急性肝炎和急性重型肝炎，骤然发作腹痛，腹胀，随即出现肝脏肿大和大量腹腔积液，腹壁静脉扩张，伴有不同程度的肝脏功能损害，重症患者呈现休克或肝衰竭迅速死亡；②亚急性型：病程在 1 年以内，临床表现最为典型，腹腔积液是基本特征，见于 90% 以上的患者，腹腔积液增长迅速，持续存在，多呈顽固性腹腔积液，多数患者有肝区疼痛，肝脏肿大，压痛，下肢水肿往往与腹部、下胸部及背部浅表静脉曲张同时存在，为诊断本病的重要特征，约有 1/3 的患者出现黄疸和脾大；③慢性期：除部分患者由急性期转为慢性期外，多数患者呈隐袭性起病，症状和体征缓慢出现，开始感上腹不适或腹胀，随后逐渐发生肝大、腹腔积液和腹壁静脉扩张，少数患者有轻度黄疸，病程可经历数月或数年，有脾大和食管静脉曲张，甚至呕血和黑便，合并下腔静脉阻塞的患者胸、腹侧壁静脉怒张十分明显，血流方向自下向上，双侧下肢水肿，小腿皮肤有棕褐色色素斑点，重症患者有下肢静脉曲张，甚至足踝部发生营养性溃疡，双侧下肢静脉压升高。

布加氏综合征临床特征如下：肝功能多数正常或轻度损害，与顽固性腹腔积液等体征不相符。浅表静脉曲张呈纵行分布于腹壁、下胸部、两肋及腰背部，而不是以脐部为中心，呈放射性分布。多数患者有肝脏肿大、肝区疼痛，部分慢性阻塞者有颈静脉怒张。腹腔积液增长迅速，持续存在，多呈顽固性。腹腔积液中因含有大量淋巴液而浑浊、黏稠。布加氏综合征另一特征是下腔静脉高压，主要表现为下肢回流障碍、肢体肿胀、浅静脉曲张、皮肤色素沉着，甚至形成顽固性难以治愈的溃疡。

为判断患者的严重程度、估计预后和手术治疗的结果将本病分为 4 期，见表 26-1。

表 26-1　布加氏综合征分期

临床分期	Ⅰ期	Ⅱ期	Ⅲ期	Ⅳ期
生活质量	好	尚可	差	不能自理
腹腔积液	无或轻度	中度	重度	严重或难以控制
食管静脉曲张	无或轻度	中度无出血	中度或出血	急性呕血
血浆白蛋白（g%）	＞ 3.5	3.4 ～ 3.0	2.9 ～ 2.5	＜ 2.4
胆红素（mg%）	＞ 1.2	1.3 ～ 2.4	2.5 ～ 2.9	＞ 3.0
营养状况	好	尚可	差	恶病质
手术危险性	小	中等	高	很高

四、布加氏综合征的诊断及鉴别诊断

1. 布加氏综合征的辅助检查

（1）实验室检查：亚急性型、慢性型通常肝功能正常或轻度异常，部分慢性型继发肝硬化者肝功能改变类似于其他肝硬化。急性型患者可出现谷丙转氨酶（ALT）、谷草转氨酶（AST）和胆红素增高，部分有凝血酶原时间延长。

（2）B 型超声检查：B 型超声是理想的无创检查方法，诊断率高达 90%。肝后段下腔静腔阻塞时可见下腔静脉入口处下方局部管腔狭窄或闭塞，阻塞远端下腔静脉扩张。受累肝静脉入口处可见局部管腔狭窄或闭塞，管腔内可见膜状和团块状回声。当肝静脉汇入梗阻部位以上时，肝静脉形态无明显异常；当肝静脉汇入梗阻部位以下时则远端肝静脉扩张扭曲、局部粗大或互相交通。此外，还可见肝脏显著肿大，内部回声尚均匀；尾叶肿大最突出，回声减弱，脾脏肿大，门静脉、脾静脉增宽。绝大多数患者显示腹腔积液回声。彩色多普勒超声能显示下腔静脉、肝静脉血流信号、血流方向、血流速度，能清楚显示阻塞部位，还可显示侧支循环及门静脉开放状态。

（3）CT 扫描：检查静脉内快速注入造影剂后，肝静脉或下腔静脉不显影、显影不清，或狭窄，或出现高度衰退的充盈缺损。肝大、肝实质延时或不均匀强化。尾叶肥大，造影剂清除快，其他肝叶萎缩。脾大、大量腹腔积液、侧支循环形成。

（4）MRI 检查：可显示下腔静脉外源性压迫、内源性阻塞、肿瘤或其他占位性病变，肝静脉缺如或变细，肝内侧支循环，肝大实质信号密度改变，脾大，腹腔积液。在检查过程中应注意肝右、中、左静脉通畅情况，以便于选择术式。

（5）血管造影检查：准确的诊断与检查方法是腔静脉造影术。在 DSA 下，分别经下肢股静脉和颈静脉穿刺置管，经下肢股静脉的导管进入下腔静脉肝下段或肝后段，颈静脉导管经右心房进入下腔静脉肝上段。定位后同时注入造影剂，可显示病变的性质、具体部位和累及范围、侧支循环情况以及有无压迫、肝静脉主干开口部位是否通畅等。管道进入肝静脉，向肝静脉床加压注入造影剂，就能显示布加氏综合征特异的肝内血管蜘蛛网特征，这是目前最可靠的诊断方法。

2. 布加氏综合征的诊断　患者有进行性肝脏肿大、顽固性腹腔积液和下胸、腹壁、两肋、腰背静脉曲张，伴下肢水肿、静脉曲张、下肢溃疡、色素沉着等症状、体征，又能排除肝炎、肝硬化者，应考虑到本病，进一步行影像学检查可确诊。B 型超声是简单、可靠且方便的无创性筛选手段。诊断准确率达 90% 以上。B 型超声也可在健康检查时发现早期布加氏综合征患者。诊断本病的最好方法为下腔静脉造影。

3．布加氏综合征的鉴别诊断　布加氏综合征主要应和以下疾病相鉴别。

（1）急性肝炎：急性BCS腹痛剧烈，肝脏肿大和压痛均非常明显，而且颈静脉充盈，肝颈回流征阴性。腹腔积液的出现和增长速度以及下肢水肿与肝功能变化不成比例。患者没有病毒性肝炎或肝毒性药物或毒物接触史，病毒性肝炎的病原学检查大多阴性。肝活检不是气球样变嗜酸性变和点状坏死，而是小叶中央带的出血性坏死伴肝窦明显扩张，各级肝静脉血栓形成。血管造影可将两者明确区别开来。

（2）急性重型肝炎：暴发型BCS可以肝脏不缩小或缩小不明显，并伴有脾脏的迅速增大和颈静脉明显充盈。BCS时ALT、AST和血清胆红素均明显升高，没有酶疸分离现象。BCS时病毒性肝炎有关的病原学检查大多阴性。BCS时肝活检见肝内呈片状出血性坏死，累及肝腺泡各带，各级肝静脉可见附壁血栓。及时血管造影可明确诊断。

（3）肝硬化：亚急性或慢性BCS常常伴有肝硬化，肝硬化患者也可伴有BCS，因此，确定患者是否有BCS存在对治疗方法的选择至关重要，BCS大多没有急性肝炎病史，即使病程中曾有黄疸也大多伴有腹腔积液。体格检查是鉴别肝硬化和BCS的重要方法，肝硬化时，腹壁静脉以脐部为中心呈离心性排列，引流方向也呈离心性，BCS时，在下胸部，两肋和腰背部出现静脉曲张，MOVC时血流方向由下向上，单纯肝静脉阻塞时血流方向由上向下，下肢水肿伴有溃疡形成，色素沉着或静脉曲张者支持MOVC。肝静脉和（或）下腔静脉造影和肝活检可以明确诊断。亚急性和慢性BCS非常近似心源性肝硬化，肝活检无助于两者的鉴别，但后者有长期右心衰竭或缩窄性心包炎的病史和证据，只要仔细检查心脏和侧支循环体征，鉴别诊断多无困难。

第二节　布加氏综合征的治疗

布加氏综合征治疗的主要目的是解除或缓解由于下腔静脉阻塞所引起的下腔静脉高压和门静脉高压。保守治疗主要应用于由急性静脉血栓所致的布加氏综合征以及全身情况异常衰弱、不能耐受手术的晚期患者。它包括溶栓、抗凝、保肝、利尿及对症治疗。手术治疗通常能给患者带来良好的效果。手术方法主要有三大类型，即根治性手术、减压性手术、促进侧支循环形成手术。在治疗前明确下腔静脉综合征的病因、阻塞部位、程度以及侧支循环状况，有利于选择治疗方案。导管介入治疗适用于腔静脉膜性闭塞或短段纤维性狭窄的病变。近年来，随着导管介入治疗技术及器材的不断改进，导管介入治疗的适应证得到了较大的扩展。

一、药物治疗

1. 支持和对症治疗　支持疗法可为明确诊断和手术治疗争取时间和创造条件。有腹腔积液者给予利尿药。发生食管静脉曲张出血、肝性脑病者应给予相应处理。

2. 抗凝和溶栓疗法　对于由血栓形成所致的BCS患者应及时给予溶栓和抗凝疗法。

3. 病因治疗　有明确病因或诱因者应予以去除，如寄生虫感染者给予抗寄生虫治疗。如口服避孕药物所致者应及早停用，同时给以“保肝”、利尿等对症治疗。如继发于真性红细胞增多症，应给以静脉放血、放射性磷或骨髓抑制性药物，如苯丁酸氮芥、环磷酰胺、白消安（马利兰）等。继发于发作性夜间血红蛋白尿者可服用大量碱剂或静脉注射右旋醣酐，可使溶血暂减轻。肾上腺皮质激素可控制血红蛋白尿的发作，丙酸睾酮（丙酸睾丸素）也有一定效果。由良、恶性肿瘤引起者应行肿瘤切除或栓塞疗法、化疗和放疗。伴发于炎症性肠病或胶原病者可使用肾上腺皮质激素控制病情活动。

4. 中医中药治疗　发病早期，腹腔积液不明显，主要表现为双下肢或腰背部静脉曲张，或有色素沉着，面色昏暗，舌质暗，或有瘀斑。此型辨证为气血瘀滞，治以活血化瘀为原则，可用血府逐瘀汤加减。常用桃仁、红花、当归、生地黄、赤芍、川芎、柴胡、桔梗、郁金、甘草等。对于腹腔积液明显、肝脾肿大、腹壁静脉曲张、食欲缺乏、腹胀者，辨证多属肝郁脾虚，治以舒肝解郁、健脾祛湿为原则，可用逍遥散合补中益气汤加减。常用柴胡、白芍、当归、茯苓、白术、黄芪、党参、陈皮、枳壳、厚朴、车前子、甘草等。本病后期，多有大量腹腔积液，低蛋白血症，患者纳差腹胀，不欲食，全身乏力，动则心慌气短，双下肢肿胀。辨证多属脾肾阳虚，水湿不化。治疗以健脾补肾、温阳利水为原则。可用香砂六君子汤合真武汤加减，常用人参、白术、茯苓、猪苓、泽泻、仙茅、仙灵脾、黄芪、陈皮、桂枝、白芍、甘草等。

二、导管介入治疗

1. 适应证

（1）原发性下腔静脉梗阻或节段性不完全梗阻者。

（2）完全性膜性梗阻。

（3）合并有肝静脉开口部膜性狭窄梗阻者。

2．治疗方法

（1）下腔静脉造影术：采用 Seldinger 法自股静脉穿刺插管行下腔静脉造影，对完全闭塞者再经右颈内静脉插入另一根造影导管行下腔静脉闭塞对端造影，以确定狭窄闭塞段的范围和长度。

（2）单纯膜状阻塞：待造影证实为膜状阻塞，先测下腔静脉压，然后在导丝指引下送入穿刺导管和穿刺针，使针头不露出导管外。操作者左手固定导管，右手转动穿刺针方向指示柄，使穿刺导管位于下腔静脉中央，并与右心房导管头对准在一条直线上，向前推进穿刺针 1cm，有突破感后，从穿刺针回抽有血，表示穿刺成功。固定穿刺针后，缓慢推进穿刺管，使其与右心房导管会师，退出穿刺针，引入长导丝，交换送进球囊导管至阻塞部位，注入 1 ∶ 3 稀释的造影剂逐渐扩张球囊，最大直径可达 2.0 ~ 2.5cm，反复 2 ~ 3 次，经测压和造影证实下腔静脉通畅后，即可完成手术。

（3）下腔静脉节段性狭窄、闭塞：如果导丝能够顺利通过，可直接交换引入球囊导管逐渐地扩开。对完全闭塞者，根据造影片显示的阻塞端形态、部位将穿刺针送至阻塞段平面，穿刺时反复注入造影剂观察穿刺针的位置，必须是准确无误地位于下腔静脉内（阻塞上下两根导管在正侧位上对准再穿刺）。当闭塞段贯通后，将导丝送入上腔静脉交换球囊导管（1.0 ~ 2.0cm），对其逐段充分扩张，最后定位、置入相应的支架。

（4）合并肝静脉狭窄、闭塞：单纯开通下腔静脉，临床效果欠佳，主要表现肝脾肿大不能回缩、腹腔积液不能吸收等。因此，术前明确肝静脉是否通畅对治疗方法的选择至关重要，甚至可以借助 MRI 成彩超的优势进行诊断。关于肝静脉开通术，目前采用的方法较多，具体有：①肝静脉尚未完全闭塞者，可设法将导管导丝直接插入肝静脉，然后再交换球囊导管扩张；②完全闭塞者，则通过颈部入路，利用穿刺器械进行闭塞段穿通术，再将导丝导管引入肝静脉，实施静脉造影测压及相应的扩张或置入支架。有些因血栓导致闭塞，有报道称可采用局部溶栓术，即直接经导管注入尿激酶 20 ~ 30 万 U。以后追加用量，直至开通。但多数情况下，单纯采用经腔静脉途径艰难进入肝静脉开口。国内有作者采用经皮肝穿刺肝静脉造影，以明确指导部位，然后直接采用经皮经肝静脉开通和球囊扩张成形术，也获得了满意的效果。关键是术后肝脏穿刺通道使用不锈钢圈或吸收性明胶海绵条栓塞，用于止血；③对肝静脉完全闭塞、继发门静脉高压及消化道出血者，有人提出可将其视为 TIPSS 的适应证之一，但其临床价值及效果尚难做出肯定结论。

3．并发症　主要危险在于穿通闭塞段时误穿破下腔静脉壁，导致大出血，因此要准备好各种应急措施，一经证实，首先应将球囊充盈，实施压迫止血，同时立刻急诊手术。另外，还有栓子脱落，导致肺梗死等。

三、外科手术治疗

手术治疗的目的是降低门静脉压力、防止消化道出血和减轻临床症状。手术方法大致分为六类：①间接减压术：包括腹膜腔－颈内静脉转流术和胸导管－颈内静脉重新吻合术；②断流术（包括经食管镜硬化疗法）；③各种促进侧支循环的手术：如脾肺固定术；④直接减压术：包括各型肠系膜上静脉或下腔静脉或前两者与右心房之间的转流手术；⑤病变根治性切除术；⑥肝移植术。

1. 局限性下腔静脉阻塞或狭窄的治疗

（1）下腔静脉局限性狭窄伴肝静脉通畅者

1）经右心房手指破膜术：经右第四肋间前切口（女性病例皮肤切口应在乳腺下缘）开胸，推开右肺，切断下肺韧带。在右膈神经前方纵切心包，显露右心房。以血管带绕过下腔静脉。在右房侧壁置荷包缝合，两根线尾通过一段细橡胶管，以备收紧时用。在适当阻断下切开荷包内的心房，左右备置牵引线一根，在左手示指或戴球囊的示指逐渐伸入右房的同时逐渐放开阻断钳，手指伸过下腔静脉套带便能确切地到达阻塞病变所在，经其中心部使之穿破，并以手指或同时充起球囊施行环状扩张，继续伸入手指，多可摸到肝静脉开口，有膜状阻塞时可同时将其穿破与扩张，当不能对阻塞部施行穿破时，可用特制的血管扩张器经置于股静脉的带阀导管鞘插入至阻塞部，以施行“会师”式穿破；也可自右房另做荷包，插入血管探子自上方增加穿破力。穿破后以手指或自股静脉插入的球囊做进一步扩张以增加疗效。最后在逐渐退出示指的同时缓缓收紧右房荷包，并做结。充分止血，做胸腔引流后关胸（图 26-1）。但此术 5 年通畅率仅约 60%。

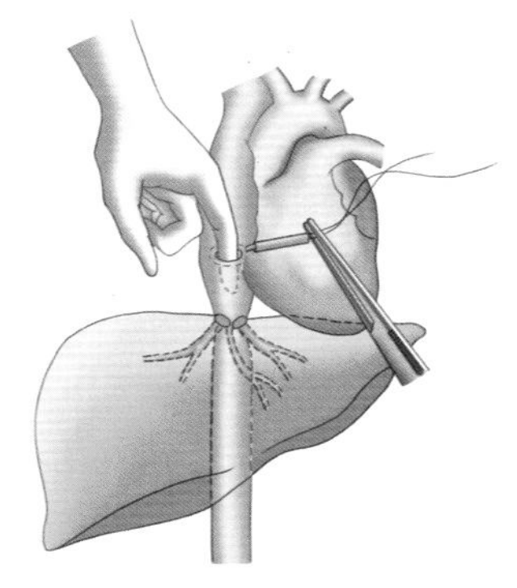

图 26-1　经右心房手指破膜术

2）经右房破膜与经股静脉会师式破膜、扩张和内支架术：在上述会师性穿破、扩张术后，在伸入右房的指尖定位下，将 20 ～ 30mm 直径的内支架置于合适的位置。此法不仅有继续扩张的作用，且可将残余病变压向管壁。联合扩张已十分满意时也可不必置放支架，因为支架偶尔可阻挡肝静脉开口。

3）下腔静脉 – 右心房人造血管转流术：当采用上述方法阻塞病变仍不能被穿破时采用。加做上腹正中或右侧腹直肌切口，探查腹腔，提起横结肠，测门脉压后，自小肠系膜右侧切开后腹膜，在十二指肠水平部下方或经升结肠外侧切口，显露下腔静脉前侧壁达 4cm 长。取适当程度及粗度的带外支撑环的聚四氟乙烯或涤纶人造血管 1 根。涤纶人造血管须先做预凝（外预凝法）。在右膈前缘适当位置戳口约 2cm 直径，以供人造血管通过。以侧壁或 C 形钳阻断下腔静脉后，做人造血管 – 下腔静脉端 – 侧吻合，一般用 5–0 聚丙烯或其他种类的非吸收线，取连续缝合法。人造血管另一端经结肠后、胃和肝前，通过膈戳孔至右侧胸腔，做恰当裁剪后施人造血管 – 右房端 – 侧吻合术。如未用全身肝素化，则此时自腹腔侧人造血管注入适量肝素盐（10U/ml），在胸腔侧插入针头以排出人造血管内的气体，先后松开下腔静脉和右房阻断钳，转流血管遂运行血流。逐个撤去针头，漏血点稍加钳夹便可止血，重复门脉测压和肝、脾探查。部分缝合心包，置胸腔引流后关胸腹切口（图 26–2）。

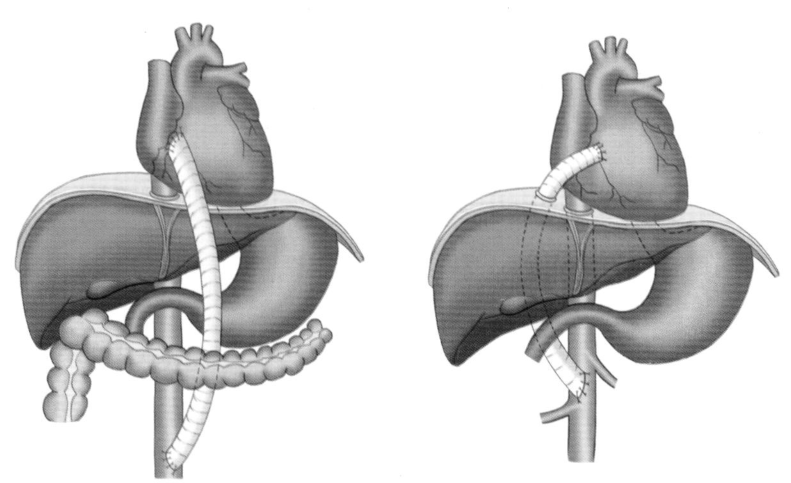

图 26–2　下腔静脉 – 右心房人造血管转流术

4）根治矫正术：由于扩张和支架法的问世，适于此术者已明显减少。局限性阻塞，伴新鲜血栓形成，且纤溶药溶栓无效时，或阻塞段达 1 ～ 6cm（如为血栓病例，也适于长段病变），或在肝静脉开口阻塞必须解决的场合，或局部异物（如纤维激光头端折断），或小儿病例均为手术指征。置患者于左侧卧位，取右第六肋间或肋床切口推开右肺，切断下肺韧带，游离右膈神经，向后牵引。在相当膈神经位置纵切心包，游离并置带套过心包内段下腔静脉，沿其行径切开膈肌，在肝裸区显露下腔静脉 5 ~ 8cm 长，酌情而定。此时可用股 – 股或髂 – 髂部分性体外循环或用自家输血法或细胞回收器，使术中术野得到清晰地显露，在直视下将病变彻底切除，并将可能发生的大量失血得以回输。不用体外循环时可经右房向下腔静脉内插入球囊导管，通过阻塞性病变插向远心侧下腔静脉，充起球囊，必要时可略向病变侧牵引，旨在阻断肝静脉和下腔静脉出血。实现阻塞远侧的减压，有助于减少术中出血和缓解肝的淤血状态，因而也易于显露和操作。此时向远侧扩大下腔静脉切口，将腔内病变彻底切除。必要时可及心包或人造血管做补片移植术以扩大管腔。同时须探查肝静脉切口，清除阻塞物。找不到肝静脉开口者，可在下腔静脉内做肝实质切开和条状肝组织切除，至见肝静脉活跃涌血为度。此时酌情采用下腔静脉切口直接缝合或补片缝合或置内支架后缝合法。在将缝毕下腔静脉前撤出内转流管，用小心耳钳钳夹未缝毕处，完成缝合，松开下腔静脉阻断钳。在深低温、停循环下，手术操作更为方便，恢复跳后止血较困难。

（2）局限性下腔静脉阻塞伴肝静脉阻塞者：可应用上述根治性手术，常须在体外循环下手术。此法仅适用于局部性病变。如术后食管静脉曲张或腹腔积液在 1 ~ 3 个月仍不明显好转，则须行经皮经肝穿刺肝静脉造影和肝静脉球囊导管扩张和内支架术，此术不成则行肠系膜上静脉 – 下腔静脉转流术。只要上述静脉得到充分游离，是可以在无张力状况下完成满意的侧支吻合的。总之此法避免了开胸术，可提高安全度和远期疗效。

2. 下腔静脉长段阻塞或狭窄的治疗　下腔静脉长段阻塞或狭窄的患者存在双下肢静脉回流障碍，但在绝大多数患者，食管胃底静脉曲张出血和顽固性腹腔积液为患者致死的主要原因。此时以缓解门脉高压的方法常可明显缓解病情和恢复轻体力劳动。至于由下腔静脉阻塞引起的下肢肿胀等表现，医用弹力袜可起到良好的作用。所用手术方法有：

（1）肠系膜上静脉 – 右心房人造血管转流术：首先分离出肠系膜上静脉约 4cm 后，转流法则与上述腔房转流相似，转流成功后肝脏立即发生皱缩（图 26–3）。

（2）脾静脉 – 右心房人造血管转流术：当肠系膜上静脉因以往手术或其他原因不能施行时采用。

（3）门静脉 – 右心房人造血管转流术：除上述原因外，对曾做过脾切除者只好应用此术。但对肝明显肿大者也难完成此术。

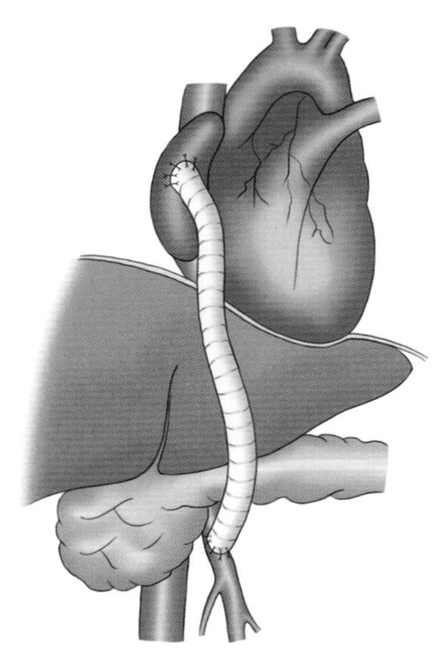

图 26-3　肠系膜上静脉 – 右心房转流术

（4）肠系膜上静脉 – 颈内静脉经胸骨后人造血管转流术：适于严重顽固性腹腔积液、胸腔积液、恶病质和高危患者。仅在颈部和腹部做切口，避免开胸的手术，明显减少手术的危险性。此术必须有采用带外支持环及弹性好的人造血管，使之在胸骨和心脏之间部分受到由心脏搏动引起的节律性泵作用，从而有助于推进血流和提高通畅率。

（5）肝静脉流出道成形术：对下腔静脉长段或全程以至涉及双髂静脉的阻塞或狭窄性患者，虽不可能完全解决上述病变，但前述的根治性切除术也可以采用。患者处左侧卧位法，取外侧切口入胸腔，切开心包，分离出下腔静脉，如根治性切除法，显露肝后段下腔静脉，准备好自家输血对策后，隔断心房侧下腔静脉，纵切下腔静脉阻塞的上段，将其内的阻塞物、血栓及纤维化物一并切除，以至包括部分肝组织切除，达到肝静脉良好回血，远心段下腔静脉阻塞，则不予处理。此时可取直接缝合或补片或置内支架后缝合下腔静脉，此法的结果是以顺肝血流法缓解了门脉高压症。

（6）当患者门脉高压和下腔静脉高压均严重而病情和解剖条件许可时，可选将肠 – 腔静脉的后壁施行侧 – 侧吻合，而前壁则与人造血管吻合，然后将其另一端与右房吻合；还可以在肠房或腔房转流基础上，在人造血管与下腔静脉或肠系膜上静脉间做人造血管转流术，以带外支持环的 PTFE 人造血管为好，此吻合也可在术前预先做好。

3．下腔静脉通畅而肝静脉阻塞（Ⅲ型）者　应先做经皮经肝穿刺肝静脉造影，如属主肝静脉开口阻塞，可先试用扩张和内支架术。当以上方法无效时，可取肠 – 腔、脾－肾、门－腔静脉转流术中的一种方法进行治疗。

对肝衰竭、肝性脑病发作或继发严重肝硬化病例，肝移植可能为唯一有效的治疗途径。

4．术后并发症

（1）心功能不全：为本症术后常见并发症。主要是由于术前血液淤滞在身体的下半部，回心血量明显减少，心脏缩小。心排血量减少，甚至轻微活动即可引起心慌、气短等心功能不良症状。肝静脉和（或）下腔静脉梗阻解除后，回心血量突然增加，加重了原本功能不良的心脏负担，发生心力衰竭。为防止心力衰竭，在梗阻解除后，立即给予强心、利尿处理，包括毒毛花苷 K 0.4mg，呋塞米 10 ~ 40mg，静脉注射，将有助于减少心力衰竭的发生。有时强心药物须用数周之久。

（2）腹腔积液或乳糜腹：手术前因下腔静脉回流受阻，在肝静脉血无出路的情况下，血浆流入肝淋巴间隙，导致超负荷的肝淋巴液通过肝包膜漏出进入腹腔，成为顽固的、难以消退的腹腔积液，少数患者因扩张高压淋巴管破裂而形成乳糜腹。术中更易损伤扩张的淋巴管而致乳糜腹。若无乳糜池损伤，原有的腹腔积液或乳糜腹术后可逐渐自行消退。若有乳糜池损伤，通过静脉营养，经非手术治疗后常可使之逐渐闭合。

（3）血胸：与开胸手术有直接关系，多为术中止血不彻底、吻合口瘘、胸腔闭式引流置放不当或术后抗凝治疗所致。少量血胸可严密观察，若出血量较大，应及时开胸止血，行胸腔闭式引流。若因抗凝治疗所致，应注意各有关的监测指标，及时调整抗凝药物及剂量。

（4）肝性脑病：为门静脉－右心房或肠系膜上静脉－右心房转流或肠腔分流术后，未经肝脏处理的门静脉血直接入心后所致。布加氏综合征病例的肝功能常较肝硬化病例为好，致肠房转流后发生肝性脑病的比例并不高（$< 15\%$），且在注意饮食后多可完全防止发作。

（5）其他：包括纵隔积水、肺脓肿、乳糜胸等，均较少见，发生后经对症处理，多治愈。

（杜长江　种振岳）

点评专家：祖茂衡，主任医师，二级教授，博士生导师。从事影像诊断和介入治疗 40 年，1990 和 1998 年间二次赴德国学习介入放射学，长期工作在临床、教学和科研第一线。任中国抗癌协会肿瘤介入专业委员会常务委员，中国生物医学工程学会介入工程分会常务委员，《中华放射学杂志》编委，《介入放射学杂志》常务编委，《中国介入影像与治疗学杂志》编委。曾任徐州医学院影像学院院长，附属医院介入放射科主任，中华放射学会介入放射学组委员，江苏省放射学专业委员会副主任。

在静脉系统疾病的诊断和治疗方面具有极深的造诣，特别是在布加氏综合征治疗和深静脉血栓的介入治疗方面成绩显著。成功治疗布加氏综合征和深静脉血栓 3000 余例。追求技术上精益求精，对布加氏综合征的影像综合诊断和介入治疗进行的系统性研究达到国际领先水平。在国内外首创了导丝贯穿技术使下腔静脉节段性闭塞和肝静脉闭塞等疑难病例的介入治疗过程变得简单易行，首创了下腔静脉支架压迫固定血栓技术，攻克了下腔静脉阻塞合并血栓介入治疗的禁区，首创了副肝静脉成形术使肝静脉型布加氏综合征的介入治疗难题得到解决。

30 年来，在《中华放射学杂志》《介入放射学杂志》等杂志发表论文 70 余篇，主编了国内首部《布加氏综合征的影像诊断与介入治疗》专著，该书被刘玉清院士高度评价为国内首部“权威性”专著。

获国家科技进步二等奖 1 项，中华医学科技二、三等奖各 1 项，中国侨界创新成果奖 1 项，省科技进步一、三等奖各 1 项，市科技进步二等奖 2 项。

点评意见：随着医学影像学的发展和医务人员对布加氏综合征认识水平的提高，我国布加氏综合征的发现率逐年增加，祖茂衡等统计了 2013 年度我国 23 家医院介入治疗布加氏综合征达到 1304 例，在黄淮流域中下游地区已成为常见病。据不完全统计，近 30 年来我国外科手术和介入治疗的病例数已经超过 1 万例次，成为国际上布加氏综合征的高发地区。

我国布加氏综合征与西方国家布加氏综合征在病变类型上存在着较大的差异，我国布加氏综合征以下腔静脉阻塞为主，而西方国家以肝静脉血栓形成为主，在治疗方法上，下腔静脉阻塞以球囊扩张为主，辅以支架植入，而肝静脉阻塞则以 TIPSS 和肝移植为主，在疗效和预后方面，下腔静脉阻塞型的疗效和预后优于肝静脉阻塞型。

20 世纪 90 年代以前，布加氏综合征的临床治疗以外科手术为主，以汪忠镐教授为带头人的血管外科开创了我国布加氏综合征外科治疗的新纪元，使数以千计的布加氏综合征患者得到了有效的治疗，本文作者在本章节中对外科手术治疗方法给予了较为全面的描述。

布加氏综合征不会自行缓解，绝大多数呈进行性加重，若不采取积极有效的治疗其预后极差。急性期主要死于肝衰竭，亚急性期或慢性期发展为肝硬化和严重门静脉高压继发的食管 – 胃底静脉曲张破裂大出血是重要的致死原因。

布加氏综合征治疗方法多种多样。其治疗大致经历了内科对症治疗、外科手术治疗、介入治疗三个阶段。内科治疗因其效果极差而不再使用，外科治疗因创伤巨大，并发症多而被介入治疗逐渐取代，目前国内外已经达成的共识是介入治疗为布加氏综合征首选的治疗方法。

布加氏综合征可以分为肝静脉型、下腔静脉型和混合型，肝静脉阻塞型又可以进一步分为膜性闭塞、节段性闭塞、广泛性闭塞、合并副肝静脉闭塞、合并血栓形成等，下腔静脉阻塞型可以进一步分为膜性闭塞、膜性带孔、节段性闭塞、长节段闭塞、合并血栓形成、合并上腔静脉闭塞和二侧髂静脉闭塞等多种亚型。由于多种亚型的存在，使得介入治疗方法各异，难易程度不一，介入治疗成功率和并发症发生率在各医疗单位存在较大差别。

使用经皮穿刺球囊扩张技术将下腔静脉或肝静脉隔膜撕破，从而使闭塞的肝静脉和下腔静脉恢复正常的生理性通路，患者在几乎无痛苦、无创伤的状态下得到康复，这是介入治疗取代外科治疗的主要原因。是科技创新采用微创技术治疗重大疾病的典范。

对于下腔静脉和肝静脉节段性闭塞病例，单纯球囊扩张难以奏效，需要放置血管内支架才能维持管腔的长期通畅，故血管内支架植入为布加氏综合征介入治疗的重要组成部分。

但置入下腔静脉的内支架跨越肝静脉开口时可以出现继发性肝静脉阻塞。继发性肝静脉阻塞成为下腔静脉内支架置入治疗一个难以跨越的鸿沟，人们不得不重新审视和评价下腔静脉阻塞内支架治疗的疗效和价值，使下腔静脉阻塞内支架置入治疗一度陷于困难境地，因此研制新型支架以满足布加氏综合征介入治疗之需要已经成为摆在我们面前的新任务。

以往认为布加氏综合征合并下腔静脉血栓是介入治疗的禁忌证，因为球囊扩张后下腔静脉的突然开放和血栓脱落可以引起急性肺动脉栓塞而导致患者死亡。祖茂衡、崔进国、王仲朴等使用血管内支架压迫血栓治疗布加氏综合征合并下腔静脉内血栓，打破了该禁忌，扩大了介入治疗布加氏综合征的适应证。韩新巍教授于2006年率先报道使用可回收式内支架治疗下腔静脉阻塞合并广泛血栓的病例，首先以内支架压迫固定下腔静脉内血栓，而后开通下腔静脉再配合抗凝和适当溶栓短期内血栓消失，将内支架取出再进行充分扩张。既避免了下腔静脉开通后血栓脱落导致肺栓塞的严重后果，也避免了下腔静脉内长期内支架置入继发的肝静脉阻塞严重并发症。然而可回收支架的植入与取出增加了患者的经济负担，近5年来，祖茂衡等通过临床探索发现，新鲜血栓容易脱落发生肺动脉栓塞，而陈旧性血栓与血管壁附着则难以脱落，故采用溶栓和抗凝，待可脱落的新鲜血栓溶解、消失后再给以球囊扩张的对照研究，取得了令人满意的效果，使布加氏综合征合并血栓形成的治疗方法更为简便、经济和实用，亦便于推广应用。

随着下腔静脉型布加氏综合征介入治疗研究的深入，国内学者逐渐认识到肝静脉阻塞性病变的治疗是本病的核心和难点，单纯下腔静脉阻塞病变患者可以生存长达数十年，而肝静脉阻塞病变的5年生存期在50%以下。

《临床大血管外科学》将会对相关疾病的发病基础、诊疗方法等进行阐述，在国内尚无大血管外科学的专著期间，本著作将会对中国大血管外科诊疗的规范化和合理化起到巨大的推动作用。

鉴于布加氏综合征作为静脉大血管病变的代表和重要组成部分和介入治疗已经成为布加氏综合征首选的治疗方法，建议增加布加氏综合征介入治疗章节的内容，以期与本专著保持同步。

点评专家：邹英华，北京大学第一医院介入血管外科主任医师、教授，1989年获北京医科大学博士学位，1992年在德国医院做访问学者。擅长疾病为颈动脉狭窄、肾动脉狭窄、下肢动脉狭窄闭塞症、腹主动脉瘤。

点评意见：布加氏综合征是我国部分地区，尤其是黄河流域特有高发的、主要累及下腔静脉和肝静脉的狭窄闭塞性疾患。本综合征导致下腔静脉回流障碍和（或）严重门脉高压，最终可引起下肢肿胀甚至溃烂和（或）消化道出血、腹腔积液等门脉高压并发症。本章非常系统地介绍了布加氏综合征的病因、分型和病理生理。对布加氏综合征的临床表现、诊断和鉴别诊断也给予了全面的阐述。有关该病症的治疗，既往以开放手术为主，近十年由于腔内介入技术的广泛开展和进步，在布加氏综合征的治疗方面越来越起到主导作用。该章节对开放手术和腔内技术都做了较为详尽的描述。虽然有关布加氏综合征，尤其是有关该病的病因、分型和治疗方面还有很多方面存在争议，本章的内容亦存在一些不足，但内容丰富、全面是毋容置疑的。相信该章节的出版对广大医务工作者，尤其年轻血管疾病医师将有较大的帮助。

参考文献

[1]Seijo S，Plessier A，Hoekstra J，et al.Good long-term outcome of Budd-Chiari

syndrome with a step-wise management？ [J].Hepatology，2013，57（5）：1962-1968.

[2]Smalberg JH，Arends LR，Valla DC，et al.Myeloproliferative neoplasms in Budd-Chiari syndrome and portal vein thrombosis：A meta-analysis[J].Blood，2012，120（25）：4921-4928.

[3]Niu H，Gao W，Cheng J.The interventional treatment on budd chiari syndrome with long segmental inferior vena cava thrombosis and upper gastrointestinal haemorrhage[J].Journal of Clinical Radiology，2012，39（26）：8959-8967.

[4] 孙岩，韩静，刘洋，等 . 置管溶栓联合血管腔内成形术治疗合并下腔或下肢静脉血栓的布加氏综合征 [J]. 中国普通外科杂志，2010，19（12）：1281-1284.

[5] 中华医学会放射学分会介入学组 . 布加氏综合征介入诊疗规范的专家共识 [J]. 中华放射学杂志，2010，44（4）：345-349.

[6]Darwish MS，Plessier A，Hernandezguerra M，et al.Etiology，management，and outcome of the Budd-Chiari syndrome[J].Annals of Internal Medicine，2009，151（3）：167.

[7]Garcia-Pagán JC，Heydtmann M，Raffa S，et al.TIPS for Budd-Chiari syndrome：Long-term results and prognostics factors in 124 patients[J].Gastroenterology，2008，135（3）：808-815.

[8] 张小明，李清乐 . 布加氏综合征诊治现状 [J]. 中国医学科学院学报，2007，29（1）：25-28.

[9]Plessier A，Sibert A，Consigny Y，et al.Aiming at minimal invasiveness as a therapeutic strategy for Budd-Chiari syndrome[J].Hepatology，2006，44（5）：1308.

第二十七章　上腔静脉综合征的治疗

上腔静脉综合征（superior vena cava syndrome，SVCS）是一组由于上腔静脉回流右心房的血流部分或完全受阻所致的综合征，为肿瘤常见的并发症。它是一种亚急性综合征，真正急性者比较少见。本病的症状和体征与受压时间、受压程度、受压部位有关。时间短、受阻程度重，病情也常常严重；反之，病情较缓和。临床症状有咳嗽、头痛、头胀、恶心、视力改变、声嘶、下咽困难、抽搐等。若患者出现急性或亚急性呼吸困难和面颈肿胀，检查可见面颈、上肢和胸部淤血、水肿，进而发展为缺氧和颅内压增高，这时需要紧急处理。

第一节　概述

一、病因

SVCS 病因繁多，20 世纪早期感染是引起 SVCS 的主要原因。最早关于上腔静脉综合征的文献综述由 Mclntire 在 1949 年发表，归纳其病因有 3 大类：纵隔肉芽肿（结核、纵隔炎等）、主动脉瘤和胸腔内肿瘤。由于抗生素的发明和普遍使用，感染造成的上腔静脉压迫逐渐减少，取而代之的是纵隔或胸腔内肿瘤逐渐增多，其中恶性肿瘤占 70% ~ 90%。随着工业化进程的加速，越来越多肺癌患者出现上腔静脉阻塞。文献报道，肺癌患者中 2% ~ 4% 将发展成 SVCS。小细胞肺癌由于生长迅速，转移早，更易引起 SVCS，其概率接近 10%。另外，淋巴瘤也是主要病因之一，2% ~ 4% 的非霍奇金淋巴瘤可发展为 SVCS。总体来说，目前 80% 的 SVCS 病因是肺癌和淋巴瘤引起，良性疾病占上腔静脉综合征的 20% 左右。

1．恶性肿瘤侵犯或压迫上腔静脉　支气管肺癌最常见，其他有上纵隔的肿瘤、胸腺癌、胸内甲状腺肿、畸胎瘤、食管癌、恶性淋巴瘤、纵隔原发性恶性肿瘤，有胚芽细胞瘤转移性，纵隔恶性肿瘤如转移性肺癌、纵隔淋巴结转移性肿瘤等。

2. 非恶性疾病的压迫　胸骨后甲状腺肿瘤、胸腺瘤、支气管囊肿、升主动脉瘤、胸腔手术后纵隔局部血肿等，或慢性纤维性颈部组织炎症导致上腔静脉周围组织压迫，慢性纵隔炎或慢性纵隔淋巴结炎，纵隔脓肿，特发性纵隔纤维化、特发性硬化性纵隔炎等。

3. 上腔静脉血栓形成　近年来，由于心血管介入技术的应用日益广泛，由血栓引起的上腔静脉综合征迅速增多，其中以植入心内起搏器最常见，其次是为建立临时或永久性透析通路所做的深静脉置管以及心导管术后出现的上腔静脉内血栓形成等，以及白塞综合征所致的上腔静脉血栓等。

本综合征病因很多，但以支气管肺癌最常见，其次为慢性纤维性纵隔炎。

二、症状体征

1. 静脉回流障碍　头颈部及上肢出现水肿，颈部粗，多血质，指压无明显压痕，伴皮肤及口唇发绀，平卧时加重，上半身直立后可缓解，常伴头晕、头胀、睑结膜充血。有时可见颈胸部静脉明显扩张、胸腹壁静脉曲张，当阻塞奇静脉时，胸壁和上腹壁可见扩张的静脉，若阻塞在上腔静脉末端和奇静脉连接处时，则上胸部可见扩张的静脉支。重者出现胸腔积液。

2. 压迫症状　肿瘤等压迫周围器官、神经可出现咳嗽、呼吸困难、喘鸣、进食不畅、声音嘶哑、眼睑下垂、瞳孔缩小、面部无汗等。

3. 神经功能受损　可出现颅内压增高导致的恶心、喷射性呕吐等症状。这种情况应迅速明确诊断并加以处理。

在 1 组上腔静脉受压综合征 371 例的临床表现分析报道中，颜面肿胀占 63%，头胀占 50%，咳嗽占 24%，上肢肿胀占 18%，胸痛占 15%，下咽困难占 9%，颈静脉充盈占 60%，胸壁血管充盈占 54%，面部水肿占 46%，多血质占 19%，青紫占 20%，上肢水肿占 19%。

三、病理生理

1. 上腔静脉的生理位置　上腔静脉位于中纵隔，起自于左、右无名静脉汇合部至右心房，长 6 ~ 8cm，近心端 2cm 位于心包腔内，在心包返折部位是上腔静脉相对固定点。奇静脉恰好在心包返折上方从后侧壁进入上腔静脉，是一个非常重要的静脉侧支通道。上腔静脉周围有气管、右侧支气管、主动脉、肺动脉，以及肺门和气管旁淋巴结。上腔静脉因壁薄、腔内血流压力低容易被压迫。胸腺和胸骨后甲状腺正好位于上腔静脉的前方，气管隆凸、肺门和气管旁淋巴结分别位于上腔静脉的后、中和侧面，这些邻近上腔静脉的淋巴结引流右肺和左下肺。所以，胸腔内临近上腔静脉的任何一种结构的病理变化均可压迫上腔静脉，病变也可直接蔓延和侵袭而导致上腔静脉梗阻。

2. 上腔静脉梗阻后上腔静脉系统血流　当上腔静脉梗阻后上腔静脉系统血流主要通过以下 4 条途径进入心脏：①奇静脉通路：由奇静脉、半奇静脉、腰升静脉及腰静脉等组成，沟通上、下腔静脉；一部分血液来自胸廓内静脉，另一部分来自椎旁静脉丛。当阻塞平面位于奇静脉开口以上的上腔静脉时，该通路是上腔静脉回流的重要途径；②椎旁静脉丛通路：由无名静脉、硬脊膜静脉窦、肋间静脉、腰静脉及骶髂静脉等引流至下腔静脉。当奇静脉阻塞时，此通路显得特别重要；③内乳静脉通路：内乳静脉、肋间静脉、腹壁上、下静脉等与髂外静脉沟通；④胸腹壁静脉通路：包括胸外侧静脉、胸腹壁静脉下浅静脉、旋股静脉达股静脉等。此通路的静脉大多是表浅的，其曲张易被发现，有重要临床意义。尽管上、下腔静脉间存在上述侧支循环，使上腔静脉系统的血液可部分地回到心脏，但远远达不到上半身静脉回流的需要而出现症状。

3. 上腔静脉梗阻分型

（1）William Standford 根据上腔静脉狭窄程度将其分为四型。

Ⅰ型：上腔静脉部分梗阻，小于 90%，伴奇静脉与右心房通路开放。

Ⅱ型：上腔静脉接近完全梗阻，大于 90%，伴奇静脉的顺行方向向右心房流注。

Ⅲ型：上腔静脉接近完全梗阻，大于 90%，伴奇静脉血逆流。

Ⅳ型：上腔静脉完全梗阻，伴一支或多支大的腔静脉属支阻塞。

（2）上腔静脉梗阻可按其部位与奇静脉位置的关系分为：奇静脉入口下梗阻、奇静脉入口上梗阻、奇静脉和上腔静脉梗阻三型（图 27-1）。上腔静脉梗阻后，会有广泛的静脉侧支循环建立。胸壁的奇静脉系统是一个最重要的侧支通道。当上腔静脉梗阻位于奇静脉入口下方，上半身静脉回流主要是通过奇静脉和半奇静脉到膈下的腰静脉进入下腔静脉。当梗阻位于奇静脉入口上方，颈部静脉侧支循环建立，血液经奇静脉再进入梗阻下方的上腔静脉和右心房。当奇静脉入口处上腔静脉部位梗阻，上半身血液必须经过上下腔静脉之间侧支循环进入下腔静脉，再回流到右心房。

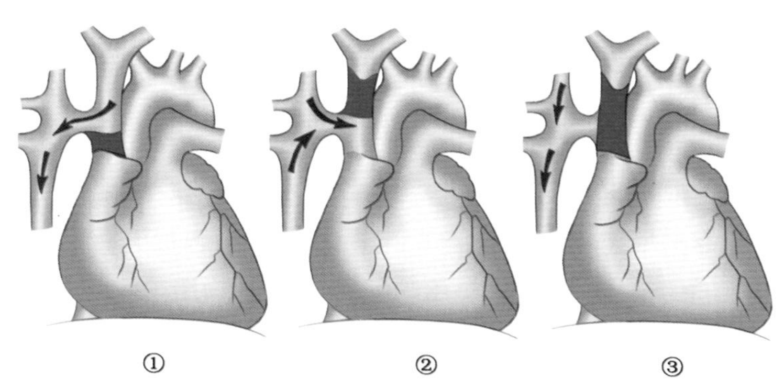

图 27-1 上腔静脉梗阻按其部位与脐静脉位置关系分型

（3）上腔静脉梗阻后静脉侧支循环的建立与上腔静脉梗阻程度有关。部分或完全上腔静脉梗阻而奇静脉－右心房路仍通畅时，只有少量的侧支循环建立；当上腔静脉完全梗阻奇静脉系统血流只能逆流到下腔静脉时，会有更多的颈和其他部位的侧支循环建立。脑静脉减压可以通过单侧颈内静脉，因大脑左、右静脉通过中静脉窦相通。上、下矢状窦引流大脑半球的血液，进入上矢状窦并通过横窦和乙状窦与任何一侧颈内静脉相通。海绵状静脉窦同样自由地与两侧大脑以及大脑与两侧颈内静脉交通。所以任何一侧颈内静脉与右心房相通，可以足够地引流脑静脉血液，即可达到双侧减压的目的。

四、检查

1．X 线检查　X 线透视及平片可发现上纵隔、右肺上叶、上腔静脉周围有占位影，可能为上腔静脉有肿块压迫。本检查最常用，Parish 等报道上腔静脉受压综合征 80 例的胸部 X 线表现：上纵隔增宽占 64%，胸腔积液占 26%，右肺门肿块占 12%，肺炎性浸润占 7%，气管旁淋巴结占 5%，纵隔肿物占 3%，胸部 X 线表现正常占 16%。

2．多普勒超声　了解上腔静脉通畅程度，血栓范围，是否同时存在其他血管病变及外压性病变。

3．CT 增强扫描及磁共振　显示上腔静脉受阻的具体部位及侧支循环情况，可清楚显示胸内结构，明确病因。增强 CT 或 MRI 在 SVCS 的原发疾病诊断中有较高的效价比，相比之下 CT 更为常用。CT 可以显示上腔静脉受压或狭窄的部位、范围和程度，而且能对亚临床 SVCS 做出诊断。胸部 CT 增强扫描可以显示开放的侧支血管，如胸、背静脉、肩胛静脉、胸廓内静脉、奇静脉和半奇静脉等呈多个扩大充盈对比剂的侧支血管断面影像。

4．上腔静脉造影及纵隔镜　于两侧肘静脉或股静脉穿刺置管，DSA 通过血管造影可很好地显示上腔静脉梗阻或狭窄及侧支循环情况，但是对原发疾病的诊断有限，且属有创检查，因而有一定的局限性。纵隔镜绝对禁忌证罕见，且安全有效，可提高 SVCS 的病因诊断的准确性，但是因存在潜在的严重并发症可能（如增加静脉出血的危险性等），不作为首选。

五、诊断

出现典型的体征和症状时，上腔静脉受压综合征是很易诊断的。当上腔静脉受压综合征表现不典型时，应借助于相关的影像学检查，多可确诊。上腔静脉受压综合征常常发生在肿瘤进展期过程中，大多数情况下，病因诊断比较容易，但少部分患者病因诊断是比较困难的。除了症状体征外，精确的诊断必须通过影像和活检得到，治疗方式随着肿瘤组织学不同有很大差异。SVCS 患者 75% 的胸片可见异常，常见的有纵隔影增宽（63%），胸腔积液（27%）。增强 CT 对于 SVCS 的诊断有很重要作用，不仅可以了解其病因，还可以观察到阻塞部位、范围以及侧支循环情况，目前在临床应用上较为广泛。上腔静脉造影是 SVCS 诊断的“金标准”，可以更精确显示狭窄程度及位置，对制订手术方案有一定作用，属有创检查，有加重梗阻和导致癌栓脱落的危险，现已少用。

在病理诊断方面，纤维支气管镜诊断率为 40% ~ 65%，CT 引导下穿刺活检为 70%，纵隔镜为 8% ~ 100%。气管内超声引导下活检（EBUS）是近几年开展的新技术，遗憾的是目前尚没有关于 SVCS 患者中诊断价值的报道。在临床工作中，首先应做出病因学诊断，在病因诊断困难的情况下，也应有充分的临床证据，然后再处理，否则不宜进行抗肿瘤治疗。

六、鉴别诊断

临床需区别良性肿瘤与恶性肿瘤。

第二节　上腔静脉综合征的治疗

上腔静脉综合征的治疗以缓解症状为首要任务，然后考虑解决病因。

一、一般处理

患者应卧床，取头高脚低位及给氧，减轻颜面及上部躯体水肿，吸氧可缓解暂时性呼吸困难。限制钠盐摄入和液体摄入，能使水肿减轻。利尿剂的使用可以减轻阻塞所致的上部水肿，缓解症状，可静脉用呋塞米或20%甘露醇，效果欠佳可同时配合应用氢氯噻嗪和螺内酯。注意容量的维持，防止血液浓缩。适当的镇静和止痛有助于减轻焦虑和不适。对于严重的呼吸困难、颅压升高应用地塞米松、泼尼松等能抑制炎性反应从而减轻压迫。症状控制后可针对原发的肿瘤予以放疗、化疗，周围炎症及结缔组织病予以免疫抑制剂治疗。

二、抗凝、溶栓治疗

抗凝、溶栓治疗适用于非恶性病因所致的有血栓形成的情况，或者用于配合恶性病因的放疗、化疗。在对症基础上给予抗凝、抗栓治疗，有助于缓解症状。对于因静脉导管所致血栓形成的上腔静脉阻塞，单用抗凝治疗，即可使阻塞消除。

患者出现上腔静脉狭窄阻塞合并广泛血栓时，使用导管直接溶栓治疗减少因支架长度分割及栓塞的风险。此外，也可采取血管腔内取栓装置或传统外科取栓技术，清除血栓。然而，上腔静脉支架植入术后辅助溶栓治疗不能改善主要症状反而会增加出血的风险，因此一般不推荐。接受过上腔静脉介入治疗后的患者通常建议行短期3～6个月抗凝治疗,血栓形成后或器械移除合并有血栓时行抗凝治疗是合理的。抗凝期间，检测血小板计数是很重要的。一旦出现血小板快速下降则需要警惕，它可能提示了血小板减少症（白色血栓综合征），这会导致血管闭塞和静脉血栓栓塞从而危及生命。

上腔静脉阻塞合并血栓形成准备行溶栓治疗时，为防止肺动脉栓塞的发生，可以在上腔静脉内放置可回收滤器。待血栓溶解后将滤器取出。

三、手术治疗

目前的外科治疗更多地集中在恶性肿瘤引起的SVCS中。

20世纪60年代后期国内外部分学者尝试应用大隐静脉－颈外静脉转流术治疗SVCS。由于大隐静脉口径小，分流量有限，加之未能切除原发病灶，绝大多数患者在3～6个月死亡。20世纪90年代国外学者相继开展上腔静脉切除、人造血管置换治疗SVCS。Spaggiari等报道肺癌伴上腔静脉综合征施行上腔静脉切除、人造血管重建术，1年、2年、5年生存率分别为：70%、25%、12.5%。Cheng等认为血管置换是外科治疗晚期胸腔恶性肿瘤可靠、安全的一线方案。

出现上腔静脉综合征的胸内恶性肿瘤的治疗，尤其是非小细胞肺癌侵犯上腔静脉的外科治疗至今意见不一致，支持的理由是远期效果尚可接收（5 年生存率 24%），大大改善患者生活质量，为后续的内科治疗争取时间；反对的理由是大部分远期效果差、高风险、手术价值不大。总体来说，严格选择病例，手术仍具有很大价值。SVCS 属肿瘤急症，手术治疗主要达到以下目的：通过血管重建或旁路迅速缓解梗阻症状，改善患者的生活质量；争取整块切除肿瘤和受累的上腔静脉达到根治目的；部分切除肿瘤减轻肿瘤负荷以利于后续的放疗、化疗及其他治疗。

1．手术方式的选择

（1）压迫上腔静脉病变切除：对于上腔静脉外病变、未侵及或穿透上腔静脉血管壁，通过分离切除肿瘤，从而解除对上腔静脉的压迫。

（2）上腔静脉成形术：侵犯部分上腔静脉脉壁，瘤体基底部窄，未超过其周径 1/3，受累上腔静脉壁切除，切除后的缺损用心包片或人造材料修补（图 27–2）。

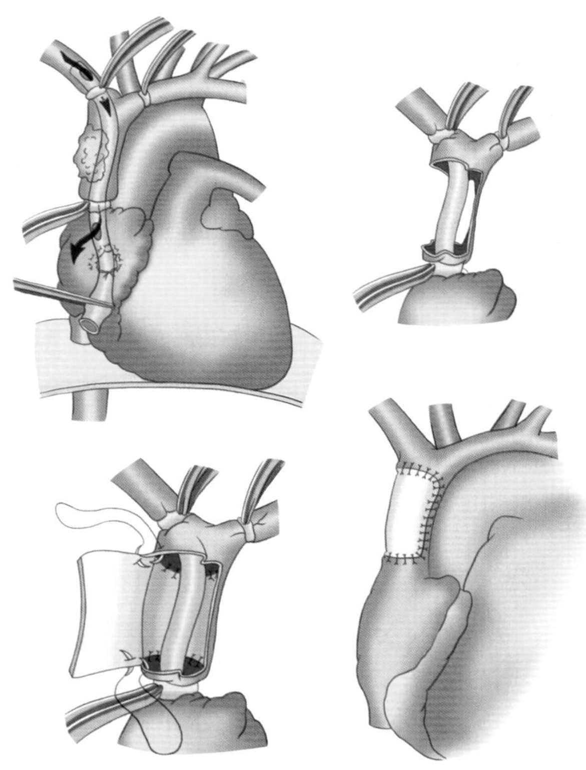

图 27–2　上腔静脉成形术

（3）旁路分流术：提供一条能替代上腔静脉使头颈部、上肢的血液回流至心脏的旁路，以缓解上腔静脉受压症状，是姑息治疗手段，主要适用于不能切除或预后不良的 SVCS。由于上腔静脉置换术的成熟，该类手术的应用日趋减少。

（4）上腔静脉置换重建：随着外科技术的进展，近年来，对胸腔内恶性肿瘤并发 SVCS 越来越多地主张在进行根治、扩大性切除的同时，施行受累上腔静脉切除、人造血管重建术，该手术有较好的临床疗效（图 27–3）。

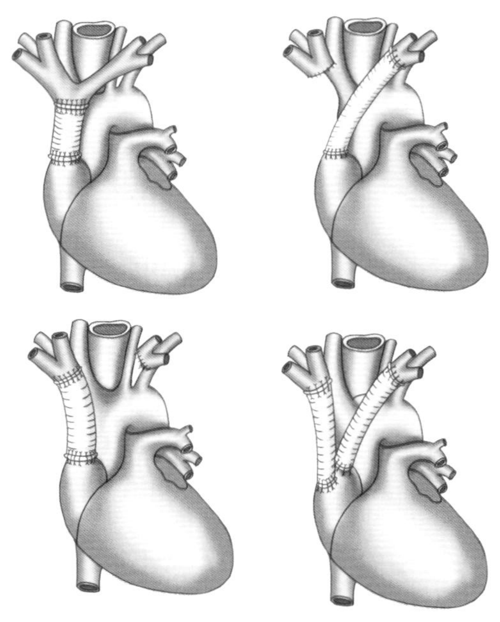

图 27–3　上腔静脉置换重建术

汪忠镐院士在 20 世纪 90 年代发表文章选取 10 例上腔静脉综合征的患者行手术治疗。手术中除切除肿瘤 1 例外尚包括右颈内静脉 – 右房转流术 2 例、右颈内静脉 – 上腔静脉转流术 1 例、左无名静脉 – 右房转流术 1 例、右颈内静脉 – 下腔静脉转流术 1 例、颈前静脉 – 右房转流术 1 例、双侧大隐静脉颈内静脉转流术 1 例、无名静脉和上腔静脉血栓切除和心包补片术 1 例，以及虽仅切除肿瘤治疗 SVCS，但采用了右无名静脉和奇静脉切断后再吻合术 1 例。血栓性阻塞获标本者仅 1 例，切除纤维性血栓，病理报告为血栓形成和炎性纤维机化变性。

2. 血管替代材料的选择　自体静脉、自体管状心包、同种静脉或动脉以及人造血管，无论上腔静脉补片加宽，还是成形血管间置，自体心包都不失为理想的替代材料。心包表面光滑，不易引起血栓，有一定弹性、韧性，与静脉血管壁组织相容性强，无排异、退化之虑。用人造血管搭永久性转流桥，尽量用膨体聚四氟乙烯血管（简称 e-PTFE，商品名为 Gore-Tex）在重建上腔静脉时是最好的材料选择。这种人造血管的特点是：①使用前不需要消毒和预凝；②为惰性材料，生物反应轻，相容性好；③物理性能稳定；④人造血管带环，不会因为受压、局部纤维化等而形成狭窄；⑤血管有一缝合缘，与受者血管吻合非常方便，吻合口愈合良好，很少并发吻合口静脉瘤；⑥内壁十分光洁，不易形成血栓，远期通畅率高；⑦一旦有血栓形成，容易切开取出；⑧抗感染力强；⑨不易扩张、变形；⑩无致癌性。术后口服肠溶阿司匹林 3 ~ 6 个月，可有效预防血栓形成，在解除上腔静脉阻塞的治疗上取得了满意的效果。

目前有学者应用牛颈静脉作为上腔静脉置换的材料。进行腔静脉置换时，根据腔静脉阻塞程度不同采用不同的手术方案。使用戊二醛处理的牛颈静脉作为血管置换材料。上腔静脉重度狭窄及完全阻塞者，腔静脉游离后在肿瘤近端及远端分别直接阻断，切除肿瘤及受累及的腔静脉后，用牛颈静脉置换；对于中度狭窄的患者，首先在上腔静脉与右心房之间建立旁路，然后再阻断血管、切除肿瘤，移植牛颈静脉，牛颈静脉直径为 20 ~ 22mm。在血管阻断前静脉给予肝素 125U/kg，血管移植后应用鱼精蛋白中和肝素。所有吻合均采用顺牛颈静脉瓣方向，近端与上腔静脉近心端行端 - 端吻合，远心端与上腔静脉或右侧无名静脉行端 - 端吻合（图 27-4）。腔静脉阻断前静脉给予甲泼尼龙 500mg，腔静脉重建完毕后立即静脉给予呋塞米 20mg。术后控制输液量及输液速度，动态监测中心静脉压力，术后液体负平衡 500 ~ 1000ml，以预防肺、脑水肿。术后当天给予低分子肝素皮下注射，术后第 1 天开始口服华法林，控制国际标准化比值（INR）在 2.0 左右。

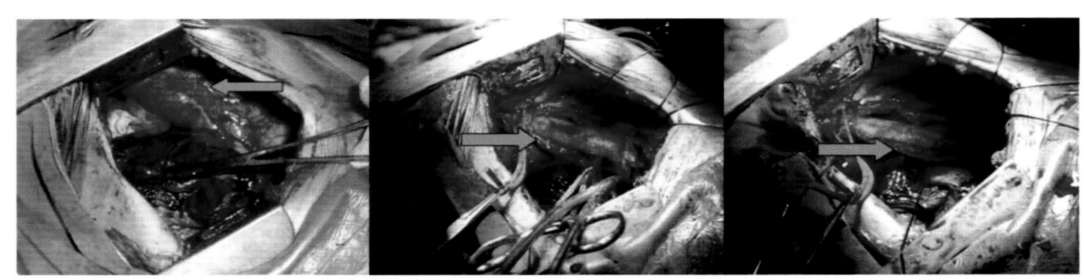

图 27-4　上腔静脉置换术

扩大上腔静脉切除置换术国内外资料均显示能明显提高胸腔恶性肿瘤并发 SVCS 患者的近、远期生存率，改善患者的预后。恶性肿瘤所致上腔静脉综合征的外科治疗取得了长足的进步，部分患者通过手术治疗后，生存时间明显延长，生存质量明显改善。但非小细胞肺癌侵犯所致 SVCS 的根治手术指征有待规范。相信随着术式的改进，手术技巧和围术期处理水平的提高，人造血管材料性能和设计的进一步完善，必将取得更好的手术效果。

3. 术后特殊处理　预防上腔静脉血栓形成。由于术后上腔静脉压力显著下降，移植的血管和修补后的静脉壁均易继发血栓，故术后必须预防血栓形成。术中移植血管操作要细致，以降低血栓形成的发生率。

（1）抗凝或抗血小板疗法术后必需应用。

（2）强心、利尿：针对用大口径人造血管进行转流的病例，手术后由于上半身血液大量回流至心脏，造成回心血量增多，心脏前负荷增加，故补液时监测中心静脉压，应用利尿剂减轻心脏前负荷，酌情应用洋地黄类药物，以增强心肌收缩力，此类患者术后要严格限制液体入量。

（3）抗感染：由于人造血管一旦感染，可导致手术失败，处理非常棘手，甚至可能造成患者死亡。因而，除在术中严格无菌操作外，术后加强抗感染治疗至关重要。

四、血管腔内治疗

随着介入放射学的快速发展，球囊扩张和腔内支架植入是近年来迅速兴起的治疗上腔静脉综合征的新方法，大有取代手术治疗的趋势。此法具有操作简便易行，手术创伤小，不会破坏侧支循环，能迅速、有效地改善上腔静脉血液回流，术后恢复快，并发症少等优点。同时在使用介入技术开通肿瘤性上腔静脉阻塞的时候，还可以通过支气管动脉灌注的方法进行放化疗，从而对其原发病进行治疗，以能够达到标本同治之目的。

腔内治疗选择上可经肘正中静脉或股静脉穿刺插管至病变部位，前提是能通过阻塞段，然后进行球囊扩张，将静脉扩张至满意的直径后，再视具体情况决定是否植入支架；自膨式编织或激光切割式支架是临床上最常用的支架。支架植入后症状复发的原因主要是支架内血栓形成或者肿瘤进展引起管腔阻塞，前者可以通过溶栓得到改善，后者往往需再植入支架使之再通。支架植入后一般需要抗栓治疗，防止继发血栓形成。

目前介入治疗体现着很大的优势。介入治疗前经 CTV 和（或）经肘前静脉造影明确上腔静脉阻塞程度及范围，若上腔静脉完全闭塞者，将猪尾导管经股静脉入路置于上腔静脉下段造影明确闭塞段部位，若造影明确上腔静脉狭窄伴有继发血栓形成，可经肘前静脉入路用泥鳅导丝通过血栓段，将 5F 溶栓导管溶栓段置入血栓内，予以尿激酶 4 万 / 小时，输液泵持续 1 ~ 3 天溶栓治疗，每天经溶栓导管造影复查，同时用低分子肝素皮下注射抗凝治疗，监测凝血时间、活化凝血酶原时间及国际化比率。支架植入前 3 天口服阿司匹林 0.1g/d。术中监测血压、心电图及血氧饱和度，局部麻醉下经右侧股静脉穿刺插管，用泥鳅导丝通过上腔静脉狭窄或闭塞段，经造影等证实导丝位于远端上腔静脉真腔后，更换交换硬导丝，引入 8 ~ 10mm 球囊导管对狭窄或闭塞段行球囊预扩后送入支架释放装置，在（路图）指引下将自膨支架释放到位。若支架扩张不满意，予 10 ~ 12mm 球囊后扩张 3 次，术后造影证实血流是否通畅或测量阻塞远侧静脉压力，与术前对比是否下降。若通过股静脉入路操作困难，或狭窄累及头臂静脉和锁骨下静脉，则采用经过肘前静脉入路置放支架。同时由于下腔静脉与气管相邻，恶性肿瘤侵犯上腔静脉的同时可以压迫或推移气管，若出现此情况，在进行上腔静脉球囊扩张或放置上腔静脉支架时必须对呼吸道的通畅给以保证或采取必要的保证措施，必要时行气管支架的植入。

五、预后、预防

1. 预后　对于上腔静脉综合征的患者而言，及时地发现以及及时地治疗其并发症，短期疗效明显，远期疗效有待观察；而对病因的治疗来讲，因恶性肿瘤所致的上腔静脉综合征的患者当中，有约 90% 的患者经 3 周放疗后，自觉症状改善，甚至完全缓解，但易复发。

2. 预防　早发现，早治疗，预防并发症。加强对肿瘤患者的筛查，尤其要检查以及评估上腔静脉情况。

（孙　岩　金　星）

点评专家：祖茂衡教授，简介见第二十六章。

点评意见：随着肺癌等恶性肿瘤发病率的增高，因胸部原发肿瘤和继发性转移性肿瘤导致的上腔静脉阻塞综合征在临床上已经成为常见病，而慢性炎症与上腔静脉自身的原发性肿瘤引起的上腔静脉阻塞相对少见。

上腔静脉阻塞后病理生理变化包括上腔静脉管腔的狭窄 / 闭塞与大量的侧支循环形成，因此其临床症状取决于阻塞的部位和侧支循环代偿的能力。

作者以丰富的临床经验，详细地介绍了上腔静脉阻塞的外科手术治疗方法与进展。

建议在介入治疗章节中增加和完善以下内容：

1. 由于介入放射学的快速发展，血管腔内介入治疗已经发展为上腔静脉阻塞综合征首选的治疗方法，使用介入技术开通肿瘤性上腔静脉阻塞的同时给予支气管动脉灌注、放疗或化疗等对肿瘤进行治疗则能够达到标本同治之目的。

2. 由于下腔静脉与气管相邻，恶性肿瘤侵犯上腔静脉的同时可以压迫或推移气管，故在进行上腔静脉球囊扩张或放置上腔静脉支架时必须对呼吸道的通畅给以保证或采取必要的保证措施，如气管支架的植入。

3. 上腔静脉阻塞介入治疗时更推荐经股静脉途径使用单弯导管和超滑导丝进行操作，同时配合颈静脉穿刺可提高介入治疗的成功率。

4. 上腔静脉阻塞合并血栓形成而准备行溶栓治疗时，为防止肺动脉栓塞的发生，可以在上腔静脉内放置可回收滤器。待血栓溶解后将滤器取出。

点评专家：邹英华教授，简介见上一章。

点评意见：上腔静脉综合征，既往主要是恶性肿瘤的并发症。近年由于肿瘤发病率迅速上升，以及临床开展中央静脉置管治疗的广泛开展，上腔静脉综合征发病率随之增加。过去教科书和血管专业书籍对上腔静脉综合征的描述很少。本章节在此方面填补了空白，对上腔静脉综合征的病因、发生和发展都做了较为全面的讲述。治疗方面由于腔内技术安全、有效和微创特点，已经作为第一选择，本章节也给予较全面的介绍。开放性外科手术作为传统有效的治疗，本章介绍十分全面。相信广大医务工作者，尤其年轻的血管疾病专科医师通过阅读本书，可以获得对上腔静脉综合征的全面的了解，对指导其临床工作将有巨大帮助。

参考文献

[1] 王宝明，潘鑫．恶性肿瘤所致的上腔静脉综合征的介入治疗 [J]. 现代肿瘤医学，2014，22（1）：173–175.

[2] 宋进华，顾建平，楼文胜，等．肺癌合并上腔静脉综合征的介入治疗 [J]. 中华肿瘤杂志，2013，35（8）：182–185.

[3]Fagedet D，Thony F，Timsit JFO，et al.Endovascular treatment of malignant superior vena cava syndrome：Results and predictive factors of clinical efficacy[J]. Cardiovascular & Interventional Radiology，2013，36（1）：140.

[4]Gwon DI，Ko GY，Kim JH，et al.Malignant superior vena cava syndrome：A comparative cohort study of treatment with covered stents versus uncovered stents[J].

Radiology，2013，266（3）：979–987.

[5] 张远标，沈来根，梅劲桦，等．上腔静脉综合征的外科治疗 [J]. 浙江医学，2011，33（7）：1068–1069.

[6] 孙勇，倪才方，周大勇，等．上腔静脉综合征支架植入术后并发症分析 [J]. 中华放射学杂志，2010，44（2）：176–180.

[7]Lauten A，Strauch J，Jung C，et al.Endovascular treatment of superior vena cava syndrome by percutaneous venoplasty[J].Heart Lung & Circulation，2010，19（11）：681–683.

[8]Cheng S.Superior vena cava syndrome：A contemporary review of a historic disease [J].Cardiology in Review，2009，17（1）：16–23.

[9]Wilson LD，Detterbeck FC，Yahalom J.Clinical practice.Superior vena cava syndrome with malignant causes[J].New England Journal of Medicine，2007，356（18）：1862–1869.

[10] 吴伟，潘峰．血管内支架治疗上腔静脉综合征 [J]. 中国肿瘤，2004，13（2）：121–122.

[11]Kalra M，Gloviczki P，Andrews JC，et al.Open surgical and endovascular treatment of superior vena cava syndrome caused by nonmalignant disease[J].Journal of Vascular Surgery，2003，38（2）：215.

第二十八章　深静脉血栓形成和肺栓塞的治疗

第一节　深静脉血栓形成

一、概述

深静脉血栓形成（deep venous thrombosis，DVT）是血管外科的常见疾病之一，是指血液在深静脉腔内不正常凝结，阻塞静脉腔，导致静脉回流障碍，多发于下肢。如未予及时治疗，DVT 急性期可因血栓蔓延致静脉阻塞进行性加重，甚至造成股青肿导致肢体坏死需截肢，急性期游离血栓脱落还可引发肺动脉栓塞（pulmonary thrombosis embolism，PTE）；后期可因近端静脉堵塞致静脉回流障碍以及由静脉瓣膜破坏导致静脉逆流，发生血栓形成后综合征（Post thrombotic syndrome，PTS），导致患肢出现肿胀、静脉曲张甚至慢性溃疡，影响正常的生活和工作。国外的统计资料发现：DVT 的发病率高达 1/1000，PTE 的发生率高达 39% ~ 41%，PTS 发生率为 20% ~ 50%。

二、病因学

经典的 Virchow 理论认为：血管壁损伤、血流缓慢和血液高凝状态是引起静脉血栓的 3 个主要因素。DVT 多见于大手术或者创伤后、长期卧床、肢体制动、中心静脉插管、晚期肿瘤或者有明显家族史者。下肢静脉血栓以左侧多见，与左髂静脉行径较长，右髂动脉跨越其上，使左髂静脉受到不同程度的压迫有关。DVT 的危险因素包括原发性因素和继发性因素，原发性因素包括抗凝血酶缺乏、先天性异常纤维蛋白原血症、高同型半胱氨酸血症、抗心磷脂抗体阳性、纤溶酶原激活物抑制剂过多、凝血酶原 20210A 基因变异、蛋白 C 缺乏、V 因子 Leiden 突变（活化蛋白 C 抵抗）、纤溶酶原缺乏、异常纤溶酶原血症、蛋白 S 缺乏和Ⅻ因子缺乏等；继发性因素包括髂静脉压迫综合征、损伤/骨折、脑卒中、瘫痪或长期卧床、高龄、中心静脉插管、下肢静脉功能不全、吸烟、妊娠/产后、Crohn 病、肾病综合征、血液高凝（红细胞增多症、骨髓增生异常综合征等）、血小板异常、手术与制动、长期使用雌激素、恶性肿瘤、肥胖、心肺功能衰竭、长时间乘坐交通工具、口服避孕药、狼疮抗凝物、人造血管或血管腔内移植物、VTE 病史和重症感染等。

三、发病机制

1．临床病理学

（1）急性期分型：根据血栓形成部位分为 3 种类型，即周围型、中心型和混合型。

1）周围型：也称小腿肌肉静脉丛血栓形成，血栓形成后，因血栓局限，多数症状较轻，经治疗多数可消融或机化，也可自溶，如未治疗或治疗不当，可向股腘静脉扩展而成为混合型，小栓子脱落可引起轻度肺动脉栓塞，临床上常被忽视。

2）中央型：也称髂股静脉血栓形成，左侧多见，血栓可向上延伸至下腔静脉，向下可累及整个下肢深静脉，成为混合型。中央型血栓脱落可导致致命性肺动脉栓塞，威胁患者生命。

3）混合型：即全下肢深静脉及肌肉静脉丛内均有血栓形成，可由周围型扩展而来，通常开始症状较轻不易引起注意，以后肿胀平面逐渐上升，直至全下肢水肿时被发现，因此，出现临床表现与形成血栓的时间不一致。也可以由中央型向下扩展所致，其临床表现不易与中央型鉴别。

（2）慢性期分型：根据累及静脉范围可分为全肢型和局段型。

1）全肢型：病变累及整个下肢深静脉主干，依再通程度不同又分为 3 型：Ⅰ型，深静脉主干完全闭塞。Ⅱ型，深静脉主干部分再通，其中分为 2 个亚型：ⅡA 型，部分再通以闭塞为主，仅表现为节段性再通；ⅡB 型，部分再通以再通为主，深静脉已呈连续通道，但管径粗细不均，再通不完全。Ⅲ型，深静脉主干完全再通，但瓣膜功能破坏，管壁外形僵直，或者扩张迂曲，其血流动力学已由回流障碍转为血液倒流。Ⅰ型、Ⅱ型的血流动力学以深静脉血液回流障碍为主。

2）局段型：病变只限于部分静脉主干，如髂静脉、髂-股静脉、股浅静脉、股-腘静脉、腘静脉、胫腓干静脉、腓肠肌静脉丛或小腿深静脉血栓后遗症等。

2．组织病理学　静脉血栓分为 3 种类型：白血栓、红血栓和混合血栓。白血栓主要由纤维蛋白、血小板和白细胞等组成，只含少量红细胞；红血栓主要由大量红细胞、纤维蛋白组成，含少量血小板和白细胞；白血栓和红血栓常混合在一起，形成混合血栓。

静脉血栓刚形成时为白血栓，组成血栓头，其继发衍生的体部及尾部则主要为红血栓。

3．病理生理学　下肢静脉血栓形成后，患侧肢体血液回流受阻，在急性期，血液无法通过主干静脉回流，使静脉内压力迅速增高，血液中的水分通过毛细血管渗入组织中，造成组织肿胀，同时，静脉压增高，迫使侧支静脉扩张、开放，淤积的血液可通过侧支静脉回流，使肿胀逐渐消退。

静脉血栓形成是一个不断的演变过程，一方面静脉血栓表面不断形成新的血栓，分别向近心端和远心端衍生，近心端血栓在早期与静脉管壁之间无粘连，血栓飘浮于管腔中，容易脱落，造成肺栓塞；另一方面受累静脉表面的内皮细胞分泌溶栓物质溶解血栓，同时白细胞，尤其是单核细胞侵入血栓，激活尿激酶型纤溶酶原活化剂（u–PA）和组织型纤溶酶原活化剂（t–PA），使静脉血栓内形成许多裂隙，新生的内皮细胞逐渐移行生长于裂隙表面，最终可使大多数被堵塞的静脉再通，这种再通静脉的瓣膜常被破坏，有一部分管腔内残留纤维粘连，静脉再通过程长短不一，一般需要半年到10年。

四、临床表现

1．患肢肿胀　患肢肿胀是DVT最常见的症状，患肢皮色潮红，皮温较健侧高，肿胀严重时，皮肤可出现水疱，随血栓部位的不同，肿胀部位也有差异，髂–股静脉血栓形成的患者，整个患侧肢体肿胀明显，而小腿静脉丛血栓形成的患者，肿胀仅局限在小腿，下腔静脉血栓形成的患者，双下肢均出现肿胀。血栓如起始于髂–股静脉，则早期即出现大腿肿胀，如起于小腿静脉丛，逐渐延伸至髂股静脉，则先出现小腿肿，再累及大腿。

2．疼痛和压痛　疼痛的原因主要有两个方面：①血栓在静脉内引起炎症反应，使患肢局部产生持续性疼痛；②血栓堵塞静脉，使下肢静脉回流受阻，患侧肢体胀痛，直立时或活动后疼痛加重。主要体征为足背屈时牵拉腓肠肌引起疼痛（Homans征阳性）及腓肠肌压痛（Neuhofs征阳性）。由于挤压小腿有使血栓脱落的危险，故检查时不易用力过大。

3．浅静脉曲张　属于代偿性反应，当主干静脉堵塞后，下肢静脉血通过浅静脉回流，浅静脉代偿性扩张，因此浅静脉曲张在急性期一般不明显，是下肢静脉血栓后遗症的一个表现。

4．股青肿　下肢DVT广泛累及肌肉内静脉丛时，由于髂股静脉及其侧支全部被血栓阻塞，组织张力极度增高，伴有动脉痉挛，下肢动脉搏动减弱或消失。临床上表现为剧烈疼痛，患肢皮肤发亮，伴有水疱或血疱，皮色呈青紫色，易出现休克表现及下肢湿性坏疽。

五、诊断

1．常用辅助检查

（1）血浆 D- 二聚体测定：急性 DVT，D- 二聚体＞500μg/L 有重要参考价值，特别是对于高危患者的筛查有重要意义，敏感性高（ELISA 方法＞99%）。但是其对 DVT 的诊断并非特异，如肿瘤、感染、炎症、坏死等均可导致血浆 D- 二聚体升高，并且对 80 岁以上的高龄患者其特异性较低。

（2）彩色多普勒超声：敏感性在 93% ~ 97%，特异性在 94% ~ 99%，为首选无创检查，适用于对患者的筛选和监测。

（3）螺旋 CT 静脉造影（computed tomo-venography，CTV）：可以同时检查腹部、盆腔、下肢深静脉情况。

（4）静脉造影：是 DVT 诊断的金标准。

2．DVT 诊断流程及评估方法　DVT 患者诊断流程如图 28-1 所示。

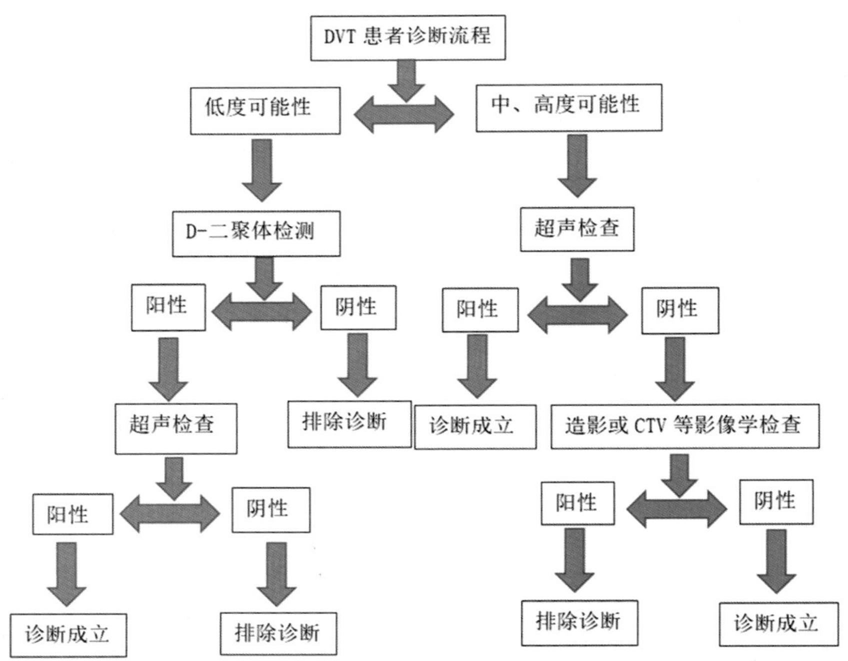

图 28-1　DVT 患者诊断流程

DVT 临床评估方法：Wells 临床评分，低度≤ 0 分，中度 1 ～ 2 分，高度≥ 3 分。如表 28-1 所示。

表 28-1　Wells 临床评分

病史及临床表现	评分
肿瘤	1
瘫痪或近期下肢石膏固定	1
近期卧床＞ 3 天或近 12 周内大手术	1
沿深静脉走行的局部压痛	1
全下肢水肿	1
与健侧相比，小腿肿胀周径＞ 3cm	1
既往有下肢深静脉血栓形成病史	1
凹陷性水肿（症状侧下肢）	1
有浅静脉的侧支循环（非静脉曲张）	1
类似或与下肢深静脉血栓形成相近的诊断	-2

六、治疗

治疗的目的在于恢复阻塞段静脉的通畅性，阻止血栓蔓延，缓解症状，预防和降低 PTE 的发生，降低 PTS 的发生率，并预防血栓的复发。因而强调早期、迅速开放闭塞静脉，保护深静脉瓣膜功能。

1. 一般处理　患者应卧床休息，减少因活动使血栓脱落而发生肺栓塞的机会，尤其是避免蹲起等身体中轴改变的行为，切忌按摩挤压肿胀的下肢。患肢抬高使之超过心脏平面，有利于血液回流，促使肿胀消退。但是已有研究发现对于急性 DVT 患者，只要患者能耐受早期活动，血管再通率则优于初期的卧床休息，但是要注意发生肺栓塞的风险，建议在临时滤器保护下尽早活动。

卧床时间一般在 2 周左右，2 周后行下肢静脉彩超检查，如无飘浮血栓，则予以弹力袜或用弹力绷带包扎患肢后下床活动，可加快组织消肿，减轻症状，弹力支持治疗最少持续 2 年以上，有 PTS 症状，使用时间更长。

2. 抗凝治疗　是下肢静脉血栓治疗中基础治疗，抗凝本身并不能使已形成的血栓溶解，但它能抑制血栓的蔓延和复发，同时它能降低肺栓塞的发生率。抗凝治疗可贯穿整个病程，时间 3 ～ 6 个月，部分患者可以延长到 1 年，有的甚至需终生抗凝。

目前常用注射制剂为低分子量肝素，它主要针对Ⅹa 因子，因此它在抗凝的同时，出血的危险性大大降低。使用低分子量肝素一般无需实验室监测，但与肝素一样，低分子量肝素也能引起血小板减少症，虽然其发生率较肝素低，但检测血小板计数有助于早期发现此并发症。

华法林作为口服抗凝药在临床上已得到长期应用，作为口服制剂，华法林成为门诊抗凝治疗的首选药物。华法林在体内起效慢，一般在服药 2 ～ 3 天开始起效，因此临床上常将它与低分子量肝素同时使用，急性 DVT 者，推荐早期应用低分子肝素至少 5 天，直到 INR ≥ 2.0 并持续 24 小时以上，停用低分子量肝素。口服华法林需监测 PT-INR，使其值控制在 2 ～ 3，并注意观察有无出血倾向。

继发于一过性（可逆性）危险因素的 DVT 患者，推荐口服华法林 3 个月，特发性的 DVT 患者，推荐华法林治疗至少持续 3 个月，3 个月后，评估长期抗凝治疗的利弊，对于首发即为近端血栓的、无出血危险因素、抗凝监测条件具备或者再次发作的特发性血栓患者，推荐长期抗凝治疗。

3．溶栓治疗　是利用溶栓药物激活体内纤溶酶原，使之变成有活性的纤溶酶，促进血栓的溶解，达到清除新鲜血栓的目的。

常用的溶栓药物有下列几种，第一代溶栓药：以链激酶和尿激酶为代表，全身作用，无特异性。第二代溶栓药：包括纤溶酶原激活剂、重组组织型纤溶酶原激活剂、尿激酶原、阿尼普酶等，具有一定的溶栓特异性。第三代溶栓药：包括瑞替普酶、替尼普酶、兰替普酶、孟替普酶等，专一性强、安全性好。目前以尿激酶在国内应用最多，尿激酶（UK）是由人肾细胞合成，从人尿中分离提取的一种双链丝氨酸蛋白酶，分子量为 53kDa。尿激酶能直接裂解纤溶酶原为纤溶酶，从而使纤维蛋白溶解，达到溶解血栓的作用。降解纤维蛋白凝块、纤维蛋白原、凝血因子Ⅴ、Ⅷ，从而发挥溶栓作用，血浆中尿激酶的半衰期大约是 15 分钟，主要在肝脏代谢。

溶栓治疗主要有 2 种，即全身治疗及局部治疗。全身治疗是将溶栓药物注入静脉后随血液流遍全身，溶解血栓。髂、股静脉主干部位的血栓较大，中断的血流妨碍了药物与血栓的直接接触，溶栓成功率仅 28%，即使急性期接受充分的药物治疗，仍有近 15% 的患者会因静脉阻塞或瓣膜破坏而发生溃疡，近 50% 的患者会发生不同程度的血栓后综合征。

局部治疗是通过插管将溶栓药物注入血管后在某一区域内溶栓。由于下肢静脉血栓形成后侧支循环很容易建立，溶栓药物不容易在局部浓聚，因此在静脉阻塞的远端灌注溶栓药物不如插管至血栓内溶栓效果好。静脉内有瓣膜阻挡，从健侧插管有时很难到达血栓，一般从患侧胆静脉穿刺顺行插管至血栓内持续灌注溶栓药物。广泛的近端急性 DVT（如髂股段，起病＜ 14 天，全身情况好，寿命超过 1 年），出血危险性低，在有条件的医疗中心，建议行导管介导下的局部溶栓治疗（CDT）以减轻症状及血栓后遗症，CDT 成功后建议应用球囊扩张及支架处理残余病灶，后续抗凝力度及持续时间与不用 CDT 者相同。

溶栓治疗期间应注意实验室检测，常用的检测指标包括血细胞比容、血小板计数、凝血酶原时间、部分凝血活酶时间、纤维蛋白原、D- 二聚体等。溶栓治疗开始后每隔 4 ～ 6 小时重复检测，如果血细胞比容下降，应考虑有隐匿的消化道出血，另外还应注意观察患者的神志变化，及早发现颅内出血。APTT 控制在正常对照 2 倍左右，纤维蛋白原浓度＜ 2g/L，溶栓药物减半，治疗过程中如发现消化、泌尿系统等出血或 Fib ＜ 1g/L，中止溶栓治疗。

D- 二聚体升高是溶栓有效的敏感指标，D- 二聚体不升高或下降提示继续溶栓已无意义，还会增加出血的风险，应及时停药，D- 二聚体水平增高表明体内有纤维蛋白血栓形成和纤溶发生，以及纤溶亢进，所以在溶栓过程中的 D- 二聚体的变化比纤维蛋白原更有意义和代表性。D- 二聚体不仅是纤维蛋白降解产物，也是反映纤溶活性目前最敏感的指标，假如其含量升高后持续在一定水平不变，则提示溶栓药物用量不足，需追加溶栓药物剂量，溶栓治疗应持续到 D- 二聚体含量下降至正常范围，逐渐恢复降低的 D- 二聚体水平是溶栓成功的指征。D- 二聚体作为检测溶栓药物的疗效判定指标具有很大的应用价值，溶栓后 D- 二聚体达峰值浓度时间越早，其峰值浓度较溶栓前升高幅度越大，溶栓效果可能越好；而溶栓后 D- 二聚体达峰值浓度时间延迟及其峰值浓度较溶栓前升高不明显，提示溶栓效果可能不佳，也提示可能溶栓药物使用剂量不足。

4．手术治疗　静脉手术取栓曾经在 20 世纪 50、60 年代较为常用，手术取栓的优点为一次取出深静脉中大量血栓，为主干深静脉的通畅和深静脉瓣膜功能的保留提供了最大可能，同时对于侧支循环的建立快速减低深静脉压力，尽快解除下肢淤血状态提供了帮助，并使患者早期下床活动变为可能。但取栓后血栓再复发的病例报道越来越多，而非手术治疗的安全性正在逐步增高，使取栓术受到了一定的限制，目前主要应用于发病时间 72 小时内的合并股青肿的患者下肢髂股静脉的血栓形成。

5．下腔静脉滤器置放术　主要用于预防致命性肺栓塞的发生，适应证目前仍有争议，目前公认的适应证包括有抗凝治疗禁忌的下肢深静脉血栓患者、抗凝治疗过程中出现较严重出血的下肢深静脉血栓患者、正规抗凝治疗过程中仍发生肺栓塞的下肢静脉血栓患者、多次发生肺栓塞的患者、需行肺动脉切开取栓的下肢静脉血栓患者及检查发现血栓近心端有飘浮的大的血栓团块的患者。

七、DVT 的预防

各种手术是导致下肢深静脉血栓形成的主要原因，术后鼓励患者抬高下肢和早期下床活动，是预防下肢深静脉血栓形成的可靠措施，但对血栓形成的高危患者，无显著临床意义，手术时应彻底止血，术后常规使用止血药物以预防术后出血的错误观念，可能促使血栓形成。

目前常用的预防措施有围术期应用抗凝药物，低分子肝素可以有效预防髋、膝关节置换术后 DVT 的发生，目前已经作为指南用药推荐使用。对于术后出血风险高的手术可以采用机械方法预防：①间歇性腿部充气压迫法：小腿肌肉是人体的第二心脏，走动时依靠小腿肌肉的收缩，有助于腿部静脉血回流，当因各种原因使下肢制动时，腿部静脉血流速减慢，为血栓形成创造了有利条件，在患者手术或卧床时，用充气带绑缚患者小腿，间歇充气压迫小腿肌肉，能使下肢静脉血流速度加快，从而起到预防血栓的作用，此法尤其适合抗凝禁忌的患者；②阶梯压差性弹力袜：穿有阶梯压差的弹力袜，可以加速下肢静脉回流，减轻血液瘀滞，对预防下肢深静脉血栓也有一定的作用，使用方法简便、安全，适用于有轻度血栓形成倾向的患者。上述两种机械预防方法对下肢缺血的患者应慎用。

第二节 肺动脉栓塞

一、概述

肺动脉栓塞（pulmonary embolism，PE）是由于各种原因产生的栓子堵塞肺动脉主干或分支引起肺循环障碍的临床和病理生理综合征，是一种常见的急性致命性心血管疾病，以发病率高、误诊率高、死亡率高和复发率高为特点。在美国，PE 发病率＞1‰，每年发病 60 ~ 65 万例，仅次于冠心病和肿瘤，是常见的三大心血管疾病之一。PE 每年死亡人数超过 10 万，居全部死因的第 3 位，PE 诊断后前 3 个月内死亡率＞15%，大面积栓塞（massive embolism）可致猝死，未治疗患者死亡率高达 30%。国内尚无明确的流行病学统计资料，但越来越多的资料表明，其发病率也不低。

二、病因学

PE 作为一组疾病的统称，最常见的、危害较大的是肺动脉血栓栓塞（pulmonary thromboembolism，PTE），约占 PE 的 90% 以上，通常所说的 PE 指的就是 PTE。除肺血栓栓塞外，PE 还包括其他以非血栓性栓子为病因的类型，如脂肪栓塞综合征、羊水栓塞、空气栓塞、肿瘤栓塞、异物栓塞等。引起 PTE 的血栓栓子 70% ~ 90% 来自于下肢静脉和盆腔静脉血栓，少数来自上肢、头颈部静脉，颈内和锁骨下静脉内插入、留置导管和静脉内化疗，使来源于上腔静脉径路的血栓较以前增多。肺动脉或其分支被堵塞后，通过机械性堵塞和神经体液因素的作用，可以导致肺循环阻力增加，肺动脉压力升高，通气血流比例失调，进而引起右心功能不全和体循环血压减低、淤血、严重的低氧血症等一系列改变，严重者可发生肺梗死、肺萎陷，损害心、脑、肾等重要器官的功能，甚至发生猝死。

可诱发肺栓塞的原因很多，主要有：①血液淤滞：瘫痪、长期卧床、肢体固定不动等可使血流滞缓，下肢肌肉泵功能作用消失，诱发血栓形成；②血管损伤：包括机械性损伤如静脉穿刺、手术损伤血管等和化学性损伤如输注各种刺激性强的或高渗的溶液；③血液的高凝状态：手术、外伤、心肌梗死、心房颤动等激活凝血机制可导致血液高凝；④肥胖、怀孕、口服避孕药、高龄患者、糖尿病、血小板增多症、结缔组织病等能干扰凝血和溶血平衡，导致静脉血栓的发生。

三、发病机制

1. 病理生理学　肺动脉的血栓栓塞更易发生于右侧下肺叶，发生栓塞后有可能在栓塞局部继发血栓形成。肺动脉及其分支的栓塞达一定程度后，通过机械阻塞作用，加之神经体液因素和低氧所引起的肺动脉收缩，导致肺循环阻力增加、肺动脉高压；右心室后负荷增高，右心室壁张力增高，至一定程度引起急性肺源性心脏病，右心室扩大，可出现右心功能不全，回心血量减少，静脉系统淤血；右心扩大致室间隔左移，使左心室功能受损，导致心排出量下降，进而可引起体循环低血压或休克；主动脉内低血压和右心房压升高，使冠状动脉灌注压下降，心肌血流减少，特别是心室内膜下心肌处于低灌注状态，加之 PTE 时心肌耗氧增加，可致心肌缺血，诱发心绞痛。

栓塞部位的肺血流减少，肺泡无效腔量增大，肺内血流重新分布，通气 / 血流比例失调，右心房压升高可引起功能性闭合的卵圆孔开放，产生心内右向左分流，神经体液因素可引起支气管痉挛，毛细血管通透性增高，间质和肺泡内液体增多或出血。

栓塞部位肺泡表面活性物质分泌减少，肺泡萎陷，呼吸面积减小，肺顺应性下降，肺体积缩小并可出现肺不张，如累及胸膜，则可出现胸腔积液。以上因素导致呼吸功能不全，出现低氧血症，代偿性过度通气（低碳酸血症）或相对性低肺泡通气。

由于肺组织接受肺动脉、支气管动脉和肺泡内气体弥散等多重氧供，故发生 PTE 时很少出现肺梗死。栓子的大小和数量、多个栓子的递次栓塞间隔时间、是否同时存在其他心肺疾病、个体反应的差异及血栓溶解的快慢，对发病过程和预后有重要影响。若急性 PTE 后肺动脉内血栓未完全溶解，或反复发生 PTE，则可能形成慢性血栓栓塞性肺动脉高压（CTEPH），继而出现慢性肺源性心脏病，右心代偿性肥厚和右心衰竭。

2. 临床病理学

（1）按临床可诊断范围分类

1）临床隐匿性肺栓塞：临床不能诊断。

2）伴有一过性某种临床症状的肺栓塞：临床难以诊断。

3）临床显性肺栓塞：临床可以诊断，包括：①急性大面积 PTE（massive PTE）：临床上以休克和低氧血症为主要表现，栓塞面积达到两支以上肺叶动脉或同等肺血管床范围；②急性非大面积 PTE（non-massive PTE）：临床上以低氧血症为主要表现，未出现休克，栓塞面积达到一支以上肺段或两支以下肺叶动脉或同等肺血管床范围；③慢性血栓栓塞性肺动脉高压（CTEPH）。

（2）按血栓大小的分类

1）大块血栓所致的肺栓塞：血栓堵塞了区域性肺动脉分支以上的动脉。

2）微血栓所致的肺栓塞：指肌性动脉（外径为 100 ~ 1000μm 的小动脉）被弥漫性栓塞的疾病。

（3）按发病时间分类

1）急性肺栓塞：指发病时间较短，一般在 14 天以内，新鲜血栓堵塞肺动脉者。

2）亚急性肺栓塞：发病时间超过 14 天，在 3 个月以内者。

3）慢性肺栓塞：发病时间超过 3 个月，肺动脉血栓已被机化者。

四、临床表现

肺动脉血栓所引起的临床表现根据血栓的大小和所导致的血流动力学改变而异，表现形式多种多样，可从 1、2 个肺段栓塞无任何症状到多个肺段栓塞而引起急性肺源性心脏病，甚至猝死。典型肺栓塞的临床表现为“呼吸困难、胸痛、咯血”三联征，但发生率不足 30%，常见症状是不能用其他原因解释的呼吸困难、胸痛、咯血、晕厥、咳嗽、胸闷、气短、猝死等。体检可见呼吸急促、发热、心率增快、低血压或休克、肺部听诊栓塞侧呼吸音减弱等。肺栓塞患者的血气分析常为低氧血症、低碳酸血症，肺泡及动脉血氧差值增大，血气也可以正常。

五、诊断

对 PE 进行诊断最重要的是提高对 PTE 的警惕，肺栓塞的漏诊率及误诊率很高，约 11% 的 PTE 患者在发病 1 小时内死亡，其余的仅 29% 可以得到确诊。具有典型 PTE 征象的患者不多，通常仅有一两个提示可能有 PTE 的症状，如突发“原因不明”呼吸困难，当伴有一侧或双侧不对称性下肢肿胀、疼痛者更需考虑有 PTE 的可能。PTE 需要与大叶性肺炎、胸膜炎、心肌梗死、肺不张、肺源性心脏病、脑血管病等疾病鉴别。常用的辅助检查方法：

1. 血浆 D- 二聚体　对急性 PTE 的敏感度可以达到 92% ~ 100%，但是特异度仅为 40% ~ 43%。临床上心肌梗死、手术、肿瘤、感染、组织坏死等疾病均可导致 D-二聚体升高，D- 二聚体小于 500 μ g/L 时可以排除急性 PTE 诊断。

2. 肺栓塞的心电图　大多为非特异改变，常见的有 V_1 ~ V_4 导联 T 波倒置、完全或不完全的右束支传导阻滞、肺性 P 波，电轴右偏等，部分病例出现 $S_I Q_{III} T_{III}$ 征。

3. 超声心动图　在严重病例可出现右室局部运动幅度减低，右房或右室扩大，室间隔左移，近端肺动脉扩张，下腔静脉扩张等肺动脉高压，右室负荷增加。

4. 普通 X 线胸片　可见到因无血流灌注所致的区域性肺纹理减少，纤细、肺透过度增加，可出现肺动脉高压的征象。因敏感性及特异性均低，只作为鉴别诊断的检查方法。

5. 多层螺旋 CT　能发现肺段以上的肺动脉栓子，为 PTE 的确诊手段之一。尤其对急诊胸痛病例，MSCT 可以快速对胸痛三联征（急性心肌梗死、急性肺栓塞、主动脉夹层）进行鉴别。

6. 磁共振成像（MRI）　对肺段以上的肺动脉栓子的诊断具有较高的敏感性及特异性，而且具有一定的对新旧血栓的识别能力，可以对是否溶栓治疗提供依据。

7. 核素肺通气—灌注扫描检查　是诊断肺栓塞最敏感的无创性检查。典型的 PTE 表现肺灌注缺损呈肺段分布，与通气显像不匹配。

8. 肺栓塞的肺动脉造影　征象为肺动脉内造影剂充盈缺损，伴或不伴轨道征的血流阻断，或者为肺动脉内造影剂流动缓慢、局部灌注低、静脉回流延迟等。肺动脉造影对肺栓塞诊断的敏感性、特异性均较高，缺点为有创性。

六、治疗

1．一般治疗　肺栓塞发病后的 1 ~ 3 天最危险，患者应收入监护病房，连续监测血压、心率、呼吸、心电图和动脉血气等。予以镇静止痛、解痉药改善呼吸，治疗急性右心功能不全，有休克者予以抗休克治疗。

2．抗凝治疗　是 PTE 的基本治疗方法，可以有效地防止血栓再形成和复发。疑诊 PTE 即应进行抗凝干预治疗，抗凝治疗适应证为不伴肺动脉高压或血流动力学障碍的急性 PTE 和深部静脉血栓，对于高度疑诊的 PTE 如无抗凝治疗的禁忌证，均应立即开始抗凝，同时进一步检查尽早明确诊断。

PTE 的抗凝有溶栓后的序贯抗凝治疗及单纯抗凝治疗两种方法，目前常用的抗凝剂包括普通肝素（UFH）、低分子肝素（LMWH）和华法林（warfarin），一般抗凝治疗的初期使用肝素，后以华法林维持。抗凝治疗可有效防止 PTE 的发展和复发。

3．溶栓治疗　比抗凝治疗可更迅速溶解血栓和恢复肺组织再灌注，逆转右心衰竭及改善肺毛细血管容量，纠正血流动力学的失衡。多中心试验结果非常明确地认为溶栓治疗比较单纯抗凝治疗可以更为快速地溶解血栓，但在是否降低血流动力学稳定的患者病死率或者肺栓塞的复发率方面结论尚不统一。与抗凝治疗比较，溶栓治疗不能进一步降低 PTE 病死率和复发率，且并发出血率较高。

溶栓时间窗为发病两周内，溶栓时间越早，疗效越佳。溶栓治疗的适应证：①栓塞面积超过 2 个肺叶血管者；②合并休克或低血压（收缩压 $<$ 90mmHg 或血压下降 $\geqslant$ 40mmHg，且持续 15 分钟以上）者；③合并右心功能不全者。如果血压正常，但是超声心动图提示右室功能不全的病例，在无禁忌证的情况下，也可以溶栓。而血压及右室功能均正常者，则不建议溶栓治疗。溶栓的并发症主要是出血，因此治疗前应明确有无禁忌证。

目前较为公认的急性肺栓塞的溶栓方案是：尿激酶 20 000U/kg 加入 250ml 液体中两小时静脉滴注。rt-PA 10mg 加入 10ml 液体中 10 分钟内静脉推注，然后 rt-PA 40 ~ 90mg 加入 90ml 液体中 110 分钟内静脉滴注。

4．微创治疗　对肺栓塞高危人群进行密切监测和预防是彻底减少发病率的关键，而对于肺动脉已经发生血栓栓塞者，及时排除血栓，改善通气障碍，无疑能减少肺动脉血栓栓塞的死亡率。PTE 治疗的目的是清除和溶解肺血管床内的血栓栓子，防止心肺功能衰竭，包括急性期控制栓塞引起心肺功能紊乱、缩小或消除血栓、寻找血栓来源，采取措施预防再发几个方面。除了应用溶栓和抗凝药物，血管腔内介入技术已发展为治疗 PTE 的重要手段，大大降低了该病的死亡率。对于因诊断和初期治疗不及时而转变为慢性肺栓塞，肺动脉血栓清除术和血栓内膜剥脱术是唯一有效的治疗途径。

介入治疗急性 PTE 的适应证为：急性大面积 PTE；栓塞位于介入器械可及的部位；同时符合下述条件之一：有抗凝或溶栓禁忌证；经溶栓或积极内科治疗无效；致死性 PTE 即伴心搏骤停、休克、昏迷、进展性低血压、严重的呼吸困难、难以纠正的低氧血症患者；高龄、既往有心肺疾病患者；无条件开展开胸手术或有开胸手术禁忌证者。

（1）经导管肺动脉内溶栓术：是通过全肺动脉造影确定堵塞的肺动脉，然后将溶栓导管置于血栓处，将溶栓药物注入血栓处，局部溶栓可提高肺部病灶处的溶栓药物的浓度，增强溶栓效果，有效率明显高于全身性溶栓，局部溶栓用药量明显小于全身性溶栓，引起严重出血性并发症的风险明显低于全身性溶栓。常用药物为尿激酶，剂量为 30 ~ 50 万 U，新鲜血栓在足量的溶栓药物作用下，多半在 1 小时内溶解。导管局部溶栓多在确定血栓块小且弥漫，无溶栓禁忌证时使用。对于慢性患者价值有限。

（2）经导管肺动脉血栓碎栓术：是将堵塞肺动脉内的大块血栓捣碎，使肺动脉血流再通，以迅速解除肺循环阻力，开放主肺动脉，改善肺灌注。大块血栓捣碎后，小块血栓被血流冲到肺动脉末梢，肺脏是血栓自溶能力较强的脏器，末梢小血栓可自溶使血流再通，另外机械碎栓后溶栓，因碎裂栓子表面积的增加使溶栓更为有效。

（3）经导管肺动脉血栓抽吸术：是经肺动脉造影确定栓塞部位，使用导管、导丝将肺动脉血栓碎裂、松软，再通过各种导管抽吸除血栓。适用于急性大块栓塞者，一般与血栓捣碎和溶栓联合进行。

（4）球囊扩张和支架置入术：适用于慢性阻塞或者经血栓抽吸、溶栓后仍然存在管腔狭窄者。而且球囊血管成形术通过球囊扩张挤压血栓使得血栓碎裂成细小血栓，利于吸栓或溶栓。

（5）腔静脉滤器置入术：滤器放置后可截留、防止脱落的大块栓子回心，是预防肺栓塞的主要方法，要加强对深静脉血栓形成及肺血栓栓塞的认识，采取必要的预防措施或进行监测，对于突发或渐进性肢体肿胀、胀痛伴有浅静脉扩张和患肢皮温增高者均应考虑 DVT，介入放射学技术的发展使腔内滤器放置变得简单可行且并发症较低，美国每年置入的滤器达 3 万 ~ 4 万枚。放置滤器后，可插入溶栓导管对下肢、盆腔的深静脉血栓进行局部溶栓治疗，对于有抗凝治疗绝对禁忌证和静脉血栓复发率高的患者推荐应用下腔静脉滤器。

临床常见两种或两种以上的方法联合应用，介入治疗由于创伤小，治疗效果稳定，而且可以反复治疗，同时可以加上内科药物辅助治疗，已经逐渐成为治疗肺动脉血栓栓塞的发展趋势之一，随着介入技术及器材的发展，将发挥更大的作用。

5. 手术治疗　急性肺栓塞的诊断确立后，经溶栓治疗可溶解部分或全部血栓，恢复肺组织再灌注，不考虑外科治疗。但对于那些内科治疗无效而病情严重的患者，在有条件的医院应考虑行 PTE 清除术。体外循环下肺动脉血栓摘除术是急性 PTE 治疗的主要方法，手术适应证为：诊断明确并危及生命者；血流动力学不稳定，如休克、右心衰竭等；大面积肺栓塞，肺动脉主干或主要分支全部堵塞者；有溶栓禁忌证或溶栓及其他治疗方法不满意者；右心房、左心房或右心室内大量血栓或血栓有脱落的危险者。如血栓来自下肢静脉，要植入下腔静脉滤器，防止复发。

慢性 PTE 是导致严重肺动脉高压的主要原因之一，其病理改变为：血栓机化、纤维增生导致的肺动脉管腔狭窄甚至完全阻塞。常常引发进展性的肺血管阻力增大和右心功能的衰竭，肺动脉切开取栓及内膜剥脱是唯一有效的治疗途径，但并不是所有的慢性肺栓塞患者都适合此方法，只有预期手术后的肺动脉阻力能够下降 50% 以上的患者才能接受手术。如果患者存在不能用既存的肺大动脉损伤解释异常升高的肺动脉压力，则手术后短期内发生血管病的可能性会增大，因此也就增加了手术的风险。迄今为止，已公开发表的最大的研究证明，术后肺动脉压力仍＞ 500dyne · s · cm^{-5} 其死亡率为 30.6%，而术后肺动脉压力＜ 500dyne · s · cm^{-5} 的死亡率仅有 0.9%。

最近的研究证明，无论是单次还是重复血栓形成导致的管腔闭塞只是引发慢性肺动脉高压的初始因素，继发于血栓形成的肺动脉血管的重构是导致肺动脉高压的重要因素。因此对于慢性肺动脉栓塞药物治疗同样重要，通常需要终生抗凝治疗，INR 应控制在 2.0 ~ 3.0。一些非对照的研究提示磷酸二酯酶 -5 的抑制剂西地纳非以及内皮素受体拮抗剂波生坦对非手术的慢性肺动脉栓塞患者有治疗作用。

（王瑞华　吴学君）

参考文献

[1]Gharaibeh L，Albsoulyounes A，Younes N.Evaluation of VTE prophylaxis in an educational hospital：Comparison between the institutional guideline（Caprini 2006）and the ACCP guideline（Ninth edition）[J].Clin Appl Thromb Hemost，2016，22（7）：627.

[2] 王辰，翟振国 . 关注静脉血栓栓塞症的防治与管理第 9 版 accp 抗栓治疗及血栓预防指南的启示 [J]. 中华医学杂志，2013，93（24）：1857-1859.

[3] 史旭波 .2012 年 ACCP-9 VTE 预防指南解读 [A]. 华人药师临床药学专题研讨会，2013.

[4]Spencer FA，Kroll A，Lessard D，et al.Isolated calf deep vein thrombosis in the community setting：The Worcester Venous Thromboembolism study[J].Journal of Thrombosis & Thrombolysis，2012，33（3）：211–217.

[5]Aldawood A，Arabi Y，Aljumah A，et al.The incidence of venous thromboembolism and practice of deep venous thrombosis prophylaxis in hospitalized cirrhotic patients[J].Thrombosis Journal，2011，9（1）：1.

[6]National Clinical Guideline Centre–Acute and Chronic Conditions（UK）.Venous Thromboembolism：Reducing the Risk of Venous Thromboembolism（Deep Vein Thrombosis and Pulmonary Embolism）in Patients Admitted to Hospital[J].London：Royal College of Physicians（UK），2010，334（334）：1053–1054.

[7]Kahn SR，Shrier I，Julian JA，et al.Determinants and time course of the postthrombotic syndrome after acute deep venous thrombosis[J].Journal of Vascular Surgery，2009，49（5）：698.

[8]Alesh I，Kayali F，Stein PD.Catheter–directed thrombolysis（intrathrombus injection）in treatment of deep venous thrombosis：A systematic review[J].Catheterization & Cardiovascular Interventions Official Journal of the Society for Cardiac Angiography & Interventions，2007，70（1）：143.

[9]Singer DE，Albers GW，Dalen JE，et al.Antithrombotic therapy in atrial fibrillation：The Seventh ACCP Conference on Antithrombotic and Thrombolytic Therapy[J].Chest，2004，126（3 Suppl）：429S.

[10]Ller HRB，Davidson BL，Decousus H，et al.Fondaparinux or enoxaparin for the initial treatment of symptomatic deep venous thrombosis：A randomized trial[J].Annals of Internal Medicine，2004，140（11）：867.

[11]Planes A，Vochelle N，Darmon JY，et al.Risk of deep–venous thrombosis after hospital discharge in patients having undergone total hip replacement：Double–blind randomised comparison of enoxaparin versus placebo[J].Lancet，1996，348（9022）：224.

[12]Moser KM，Fedullo PF，Littejohn JK，et al.Frequent asymptomatic pulmonary embolism in patients with deep venous thrombosis[J].Jama，1994，271（3）：223.

第二十九章　髂静脉梗阻性疾病的治疗

髂静脉梗阻性疾病是指由多种原因导致的髂静脉回流受阻，可以出现一系列下肢静脉回流障碍的临床表现，比如活动后肢体粗肿、疼痛、浅静脉曲张、足靴区静脉营养性障碍等。广义的髂静脉梗阻性疾病主要包括急性髂股静脉血栓形成、髂静脉血栓形成后综合征和左髂静脉压迫综合征（也称为 May-Thurner 综合征、Cockett 综合征），另外髂窝肿瘤（原发性或转移性、恶性或良性）、髂窝淋巴囊肿（多见于妇科恶性肿瘤行盆腔淋巴结清扫术后）、腹膜后纤维化均可压迫髂静脉导致静脉回流障碍，血管损伤、放疗也可引起髂静脉梗阻。急性髂股静脉血栓形成详见 DVT 章节，本章节主要探讨左髂静脉压迫综合征和血栓形成后综合征。

第一节　概述

髂静脉梗阻性疾病主要表现为下肢慢性静脉功能不全，其典型临床表现包括疼痛、肿胀、浅静脉曲张、足靴区皮肤营养障碍性改变（色素沉着、湿疹、静脉淤积性皮炎、皮肤脂质硬化）等，严重者将发生静脉性溃疡。该类发病原因多，因此严格评估致病原因及其产生的影响，以及相关静脉功能不全的受累范围和严重程度对于治疗有十分重要的指导意义。美国的 Raju 等对 4026 例有慢性下肢静脉疾病（chronic venous diseases，CVD）症状严重的患者行血管内超声检查，发现 21.8%（879 例共 938 条肢体）有髂静脉梗阻，53% 为非血栓性髂静脉病变，40% 为血栓形成后综合征，7% 为混合性。

一、病因学

1. 深静脉血栓形成　髂股静脉血栓形成是髂静脉闭塞的最常见原因，近年来发病率有明显上升趋势。急性下肢静脉血栓形成后，机体可以实现血栓再通和侧支循环的建立，但其静脉流量是不够的，另外腹股沟以远的静脉内瓣膜结构遭到破坏而导致静脉瓣膜功能不全，引起患者出现症状。下肢深静脉血栓后遗症（post-thrombotic syndrome，PTS）是下肢深静脉血栓的远期并发症，其主要表现为CVD。有20% ~ 50%的DVT患者在两年内发展为PTS，其中伴有静脉溃疡5% ~ 10%，严重影响患者生活质量，增加社会医疗负担。

在临床工作中，时有发现PTS合并动静脉瘘者。PTS合并动静脉瘘是临床上少见的一种疾病，其临床表现主要以下肢PTS为主，但仍具备部分动静脉瘘的症状，血管多普勒超声检查是一种操作简单、准确率高的筛查手段，下肢血管的动静脉造影是诊断该疾病的金标准。笔者所在医院血管外科回顾性分析2006年1月至2014年1月收治的深静脉血栓形成后综合征合并动静脉瘘的14例患者资料，总结如下特点：①临床症状以左下肢股部肿胀为主，表面皮肤张力较高，短期内肿胀可加重，部分合并小腿淋巴水肿；②下腹部、股内侧及左侧腹股沟区等部位可以出现浅静脉的迂曲、扩张，曲张静脉的部位及范围与体位无关；③超声及造影提示左侧髂总静脉重度狭窄或闭塞，动静脉瘘的近心端呈重度狭窄或闭塞的情况，远心端再通良好；④动静脉瘘发病部位广泛，多发，可以分布在整个患肢，多以细小瘘支为主。治疗方法主要以降低下肢静脉高压为主，自体大隐静脉耻骨上转流及髂静脉球囊扩张+支架植入术不但能有效地改善下肢症状，同时使动静脉瘘的数量明显减少，动静脉瘘栓塞治疗需要结合病情多次进行，效果欠佳，传统动静脉瘘结扎治疗效果不理想。下肢深静脉高压、血栓机化及再通、血管发生过程中血管生长因子的分泌异常在动静脉瘘形成过程中具有重要的作用，具体形成机制尚不明确，尚需进一步研究。

2．左髂静脉压迫综合征（也称为May-Thurner综合征、Cockett综合征） 是指左髂总静脉受右髂总动脉与第5腰椎或骶骨岬的挤压，导致下肢及盆腔静脉回流障碍的疾病。由于长期的髂总静脉受压，引起局部静脉壁慢性损伤和组织反应，髂静脉管腔内出现突向管腔的嵴、瓣膜样结构、腔内粘连、束带等，从而加重静脉回流障碍。髂静脉受压综合征多见于女性，因为女性的腰骶生理前凸较男性更为明显，在骨盆发育完成后，左下肢逐渐出现水肿，过去常误认为“青春期淋巴水肿”。

1908年，McMurrich首先描述了左髂总静脉受压引起的单独左下肢水肿。1957年，May和Thurner把它定义为解剖性疾病。1965年Cockett和Thomas从临床角度描述了左髂总静脉位于右髂总动脉后方，可被挤压于右髂总动脉和第5腰椎之间，导致左髂总静脉受压而狭窄或闭塞，后来把这种受压现象称之为May-Thurner综合征或Cockett综合征。国内翟国钧等在下肢静脉曲张与Cockett综合征关系的研究中指出，左下肢静脉曲张合并Cockett综合征的发生率达60.8%。这提示我们下肢静脉曲张可能是Cockett综合征的一个很常见的临床表现，在诊治左下肢静脉曲张时不要忽视了Cockett综合征存在的可能性。

临床上可以将其分为DVT性和非血栓性Cockett综合征两种类型。非血栓性Cockett综合征合并急性髂静脉血栓形成则称为DVT性Cockett综合征。Cockett综合征是左侧DVT非常重要的致病原因，已是不争的事实，必须处理，也是能否治愈DVT的关键，具体内容详见DVT章节。

赵军等学者认为左髂总静脉狭窄接近正常静脉腔内径的一半时，静脉血栓形成的可能性将大大增加。但此时由于侧支代偿（左髂总静脉狭窄后的主要侧支为髂内静脉－腰骶静脉丛及腰升静脉），不立即发病。当血栓形成的诱因出现时，如手术，尤其骨科手术、妇科的盆腔手术后、各种原因所致的卧床以及下肢活动减少等，将引发血栓形成。

3．其他因素　髂窝肿瘤（原发性或转移性、恶性或良性）、髂窝淋巴囊肿（多见于妇科恶性肿瘤行盆腔淋巴结清扫术后）、髂窝的动脉瘤、腹膜后纤维化均可压迫髂静脉导致静脉回流障碍，血管损伤、放疗也可引起髂静脉梗阻。

二、左髂静脉梗阻性疾病的诊断

髂静脉梗阻性疾病主要表现为CVD，因此减少本病的误诊要对所有下肢浅静脉曲张患者进行全面的病史采集、细致的体格检查及必要的辅助检查。单纯性浅静脉曲张的临床症状较轻，表现为下肢的沉重感、易疲劳，浅静脉迂曲扩张。病变后期，交通支瓣膜受到破坏时可出现足靴区营养变化。一般无严重肿胀和剧烈的肿胀性疼痛，静脉造影可见深静脉系统完全正常。而下肢DVT虽继发浅静脉曲张，但临床症状相对较重，下肢肿胀和疼痛明显。即使晚期仅表现为浅静脉曲张和足靴区皮肤营养障碍，若仔细询问病史多可发现早期患肢水肿和疼痛情况。在血栓闭塞期，深静脉通畅试验呈阳性，彩超可发现深静脉有阻塞。完全再通后，瓣膜遭破坏，能产生与原发性下肢深静脉瓣膜功能不全相同的检查发现，彩超不易鉴别。

患者既往多存在肢体粗肿、疼痛的病史或明确的深静脉血栓形成的病史，临床表现不典型，没有特异性，与原发性慢性静脉功能不全的症状体征相似。下肢静脉彩色多普勒超声检查及下肢静脉造影对于明确PTS的诊治是必不可少的。

采用现代无创血管检查技术，特别是彩色多普勒超声诊断，不仅可明确病变的部位和范围，而且还可了解其继发性深静脉瓣膜损坏的程度及功能情况，可以排除更高位的静脉回流障碍（比如布加氏综合征、下腔静脉综合征等），有时候超声检查会发现髂静脉梗阻合并动静脉瘘的现象，但其缺点是不能显示下肢静脉血管的全貌，对临床分型和指导手术治疗有一定的局限性。笔者认为，下肢静脉顺行及逆行造影术较为直观，可信度高，能够弥补彩色多普勒超声的不足，可提供更多有价值的信息，能够动态观察到每一对瓣膜的开闭功能，显示血栓的类型和范围，从而为抉择外科手术治疗方案或腔内介入治疗方案提供可靠依据，亦是目前诊断 DVT 和 PTS 的金指标。

1．病史和体格检查

（1）既往史：既往是否存在肢体粗肿的病史或者明确的 DVT、肺栓塞的病史，近远期是否有过盆腔手术及放射治疗史，是否合并恶性肿瘤、有无血液高凝状态等。

（2）临床表现：临床上主要表现为慢性静脉功能不全，包括肢体肿胀和静脉性间跛，以及水肿、疼痛、浅静脉曲张、足靴区皮肤营养障碍性改变（色素沉着、湿疹、静脉淤积性皮炎、皮肤脂质硬化）等，严重者将发生静脉性溃疡。在门诊可以做 Perthes 试验了解深静脉通畅性。

非血栓性 Cockett 综合征的临床表现与 CVD 的临床表现基本相同。也就是说，在相当一部分左侧 CVD 患者中，Cockett 综合征是主要原因，却往往被忽略和遗漏，成为慢性静脉功能不全治疗效果欠佳或复发的根源。

一般体检很难发现 Cockett 综合征，对以下症状的患者应怀疑 Cockett 综合征：单纯性左下肢慢性中、重度肿胀；下肢静脉曲张伴肿胀；严重的小腿皮肤改变（色素沉着、皮炎、脂性硬皮病），以及慢性或反复淤滞性溃疡发生等；特别是左髂股区或耻骨上浅静脉增多、怒张、曲张等，应高度怀疑。

2．辅助检查

（1）无创性静脉检查：双功超声及容积描记检查有助于明确深静脉闭塞或狭窄的程度、范围，评价静脉瓣膜功能不全的程度，确定小腿肌泵功能下降等。静脉超声检查方便快捷，但易受肠道内气体的干扰，Cockett 综合征的发现率偏低，而且与超声科医生的经验有一定关系。部分髂静脉梗阻患者可以合并动静脉瘘，超声检查可以发现相应的影像学表现。

CT、CTV、MRI 检查可以排除其他腹腔、盆腔疾病（比如动脉瘤、肿瘤、淋巴囊肿、腹膜后纤维化等），对明确病因及诊断同样有着重要的作用。CT 静脉成像可多方位、多层面观察髂静脉病变，阳性率很高。对于髂静脉梗阻合并盆腔及下肢动静脉瘘的患者可以借助 CT 了解瘘口的位置和流量。

（2）静脉造影检查：下肢静脉顺、逆行造影可以明确髂、股、腘及小腿静脉的通畅性及瓣膜功能，了解下肢静脉回流的侧支血管建立情况，同时可以测量下腔静脉与髂股静脉的压差（评估病变程度及预测治疗效果）。

下肢深静脉顺行造影时，因造影剂到达股静脉上方时浓度已淡，有时无法清楚显示髂静脉。有经验的医师可在造影剂到达股静脉上方时用压脉带暂时阻断股静脉，然后突然解除压迫，观察髂静脉充盈，可能会发现髂静脉梗阻性疾病。

下肢深静脉逆行造影：实际上这种方法是可以确诊的。但因以前对 Cockett 综合征认识不足，常把造影导管跨过髂静脉直接送至股静脉上方进行下肢深静脉造影，而忽略了髂静脉，因此导致漏诊。

髂静脉造影是决定髂静脉梗阻是否适合腔内介入治疗的重要检查，是诊断 Cockett 综合征的金标准，但常须改变体位观察，发现髂静脉狭窄的应测量狭窄两端的静脉压，并根据静脉压差及侧支血管建立的情况决定治疗方案。Cockett 综合征的造影主要表现为髂总静脉狭窄、充盈缺损、压迹、增宽、闭塞及侧支形成等。

（3）血管腔内超声检查：可以更直观地了解血管腔内的病变情况，准确率高于髂静脉造影。但在国内尚未普及，只有少数大医院使用。

第二节　髂静脉梗阻性疾病的治疗

髂静脉梗阻性疾病发病原因多种多样，严格评估致病原因并针对不同病因制订相应治疗方案至关重要。比如 Cockett 综合征、左髂静脉血栓后部分再通或完全梗阻可能更适合腔内介入治疗，而继发于肿瘤压迫、淋巴囊肿、腹膜后纤维化等的髂静脉梗阻可能更多地考虑针对病因的治疗方法。

一、非手术治疗

1. 静脉血管活性药物治疗　如黄酮类、七叶皂甙类等。前者可以促进静脉血液回流，减轻患肢肿胀和疼痛，从而改善症状。后者具有抗炎、减少渗出、增加静脉血管张力、改善血液循环、保护血管壁等作用。

2. 物理压迫疗法　包括加压弹力袜（GEC）和间歇气压治疗（IPC）。两者均可促进静脉回流，减轻淤血和水肿，从而保护足靴区皮肤避免静脉性溃疡，是预防 DVT 发生和复发的重要措施。其机制还不是很清楚，可能是由于减轻了静脉压力、瓣膜反流的程度，促进了局部组织微循环，增强了小腿肌肉泵功能。一项随机对照研究对 194 例 DVT 患者使用 GEC 研究表明，对照组轻中度的 PTS 1 年发生率是 50%。GEC 组仅有 25%；GEC 同样能使严重的 PTS 发生率从 20% 降低到 10%。国外多中心对照试验发现，1125 例患者术后应用 IPC 明显地降低了 DVT 发生率。但值得注意的是，当踝肱指数 < 0.7 时要谨慎使用 IPC，以避免下肢受压而加重慢性缺血症状。

对于慢性髂静脉梗阻性疾病患者，建议服用血管活性药物，并长期使用医用弹力袜；有条件者，可使用肢体循环促进装置辅助治疗。

二、腔内外手术治疗

有症状的 CVD 患者中 55% 与反流有关，而约 1/3 的 PTS 的主要原因是静脉梗阻。与只有单纯梗阻和与单纯性反流相比，梗阻和反流同时存在导致的静脉压水平最高。近端梗阻，特别是髂静脉梗阻比下段阻塞更能引起症状。髂静脉血栓形成后只有 20% ~ 30% 的髂静脉完全自然再通。而剩余的静脉有残留梗阻和不同程度的侧支形成。因此，外科干预的主要目的是解除近端流出道梗阻，尤其是髂静脉的梗阻。

1．左髂静脉梗阻性疾病外科干预的适应证　左髂股静脉血栓后的 PTS；左下肢静脉曲张伴慢性中、重度肿胀；左下肢静脉曲张伴重度皮肤病变（色素沉着、脂性硬皮病等）；左下肢慢性顽固性（或复发性）淤滞性溃疡；左下肢静脉曲张术后症状缓解不明显或近期复发；左下肢静脉曲张术后溃疡近期复发；左髂股区浅静脉增多、怒张或曲张等；髂总静脉狭窄大于 60%，侧支循环不良；狭窄两端的静脉压差大于 $2cmH_2O$（$1cmH_2O = 0.098kPa$，平卧时踝关节运动后）都需治疗；髂静脉闭塞而且股腘静脉通畅或血栓再通大于 50% 者（保证有充足的静脉流量以增加支架通畅率）。

在一般情况下，单纯的髂静脉受压甚至闭塞并不一定引起静脉血流受阻的现象。因为血液可经侧支循环回流入心脏。主要的侧支是通过骶前静脉丛经对侧髂内静脉及其分支注入下腔静脉。其他如闭孔静脉、旋股内侧静脉、股深静脉、股静脉、旋髂浅静脉、腹壁浅静脉、胸腹壁静脉注入上腔静脉。左髂总静脉的血液经腰升静脉 – 奇静脉注入上腔静脉，以及经腰升静脉 – 左肾静脉注入下腔静脉。丰富的侧支如果代偿完全，可以没有症状，可不必处理。但是，髂总静脉严重狭窄甚至闭塞，而侧支稀少者则需外科治疗。手术适应证的选择是否得当直接关系到手术疗效。

2．外科干预的方法　①髂总静脉狭窄的处理：所有髂总静脉狭窄都可经介入手段完成治疗。可先行经皮血管腔内球囊扩张成形术（percutaneous transluminal angioplasty，PTA）。如果 PTA 后狭窄仍大于 30%，侧支明显减少但未完全消失者则需置入裸支架，近远期效果满意；②髂总静脉闭塞的处理：双侧股静脉耻骨上转流术（Palma 手术）相当于增加一个侧支而已，效果不甚理想。闭塞段切除重建术是治疗髂总静脉完全闭塞的有效手术。但应根据患者的具体情况制订治疗方案。因髂静脉重建手术属大型手术，不但要求较高的手术技巧，也会对患者造成严重损伤，虽然远期通畅率高，但仍应慎重实施。尤其是侧支丰富且临床症状较轻者可对症处理。

（1）髂静脉 PTA 及支架植入术：国内学者多以 PTA 后髂静脉狭窄大于 50%、压力差大于 $2cmH_2O$ 作为髂静脉支架植入的标准。笔者认为但凡诊断为非恶性髂静脉梗阻者，尤其是左侧髂静脉 PTA 后均需支架植入术治疗以保证其长期通畅。

髂静脉支架建议选择 14mm 或 16mm 裸支架，支架定位应跨越病变 1cm 左右。治疗过程中应该重视评估盆腔侧支血管的形成情况，低压和高压造影下影像学的变化，重视支架远心端的血流量评估。对侧股静脉入路的造影定位有利于更精确地植入支架，并不增加手术难度及风险。

（2）外科手术联合静脉腔内介入治疗:方法简单、安全、创伤小。在介入室实施手术，麻醉选择腰硬联合麻醉。对于髂静脉完全闭塞者，可应用超声消融导管先打通闭塞段血管，然后再行髂静脉的球囊扩张和支架置入。在此基础上完成股总静脉疏通成形，即直视下剥脱股总静脉内血栓机化致密组织、清除网状纤维组织，打开股深、大隐静脉出口，使股总静脉成为下肢深浅静脉血流“积血池”，通过髂静脉向下腔静脉回流。手术暴露股总静脉纵行切开，清除该段管腔内所有机化纤维组织，整个该段静脉腔给予疏通，形成下肢深浅静脉的积血池。

术后处理：抬高患肢，主动活动踝关节；做气压治疗，加速下肢静脉血回流；凝血指标监测下华法林抗凝治疗半年以上或更长（PT-INR 控制在 2.0 ~ 2.5）；穿弹力袜早期下床活动，穿弹力袜至少 2 年。

（3）耻骨上大隐静脉交叉转流术：目前临床上可以用静脉转流术解决血液回流障碍，为保证术后转流桥通畅率可同时加做动静脉瘘。耻骨上大隐静脉交叉转流术（Palma-Dale 术）是目前治疗髂股静脉 PTS 经典的转流手术，适应于髂股闭塞而股静脉通畅者，使用健侧大隐静脉作为转流桥（图 29-1）。陆民等采用 Palma-Dale 术治疗 18 例，平均随访 56 个月。11 例患肢肿胀、胀痛明显改善，静脉性跛行消失。静脉转流术手术适应证要求较高，目前临床报道的例数并不多，总的疗效还不够满意。对于髂总静脉而言，大隐静脉充其量也只是一个侧支，因此疗效不佳。

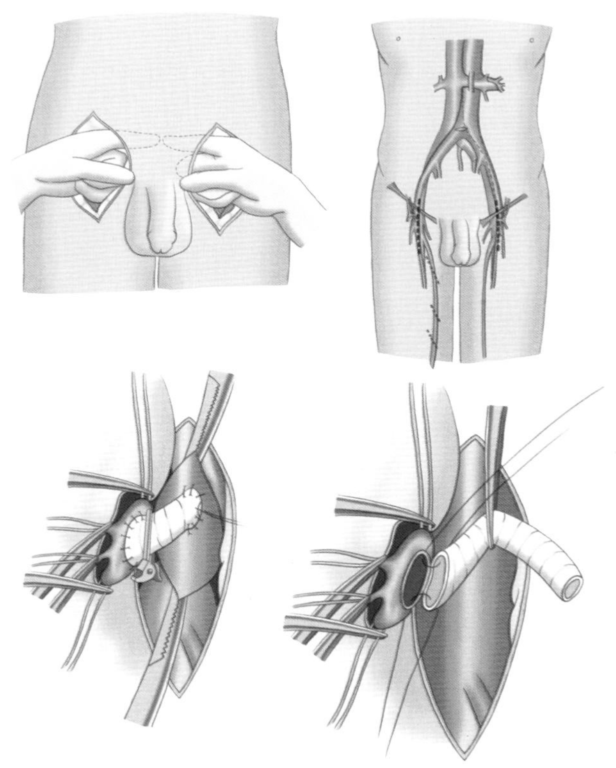

图 29-1　取双侧腹股沟纵行切口，建立耻骨上方皮下隧道和大隐静脉转流后示意图

（4）开放手术重建髂静脉：主要手术方式包括髂总静脉闭塞段切除后人造血管间置移植；髂 – 下腔静脉人造血管搭桥；髂静脉狭窄切开隔膜切除成形术等。董国祥等报道了 10 例髂静脉闭塞段切除血管重建者，2 年时仅 1 例闭塞，疗效满意；同期行髂 – 下腔静脉人造血管搭桥 3 例，术后均闭塞，通畅率不佳。

例 1：患者女性，39 岁，主诉为左下肢肿胀 14 年，伴色素沉着 2 年。查体：左腹股沟区可见明显浅静脉扩张，阴部外静脉曲张，左下肢粗肿，左小腿浅静脉曲张，足靴区明显色素沉着及脂质硬化。超声诊断为左髂 – 股 – 腘静脉血栓后遗症，左髂总静脉（left iliac common vein，LCIV）再通 20%，左髂外静脉（left external iliac vein，LEIV）再通 70%，左股总静脉（left common femoral vein，LCFV）、左股浅静脉（left superficial femoral vein，LSFV）、左腘静脉（left popliteal vein，LPOV）再通 90%。左股静脉入路行髂静脉造影证实诊断，可见髂总静脉严重狭窄，大量侧支循环建立，主要通过对侧髂静脉向心回流。用 12mm 直径的球囊扩张左髂总静脉，植入长度 80mm、直径 14mm 的 Bard 裸支架，再次造影见左髂总静脉恢复通畅，低压静脉造影见侧支血管基本消失。术后下肢肿胀症状明显缓解，给予长期穿弹力袜及近期服用华法林抗凝治疗（抗凝 6 个月，PT-INR 控制在 2.5 左右），随访 1 年期间支架通畅，治疗效果满意。见图 29-2 所示。

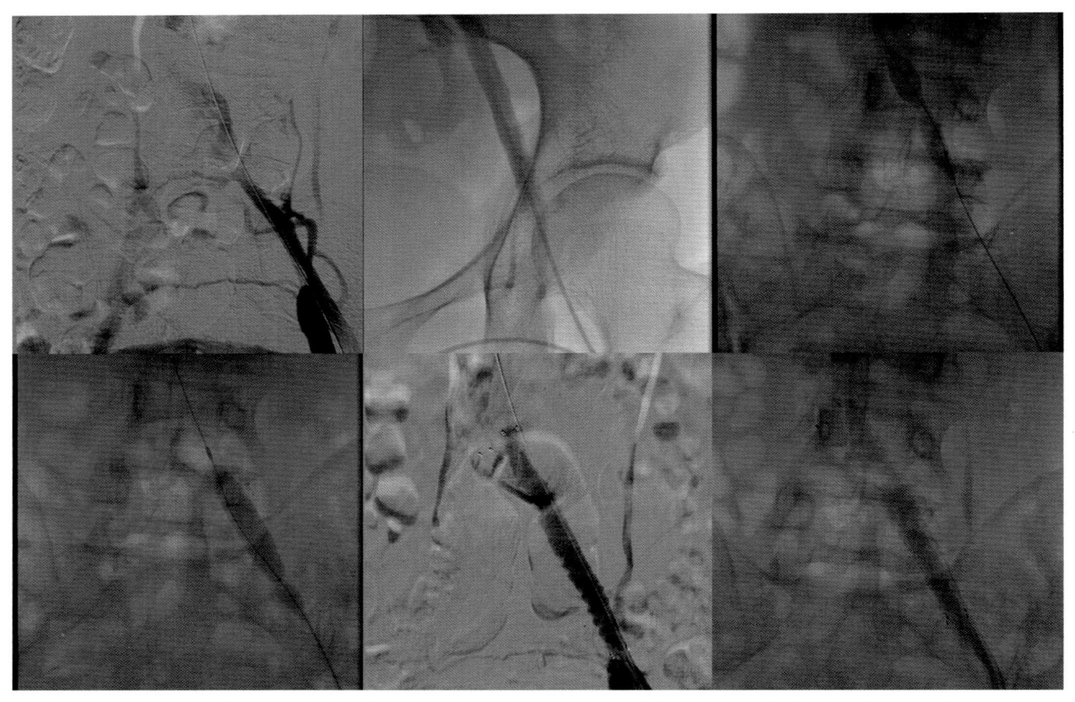

图 29-2　静脉造影所见 1

例 2：患者女性，45 岁，主诉为左下肢浅静脉曲张伴肢体粗肿 10 年。查体：左腹股沟区无浅静脉扩张，左下肢粗肿，左小腿浅静脉曲张，足靴区明显色素沉着。超声诊断为 Cockett 综合征，深静脉瓣膜功能不全。左股静脉入路行髂静脉造影证实诊断，可见髂总静脉严重狭窄，大量侧支循环建立，主要通过对侧髂静脉向心回流。用 12mm 直径的球囊扩张左髂总静脉，植入长度 40mm、直径 14mm 的 Bard 裸支架，再次造影见左髂总静脉通畅，低压静脉造影见侧支血管基本消失。术后下肢肿胀症状明显缓解，给予长期穿弹力袜及近期服用华法林抗凝治疗（抗凝 6 个月，PT-INR 控制在 2.5 左右），随访 1 年期间支架通畅，治疗效果满意。见图 29-3 所示。

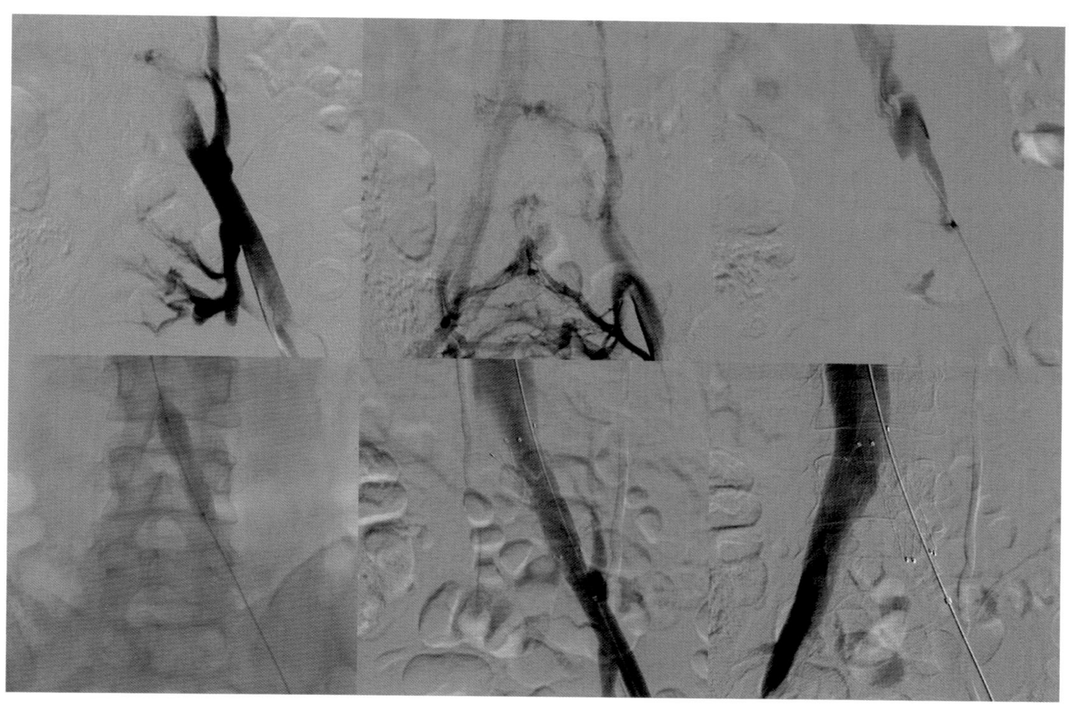

图 29-3　静脉造影所见 2

（董典宁　金　星）

参考文献

[1] 蒋劲松，杨光唯，来集富，等 . 髂静脉肿瘤压迫性狭窄介入治疗 [A]. 浙江省微创外科学学术年会，2013.

[2]Mahnken AH，Thomson K，De HM，et al.CIRSE standards of practice guidelines on iliocaval stenting[J].Cardiovascular & Interventional Radiology，2014，37（4）：889-897.

[3]Maleux G，Vertenten B，Laenen A，et al.Palliative endovascular treatment of cancer-related iliocaval obstructive disease：technical and clinical outcomes[J].Acta Radiologica，2016，57（4）：451-456.

[4]Leithead C，Novak Z，Spangler E，et al.Importance of postprocedural Wound，Ischemia，and foot Infection（WIfI）restaging in predicting limb salvage[J].Journal of

Vascular Surgery，2017：E7–E8.

[5]Comerota AJ，Carson O，Ziad F，et al.A histological and functional description of the tissue causing chronic postthrombotic venous obstruction[J].Thrombosis Research，2015，135（5）：882–887.

[6]Selami Ilgaz Kayılıoğlu MD，Cüneyt Köksoy MD，İskender Alaçayır MD.Diagnostic value of the femoral vein flow pattern for the detection of an iliocaval venous obstruction[J].Journal of Vascular Surgery Venous & Lymphatic Disorders，2016，4（1）：2.

[7]Graaf RD，Wolf MD，Sailer AM，et al.Iliocaval Confluence Stenting for Chronic Venous Obstructions[J].Cardiovascular & Interventional Radiology，2015，38（5）：1198–1204.

[8]Abdulhaqq R，Novak Z，Pearce BJ，et al.Routine extended follow–up surveillance of iliac vein stents for iliocaval venous obstruction may not be warranted[J].J Vasc Surg Venous Lymphat Disord，2017，4（1）：500–505.

[9]Kodner C.Effects of Venous Stent Placement on Cutaneous Microvascular Function in Iliocaval Venous Obstruction[J].Journal of Vascular Surgery Venous & Lymphatic Disorders，2015，3（1）：129.

[10]Khairy SA，Neves RJ，Hartung O，et al.Factors Associated with Contralateral Deep Venous Thrombosis after Iliocaval Venous Stenting[J].European Journal of Vascular & Endovascular Surgery the Official Journal of the European Society for Vascular Surgery，2018，67（1）：358–359.

[11]Rollo JC，Farley SM，Jimenez JC，et al.Contemporary outcomes of elective iliocaval and infrainguinal venous intervention for post–thrombotic chronic venous occlusive disease[J].J Vasc Surg Venous Lymphat Disord，2017，5（6）：789–799.

[12]李德卫.髂静脉受压综合征的诊治[J].中国普通外科杂志，2002，11（7）：435–437.

[13]叶志东，樊雪强，王非，等.腔内治疗髂静脉梗阻合并急性深静脉血栓的临床经验[J].中国微创外科杂志，2012，12（4）：344–346.

[14]董国祥.2008下肢慢性静脉疾病指南简介[J].中国血管外科杂志：电子版，2010，2（1）：5–7.

第五篇 大血管创伤

第三十章　血管创伤的治疗总论

对于血管创伤的记载最早见于古希腊对于战争的历史记录里面。随着现代科技的不断进步，农业、工业以及交通事业的迅速发展以及医源性血管插管、造影等检查的增多，血管创伤已不仅仅在战争中常见，同样在日常生活、工作中时常发生。在身体各部位血管损伤中，虽然四肢血管创伤最为多见，其次为颈部、骨盆部、胸部和腹部，但胸腹部大血管及其一级分（属）支的损伤往往带来的后果更为严重。对此类血管损伤的处理优劣直接影响患者的生命及其未来的生活质量，因此熟练掌握大血管创伤的病因、病理生理学，损伤的临床表现、诊断方法及救治原则和方法，对指导此类患者的抢救具有特别重要的意义。

第一节　概述

无论何种外伤，决定其严重程度的因素均为导致外伤的能量、损伤机制和损伤部位的解剖结构。根据物理动量公式，能量与质量和速度的平方成正比。质量和速度是由相关的碰撞物决定的，能量的吸收与损伤部位机体的质量和密度相关。损伤的机制根据受伤部位的性质可分为锐性伤和钝性伤。锐性损伤多见于利器划伤或扎伤以及枪弹伤。钝性损伤通常与机动车交通事故以及高处坠落有关。锐性伤多为对血管的直接损伤，而钝性伤多是因位置相对固定的血管受到牵拉或挤压形成，常常合并骨折或关节错位。特定的解剖位置更容易出现血管损伤，如主动脉的减速伤、穿刺和导管引起的股总动脉和髂外动脉损伤等。血管损伤的直接影响是出血以及血管供应组织器官的缺血。其相应的临床表现及救治原则在后文中将详细阐述。

一、接诊时的处理

患者出现血管损伤时往往就诊于急诊科，此时多伴有身体其他部位损伤或休克。对于此类患者应按照美国创伤外科学会创立的“创伤生命支持”指南进行评估和复苏。首先按照气道（Airway）、呼吸（Breath）、循环（Circulation）对患者进行评估并给予复苏。如患者气道无法开放时需紧急行气管插管，一旦气道打开，则需保证患者有充分的氧气供应和气体交换，最后将关注的重点转至因血管损伤引起的循环系统变化如血压下降。补充血容量是维持循环压力的常用办法，但有时对于创伤部位的压迫或对损伤血管近端的阻断是维持患者循环稳定的直接办法。这种对出血的控制往往直到患者送入手术室并进行手术时才能解除。补液复苏时如血压维持在 130mmHg 以上可能会加重损伤部位的出血或病变进展，将会导致血压进一步下降、血细胞进一步丢失的恶性循环。所以此时维持患者血压在 90mmHg 左右，能够保证心、脑、肾等重要器官灌注即可。患者只有在送入手术室前获得较好的复苏才有可能具备进一步手术治疗的条件，最终获得良好的治疗效果。

在抢救的同时收集患者的受伤原因（锐性伤、钝性伤、混合伤）、就诊时间以及失血量至关重要，这直接决定了进一步诊疗方案的制订。

二、术前评估

仔细的查体可以弥补检查的漏洞和发现隐匿损伤。触诊患者颈动脉及四肢末梢动脉搏动，在仰卧位的患者，可触及的颈动脉提示血压至少为 60mmHg 以上，可触及的股动脉搏动提示血压至少为 90mmHg。动脉搏动存在并不意味着没有血管损伤，约有 33% 的血管损伤患者可触摸到通过血栓或侧支循环传导到远端动脉的搏动，但这种搏动往往较弱或出现延迟。当血管触诊可及震颤、听诊可及杂音时往往提示局部可能存在动静脉瘘。系统的神经系统查体也非常重要，神经损伤患者中 18% 合并动脉损伤。合并骨折或关节脱位的患者需要怀疑是否存在潜在的血管损伤。在低血容量性休克的患者中，肢体末梢不均匀的皮肤颜色改变常提示潜在的动脉损伤。

动脉损伤的临床症状可归纳为“出血”及“闭塞”。“出血症状”可表现为创口的活动性出血、不断增大的血肿、震颤、血管杂音等，这提示血管破口并未关闭，病情可能很快变化或加重，往往需要急症手术处理。“闭塞症状”可表现为远端动脉搏动消失、供血部位的缺血表现，这往往提示活动性出血已消失，可根据患者病情决定是否需要进一步检查、观察或急症手术。不同解剖部位的血管创伤的具体症状将在以后的章节中描述。

进一步的影像学检查如超声、CT 血管成像（CTA）、MRI 血管成像（MRA）等应选择在病情稳定的患者进行，多普勒超声检查对于血管内膜的损伤十分敏感，多应用于评价穿刺或导管途径引起的腹股沟假性动脉瘤或动静脉瘘。但其无法整体地了解远端血管床的开放程度，适用于损伤范围比较局限的患者。CTA 可在显示血管损伤的同时为我们提供更多的周围组织、器官是否存在合并损伤的依据，随着其显像技术的不断进步，已逐步成为术前评估和制订治疗方案的重要检查方法。MRA 因其操作时间较长、仪器设备要求条件较高等限制，往往较少应用于血管损伤的患者。需要强调的是组织早期缺血期为损伤后约 6 个小时，即所谓的血管重建和恢复血供的“黄金时间”。6 小时过后即可出现肌肉坏死。不应由于过度地使用影像学检查技术而耽误了危重患者宝贵的抢救时间。有术中造影检查条件的手术室可选择术中造影以明确损伤范围、评估远端血管床开放情况，必要时选择介入治疗或杂交手术治疗。

三、术前准备

多数外伤患者是年轻人，外伤前身体状况一般较好。但对于一些既往合并有高血压、糖尿病、冠心病、慢性肾病等慢性疾病的患者而言，恰当的术前药物治疗可预防未来可能出现的器官衰竭。β－肾上腺素受体阻滞剂可通过减少心脏并发症改善外科治疗结果，目前已经成为择期手术术前准备的标准措施。在血管外伤中，可能由于低血压而禁忌使用 β－肾上腺素受体阻滞剂，但是一旦患者血流动力学稳定，就应开始此类药物的使用。很多外伤的患者需要静脉注射造影剂以进行血管成像，静脉使用碳酸氢钠能够减少造影剂肾病发生率。术前要预防性地应用抗生素，对于大面积组织污染及有感染迹象的患者需要长时间持续抗生素治疗。对于合并开放伤口的患者常规注射破伤风类毒素。

患者通常仰卧在手术台上，因可能进行术中造影或腔内治疗，腹股沟及手术区域均应备皮。对于可能取大隐静脉进行血管重建的患者，健侧大隐静脉走行区应备皮。四肢在外以便为术者及麻醉师操作。于非外伤侧建立深静脉通路，可以进行快速、大量补液；建立有创动脉压监测等。因为血液多数会被污染，自体血回输装置很少应用于外伤的患者。对于合并血管大量出血的患者，术前应该于损伤肢体的近端放置可膨胀的止血带或于出血血管近端留置阻断球囊，协助术中血流阻断。注意患者保暖，体温过低可影响凝血功能。可采用液体加热、提高室温、保温毯等措施实现保暖。

四、手术原则

1．控制出血　对由血管自身防护措施如痉挛、压缩或血栓形成而自然形成的止血效果，在治疗过程中尽量不要去破坏。如果没有很好地控制血管的近端而盲目地对非常复杂的损伤组织和血肿进行手术，很可能导致致命性大出血。于损伤的近端游离解剖未受损的血管进行血管阻断可以起到良好作用。如股总动脉损伤，可以在腹腔内或腹膜后途径阻断髂外动脉；髂动脉或盆腔动脉损伤可游离并阻断腹主动脉控制出血。如果预料到近端阻断比较困难时，术前可以选择性地放置球囊导管进行腔内阻断。一旦近端阻断完成，大出血的可能性将大大降低。

静脉的出血可以采取直接压迫或者使用侧壁钳阻断。盲目的游离和解剖往往会造成静脉的进一步损伤及出血扩大。

2．彻底清创　一旦控制出血，即可为血管修复进行下一步准备工作。在损伤部位的近远端暴露足够长度的正常血管方便阻断；注意保护侧支血管，避免过多地断扎侧支动脉；剪除受损的血管直至能看到正常的血管内膜。对创面进行彻底清创，去除一切无活力的组织，预防术后感染。

3．血管修复

（1）对于生命体征不稳定的患者，有时为了缩短手术时间、挽救生命，可以选择对一些侧支循环良好的动脉及静脉直接结扎，如锁骨下动脉、髂内动脉、肠系膜下动脉、髂静脉、左肾静脉、下腔静脉等。但如患者有条件接受血管修复治疗，则一定要重建血运。

（2）简单的血管侧壁修复主要用于较小的血管创伤，如穿刺引起的血管损伤或术中血管误伤，并不适用于钝性损伤或开放性损伤。缝合时应注意避免沿血管长轴方向缝合而引起血管狭窄。

（3）如果动脉有足够的长度可以进行无张力的吻合，直接端－端吻合是一种较好的治疗方式。通常需要切断一定数量的侧支血管以便于进行血管的移动。一般血管缺失在 2cm 以内的修复均可采用此方式。这种吻合口长期通畅率优于使用人造血管，且较自体静脉移植少一个吻合口，大大缩短手术时间。

（4）如果无法进行无张力的血管直接吻合，就要考虑使用桥血管。可供选择的材料包括：自体静脉或动脉、PTFE 人造血管、动脉或静脉的同种异体移植物。对于直径小于 5mm 的血管建议使用大隐静脉进行重建，血管直径较大的可使用人造血管。目前 PTFE 材料的人造血管已经广泛地应用于外伤患者修复腹部大动脉，甚至严重细菌感染的伤口，其抗菌能力较强。

（5）血管损伤修复完成后，于血管吻合口上方覆盖一定的组织，预防术后感染，降低吻合口破裂出血并发症发生率。

4．术后评估　血管损伤修复完成后需要进行效果评估。理想的结果是远端血管搏动再次触及，组织恢复正常的颜色，远端毛细血管充盈。

第二节　头颈部动脉损伤

一、颈动脉损伤

颈部血管损伤的原因包括穿刺伤以及钝性损伤，其中因穿刺引起的占95%。颈部血管供应的组织是颅脑，因此该部位的血管损伤更应该引起重视。颈总动脉是最常见的损伤部位，然后是颈内动脉和颈外动脉（图30–1）。根据损伤的机制不同，以及损伤后救治是否及时，颈动脉损伤的死亡率为2% ~ 10%，当合并中枢神经系统损伤时死亡率更高。

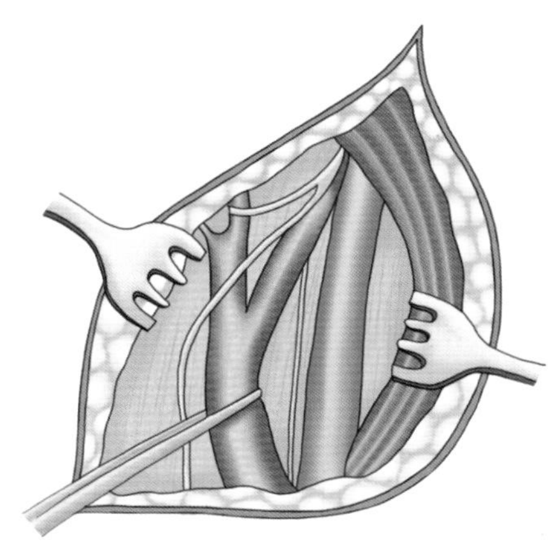

图30–1　颈部血管和神经

1．锐性伤

（1）临床表现及诊断：颈部一般分为三个区域，来指导诊断和治疗。第一区是从锁骨到环状软骨；第二区是从环状软骨到下颌骨角之间；第三区是下颌骨角以上。其中第二区为损伤高发区，其次是第三区和第一区。除了根据部位，还应根据血管损伤的伴随表现来对患者进行分类治疗。当患者伴随休克、顽固的低血压、活动性出血、持续扩大的血肿、动脉搏动消失、颅脑神经功能损伤、血管杂音或震颤时往往提示需要进行手术探查。仔细的听诊和胸部X片是所有颈部损伤的患者必须进行的检查，如伴有气胸或血胸，需要进行胸部闭式引流。颅脑CT扫描可以帮助区分颅脑内部损伤和血管损伤后颅脑改变。超声因可能伴随的皮下气肿、血肿或异物而使其效力大打折扣，仅局限于第二区颈部损伤的使用。

（2）治疗

1）颈部第一区创伤：患者如果表现出明确的血管损伤症状，而且血流动力学不稳定时，应该直接送往手术室进行探查。由于该区域血管损伤位置深在，不能仅依靠查体来进行安全地监测，所以一旦通过影像学检查确定损伤，即使是很小的破口都要进行探查和修复，避免可能出现的致命性出血和栓塞并发症。颈总动脉是该区域最重要的血管。该动脉损伤后最常用正中胸骨切开进行显露。这种切口有助于暴露主动脉弓，可以快速、安全地对血管近端进行阻断。有时切口需要延伸到颈外侧，以暴露颈动脉远端进行阻断。一旦弄清并控制住出血，即可选择修复的方法。绝大多数该部位的损伤需要进行节段性切除，然后使用聚四氟乙烯（PTFE）人造血管进行修复。随着介入技术的发展，腔内治疗在此部位的优势逐渐显现出来。根据损伤的性质以及患者的临床状态，可以灵活地选择覆膜支架覆盖进行局部血管创伤的修复。

2）颈部第二区创伤：第二区是最主要的颈部损伤发生部位，患者如果有明确的血管损伤症状需要立即进行外科探查。开放探查的操作性以及可以同时对临近组织合并损伤的一期探查，使其优于腔内修复技术。颈内动脉结扎后的死亡率为45%，所以除了不能重建的颅底损伤，颈内动脉均应进行重建。大隐静脉与颈内动脉管径匹配，具有较高的通畅性和低感染风险，是首选的桥材料。但当下肢严重损伤时，或者患者为多处严重复合损伤需要尽快完成手术时，PTFE人造血管或颈外动脉移位代替颈内动脉的术式也可以考虑。颈外动脉与颈内静脉的损伤如不能一期缝合可考虑直接结扎，其结扎后死亡率较低。

3）颈部第三区损伤：该部位的血管损伤是最难治疗、预后最差的。患者如果有明确的血管损伤的表现，需要直接进入手术室进行颈内动脉的修复。因为第三区位置较高，一般是经耳郭后方弧形切口，切断二腹肌、颈内静脉的末端分支，必要时行下颌骨关节脱位、半脱位以及切除部分下颌骨来显露损伤部位远端的血管。如果损伤远端血管无法暴露，不能利用阻断钳阻断血流时可考虑通过损伤部向远端血管内置入球囊阻断血流。尽管血管结扎后卒中的风险很高，但当出血不能控制时，血管结扎可能是唯一有效的方法。因颈部第三区解剖位置的特殊，促使该部位的血管损伤的治疗方式向腔内治疗方向发展。动静脉瘘可以利用覆膜支架进行修复；无法探及的颈内动脉或颈外动脉的分支出血可以进行栓塞治疗。

2. 钝性伤　颈动脉的钝性损伤是很少见的，占所有颈部损伤的 3% ~ 5%。多为血管内膜的断裂或挫伤，导致血栓形成或者血管夹层形成。最常见的病因是颈部的过度伸展，如交通事故中的冲击伤或安全带引起的损伤。最常见于颈动脉分叉以远的 1 ~ 2cm 的颈内动脉。颈总动脉因为有面部及骨骼的保护，一般不易受钝性损伤。

（1）临床表现：早期诊断颈动脉钝性损伤是较困难的，因为半数患者查体没有阳性体征。颈内动脉的血管杂音提示局部可能存在血管夹层。其他可能的体征包括：血管部位皮肤的擦伤或破损、结膜水肿、复视、癫痫、头痛或者中枢神经功能损伤的表现。20% ~ 30% 的颈部钝性损伤的患者合并双侧的病变，所以评估时需要注意双侧同时检查。4 条脑部供血血管造影是诊断颈部血管损伤的金标准。CT 血管成像技术不仅可以评估血管的状况，而且可以查看头颅和脊柱的情况，增大了诊断的准确性，而且是非侵入性检查，获得结果的时间较短，已逐步成为此类损伤检查评估的主要检查方式。

（2）治疗：颈总动脉的钝性损伤相对较容易通过外科手术进行修复治疗，多数情况下可以进行病变血管的切除后直接吻合，或者使用桥血管吻合。颈内动脉钝性伤因位置较高、手术暴露范围较大导致其更难修复。技术的限制和治疗效果不佳使得钝性颈动脉创伤目前的主要治疗为非手术的保守抗凝治疗。常用的治疗方案是早期静脉肝素或皮下低分子肝素治疗，然后换为口服抗凝药物治疗。

腔内治疗技术已应用于无法施行手术的进展性夹层、抗凝治疗后持续存在的假性动脉瘤或神经系统症状不断恶化的患者。裸支架、覆膜支架、裸支架配合弹簧圈栓塞等腔内治疗方法已在该部位动脉损伤治疗中得到广泛应用，且效果满意。但目前尚无前瞻性证据表明其治疗结果比标准的药物治疗效果更好。

二、锁骨下动脉损伤

锁骨下血管的损伤极其罕见，患者多合并锁骨骨折、纵隔损伤和肺挫裂伤。穿刺性损伤是锁骨下血管创伤的主要原因。

1. 临床表现　因上肢侧支循环丰富，此类损伤很少引起远端肢体的缺血表现。当双侧上肢脉搏不对称或合并神经系统障碍时应考虑到锁骨下动脉损伤。对于生命体征平稳的患者，CTA 能够为此类病变提供丰富的有价值的信息，帮助鉴别损伤位置、评估总体情况。但对于病情不稳定的患者，除了立即手术探查别无选择。

2. 治疗　存在胸腔内活动性出血患者最好通过前外侧第二肋间开胸术，暴露锁骨下动脉的近端，在胸腔出口的损伤可能需要正中胸骨切开术或高位左前外侧胸廓切开术显露损伤部位近端动脉进行修复。术前经股动脉或肱动脉置入阻断球囊可以帮助控制损伤局部出血。无血流阻碍的血管内膜破裂和夹层可选择抗凝或抗血小板药物治疗。腔内治疗于该部位的优势日益突显出来。通过经股动脉或经肱动脉途径对损伤部位进行覆膜支架覆盖或栓塞治疗可以避免胸骨或胸廓切开术，降低了手术探查的死亡率和潜在的神经损伤风险。

三、椎动脉损伤

椎动脉损伤在所有颈部血管损伤中的比例不足 5%。随着颈部血管造影技术的发展，椎动脉损伤的诊断率有了明显的升高。损伤中 95% 都是枪弹穿透伤，钝性损伤多由车祸引起。第 7 颈椎至第 1 胸椎是最常见的发生部位，其次是第 1 颈椎至第 2 颈椎。

1. 临床表现　75% 的椎动脉损伤的患者物理查体没有阳性体征。主要是因为椎动脉位置深，受到骨骼和椎体的环绕保护。另外，由于大脑后循环的存在即使一侧椎动脉闭塞，仍可以很好保证后脑不发生缺血的症状。椎动脉损伤后出现动静脉瘘的可能性较其他部位要大，因为椎静脉紧邻椎动脉。确认损伤需要借助一些影像学手段如 CTA、血管造影等。

2. 治疗　一旦椎动脉损伤诊断成立，则可根据其解剖位置、外伤特点、对侧椎动脉的情况决定进一步治疗方案。如果对侧的椎动脉开放情况较好，对于第一节段的椎动脉损伤可以直接进行外科结扎或腔内栓塞治疗。如果患侧椎动脉的血供必须恢复的话，可以进行一期修复、补片修补、或颈总动脉－椎动脉旁路术。

椎动脉中段和远段损伤的外科修复是很有挑战性的，即使是熟练的外科医生也很难完成这样的手术。基于以上情况，该部位的损伤更多地依赖于腔内技术来解决。最常用的技术是直接栓塞病变血管。栓塞时注意血管损伤的近远端都需要进行处理，因为两侧都有可能出血、形成动静脉瘘或假性动脉瘤。因为该血管较细，覆膜支架治疗此类疾病难度较大。

第三节　胸部血管损伤

胸部血管创伤包括胸腔大动脉和大静脉的损伤（图 30–2）。胸部血管创伤是一种危重症，大多数患者在入院前和入院治疗后死亡。手术基本的入路相似而跟损伤机制无关。穿透伤患者中（图 30–3），患者常常病情不稳定并有急性活动性出血。不过一旦能够成功地暴露手术野，这类创伤常为单发且易于控制修复的。能够存活到入院的钝性伤患者（图 30–4），其胸部血管损伤情况往往较为稳定，但是其他的合并伤使得损伤评价和治疗较为困难。创伤的基本机制是由于剧烈减速时，惯性力作用于胸主动脉壁导致其损伤。胸主动脉破裂的患者死亡率达到 85%，并且如果得不到治疗，患者在第一个 48 个小时内每小时死亡率增加 1%。在收治入院的患者中，有 1/3（大约是整体的 5%）病情不稳定或者在短时间内迅速变得不稳定。这类患者的死亡率接近 100%。剩下的 2/3（大约是整体的 10%）病情暂时保持稳定，如果治疗适当的话，死亡率约为 25%。收缩压＜ 90mmHg 或者治疗 1 小时后血压降至 90mmHg 以下的患者死亡率大约是 70%；治疗后血压仍然保持稳定的患者，死亡率大约是 20%。

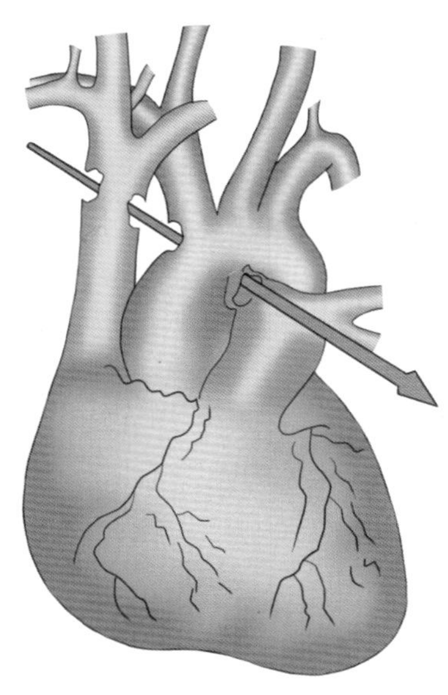

图 30–2　胸腔大动脉和大静脉的损伤

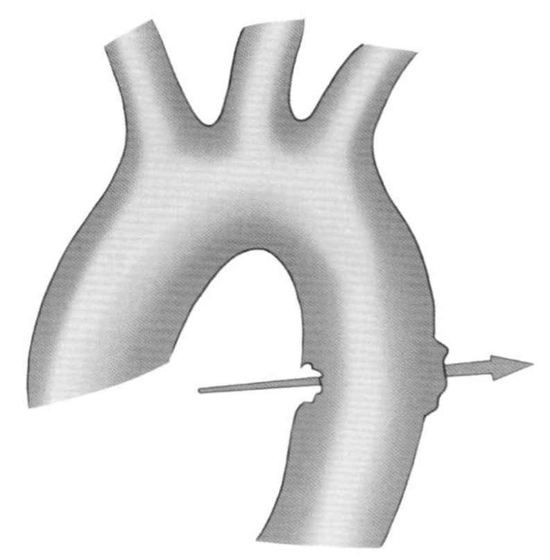

图 30-3　胸主动脉破裂

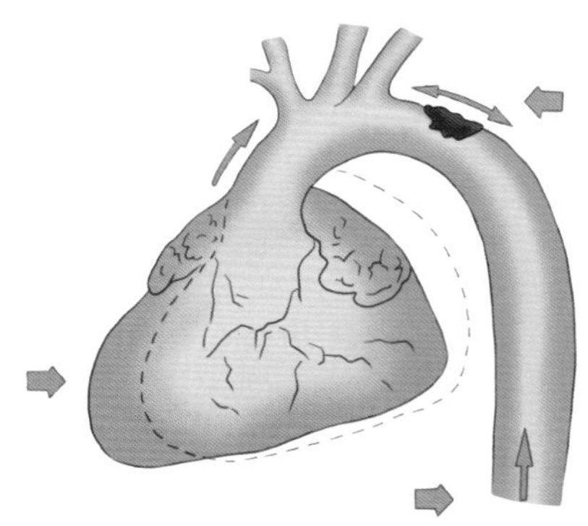

图 30-4　钝性伤

一、临床表现

穿透伤患者生命体征往往不稳定，患者可合并纵隔出血、胸骨或肋骨骨折。胸部平片对其诊断具有较高的敏感性。合并胸骨和第一肋骨骨折的胸部损伤患者需常规行胸主动脉造影。随着 CT 技术的不断发展，CT 血管成像已具备与血管造影相近的特异性与敏感性。其三维重建技术可为择期手术或血管腔内治疗提供病变的详细数据支持。

二、治疗

1. 控制血压　对疑似患者需立即控制血压。血压控制的目标为＜ 120mmHg，可以显著降低破裂的危险。短效 β 受体阻滞剂可降低围术期死亡率。由于纯血管扩张剂（如硝普钠）可以增加心率并通过窃血而造成脊髓缺血，并不主张使用。当血压降至可接受的水平时，疼痛往往可以得到控制。

由于常合并损伤，如闭合性头部损伤、急性肺损伤、心脏损伤等，20% ~ 50%的患者不能立即做手术修复，此时血压的控制尤为重要。使用控制血压并使用 β 受体阻滞剂后主动脉破裂的风险为5%。5天后由于继发的损伤部位纤维化，动脉破裂的风险与非创伤主动脉瘤疾病相同。当主动脉损伤有进行性增大的趋势时，即使存在较大的手术风险，也应进行早期干预。

2. 手术入路　对于绝大多数患者，后外侧第四肋间入路是显露的最佳手术入路，单肺通气使左肺萎陷能为手术者提供良好的手术视野。对于起自左锁骨下动脉起始部的损伤在解剖时需十分小心，该类患者约10%会出现主动脉损伤向弓部进展或出现主动脉断裂。可先建立血管旁路，然后分离主动脉远端并对锁骨下动脉进行移位，最后显露损伤近端，为随时出现的意外大出血做好准备。完成血管阻断后可考虑行人造血管置换或切除病变段后端－端吻合。如何减少阻断时间、降低人造血管风险是目前研究热点。

3. 并发症　手术处理胸主动脉损伤最常见的并发症是截瘫。长时间的主动脉阻断导致脊髓缺血，进而发生瘫痪。利用体外循环，建立心房－股动脉转流的办法可有效为阻断位置以远的脊髓及腹腔内脏器官提供血液灌注，降低截瘫发生率，减轻内脏缺血。同时还可以降低心肌后负荷。其他常见并发症还包括肺炎、脓胸、出血，以及急性呼吸窘迫综合征等。

4. 介入治疗　随着腔内介入技术的不断发展，其处理主动脉创伤的优势也变得越来越明显。为了使支架植入后隔绝更为有效，推荐的近端锚定区长度至少为1.5cm。大约一半的患者动脉破裂处距离锁骨下动脉开口只有1 ~ 2cm，为了获取足够的锚定区，支架会覆盖到左锁骨下动脉的开口处。术前CTA或术中经健侧椎动脉造影评估患者优势侧椎动脉及大脑后循环沟通情况，当存在因封闭左锁骨下动脉会引起后脑较大缺血梗死风险时，可考虑应用“烟囱技术”“开窗技术”“开槽技术”等一期恢复左锁骨下动脉血流。对于左侧椎动脉为非优势供血动脉时，可封闭左锁骨下动脉后观察，当出现“窃血”现象时二期行颈动脉－锁骨下动脉旁路改善椎动脉供血。在股动脉口径过小或者有病变时，可考虑经髂动脉或肾下腹主动脉途径放置支架。对于能耐受开放手术的患者而言，目前还没有腔内修复术的长期随访资料表明其效果优于传统开放手术。

创伤性主动脉夹层的治疗在后文（第三十一章）中将做详细阐述。

第四节　腹部血管创伤

腹部血管创伤通常伴随邻近实质或空腔脏器的损伤。外科医生应快速鉴别其他损伤，权衡损伤治疗的优先顺序，止血、复苏和损伤修复应及时有序进行，并通过合理的临床判断来应对面临的实际问题。

一、腹腔及腹膜后的血管解剖

可将腹腔及腹膜后按照血管解剖分布划为三大区域。

第一区涵盖整个腹膜后腔的中部区域，包括主动脉、下腔静脉（IVC）、腹腔干动脉、肠系膜上动脉、肠系膜下动脉和近端肾动脉。

第二区包含后腹膜左、右侧部分，主要血管包括双侧肾动、静脉的外侧段。

第三区包括骨盆内的血管系统：髂外、髂内、股总动脉及伴随静脉，盆腔静脉血管丛。

二、临床表现

当患者存在腹膜炎体征或X线片有游离气体或合并顽固低血压（收缩压＜90mmHg）时，应尽快进入手术室行手术探查。超声检查可以快速明确是否存在腹腔积血，减少了非治疗性剖腹手术。如果患者的血流动力学稳定或者通过静脉补液可以稳定循环血压，则应行盆腹腔CT扫描评价钝性机械伤程度。穿透性损伤患者应尽快进行伤口评估，如果腹膜受累，通常需要进行剖腹探查。后期应检查外周血管，如颈动脉、桡动脉、股动脉、足背动脉和胫后动脉的情况。特别是腹部外伤患者伴有下肢动脉搏动缺失、不对称或减弱，应高度怀疑合并腹主动脉损伤。

三、治疗

1．手术治疗

（1）手术开始之前，应留置尿管和鼻胃管，患者仰卧于手术台上，手臂伸展至90°。消毒范围从下颌到膝盖，为进胸、进腹和下肢静脉移植做好准备。静脉输液加温、调整室温以避免患者低体温。有序和迅速地进行备血，并将所需血液送达手术室。

（2）采用剑突至耻骨联合的正中切口入腹。进行有序的手术探查，尽量减少出血和污染。如果有必要，此切口可以延长为中部劈开胸骨或者左 / 右胸腔切开术。利用纱布垫封隔腹部四个象限。如果腹腔内找到相应出血区域，纱布垫应按顺序地从出血或受伤最少的部位移至最有可能的出血部位。若遇到稳定血肿，应首先解决毗邻损伤组织。当血肿扩大或活动性出血时，应尽早控制并修复血管损伤。

并非所有的腹膜后血肿都需要探查，如钝性伤导致的稳定的肾动脉周围血肿、盆腔血肿及肝后区下腔静脉血肿。根据出血的解剖位置、损伤机制，以及是否为活动性损伤来决定是否进行探查。腹膜后血管的探查可以通过左侧脏器的牵拉和右侧脏器的翻转来完成。对相关器官的移动取决于损伤部位和手术暴露的需要。

（3）左侧脏器的牵拉可以暴露腹主动脉，从主动脉裂孔到髂动脉分叉。通过脾韧带、腹腔反折、左侧结肠沟到乙状结肠末端，用钝性分离形成一个平面，使左半结肠，脾、胰体尾和胃向中线移动。有必要时可游离横膈膜的左脚，以暴露和阻断近端主动脉。

右侧脏器的翻转可以帮助显露下腔静脉（IVC）和右肾动脉起始部位。沿着右半结肠切开 Toldt 白线。将右半结肠，结肠肝曲，十二指肠和胰头移动至肠系膜上动脉和十二指肠、空肠交界处。此翻转可帮助下腔静脉暴露至肝脏水平，将主动脉暴露至左肾静脉水平。

（4）血管修复原则包括：受损血管壁的彻底清除，预防避免血栓形成或空气栓塞，一期血管修复使用单丝缝合线缝合，不能一期修复时行自体血管或人造血管置换术，有选择地进行血管介入造影术等。静脉阻断尽量通过直接压迫，在损伤完全暴露之前盲目的使用阻断钳钳夹可能导致损伤进一步扩大。

2. 第一区血管创伤

（1）上腹部正中血肿或出血可能累及肾上腹主动脉、腹腔干动脉，以及近端肠系膜上动脉。可通过向脊柱方向压迫主动脉以实现暂时止血。通过分离小网膜，排空胃，向左边牵拉食管来暴露主动脉。用手指分离横膈膜的左、右脚，直到可以利用主动脉阻断钳阻断主动脉血流。当血流控制困难时，可将切口延长为左前侧开胸切口，来通过阻断更高位置的主动脉来实现控制出血。一旦实现血管阻断、损伤得到确认和控制，应努力重置主动脉钳，实现在最低有效水平控制出血以尽量减少远端器官缺血。年轻外伤患者的腹腔干动脉在必要的情况下可以结扎切断，以便暴露手术野。腹腔干动脉、胃左动脉、脾动脉近端的损伤可通过血管结扎来处理。肠系膜上动脉（SMA）侧支血流较少，单纯结扎可导致肠道缺血甚至坏死，应尽量重建。血管移植物可以使用大隐静脉、胃底动脉或人造血管。当伴随胰腺损伤时应选择肾下主动脉肠系膜上动脉转流术，避开胰腺损伤和胰腺渗漏的部位，防止吻合口破裂。动脉吻合口和邻近肠道之间应覆盖组织，以免后期出现主动脉肠瘘并发症。静脉的损伤如不能行血管修补往往可以通过结扎的方法来进行处理。

（2）腹中部腹膜后出血在血肿周围血管得到控制后，可根据损伤程度来选择具体的修复办法。血管壁缺失最好使用自体或移植材料(PTFE,聚四氟乙烯)进行补片修补，直接缝合将导致明显的主动脉缩窄；大范围的动脉壁损伤应使用直径为 12 ~ 14mm 的人造血管对主动脉进行置换。当伴有腹腔内污染、感染等情况时可用腹膜或带蒂的网膜覆盖血管移植物并在围术期使用抗生素或结扎肾下腹主动脉后用解剖外旁路来修复和重建。损伤的肠系膜下动脉（IMA）可行结扎术，但当肠系膜下动脉十分粗大时，应尽量修复以避免结肠远端缺血。下腔静脉的前侧出血可用侧壁钳控制或近端和远端海绵棒压迫。后方出血最好用近端和远端压迫。如果还不能提供有效的血管阻断，可以进一步分离下腔静脉，并谨慎地在近端和远端使用非损伤血管钳阻断。利用球囊导管置入下腔静脉腔并膨胀球囊也可起到控制静脉出血的作用。髂静脉汇合处的下腔静脉一旦损伤很难控制出血。可通过钳夹和离断静脉上方的右髂总动脉，并向左牵拉主动脉和分叉部来暴露损伤静脉，随后再端 – 端吻合右髂总动脉。下腔静脉可以用修补成形术（静脉或 PTFE）或移植物植入术进行一期修复。必须注意的是要避免下腔静脉缩窄，因为狭窄将逐渐导致下腔静脉闭塞。在发生大范围的下腔静脉损伤或患者情况不稳定时，下腔静脉也可以在低于肝静脉入口处的任何地方结扎。

3．第二区血管创伤　腹腔内第二区的出血或血肿可能是由于肾、肾上腺或其相关血管损伤导致。一般情况下，穿透性外伤引起的该部位的血肿均需进行手术探查，而钝性外伤患者在手术前 CT 扫描或肾脏血管造影时可以发现第二区的血肿，一般很少于手术探查发现。简单的肾动脉损伤用仅血管缝合或病损部位切除后端 – 端吻合即可完成修补。如病情稳定，选用自体大隐静脉血管行血管移植来替代损伤的肾动脉也是个不错的选择。当患者情况不稳定或并发严重创伤，肾动脉闭塞大于 6 小时的情况下，如有证据表明对侧肾功能正常时，可考虑结扎伤侧肾动脉并行肾脏切除术。一旦右肾静脉必须结扎，则有必要行右肾切除术。然而左肾静脉远端结扎后，如果左肾上腺和性腺静脉完好无损则无需行左肾切除术。对于钝性伤的一些患者，根据其损伤程度，选用腔内支架置入术修复治疗或单纯抗凝、抗血小板药物保守治疗，也可取得良好效果。

4．第三区血管创伤　第三区包含双侧髂总动、静脉及股总血管的起始部，以及盆腔内广泛的血管丛。同时合并泌尿、生殖系统损伤较为多见。对于钝性伤的盆腔血肿的患者，应尽量避免手术探查，因为可能会引起不可控制的大出血。血管造影、覆膜支架覆盖破口及栓塞髂动脉分支出血是该类外伤及骨盆骨折并出血的患者首选治疗方法。穿透性创伤患者发现盆腔血肿或出血时，应开腹直接用纱垫或海绵棒压迫，直到近远端血管出血得到控制。对于部分患者可应用于腹主动脉阻断损伤近端血流、于腹股沟韧带处游离出髂外动脉行损伤远端血流阻断来控制出血。髂内动脉返血阻断可以通过轻轻地提拉髂总和髂外动脉，在髂内动脉的起始部轻轻钳夹或用血管阻断带环绕来完成阻断。单纯的结扎髂总和髂外动脉会造成极高的肢体坏死率，因此在有条件的前提下一定要重建和修复髂动脉供血。髂动脉一期修复尽可能用横向血管缝合或端－端吻合完成，当盆腔内污染轻时也可选择进行人造血管置换术。自体大隐静脉作为桥材料往往管径偏小，可选用同侧髂内动脉做髂总动脉或者髂外动脉的移植物。当合并肠道破裂污染盆腔时，可能继发盆腔脓肿、移植物感染或吻合口裂开。此时应离断、结扎近远端髂动脉，并用后腹膜或网膜覆盖结扎残端，再行解剖外旁路手术接通同侧股总动脉以恢复动脉血流。解剖外旁路可选择股－股动脉耻骨上转流或腋－股旁路术。单纯髂静脉损伤如修复困难较大可采用单纯结扎术来进行处理，但须注意术后下肢水肿的并发症。

第五节　介入技术在血管创伤诊疗中的应用

随着腔内介入技术的不断发展，腔内修复治疗血管创伤尤其是钝性伤患者的优势日益突显出来。血管造影作为血管损伤的筛选检查手段，可以发现一些不影响血流动力学的轻微血管损伤。节段性血管缩窄，顺血流方向小夹层可通过随访观察而暂时不需要处理，小的假性动脉瘤和动静脉瘘病变在造影发现的同时可选用覆膜支架或栓塞的办法一起给予治疗。尤其在暴露困难的血管，如颈内动脉颅内段、锁骨下动脉、降主动脉等部位的损伤，腔内介入治疗的优势更加明显。目前有部分学者对于一些感染风险较轻的穿透性血管损伤也采用了腔内修复治疗的办法，取得了部分较满意的结果。相信随着腔内技术及相应器材器械的不断进步，腔内介入治疗血管创伤也将会迎来更加辉煌的时代。

（徐　磊　金　星）

参考文献

[1]Caliste XA，Singh MJ.Thoracic vascular injuries[J].Springer Berlin Heidelberg，2015：1567-1574.

[2]Hetzer R，Ennker J.Emergency treatment of cardiac and thoracic vascular trauma[J].Springer Berlin Heidelberg，1991：557.

[3] 陈忠 . 血管创伤的诊断和治疗 [A]. 中国心血管外科医师年会，2009.

[4] 张纪蔚 . 周围血管创伤 [J]. 中国实用外科杂志，2006，26（10）：811-812.

[5] 张英泽，马利杰，郭明珂，等 . 临床创伤骨科血管损伤学 [M]. 北京：人民卫生出版社，2011.

[6] 郭大乔，符伟国，蒋俊豪，等 . 血管损伤的腔内治疗体会 [J]. 外科理论与实践，2007，12（1）：42-44.

[7]Kauvar DS，Sarfati MR，Kraiss LW.Mortality and limb loss in isolated lower extremity vascular trauma：Analysis of the national trauma data bank[J].Journal of Vascular Surgery，2010，52（2）：532.

[8]Hagenaars T，If AP，van Sambeek MR，et al.Gamma radiation induces positive vascular remodeling after balloon angioplasty：A prospective，randomized intravascular ultrasound scan study[J].Journal of Vascular Surgery，2002，36（2）：318-324.

[9]Perkins ZB，Yet B，Glasgow S，et al.PS170.Prognostic factors for amputation following surgical repair of lower extremity vascular trauma：A systematic review and Meta-Analysis of observational studies[J].Journal of Vascular Surgery，2014，59（6）：75S.

[10]Hossny A.Blunt popliteal artery injury with complete lower limb ischemia：Is routine use of temporary intraluminal arterial shunt justified？ [J].Journal of Vascular Surgery，2004，40（1）：61-66.

[11]Yasuhara H，Naka S，Kuroda T，et al.Blunt thoracic and abdominal vascular trauma and organ injury caused by road traffic accident[J].European Journal of Vascular & Endovascular Surgery the Official Journal of the European Society for Vascular Surgery，2000，20（6）：517.

第三十一章　创伤性主动脉夹层的治疗

创伤性主动脉夹层多见于胸主动脉钝性伤或减速伤，其发生与主动脉壁的拉伸、骤然升高的血压、附近骨性结构的挤压、扭转应力和水锤效应等机制有关。随着现代交通的不断发展，其发生率也在逐渐提升，如何减少其治疗过程中的死亡率和并发症率逐渐引起人们重视。

第一节　创伤性胸主动脉夹层

一、概述

创伤性胸主动脉夹层最早由解剖学家 Andreas Vessalius 于 1557 年在一个坠马死亡的人尸检过程中发现并报道。在 400 年后，也就是 20 世纪 50 年代，Debakey 带领的治疗小组完成了人类第一例急性主动脉破裂的修复手术。20 世纪 70 年代，功能性转流技术与移植材料不断发展更新。20 世纪 90 年代，CT 技术被用于可疑创伤性主动脉夹层的诊断，随后发展的 CT 血管成像技术逐步替代了血管造影，成为了该类疾病的确诊手段。1997 年，创伤性主动脉夹层的患者接受了第一例腔内修复治疗。在 21 世纪，腔内修复治疗的方法已成为世界上许多创伤中心治疗胸主动脉创伤的首选办法。

二、流行病学

大多数创伤性胸主动脉夹层源于车祸，其次为高空坠落。虽说在所有创伤患者中胸主动脉损伤的发生率＜ 0.5%，但最新研究表明主动脉的损伤在严重的交通事故或高空坠落事故中的发生率很高，有 1/3 伴有胸主动脉的破裂，约 80% 的患者当场死亡，只有 20% 的人能够被送到医院急救。创伤性胸主动脉夹层多见于老年人，而小儿少见。有数据表明，成年人胸主动脉损伤的发生率较 16 岁以下的儿童发病率高 7 倍。

三、病理生理

胸主动脉损伤的高发部位位于左锁骨下动脉以远的主动脉峡部，多为血管中层的破裂。当发生激烈碰撞时，该部位的血管内血压平均能达到 149mmHg，伴随着局部的扭转，造成对主动脉峡部血管内壁巨大冲击力，造成局部病变。病变最常见的形式为假性动脉瘤形成（58%），其次为夹层（25%），还有内膜损伤（20%）。

四、诊断

胸部 X 线平片作为创伤性主动脉夹层的初步筛选手段多年来一直被作为规范使用。可疑主动脉夹层的表现有：上纵隔增宽（前后位主动脉结水平纵隔宽度＞ 8cm）；主动脉轮廓消失；脊柱旁肺纹理消失；左主支气管塌陷；鼻胃管偏向右侧；左侧肺尖部血肿；大量的左侧胸腔积液等。多发外伤合并胸骨骨折、肩胛骨骨折、上肢骨骨折或锁骨骨折时应高度警惕是否合并主动脉损伤。纵隔增宽是创伤性主动脉夹层最常见表现，但是其并不敏感和特异。一些胸骨或胸椎的骨折也可在 X 线片上表现为纵隔增宽。第二常见的表现为主动脉破裂周围的出血或血肿影像，但很多主动脉损伤的患者并没有明显的主动脉周围血肿，X 线片上看不到相应的表现。所以 X 线片用作创伤性主动脉夹层的诊断并不特异，我们更推荐对存在减速伤的患者常规行 CT 扫描评估主动脉病变，CT 对于此类疾病的敏感性和阴性预测能力接近 100%。

血管造影在 20 世纪 90 年代以前还作为创伤性主动脉夹层诊断的金标准，但随着新一代多层螺旋 CT 的诞生，其地位已受到冲击。CT 血管成像辅助 3D 重建技术，对于创伤性主动脉夹层的诊断敏感性和特异性接近 100%，整体诊断准确率高达 99.7%，并且可为临床医生提供主动脉弓及损伤部位的精确细节。经食管超声检查同样因其准确性和实用性不佳逐步为人们所淘汰。

目前 CT 血管成像已成为该类疾病诊断的金标准。血管造影仅在一些复杂部位的血管损伤如骨盆骨折、复杂肝破裂等更具有诊断优势。经食管超声检查也仅是作为一些无法搬动的重症患者替代 CT 检查的手段。

五、治疗

1. 时机　伴有主动脉活动性出血的患者应立即进行急症手术以挽救生命。但绝大多数能够送达医院的创伤性主动脉夹层的患者其主动脉损伤基本平稳。对这些患者，首先进行严格的血压控制至关重要。夹层继续破裂的风险在伤后的最初的几小时内最大，约 90% 的破裂出现在第一个 24 小时内。不进行血压控制，夹层破裂出血的风险约 12%，经控制血压治疗后其风险可下降至 1.5%。降压时，应将收缩期血压控制在 90 ~ 110mmHg 或是控制到患者可耐受的最低水平。对于老年人或头部合并损伤的患者，最初收缩压可控制得略高一点，以避免脑供血不足。限制静脉液体入量、早期应用 β－受体阻滞剂是控制血压的常用手段。

既往认为如不经治疗，在第一个 24 小时内创伤性主动脉夹层破裂的风险极高，所以急症行主动脉修补术多年来一直作为一个标准的治疗方案。但随后的研究表明，尽早地进行血压控制可有效地降低主动脉受损部位的血管压力从而降低其破裂的风险。基于这些理论基础以及非创伤性胸腹主动脉夹层治疗经验的积累，延迟修复（手术时间距离发病时间＞ 24 小时）的观念逐步为人们所接受。

虽然有些学者认为延期修复并不能够给患者带来太多好处，反而增加了并发症率，延长了住院时间，增加了花费。但随后的大型随机对照前瞻性研究表明，延期修复的确能够降低患者的死亡率。其可能的机制包括患者可接受更好的复苏、可以优先治疗其他对生命威胁巨大的创伤、围术期更加充足的准备等。具体伤后多长时间行手术修复最好目前仍无定论，需根据患者个体化差异决定。需要考虑的因素包括患者的合并症、生命体征情况，以及主动脉损伤的性质和严重程度。对于伴有活动性出血或损伤较大的主动脉夹层患者仍建议急症治疗。

2. 手术方式　创伤性主动脉夹层的手术方式雷同非创伤性主动脉夹层的治疗，分为开放性手术和腔内修复治疗两种（详见第十章）。

需要特殊指出的是腔内修复治疗由于具有通过局部麻醉完成、最大限度地减少血液丢失、可被一般情况很差的患者耐受、减少了截瘫的风险、降低了死亡率等优势，已取代传统开放性手术，成为了创伤性主动脉夹层治疗的主要方式。但其同样面临着相关并发症。

（1）内漏：是腔内修复治疗不可避免的并发症，其发生率约为 15%。大多是由于支架大小不匹配和支架与主动脉不贴附造成的。选择过大或过小的支架均可造成内漏，目前对于创伤性主动脉夹层治疗支架选择的扩大率多为 10% 左右。过大的扩大率可能造成支架覆膜部分内皱引起内漏。直型支架往往因与主动脉弓部贴附性不好造成内漏，目前正在研发的弯曲型支架可能会大大降低因此因素造成的内漏可能。

（2）入路血管的损伤：作为入路的股动脉、髂外动脉可能因为过大的血管输送鞘通过而造成损伤，需手术修复。同样关闭血管入路时可能发生吻合口出血、血肿或狭窄，与操作医师的经验、技巧存在很大关系。

（3）误遮左锁骨下动脉或左颈总动脉：一般常规手术术中支架的前冲可能会造成一些弓上重要分支血管的误遮蔽，这也是腔内修复治疗的严重并发症之一。创伤性主动脉夹层抢救中，为了抢救生命，获得足够的血管锚定区，可选择遮蔽左锁骨下动脉。对于绝大多数创伤患者，单纯封闭左锁骨下动脉不会造成明显后遗症。如果存在明显的左锁骨下动脉窃血综合征可考虑二期行左锁骨下动脉－颈总动脉旁路术。当左颈总动脉被遮蔽时,需要急症行颈－颈动脉旁路术或左颈动脉“烟囱技术”来维持左颈动脉血流。

随着支架等介入器械的发展，分支支架、开窗支架的应用，对于合并主动脉分支受累的创伤性主动脉夹层的治疗也可以通过腔内修复来实现。并且随着技术的发展，个体化支架可以根据患者主动脉弓的形态、受创伤的部位及主动脉管径大小来进行定做，届时各种支架相关并发症的发生率将大大减少。

腔内修复创伤性主动脉夹层的远期效果目前尚无定论，目前已有报道支架再植入几月到几年之间出现崩解、断裂。因为大多数创伤的患者为年轻人，当支架植入体内，是否会随着时间的延长而出现崩解、断裂或随着患者主动脉质地的变硬、扩张而出现植入物的移位均不得而知。所以，经腔内修复治疗术后的随访十分重要。目前的随访原则是最初一年每半年行 CTA 检查一次，以后每年行 CTA 检查一次。

3．保守治疗　对于损伤较小的主动脉创伤单纯通过控制血压的保守治疗即可取得较为满意的治疗效果。根据 Benjamin W.Starnes 教授及其团队的最近研究成果，将创伤性主动脉夹层根据影像学形态分为两类，一类为血管外形正常者；另一类为血管外形不正常者。血管外形正常的病变又根据其内膜的损伤程度分为内膜撕裂（病变长或宽均＜ 10mm）和较大的内膜片（病变长或宽＞ 10mm）两种；血管外形不正常的病变又分为假性动脉瘤和动脉破裂两种。对于较小的血管内膜撕裂（范围＜ 10mm）且不伴有动脉外形改变的创伤性主动脉夹层建议控制血压药物保守治疗；对于存在较大内膜片和假性动脉瘤形成的患者建议积极地给予腔内修复治疗；对于合并主动脉破裂出血的患者建议立即急症开胸止血，但其死亡率极高。

第二节　创伤性腹主动脉夹层

单纯的创伤性腹主动脉夹层较为少见，当其不影响血流及内脏器官供血时，可通过控制血压及密切的随访观察进行治疗。当存在夹层部位瘤样扩张速度较快或形成较大夹层动脉瘤时，其治疗方法与原则与腹主动脉瘤治疗相同，根据瘤体形态、瘤颈长度、瘤颈成角选择腔内修复治疗或人造血管置换手术治疗。

（徐　磊　吴学君）

点评专家：张柏根，外科学教授，博士研究生导师。1993 年 10 月 1 日起获国务院颁发政府特殊津贴，1963 年 7 月毕业于原上海第二医科大学医疗系，上海交通大学医学院附属仁济医院外科工作至今。

原中华医学会外科学会血管外科学组第一任学组副组长、中国中西医结合研究会周围血管疾病专业委员会副主任委员。现为上述学术组织及海峡两岸医药卫生交流协会血管外科专家委员会、中国医疗保健国际促进会血管外科专业委员会顾问。

点评意见：血管创伤在和平时期也非少见，即使生命幸存，很可能因血管创伤严重、复杂的伴随脏器损伤、诊断延误、处理不当等诸多因素，造成肢体、脏器丢失或功能障碍，甚至危及生命。因此，需要有熟知血管创伤诊治的医师正确处理。诚然，一本好的专业参考书，可以指导临床医师掌握不同致伤原因、不同部位血管损伤的临床特点，如何正确判断血管及其邻近脏器 / 组织损伤范围和程度，及时、正确的急救处理、修复损伤血管，以挽救生命、避免出现严重并发症。

《临床大血管外科学》的第三十章、第三十一章，对血管创伤诊治的基本原则，胸腹部大血管及外周血管的临床特征、诊治要点和处理难点，做了简要而精辟的叙述，尤其是头颈部和腹部血管创伤，按解剖分区更能帮助读者理解和记忆。血管腔内技术在血管创伤治疗中的应用，也做了确当的介绍。这些章节，既可指导临床医师正确处理血管创伤的临床问题，也是很好的相关内容的教材，值得一读。

参考文献

[1] 刘宗宝，朱贤，陆剑锋，等 . 臂丛神经合并上肢大血管损伤的手术时机与方法的选择 [J]. 中华手外科杂志，2013，29（2）：108–110.

[2] 李高升，徐志成，张景智，等 . 基层医院心脏、大血管创伤的救治分析 [J]. 中华创伤杂志，2013，29（11）：1083–1085.

[3]Starnes BW，Lundgren RS，Gunn M，et al.A new classification scheme for treating blunt aortic injury[J].Journal of Vascular Surgery，2012，55（1）：47–54.

[4]Azizzadeh A，Estrera A.Regarding “Blunt abdominal aortic injury : initial experience with endovascular repair” [J].Journal of Vascular Surgery，2012，56（5）：1484.

[5]Lee WA，Matsumura JS，Mitchell RS，et al.Endovascular repair of traumatic thoracic aortic injury : clinical practice guidelines of the Society for Vascular Surgery[J]. Journal of Vascular Surgery，2011，53（1）：187.

[6]Teixeira PG，Inaba K，Barmparas G，et al.Blunt thoracic aortic injuries : an autopsy study[J].Journal of Trauma，2011，70（1）：197.

[7] 黎笔熙，王早堂 . 胸腹部大血管损伤的救治（附 6 例临床报告）[J]. 华南国防医学杂志，2006，20（6）：51–53.